티벳 밀교 요가

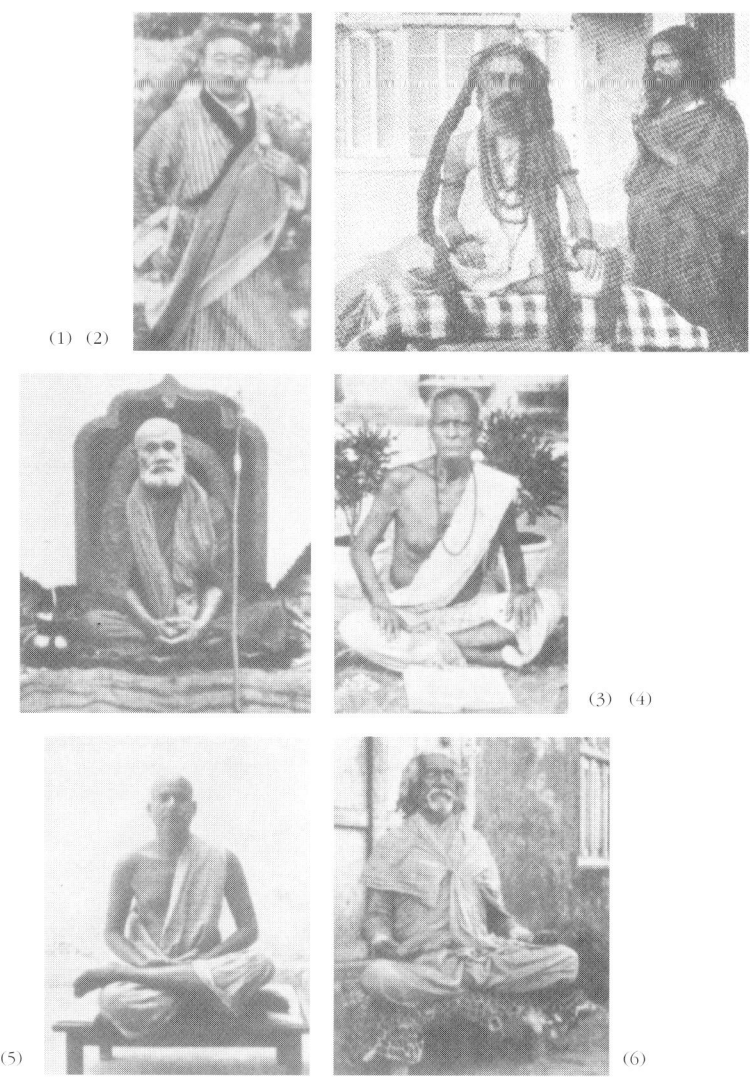

(1) (2)

(3) (4)

(5) (6)

현대의 스승들: 편집자가 찍은 사진들. (설명은 p.502)

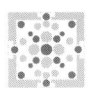
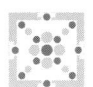

티벳 밀교 요가
위대한 길의 지혜가 담긴 7권의 책

•

라마 카지 다와삼둡 영역
W. Y. 에반스 웬츠 편집
유기천 옮김

정신세계사

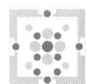

편집자 **W. Y. 에반스 웬츠**: 옥스퍼드의 예수 대학 문학 석사, 문학 박사, 이학 박사. 저서로 《켈트 민족의 정령 신앙》, 편집한 책으로 《티벳 사자의 서》, 《티벳의 위대한 요기 밀라레빠》, 《티벳 해탈의 서》 등이 있다.

옮긴이 **유기천**: 1978년에 서울대 약학과를 졸업한 후 지금까지 서양 점성술과 그 외의 정신세계 관련 분야를 연구해왔다. 편저와 역서로 《쿤달리니》, 《점성학》, 《성자들의 요가》, 《초감각투시》, 《점성학이란 무엇인가》, 《점성학 첫걸음》, 《운명의 초법칙》, 《별들의 비밀》, 《티벳 해탈의 서》, 《신화와 점성학》 등이 있다.

티벳 밀교 요가
TIBETAN YOGA AND SECRET DOCTRINES

라마 카지 다와삼둡 영역하고, 에반스 웬츠 편집하고, 유기천 옮긴 것을 정신세계사 정주득이 2001년 6월 20일 처음 펴내다. 배규호가 교정을, 전명훈이 책꾸밈을 맡다. 정신세계사의 등록일자는 1978년 4월 25일(제1‒100호), 주소는 03785 서울시 서대문구 연희로2길 76 한빛빌딩 2층, 전화는 02‒733‒3134번, 팩스는 02‒733‒3144번, 홈페이지는 www.mindbook.co.kr, 인터넷 카페는 cafe.naver.com/mindbooky이다.

2020년 12월 2일 박은 책(초판 제9쇄)

ISBN 978‒89‒357‒0196‒4 03220

요가의 지혜가 담긴
이 일곱 권의 책을
내 뒤를 이어 길을 찾게 될
사람들에게 바친다

아디붓다 사만타바드라[1]의 지혜와 기도

　모든 것의 근원은 창조되지 않고 개념과 정의(定義)를 초월하며 합성물이 아니고 무엇에도 의존하지 않나니.[2] 윤회와 열반의 어떤 술어도 거기에 적합치 않노라. 그것을 깨달음이 성불(成佛)이고 깨닫지 못함이 윤회계에서의 방황이거늘…….
　그 근원을 알지 못하고 잘못을 범하여 사람들은 무의식의 어둠에 휩싸였고 거기서 무명과 오류가 생겨났노라. 오류에 빠지고 무명에 가로막혀 '아는 자'는 당황하고 두려워하게 되었으며, 그로부터 '나'와 '남'의 개념과 미움이 함께 생겨났으니, 이들이 강해져 윤회적 진화(進化)의 끝없는 흐름이 나타났고, 이어서 탐욕·분노·무명·자만·질투의 오독(五毒)이 번성하였으며, 악업(惡業)의 끝없는 사슬이 생겨났도다.
　유정(有情)이 저지르는 잘못의 근원은 이와 같이 스스로 알지 못하는 무명이니, 본초불인 내 기도의 힘으로 그들 하나 하나가 중생 본유의 티없이 빛나는 마음을 깨닫게 되기를.

— 전선(全善)의 붓다 사만타바드라 기도문 중에서
(라마 카지 다와삼둡의 영역에 의거함)

---

1) Ādi-Buddha Samanta-Bhadra. 本初佛 普賢.
2) 一切法 本不生 離言說 無垢塵 離因緣 - 역주.

초판 서문

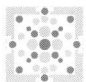

티벳 총서 3부작[3] 중 세 번째 책인 이 책에서도 나는 《티벳 사자의 서》와 《티벳의 위대한 요기 밀라레빠》[4]에서처럼 서양에 아직 알려지지 않은 일련의 문헌들을 신중히 번역 소개하고, 나의 티벳인 스승 고(故) 라마 카지 다와삼둡에게서 물려받은 구전된 전통 및 가르침의 주요 부분을 첨부했다.

따라서 이 책은 서양인에겐 낯선 부분이 많을 뿐 아니라 철학적 종

---

[3] 우리 나라에서 이 책보다 먼저 출간된 《티벳 해탈의 서》 즉 *Tibetan Book of Great Liberation*은 원래 편집자의 계획에는 없었던 것으로 1954년에 출간된 4번째 책이다 - 역자.

[4] *Tibet's Great Yogī Milarepa*, Oxford University Press, London, 1928. 이 책은 1992년 고려원미디어에서 《히말라야의 성자 미라래빠》로 번역되어 나왔으나 거기에는 원서의 개론(편집자의 해설)이라든가 도판들이 실려 있지 않고 주해도 원서와는 다른 부분이 많다. 이후 이 책 《티벳 밀교 요가》의 원서(영역본)에서 *Tibet's Great Yogī Milarepa*를 참조하도록 권하는 경우, 국역본에 있는 내용은 책 제목을 《히말라야의 성자 미라래빠》로 적고, 없는 내용은 《티벳의 위대한 요기 밀라레빠》나 *Tibet's Great Yogī Milarepa*로 적는다 - 역자.

교적 가치를 떠나 인류학적으로 관심을 끄는 것들이 많이 들어 있으며, 그런 점에서 이전의 두 책과 마찬가지로 일반의 흥미를 불러일으킬 것임을 확신한다. 이 책은 틸로파와 나로파·마르파·밀라레파를 포함한 인도와 티벳의 유명한 많은 성자들이 깨달음을 얻는 데 사용했던 중요한 요가와 명상법들에 관한 원문을 담고 있기 때문에 어쩌면 앞서의 두 책에서보다 더 큰 가치를 발견하게 될 수도 있다.

이 책은 전문 연구가와 일반 독자가 함께 읽을 수 있도록 꾸며졌다. 전문 연구가라면, 이 책에서 원문을 제시하고 해설한 일곱 문헌의 출처가 분명하며, 그들 원문에 다른 내용이 편입되거나 각 원문의 서론과 주해에 교리상 인정받지 못하는 것들이 나타나지 않음을 알 수 있을 것이다.

이 책에 포함시킨 일곱 문헌의 근거가 되어준 최초의 원본들은 그들의 필사본이나 목판본이 제작된 시기보다 훨씬 이전의 가르침과 내용을 담고 있다. 이 점에 대한 자세한 논의는 각 권의 서론에서 하기로 하고, 이들 원본의 제목을 간단히 적으면 다음과 같다.

(1) '귀중한 기도'라 불리는 감포파의 무상도(無上道) ─ 제자를 인도하기 위한 요가의 28가지 교훈
(2) 마하무드라의 개요 ─ 열반에 이르는 실천적 요가
(3) 육법(六法)의 요가 ─ 생명열(熱), 환신(幻身), 몽환(夢幻), 정광명(淨光明), 중유(中有), 의식 전이(轉移)
(4) 의식 전이 ─ 위의 여섯 가르침 중 마지막 것을 보완하는 요가
(5) 자기 포기 ─ 무아(無我)의 요가
(6) 장음(長音) 훔Hūṃ의 5가지 지혜 ─ 오지(五智)의 요가

(7) 초월적 지혜의 핵심 — 티벳 불전《반야바라밀다》의 짧은 경문

　불교에 대한 일반 독자의 이해를 돕기 위해 나는 종교적이거나 철학적이고 또 약간은 과학적이기도 한 유럽의 개념들을 언급하고 대조하면서 개론의 형태로 불교를 간략히 설명했다. 그리고 이 책 전체의 근거가 되어주는 요가 철학을 해설함에 있어서는 15년 이상에 걸친 동양에서의 신중한 조사 연구 기간 동안 믿을 만한 스승들로부터 얻은 가르침을 사용했다.
　이 책에서 설명하고자 하는 것들은 유럽인이 이해하기 쉽지 않으며, 이 분야에서 내가 끊임없이 극복해온 오류를 독자가 쉽게 극복할 수 있으리라고는 생각되지 않는다. 그런 어려움이 있긴 하지만 이 책을 읽는 독자나 비평가들도 결국은 티벳과 인도의 탁월한 정신을 조금이라도 서양 세계에 전달하고자 하는 우리의 진지한 노력을 인정하게 되리라 믿는다.
　이 책의 서문에서 한 번 더, 그리고 이번 생애에서 어쩌면 마지막으로, 나는 고(故) 라마 카지 다와삼둡의 은혜에 감사를 표한다. 그의 끊임없는 노고와 지도가 없었더라면 이 책과 앞서의 두 책은 쓰여지지 못했을 것이다. 또한 인도와 티벳, 서양 여러 나라에서 나를 가르치고 도와준 다른 많은 분들께도 감사드린다.
　제자였던 나를 입학 이래 지난 27년 동안 꾸준히 격려하고 인도해주신 옥스퍼드 대학 사회인류학 원고판정인이자 엑서터[5] 대학 학장인 R. R. 마러트 박사의 존함을 여기 적지 않을 수 없다. 게다가 이

---

5) 잉글랜드 남서부 데번셔 주의 주도, 대성당이 있다 - 역주.

책의 해설문까지 써주셨으니 더욱 감사할 뿐이다.

그리고 훌륭한 친구이자 조력자로서 타자본과 교정쇄를 읽어주고 베단타 철학에 관한 주해와 산스크리트 술어들을 검토해준, 《나라다 수트라 Nārada Sūtra》의 번역자 E. T. 스터디 씨에게도 고마움을 전한다.

티벳 원본에 관한 어떤 문제들을 옥스퍼드 대학의 보덴 직(職)[6] 산스크리트 교수인 F. W. 토머스 박사에게 문의할 수 있었던 점은 다행이었다.

《그리스도에 의해 개조된 문명》과 《그리스도의 도덕 이론》을 포함하여 많은 책을 저술하고 현재 옥스퍼드의 브레이스노즈 대학 교목(教牧)으로 재직중인 F. A. M. 스펜서 박사에게도 비슷한 은혜를 입었다. 그는 이 책이 인쇄되기 전의 타자본을 읽고 기독교와 관련된 몇 가지 문제들에 대해 건설적인 비판을 주었다.

고 라마 카지 다와삼둡이 번역한 《로덴가웨롤쵸 Lodan-Gawai-Roltso》의 사본을 이용토록 허락해 주셨던 런던 대학 동양학 연구회 회장인 E. 데니슨 로스 경에게도 이 자리를 빌어 사의를 표한다.

또한 현재 영국에 거주하면서 케임브리지 대학 철학 박사 과정을 밟고 있는, 실론(스리랑카)의 콜롬보 비됴다야 대학에서 오신 파라웨헤라 바지라냐나 스님에게도 고마움을 전한다. 그는 요가 수행에 관한 나의 설명을 남방불교의 관점에서 비판적으로 검토해주었다.

세계 여러 나라들로부터 편지를 보내 앞서의 두 책에 대한 소감과

---

[6] 보덴 Boden은 인도주재 영국 무관(대령)을 지낸 사람으로, 옥스퍼드에 전재산을 기증하여 산스크리트를 연구할 종신 교수 직위를 만들었음. 《티벳 해탈의 서》(정신세계사, 2000) p.11 참조 – 역주.

유익한 비판을 제공하고 이 책이 출판되도록 용기를 북돋워준 많은 친구들에게 감사하지 않을 수 없다. 파리의 '불교의 친구들(Les Amis du Bouddhisme)' 간사로서 《티벳 사자의 서》의 불어판(파리, 1933)을 성실하게 번역한 M. 라 퓌앙트 부인에게도 특별히 감사한다.

이 책을 학식이 좀 더하거나 덜한 모든 계층의 독자들에게 선보일 수 있게 된 것은 그같은 원조와 성원에 의해서이다. 이 책은 대승의 위대한 길을 멀리 나아간 현인들이 이 세상에 직접 전하는 선물이다. 비전을 받은 제자인 번역자를 통해 편집자에게 전해진 그들의 간절한 희망은 이 책에 담긴 가르침을 유럽과 남북 아메리카의 진보적인 사상가들이 주의깊게 숙고하는 일이다. 그들은 또한, 인간에게 내재한 정신력을 연구 발달시키려고 노력하는 사람들과 외부 세계의 가시적 현상을 공부하는 데 더 관심을 갖는 사람들이 서로 자유롭게 의견을 교환할 때가 되었다고 생각했다. 문명이라는 이름에 걸맞게 문화가 발달하려면 서양은 동양을 이해하고 동양은 서양을 이해해야 한다. 그리하여 우리 모두가 한 가족임을 깨닫게 될 때 인류는 이 시대 국가 · 민족 · 계급 · 신앙과 함께 생겨난 모든 정신적 장벽으로부터 자유로와져 참다운 새시대를 열어나갈 수 있을 것이다.

W. Y. 에반스 웬츠
옥스퍼드 예수 대학, 1934년 세례 요한 축일에

차례

- 서문   23
- 제2판 서문   27
- 요가 해설   30

개론

1. 이 책의 출처와 가치   51
2. 해설   53
3. 불교에 관한 약간의 오해   54
4. 서양의 불교 지식 부족   61
5. 불교의 낙천성   62
6. 대승의 지혜   67
7. 요가 철학   74
8. 요가와 종교   91
9. 불교의 요가   95
10. 시각화의 심리학   102
11. 카르마와 재탄생   105
12. 현교와 밀교   108
13. 번역과 편집   111
14. 문헌 전체의 통일성과 각 문헌의 가치   113
15. 지혜의 부활과 스승들   115

제1권
제자의 길 : 스승들의 교훈

서론	1. 편집자와 그의 도반(道伴)	119
	2. 가르침의 전수	120
	3. 〈귀중한 기도서〉의 원본	121
	4. 교훈과 격언의 비교	122

〔제자의 길 : 스승들의 교훈〕

귀의	133
서문	133
요가의 28가지 교훈	134
1. 후회의 원인 10가지	134
2. 필요한 10가지	135
3. 해야 할 10가지	136
4. 피해야 할 10가지	137
5. 피하지 말아야 할 10가지	137
6. 알아야 할 10가지	138
7. 실천해야 할 10가지	139
8. 끈기있게 노력해야 할 10가지	140
9. 수행을 촉진하는 10가지	141
10. 10가지 잘못	142
11. 유사하여 착각하기 쉬운 10가지	143
12. 잘못하지 말아야 할 10가지	144
13. 13가지 중대한 실수	145
14. 15가지 나약함	146
15. 필수적인 것 12가지	148

16. 뛰어난 사람의 10가지 특징	149
17. 무익한 것 10가지	150
18. 스스로 초래하는 고통 10가지	152
19. 자신에게 이로운 것 10가지	153
20. 가장 좋은 것 10가지	154
21. 10가지 큰 실책	156
22. 필요한 것 10가지	157
23. 불필요한 것 10가지	158
24. 더 값진 것 10가지	160
25. 같은 것 10가지	161
26. 불법(佛法)의 10가지 장점	162
27. 상징적 표현 10가지	166
28. 크고 즐거운 깨달음 10가지	168
결론	170
맺음말	171

제2권
열반의 길 : 마하무드라의 요가

서론
1. 마하무드라 행법의 역사	175
2. 원전과 번역	178
3. 마하무드라 교의의 성격	183
4. 스승들의 계보	185

〔열반의 길 : 마하무드라의 요가〕
귀의	190
서문	190
제1부 : 예비 학습	191

제2부 : 필수 내용		198
보통 수행		198
1. 집중의 요가		198
2. 자존의 요가		214
특별 수행		226
1. 모든 현상과 마음을 하나로 바꾸는 요가		227
2. 무(無)명상의 요가		230
제3부 : 결론		233
마하무드라의 인식과 4가지 성취		233
길을 나아가면서 장애와 실수를 분석함		234
이론적 지식으로부터 체험과 실제적 지식을 분별함		235
맺음말		236

제3권
지식의 길 : 육법(六法)의 요가

서론		
	1. 4종 탄트라	241
	2. 생명열(熱) 요가	243
	3. 환신(幻身)의 요가	248
	4. 몽환(夢幻)의 요가	252
	5. 정광명(淨光明)의 요가	255
	6. 중유(中有)의 요가	256
	7. 의식 전이(意識轉移)의 요가	258

〔지식의 길 : 육법(六法)의 요가〕

귀의		260
서문		260
제1장 : 생명열 요가		262

제1부 : 5단계의 예비 과정	263
1. 육체가 비어 있음을 관상하기	263
2. 심령 신경계가 비어 있음을 관상하기	266
3. 보호막을 관상하기	267
4. 심령 신경 통로를 수련하기	270
5. 심령 신경 중추에 '은혜 파동'을 수여받기	272
제2부 : 3단계의 근본 수행	275
1. 생명열의 발생	276
2. 생명열의 체험	288
3. 초월적 생명열	294
제3부 : 실제 적용	296
1. 온기의 이득을 얻기	296
2. 지복의 이득을 얻기	298
제2장 : 환신의 요가	305
제1부 : 불순한 환신을 마야로 인식하기	305
제2부 : 순수한 환신을 마야로 인식하기	306
1. 시각화 상태의 마야	306
2. 완성된 상태의 마야	308
제3부 : 모든 것을 마야로 인식하기	311
제3장 : 몽환의 요가	313
제1부 : 몽환 상태의 본질을 이해하기	313
1. 발심에 의한 이해	313
2. 호흡에 의한 이해	314
3. 시각화에 의한 이해	315
제2부 : 꿈의 내용을 변환하기	318
제3부 : 몽환 상태, 또는 꿈의 내용을 마야로 인식하기	320
제4부 : 몽환 상태의 본질에 대한 명상	321
제4장 : 정광명의 요가	323

제1부 : 근본 정광명	323
제2부 : 과정 정광명	324
1. 낮 동안 정광명의 본질을 과정에 융합하기	324
2. 밤 동안 정광명의 본질을 과정에 융합하기	326
3. 죽은 후 정광명의 본질을 과정에 융합하기	329
제3부 : 결과 정광명	330
제5장 : 중유의 요가	333
제1부 : 바르도에서 법신의 정광명 상태를 깨닫기	334
1. 죽는 동안의 바르도	335
2. 죽음의 기술	338
제2부 : 바르도에서 보신 상태를 깨닫기	339
1. 정광명 인식 불능의 과보	340
2. 사후 존재의 설명	341
3. 사후에 깨달음을 얻기	343
제3부 : 바르도에서 응신 상태를 깨닫기	344
1. 재탄생을 구하는 바르도	344
2. 자궁 선택법	348
제6장 : 의식 전이의 요가	350
제1부 : 세 가지 전이	350
제2부 : 스승에 대한 명상을 통한 의식 전이	351
1. 수행	352
2. 실제 적용	353
맺음말	355

제4권
전이의 길 : 의식 전이의 요가

서론	1. 포와와 포와의 성취	359
	2. 관련 행법인 '동죽'	360
	3. 스승들의 이야기	361
	4. 티푸의 이야기	362
	5. 비의(秘義)의 전승	363

〔전이의 길 : 의식 전이의 요가〕

	제1부 : 의식 전이의 심오한 길 : '핵심 종자'	367
	귀의	367
	바즈라요기니와 스승들의 시각화	367
	스승들을 향한 기도	369
	근본 스승을 향한 기도	371
	스승에 대한 명상	372
	바즈라다키니와 스승들의 시각화	373
	맺음말	376
	제2부 : 망자(亡者)의 의식 전이	377
	낮은 수준의 신자를 위한 관상법	377
	높은 수준의 신자들에 의한 전이법	380
	가장 높은 신자들의 경지	381
	맺음말	382
	제3부 : 스승들의 계보	382

제5권
헌신의 길 : 자기 포기의 요가

서론	1. 무아 사상의 역사	389
	2. 티벳의 시형(詩形)	390
	3. '최' 의식의 수행자들	393
	4. 주요 내용	394
	5. 신비극(劇)으로서의 '최' 의식	395
	6. 티벳 마술극과의 비교	398
	7. 라마들이 말하는 질병의 원인	399
	8. 실론의 발리 제전과의 비교	400
	9. 구마(驅魔) 의식	401
	10. 마술극의 공연	403
	11. 칸첸중가 승리의 춤	409
	12. 인류학적 해석	410
	13. 보살의 신비적 희생	413

〔헌신의 길 : 자기 포기의 요가〕

	잘못된 믿음을 부수는 요가 춤	417
	다섯 방향의 요가 춤	419
	자기의 요소들을 못박음	423
	스승과 신들의 시각화	424
	수행자의 기도	425
	수행자의 발심	426
	환신을 제물로 바침	426
	스승들을 향한 기도	427
	송장과 분노의 여신 관상법	429

	희생 잔치로 소집함	430
	예배로서 희생 잔치를 공양함	431
	영적인 존재들에게 희생 잔치를 공양함	432
	희생 행위를 헌납함	433
	희생 행위의 공덕을 헌납함	434
	맺음말	436
보유(補遺)	1. 의식 수행에 필요한 물건들	439
	2. 장소와 심상(心像)에 관한 지침	440
	3. 수행자를 위한 지침	443
	4. 만다라 관상법	444
	5. 혼합·적색·흑색 잔치	446
	6. 희생 공양에 따르는 명상	448
	7. 여러 가지 잔치를 행하는 시간	449
	8. 인간의 해골과 분노한 다키니 관상법	450
	9. 필요한 마음 자세	453
	10. 최종 명상	454
	11. 축원과 강복	455
	12. 결론	456

제6권
오지(五智)의 길 : 장음 '훔'의 요가

서론	다섯 지혜의 요가	461

〔오지(五智)의 길 : 장음 '훔'의 요가〕

	장음 '훔'의 상징적 의미	465
	귀의와 명상	467

| | 끝맺음 만트라 | 468 |

제7권
반야의 길 : 공성(空性)의 요가

서론	1. 반야바라밀다 : 그 역사와 비의(秘義)	473
	2. 외전(外典)으로부터의 번역	476
	3. 정전(正典) 문헌과 주석서들	479
	4. 역사적으로 본 공(空) 사상	480
	5. 현상 속에 존재하는 절대성	483
	6. 반야바라밀다의 수행	485

〔반야의 길 : 공성(空性)의 요가〕
	귀의	488
	산스크리트와 티벳어 제목	488
	사리자의 질문	489
	관자재보살의 응답	490
	반야바라밀다의 만트라	492
	붓다의 동의	492

보유(補遺)	1. 반야바라밀다의 탁월성	494
	2. 세 종류의 반야	497
	3. 개아(個我)	497
	4. 원자(原子)의 존재 여부	499

| | ● 도판 해설 | 502 |
| | ● 역자 후기 | 509 |

● 일러두기
1. 책 제목은 ≪ ≫, 논문이나 소론은 〈 〉로 표기한다.
2. 산스크리트, 티벳어 및 그 밖의 외래어는 한글 맞춤법통일안 외래어 표기법을 기준으로 하였으나 국내에서 이미 굳어진 일부 용어는 현행 표기를 그대로 따른다. 아직 국내에 소개되지 않은 현지 용어는 현지 발음을 원칙으로 표기한다.
3. 괄호 안에 있는 Tib.은 티벳어를, Skt.는 산스크리트를 의미한다.
4. '\' 뒤에 나오는 숫자는 참조할 쪽의 각주 번호를 나타낸다. 예를 들어 'p.257\3'은 257쪽의 각주 3)을 참조하라는 의미이다.
5. 원서의 각주 이외에 번역자가 추가한 것은 '(역주)'로, 원서의 각주에 번역자가 보충 설명한 경우에는 해당 부분에 '(~ - 역자)'로 표기한다.

서문

R. R. 마러트
문학 석사, 이학 박사, 법학 박사, 영국 학술원 회원, 옥스퍼드
대학 엑서터 대학장, 옥스퍼드 대학의 사회 인류학 원고판정인

켈트의 정령 신앙에서 티벳의 요가 과학으로

이 책의 저자와 맺은 나의 우정은 오래 전 그가 캘리포니아의 스탠퍼드 대학을 졸업하고 대학원 과정을 이수하기 위해 옥스퍼드에 막 발을 들여놓았던 1907년부터 시작되었다.

그리하여 내가 그를 알게 된 것은 후배 인류학자로서였는데, 당시의 그는 서로 크게 다를 수도 있는 다양한 형태의 종교적 체험들을 탐구하는 데 관심이 있었다. 그는 자신의 주제에 대하여 철저히 과학적인 자세로 임했으며, 다른 사람들이 생각하고 느끼는 것들에 대해 자신의 사적인 견해를 가미하는 일 없이 그들이 사실로 생각하고 느꼈던 것들을 찾아내어 규명해 보고자 하는 결의에 차 있었다. 그는 창 밖을 내다봄에 있어서 유리창에 비친 자신의 얼굴로 시야가 흐려지지 않게 하기 위해 최선을 다하고 있었던 것이다.

우리들 대부분은 아무리 엄정한 과학적 자세를 지니려 해도 상식

밖의 얘기를 누군가에게서 들을 때 의식적이든 무의식적이든 그것을 경계하는 경향이 있다. 그리하여 소박한 사람들이 하는 이야기를 '유치하다'든가 '범주가 불분명하다'든가 '비논리적이다'라는 등의 말로 윽박질러 버린다. 그러나 과학은 단지 '다를' 뿐인 것에 대하여 '틀렸다'고 말할 권리가 없다. 마찬가지로 우리들 자신의 농촌 신앙을 가리킴에 있어 굳이 '유습(遺習 ; survival)'과 같은 단어를 사용하는 일이 쓸데없는 짓임을 우리는 거의 모르고 있는 것인지도 모른다. 같은 뜻의 라틴어인 '미신superstitio'도 그런 위험을 경고하고 있기는 하지만……. 어쨌든 에반스 웬츠 씨 — 당시 그는 브르타뉴 출신 저 유명한 학자 아나톨 르브라[1]의 렌 대학에서 자신의 첫 박사 학위를 받기 조금 전이었다 — 는 유럽의 이른바 민간 전통을 지식인의 평가 기준에서가 아닌 그 자체의 가치 기준에서 연구하고자 했었다. 그는 켈트의 정령 신앙을 불합리한 구시대 유물로서가 아니라 (최소한 켈트 민족에게라도) 그 속에 어떤 중요한 진실이 숨어있을지 모른다는 관점에서 고찰하려 했던 것이다.

믿을 만한 정령 투시가를 찾아 대담을 나누고자 아일랜드와 스코틀랜드, 맨 섬, 웨일즈, 콘월, 브르타뉴 지역들을 오르내리며 헤매었던 그에게 적절한 때 렌과 옥스퍼드의 대학들이 학위를 수여한 것은 이들 대학의 명예에 속하는 일이다. 내가 믿기로 현 시대에 그런 투시가는 극히 드물고, 또 에반스 웬츠 자신이 직접 정령을 볼 수 있도록 그를 도와줄 수도 있는 사람도 없을 것이다. 성과야 어찌 되었든 적

---

[1] Anatole Le Braz. 1859~1926. 작가, 렌 대학의 교수(1901~1924). 저서로 브르타뉴 지방의 전설과 민속을 수집하여 편집한 2권의 책 외에 그 지방 사람들의 삶과 전통을 담은 시·소설들이 있다 - 역주.

어도 그의 방법은 정당했고 지식이 불어나면 머지않아 좀더 다각적인 관점에서 검증될 상황에 있다. 서양에서의 그는 아일랜드나 브르타뉴 시골에 남아 있는 원시 이교의 뿌리 — 기독교에 의해 변질되고 또한 기독교에 부분적으로 영향을 준 — 만을 공부할 수밖에 없었지만, 동양에서는 종교를 삶의 철학으로 삼고 진지하게 실천하는 많은 귀의자들과 만날 수 있었다.

1911년 옥스퍼드 대학 출판부에서 《켈트 민족의 정령 신앙》이 발간된 이래 에반스 웬츠 박사는 일종의 학자 집시가 되었고, 그로부터 6년간은 인간의 본성이 얼마나 다양하게 나타날 수 있는지에 대한 여러 가지 인상을 수집하려는 열망으로 옥스퍼드와 근동 사이의 모든 곳을 배회했다.

그런 다음 1917년에 그는, 한때 옥스퍼드 동급생이었으며 항시 동류의 정신을 지녀왔다고 할 수 있는 로렌스 대령의 추천으로 군 당국의 입국 허가를 얻어 이집트에서 인도로 갔다. 온갖 종교가 넘쳐나는 인도에서 그는 결국 가장 다양한 인간 군상의 각 분파와 계급에 스며든 강렬한 신비주의, 그 모든 것을 접하게 되었다.

생생한 체험을 얻기에 주저함이 없었던 그는 1년 뒤 힌두교의 중요한 성지참배 여행에 가담했고, 카쉬미르의 히말라야 고지대에 위치한 쉬바 신의 주처인 아마르나트 동굴을 향한 여정에서 참배단을 인도하는 고승으로부터 하르드와르의 한 사원에 있는 어떤 바라문 석학에게 건넬 소개장을 얻었으며, 그로부터 얼마 뒤 수행자로 변신하여 갠지스 강 상류의 숲 속 초막에서 생활했다. 이때 그는 이미 요가에 입문했었지만 그가 영 제국 보호하의 시킴Sikkim으로 들어갈 때까지는 수행의 충분한 성과가 나타나지 않았다. 옥스퍼드에서 알았던 통치자인 시쿙Sidkyong 툴쿠[2]의 초빙에 응하여 나중에 그가 시킴으로 갔을 때는 툴쿠가 짧은 통치 후 세상을 떠난 뒤였으나, 이 마하라자[3]의 가까운 친구였던 박식한 라마 카지 다와삼둡이 그를 맞이했다. 그리고 우리의 학자 집시는 이제 그의 제자로 변신하여 스승의 발 아래 앉게 된다. 두 사람의 관계는 약 3년간, 그러니까 라마가 1922년 3월 세상을 떠날 때까지 지속되었고, 그 결과가 내부로부터의 해석 — 말하자면 평범한 학술적 설명이 아니라 서양의 학자들에게선 기대하기 힘든 어떤 것을 지닌, 즉 낯선 것에 반감을 갖기 쉬운 일반인들의 선입견을 해소할 공감어린 통찰이 담긴 — 을 곁들여 티벳어로부터 번역한 지금까지의 세 책이다.

여기서 에반스 웬츠 박사의 이 책이 종교사에 공헌한 책으로 간주되든 교리 해설서로 간주되든 그것을 평가하는 일은 내 몫이 아니다. 단지 나의 옛 제자가 여러 해에 걸쳐서 보여준 진리 탐구의 열정과 근면성, 헌신적 노력을 증언하고 싶을 뿐이다. 모든 사람을 알고 사랑하기 위해서는 모든 곳의 그 사람들을 직접 찾아가야 한다는 원칙에 그처럼 철저했던 사람을 나는 아직 알지 못한다.

R. R. 마러트
옥스퍼드 엑서터 대학, 1934년 6월 7일

---

2) Tulku. 불보살의 응신으로 알려진 인물에 대한 호칭 – 역주.
3) Mahārāja. 인도 토후국의 군주 – 역주.

제2판 서문

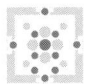

최고의 찬조를 받아 《티벳 밀교 요가》의 제2판이 세상에 나온다. 요가와 동양 과학 연구가들은 이 책 제2판의 '요가 해설'에서 더욱 많은 지식을 얻게 될 것이며, 그에 대해 본 편집자는 번역가 첸치 창 교수에게 감사드린다. 그가 시사하듯이 서양의 학자들, 특히 심리학자와 생리학자들은 이 책에 수록된 여러 가지 요가를 실제로 적용해 보면 크게 얻는 바가 있을 것이다.

만일 생명열(熱) 요가를 세상의 모든 학교에서 실습한다면 알래스카와 시베리아, 남극과 북극 지방에서조차 인간의 거처에 중앙 난방 설비가 필요 없어질 것이다. 그리고 그 반대의 요가를 하면 열대 지방에서나 온대 지방의 여름철에 값비싼 에어컨을 켤 필요가 없어질 것이다. 또한 몽환(夢幻)의 요가와 중유(中有)의 요가, 의식 전이(轉移)의 요가를 행함으로써 인류는 모든 상태의 의식을 통어할 수 있게 되고, 의식의 연속성이 끊어지는 일 없이 각성 상태에서 꿈 상태로, 삶이라 불리는 상태에서 죽음이라 불리는 상태로, 또는 그 반대로, 이 세상과 다른 세상들(존재 상황들)의 한 육신에서 다른 육신으로 넘어갈 수 있을 것이다. 정광명(淨光明)의 요가를 터득하면 최고의 초월적 지혜를 얻을 것이며, 그를 통해 직관적으로 모든 것을 알고 모든 것을 이해하게 될 것이다. 환신(幻身)의 요가에 숙달되면 유럽과 북·남미의 과학자들은 원자 내부의 전자 구조를 바로 알아 중력과 상대성 관련 문제의 해답을 구함에 있어서 아인슈타인을 능가하게 될 것이다. 밀라레파의 전기(傳記)에서 그가 중력을 초월하여 육체 상태로 공중을 이동했던 것과 같은 요가를 구사할 수 있다면 자동차와 비행기도 강을 건너기 위한 다리나 배도 필요 없게 될 것이다. 기독교의 《신약성서》에 예수가 물 위를 걸었다고 하는 내용이 있는 것과 마찬가지로 이 시대 요가의 달인들 역시 그렇게 할 수 있는 것이다.

《티벳 해탈의 서》가 가르치듯이 요가에 있어서 '최고의 마법사'는 '마음'이다. 마음에 의해 우주는 형상화되고, 마음에 의해 우주는 공간 속에서 지속한다. 요가의 달인은 자신의 마음을 통어함으로써 세상의 모든 여건을 다스린다. 그는 드러나지 않은 것을 가시화하고, 시끄럽고 악취나는 작업실과 너저분한 도구 없이도 인간이 만들 수 있는 모든 것을 만들 수 있다.

정말이지 서양은 지금 참다운 신과학 시대의 첫 새벽에 있다. 본체보다 현상을 연구하는 데 치중하는 현재의 구과학은 시대에 뒤떨어진 19세기 물리학자들의 물질주의와 마찬가지로 현재 오컬트occult라 불리고 있는(실제로 감춰져 있거나 가까이하기 어려워서가 아니라 초월적이기 때문에)[4] 어떤 과학에 자리를 내주게 될 것이다. 그리고 번역

---

4) 오컬트occult는 직역하면 '숨겨진', '감춰진'의 뜻으로, 신비스럽고 불가해한 현상들을 가리킬 때 자주 사용하는 단어이다 – 역주.

가 첸치 창 교수도 말하고 있듯이 이 책은 다가온 신과학 시대를 예고하는 책들 중의 하나로 간주되어도 좋다. 그 위대한 때가 되면 전쟁의 북소리는 멎고 군기(軍旗)는 접혀서 인민의회와 세계연방정부에 안치될 것이다.

그때 지구상의 모든 대륙을 관통하면서 서로 나눌 수 없는 하나의 국가와 하나의 정치 체제, 하나의 법률, 하나의 깃발, 하나의 주권, 하나의 인간 종족이 존재할 것이다. 그때는 바른 문명과 바른 정치, 바른 과학만이 있을 것이다.

W. Y. 에반스 웬츠
캘리포니아 샌디에고에서, 1957년 웨삭[5]에

---

[5] Wesak. 붓다의 탄생을 기리는 바이샤카Vaisākha 월(月) 보름의 중요한 축일. 바이샤카는 27수(宿) 중의 저수(氐宿)를 가리키며, 만월이 여기에 재박(在泊)하는 달(우리 나라의 음력 4월)도 같은 이름으로 불린다 – 역주.

요가 해설

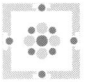

번역가-교수[6] 첸 치 창

영문으로는 이 책을 통해 처음 알려지게 될 몇 가지 중요한 요가들의 이해를 돕기 위하여 '요가의 지혜를 담은 일곱 권의 책'인 이 괄목할 만한 서적에 해설문을 추가하는 것이 나의 소임이다. 붓다가 어떤 신이나 스승에게 의지하지 않았듯이 독자도 자기 스스로 탐색에 나서 목적을 달성해야 하기 때문에 아무도 이러한 안내문은 '암시적'일 수밖에 없다. 나는 이 책의 두드러진 특징들 중에서 주로 세 가지를 살펴보고자 하는데 그것은 이 책에 담긴 탄트라 사상과 이 책이 제시하는 특수한 요가들, 그리고 이 책의 마하무드라 행법과 선(禪) 수행 사이의 관계이다. 그런 다음 끝으로 심령 연구가와 생리학자들을 위

---

6) 중국 태생의 첸치 창 교수에게 '번역가 - 교수(Tib. Sgra Bsgyur Mkhan-po)'라고 하는 호칭을 수여한 것은 티벳의 메야 냐Meia Nya 소재 콩 카 승원의 살아있는 붓다이자 그의 스승인 콩 카Kong Ka 라마이다. 이 특수한 칭호는 티벳 불전을 중국어로 옮기는 첸치 창 교수의 능력을 가리키는 것이다. 콩 카 승원은 밀라레파의 카귀파 종(宗)에 속해 있으며, 이 '번역가 - 교수'는 현재 구르붐Gur-Bum, 또는 '십만송(頌)'으로 알려진 밀라레파의 노래 모음을 볼링겐Bollingen 재단의 후원 아래 영어로 번역하고 있는 중이다.

하여 요가 수행의 과학적 의미에 대해 언급할 것이다.

1. 탄트라 사상

이 책의 많은 부분이 전하고 있는 티벳 탄트라를 올바로 이해하기 위해서는, 티벳 탄트라의 진수가 '아누타라(Annutara ; 無上) 탄트라'로 알려진 최상급의 비밀스런 가르침에 의해서만 이해될 수 있음을 알아야 한다. 이론과 실천에 있어서 이 탁월한 교의는 두 부분으로 이루어져 있다.

(1) '타르 람Tar Lam'이라 부르는 '무형(無形)의 길'(또는 '해방의 길')
(2) '신 람Hdsin Lam'이라 부르는 '유형(有形)의 길'

이 중 '무형의 길'은 제2권에 있는 마하무드라 요가의 '열반의 길'이고, '유형의 길'은 제3권 '육법(六法)의 요가'에 보이는 좀더 일반적인 요가들로 이루어져 있다.
에너지와 의식의 동일성에 관한 이론을 이해하지 못하면 '유형의 길'의 기본 교의와 철학 및 실천을 이해하기 어려울 수 있다. 에너지와 의식의 동일성은 티벳 탄트라의 근본 원리를 설명하는 가장 중요한 철학이며 간단히 설명하면 다음과 같다.
탄트라에서는 세계를 서로 반대되는 것들 사이의 관계로서 이해한다. 즉, 윤회와 열반, 현상과 본체, 형태화와 잠재력, 무분별과 조명,

활력과 공성(空性), 프라나[7]와 의식 등이다. 그리고 모순인 것처럼 보이지만 탄트라는 이들 이원성(二元性)이 구극적 실재의 관점에서는 서로 분리될 수 없는 하나임을 주장한다. 따라서 수행자는 이원성의 한쪽을 완전히 이해하고 터득할 때 자동적으로 다른 한쪽도 이해 터득할 수 있다. 그리하여 수행자는 의식의 본성이 반야(般若) 그 자체임을 깨달음과 동시에 프라나의 본성이 붓다의 초세속적 활력(생명소)임을 깨닫게 되는 것이다.

이러한 원리 기반 아래 티벳 탄트라는 요가 수행의 두 가지 방법론을 제시한다. 행자가 만일 '마음의 요가'를 실천한다면 그는 자동적으로 '에너지의 요가'도 실천하는 셈이다. 마음이 훈련·변형·확대되고 예리해져서 조명을 받으면 생명 에너지도 그를 따른다.

불교의 목적은 인격의 완성과 개화이고, 이것은 완전히 깨어나 에너지로 넘치는 인간(즉 붓다)이 되는 일이며, 그리하여 삼신(三身)[8]

---

7) Prāna(氣 ; Tib. Rlung). 프라나는 공기, 숨결, 에너지, 바람, 활력, 성향 등으로 번역된다. 오컬트적 의미에서 보면 프라나야마(요가의 호흡법)에 의해 흡입되는 대기 중의 활력소이며, 인체를 에너지로 충전하여 원기를 회복시키고 수명을 연장한다고 한다.
8) Tri-Kāya. 붓다와 높이 진화한 보살 및 거룩한 화신들이 취하는 세 가지의 신성한(초월적인) 몸으로 법신(法身 ; Dharma-Kāya), 보신(報身 ; Sambhoga-Kāya), 응신(應身 ; Nirmāṇa-Kāya)을 가리킨다. 《티벳 사자의 서》(정신세계사) pp.62~69 참조./삼신(三身)의 개념은 약간 복잡하여 가장 일반적인 것이 위와 같은 법신·보신·응신이고, 그 다음 법상종에서는 자성신·수용신·변화신이며, 《최승왕경(最勝王經)》에서는 법신·응신·화신이다. 이런 복잡성 때문에 사신(四身) – 법신·보신·응신·화신 – 을 말하기도 하는데 여기서 응신과 화신은 산스크리트로 똑같이 Nirmāṇa-Kāya이며, 둘의 차이는 응신이 석가모니처럼 기류(機類)에 맞춰 나타난 몸임에 반하여 화신은 응신에서 일시 변화한 몸이다. 맨 먼저 출간된《티벳 사자의 서》에 따르면서 약간의 혼동이 있어《티벳 해탈의 서》에도 삼신을 법신·보신·화신으로 번역했었는데 이것도 아주 틀린 것은 아니지만 역시 혼란의 우려가 있으므로 이 책과 이후 출판될《티벳의 위대한 요기 밀라레파》에서는 가장 일반적인 설을 따른다 – 역자.

을 철저히 깨닫는 일이다. 그 최후의 단계에 이를 때까지 평범한 인간의 의식과 에너지를 초월적 지혜와 위대한 활력으로 변화시키는 것이 수행의 목표이다. 티벳 불교는 인간적 본성을 초월적 본성으로 변환시키는 두 가지 방법을 제시하는데, 그 중 하나는 '마음의 훈련(마하무드라의 '무형의 길')'을 강조하고 또 다른 하나는 '에너지의 훈련(육법의 요가의 '유형의 길')'을 강조한다. 이 두 방법은 수행에 있어서 그 기법이나 자세들은 서로 다르지만 다 함께 똑같은 초월적 목표를 지향한다.

'마음과 프라나의 동일성'에 관한 탄트라의 가르침은 정신의 진화만이 아니라 요가 실습에 있어서도 중요한 의미가 있으므로 그것을 단순한 이론이나 철학으로만 간주해서는 안 된다. 여기서 그 가르침의 여러 측면을 다 설명할 필요는 없지만 그들 중 한 가지는 짚고 넘어가야 한다. 이름하여 '마음과 프라나의 상관성'인데 이것은 어떤 종류의 마음이나 정신 활동은 반드시 그에 상응하는 초월적이거나 세속적인 성질의 프라나를 동반한다는 것이다. 예를 들면 어떤 특별한 기분이나 사념은 항시 그에 상응하는 성질의 프라나 내지 호흡을 동반하면서 그것을 통해 표현 반영된다. 그리하여 분노는 타는 듯한 기분·사념만이 아니라 눈에 띌 정도의 거친 호흡을 야기하고, 지적인 문제에 대한 고요한 정신 집중 상태에서는 사념과 호흡이 함께 고요해진다. 나아가서 미묘한 문제를 풀기 위해 심오한 사색에 잠기는 순간 우리는 무의식적으로 호흡을 멈춘다. 분노감이나 자만심·질투심·수치심·사랑·탐욕 등의 기분과 함께 분노감이나 자만심·질투심·수치심·사랑·탐욕 등의 프라나 내지 기운이 생겨나며, 이 '기운'은 그 주인공이 자기 내부에서 직접 느낄 수도 있다. 깊은 삼매 속에서는 어떤 사념도 일어나지 않으며, 호흡도 느껴지지 않는다. 각성의 순간은 일상적 의식이 완전히 변형되는 순간이며, 프라나 역시 커다란 변형을 겪는다. 이와 같이 모든 기분과 사념은 그것이 단순하건 미묘하건 복잡하건 그에 상응하는 프라나를 동반한다.

보다 높은 명상 상태에서는 혈액 순환이 거의 멎을 정도로 느려지고 호흡도 인지되지 않으며 수행자는 사념을 떠난 마음 상태와 함께 어느 정도의 조명illumination 내지 '광명brightness'을 체험한다. 그러면서 의식만이 아니라 몸의 생리 기능에 있어서도 변화가 일어난다. 완전히 각성된 사람의 몸은 호흡과 맥박, 순환기 계통과 신경 계통이 보통 사람의 몸과 완전히 다르다. 이런 사실을 뒷받침하는 증거는 인도와 티벳, 중국에서 얼마든지 찾아볼 수 있다.

2. 육법(六法)의 요가

제3권에 수록된 육법(六法)의 요가는 프라나를 사용하여 세속적 육체의 호흡과 순환기 계통, 체액, 내분비물질 등을 변화시키는 방법을 가르친다. 육체의 이런 생리적 변화는 의식과 프라나의 동질성으로 인하여 마음에도 그에 상응하는 변화를 일으켜서 보통의 심신이 불성(佛性)의 세 가지 몸인 삼신(三身)으로 바뀌는 결과를 가져온다.

일반 불교는 대체로 이론과 철학을 중시함에 반하여 탄트라에서는 실천을 강조하고 특히 열(熱) · 정광명(淨光明) · 몽환(夢幻) · 환신(幻身) · 중유(中有) · 의식 전이(轉移)라고 하는 6가지 요가를 가르친다. 이 중 '열 요가'와 '환신의 요가'가 나머지 네 요가의 기반이 되는데 앞의 두 요가 중에서도 특히 '열 요가'에 관심을 기울여야 한다. 그 이유는 이 요가가 법신(法身)의 상태를 알게 하기 때문이다. '환신의 요가'는 보신(報身)을 깨닫게 하고, 나머지 요가들도 그들 나름의 어떤 목적을 갖는다.

'몽환의 요가'는 삶의 상태와 죽음의 상태를 터득하고 세속적(윤회적) 상황에서의 의식을 다스려 초세속적 상태를 깨닫게 만든다. 이 요가는 자신의 명상 체험을 판별 확인하고자 원하는 수행자에게 중요한 기준이 되어준다. 저 유명한 라마 가르마 파오쉬Garma Paoshi는 한 번의 꿈 속에서 삼장(三藏)[9]을 완전히 터득했다고 전한다.

'정광명(淨光明)의 요가'는 초월적 지혜를 깨닫게 하고 마하무드라 요가를 보충하며, '중유(中有)의 요가'는 사후세계를 알게 한다. '의식 전이의 요가'는 마음·에너지에 숙달시켜 마음·에너지가 인체를 떠나기에 적합한 방식과 여건을 준비한 뒤 자신의 의지에 따라서 평화롭고 기쁜 마음으로 죽을 수 있게 만든다. 이 마지막 요가는 티벳과 중국 전역에서 수행자들 사이에 실제로 매우 자주 적용된다. 중국의 정토종에서는 이 요가를 특별 수행법으로 채택해 왔으며, 설사 완전히 숙달되지 못한다 하더라도 진지하게 실천하기만 하면 죽음에 임하여 마음이 혼란스러워지거나 의식을 상실하지 않을 수 있다고 가르친다.

처음 대하는 일반인들에게는 6가지 요가의 어떤 측면들이 마술처럼 불가해하게 보이거나 또는 자연스럽지 못하여 불쾌하게 느껴질지도 모른다. 그러나 에반스 웬츠 박사의 티벳 총서 4번째 책《티벳 해

---

[9] Tri-Piṭaka. 붓다의 강론인 경(經 ; Sūtra), 승직 규범인 율(律 ; Vinaya), 심리학과 형이상학인 논(論 ; Abhidarma)을 가리킨다 - 역주.

탈의 서》를 참조하면 알게 되듯이, 6가지 요가 모두를 어느 정도 총괄하는 '마음의 요가'[10]를 알면 그런 느낌이 사라진다.

　육법(六法)의 요가 중 어느 것을 시작하기 전에 당연히 필요한 준비로서, 그리고 만일의 경우 있을 수 있는 부작용을 막기 위하여, 수행자는 불교에 대한 올바른 지식을 갖추고 티벳어로 '뇐 도 지Snon Hgro Bzi'라 부르는 '4가지 예비 수행'을 해야 한다. 또한 어느 정도 깊은 삼매를 체험한 적이 있어야 한다. 이 예비적인 요가는 강인함과 집중력을 높여주어 밀교 특유의 여러 존상(尊像)들을 시각화하고 나아가 만달라를 자기 손가락 끝보다 크지 않은 공간에 관상할 수 있도록 한다. 수행자는 이런 예비 수행을 거친 후에만 육법(六法)의 요가를 시작할 수 있다. 예비 수행과 실제 수행의 어려움을 인정하는 카귀파와 닝마파 종(宗)에서는 '유형의 길'을 제한하고 그 대신 마하무드라의 실천을 강조했다. 그러나 그렇다고 해서 육법(六法)의 요가를 무시할 수는 없으며, 여기서 그들의 강점도 알아두어야 한다. 우선 육법(六法)의 요가는 마하무드라와 그 비슷한 몇몇 탄트라 수행보다 더 큰 능력을 선사하고 아집(我執)이나 법집(法執)과 같은 집착으로부터 좀더 빨리 벗어날 수 있게 만든다. 과거로부터 무지를 극복함에 있어서 마하무드라는 온건한 처방으로, 육법(六法)의 요가는 과격한 처방으로 알려져 왔다. 그러나 마하무드라 요가 역시 모든 수행자에게 동등한 효과가 있는 것은 아니며 초기 입문의 단계를 거친 후 장애가 나타나 더 이상 나아가지 못할 경우 스승이 그를 육법(六法)의 요가 쪽으로 방향 전환시킬 수도 있다.

---

10) 《티벳 해탈의 서》의 핵심인 '마음을 있는 그대로 아는 요가' – 역주.

수행자는 육법(六法)의 요가에 관한 이 책의 내용이 수행 교과서 수준에 그치고 있음을 기억해야 한다. 이 책은 단지 초입자에게 필요한 안내 역할을 할 뿐, 이론과 철학 및 실천법을 철저히 설명하고 있지는 않다. 중요한 것은 에반스 웬츠 박사가 본문에 주해를 달아두었으므로 참고하면 된다.

이들 6가지 요가의 원본에는 티벳어로 된 주석서가 많이 있는데, 그 중 가장 뛰어난 것은 밀라레파의 카귀파 종(宗) 제3대 법주(法主)인 카르마파 람쥔Lamjun, 즉 렌 쥔 도르제Ran Byun Dorje의 것이다.[11] 그것은 《탄트라의 오의 The Inner Meaning of Tantricism》로 알려져 있으며 몇 년 전에 필자가 중국어로 번역했다.

또 다른 주석서로 《마음과 프라나(호흡)의 동일성에 관하여 On the Identity of Mind and Prāṇa(or Breath)》가 있으며, 사캬 종의 학승들은 《길과 열매 The Path and the Fruit》라는 훌륭한 논문을 남겼다. 파드마삼바바의 종파에서는 《3가지 요가의 가르침 Teaching of the Three Yogas》이 나왔고, 현재의 티벳 불교에서 최고 권위를 지닌 황모파(黃帽派)의 창시자 총카파는 티벳의 탄트라 요가에 관하여 《비밀교리의 단계들 The Steps of the Secret Doctrine》과 《비의의 전개 The Unfoldment of Hidden Meaning》라고 하는 두 권의 훌륭한 주석서를 남겼다. 총카파는 위대한 보살이자 학자였으나 그가 요가의 진정한 성취자인지에 관해 티벳인들은 약간의 의심을 갖는다. 그렇지만 그의 주석서들은 높은 가치가 있으며 대승불교 수행자들에게 잘 알려져 있다.

---

11) 카귀파는 닥포 카귀파와 샹파 카귀파로 나뉘었고, 닥포 카귀파에서 파크모두파·디군파·체르파·두크파·카르마파가 나왔다 - 역주.

제5권에 나오는 '무아(無我)의 요가'는 티벳과 몽고 전역에서 매우 인기가 있으며, 어떤 면에서는 육법(六法)의 요가를 보완한다. 이 요가를 만들어 보급한 것은 비범한 여류 철학자이자 요가 교사인 마칙 렙된Machik-lepdon이다. 그녀는 마하반야바라밀다경에 근거한 이 요가 체계를 통해 티벳의 요가 행자와 학자들 사이에서 높은 지위를 얻었다.

티벳의 승원들에서 몇 년 동안 공부하는 동안 필자는, 6가지 요가를 모두 다 완벽하게 그리고 실질적으로 설명할 수 있는 학자나 수행자가 아주 드물다는 것을 알았다. 이 요가들 중 하나라도 제대로 알기 위해서는 지식이나 이론만으로는 충분치 않으며 오랜 실습과 체험이 필요하다.

3. 마하무드라와 선(禪)

마하무드라의 요가 체계는 방금 말한 육법(六法)의 요가보다 쉽고 단순하다. 마하무드라의 특성을 좀더 쉽게 설명하기 위해 그것을 선(禪)과 결부시켜 생각해 보자. 간단히 말해 마하무드라와 선은 지성적으로만 분석될 수 있으나, 육법(六法)의 요가는 분명히 정의된 자각(自覺) 단계가 있고 그에 상응하여 생리적 결과들이 나타나는 실천 수행법으로서 그 과정을 착실히 밟아나가 자신의 몸과 마음으로 그 효과를 체득한 수행자만이 바르게 논할 수 있다. 따라서 학술적 관점만으로는 이 요가의 깊은 면을 제대로 알 수 없으며, 같은 논리에 입각하여 불교 역시 그저 학자에 지나지 않거나 실천 수행자가 아닌 사람은 완전히 안다고 할 수 없다. 왜냐하면 불교 그 자체가 원래부터 실천을 위한 하나의 요가 체계이기 때문이다. 달리 말하면 불교는 열반(구극적 실재)을 깨닫기 위한 기반이고 토대이며, 진여(眞如 ; Tathātā)는 설명 불가능한 이 초세속적 목표가 달성되었음을 의미하는 불교 용어이다. 필자의 생각에는 불교가 쇠퇴한 주된 이유 중 하나가 불교의 실천적 가르침이 올바로 적용되지 않음으로써 정신적으로 각성된 사람의 수가 줄어든 데 있는 것처럼 보인다. 상좌부(上座部)[12]에서는 불교 명상의 기반으로서 불교와 힌두교를 구분짓는 팔근본선(八根本禪)과 사무색정(四無色定) 같은 중요한 주제들을 바르게 설명할 수 있는 아라한Arhat[13]이 오랫동안 하나도 나타나지 않았다. 기껏해야 이들 선정(禪定)에 대한 일반적이고 불완전한 설명만이 책에 나와 있을 뿐이다. 이들 선정은 실제로 체험한 사람들만이 설명할 수 있다. 팔근본선이 호흡과 맥박 및 내분비계에 어떤 영향을 주는지 설명한 내용은 어디에도 없고, 책에서도 그들이 야기하는 여러 가지 의식 상태에 관해 충분히 설명하지 않는다. 상좌부 불교의 아비달마(Abhidharma ; 論)와 수트라(Sūtra ; 經)들은 이들 중요한 선에 관하여 지극히 불충분한 약간의 지식만을 제공할 뿐이다. 상좌부 불교에서는 실천보다 이론을 중시하는 경향이 있는데, 요가 탄트라가 없다면 대승불교 역시 그와 마찬가지로 실천하기보다는 이론화시켜 버리는 사람들이 많아질 것이다. 불교의 근본은 세속적 추측을 불허하는

---

12) Theravādā. 불멸(佛滅) 100여 년 후 학승인 마하데바(Mahādeva ; 大天)가 계율에 대한 5개조의 새로운 설을 주창하여 이를 시인하는 대중부(大衆部 ; Mahāsaṃgika)와 부인하는 상좌부(上座部)로 나뉘었다 - 역주.
13) 수다원 · 사다함 · 아나함 · 아라한으로 이루어진 소승불교 4과의 맨 윗자리. 공경하여 마땅한 사람이란 뜻으로 응공(應供)이라 번역된다 - 역주.

초세속적 영역에 있다. 그러나 종파를 막론하고 대부분의 불교도들이 불교 철학의 기본만을 흘깃거리면서 실천에 있어서는 예비적이거나 외부적인 단계에 머물고 있을 뿐이다.

티벳 요가의 해설자들은 앞서 말한 '유형의 길'이 위험할 수도 있고 그것과 쌍을 이루는 '무형의 길(마하무드라)'보다 어렵다는 점을 강조한다. 현대에 와서 티벳의 라마들은 '유형의 길'에 해당하는 육법(六法)의 요가보다도 안전하고 쉬운 '해방의 길', 즉 마하무드라의 길을 택하는 경향이 있으며, 마하무드라의 이해와 실습이 다른 탄트라 요가를 위한 준비 과정이라고 생각한다. 예를 들면, 티벳의 위대한 요기 밀라레파는 생명열의 요가를 행하여 성불했다고 널리 알려져 있지만, 그의 전기와 노래들을 보면 그는 '유형의 길'을 수행하기 전에 '무형의 길'인 마하무드라를 실천했음을 보여준다.

불교는 마하무드라 요가 탄트라와 선(禪) 또는 정토종에서 보는 것과 같은 대승불교의 실천 응용을 통하여 여러 세기 동안 발전하고 꽃을 피웠다. 그러나 정토종은 개인의 진화를 촉진하기 위해 극락에 태어나는 것을 목표로 삼는 관계상, 실제적인 불교의 가르침(즉 반야바라밀의 체험)은 선과 탄트라 요가에서만 찾을 수 있다. 역사가 입증하는 바에 따르면 이들 탄트라 유파에서만 '눈을 뜬 자'[14]들을 많이 배출했다. 따라서 불성이 개화되기를 진정으로 바라는 수행자라면 이들 마하무드라와 선의 가르침에 주의를 기울여야 할 것이다.

선과 탄트라 양쪽의 연구 및 실습을 통하여 필자는 선의 가르침과 마하무드라의 고급 탄트라가 동일함을 알았다. 식별할 수 있는 차이

---

14) 'Enlightened Being'. 이 어휘는 뒤(p.164\41)에서 보디사트바(보살)와 동의어로 사용되니 기억해두면 영역 원서의 정확한 이해에 도움이 될 것이다 – 역주.

는 양자(兩者)의 제시 방식이 표면적이고 외부적인 견지에서 약간 다르다는 점뿐이었다. 본질은 전적으로 같다. 그렇지만 이런 차이가 무엇이며 어떻게 나타나는가를 알아두는 것도 가치있는 일일 것이다. 이를 위해 이제 대승불교 속에서 발전한 선과 마하무드라의 원리·수행법·양식을 검토하고, 불교 전반의 세 가지 두드러진 관점을 살펴보기로 한다.

우선, 초기의 상좌부 내지 남방불교는 '철저한 포기'를 통해서만 깨달음에 이를 수 있다고 가르쳤다. 그래서 번뇌(煩惱 ; Kleśa)[15]를 버리고 사성제(四聖諦)를 얻었으며, 오온(五蘊)을 해체하여 아무것도 남지 않은 열반에 이르러 윤회를 근절하고 열반을 실현해야 했다.

그러나 대승불교 초기의 사고방식은 이와 달라서 '포기'보다 '변환'을 강조했다. 그리하여 번뇌는 포기하기보다는 깨달음으로 변환시켜야 했고, 사념은 윤회를 통과하여 열반을 향하도록 변환되었다. 여덟 가지 의식은 4종 지혜를 이루도록 하나씩 승화시켜야 했으니, 다섯 감각은 성소작지(成所作智)로 바뀌었고, 여섯 번째 의식인 마음은 묘관찰지(妙觀察智)가 되었으며, 일곱 번째 의식은 평등성지(平等性智)로, 여덟 번째 의식인 아뢰야식(阿賴耶識)은 대원경지(大圓鏡智)로 되었다.

그러다가 대승불교 후기에 와서는 '동일시'와 '확대'의 원리가 들어

---

15) '고통받다'라는 뜻의 어근 Kliś에서 온 단어로 여기서는 인간적 고통의 근원인 세속적 쾌락과 선악 등에 대한 집착을 의미한다. "요가 철학에 의하면 번뇌는 무지·자만·욕망·혐오·속세에 대한 집착의 5가지가 있고, 불교에서는 몸 3, 말 4, 마음 3을 합하여 10종의 번뇌가 있다고 가르친다. 정신적으로 진보하기 위해서는 이들 번뇌가 필히 제거되어야 한다." Dr. Judith Tyberg, *Sanskrit Keys to the Wisdom Religion*, Point Loma. Calif., 1940. p.65.

섰으니 그에 따르면 번뇌가 곧 깨달음이고, 의식이 바로 지혜이며, 윤회가 즉 열반이었다. 의식은 최후의 각성 상태로 확대되었다. 이 후기 대승의 관점에 의하면 불성(佛性)은 마음의 지식더미를 파괴함으로써가 아니라 평범한 인간의 유한한 의식을 무한한 불심(佛心)과 동일시함으로써 얻어진다. 그리하여 붓다가 깨달음을 얻었을 때 그는 이렇게 말했던 것이다. "참으로 이상하구나, 내가 보기에 모든 창조물이 사실은 붓다이고 각성되어 있으니." 마하무드라와 선은 이런 관점에 근거한다. 선가(禪家)에서는 그것을 다음과 같이 말하고 있다. "나와 과거·현재·미래의 모든 붓다가 한 콧구멍으로 숨을 쉰다." 선종의 제6조 혜능은 이렇게 말했다.

> 자성이 본디 삼신을 갖추었으니 그를 밝혀 사지(四智)를 이루리라 그리하여 눈과 귀를 닫음 없이 곧바로 불성을 얻으리라
> 自性具三身 發明成四智 不離見聞緣 超然登佛地

마찬가지로 사라하Saraha의 도하 Do-Ha[16] 마하무드라는 이렇게 가르친다.

> 윤회와 열반 사이에는 아무런 차이도 없나니
> 모든 현상과 느낌은 마음의 본성과 같노라
> 바다와 그 파도 사이에 구별이 없듯이
> 붓다들과 그 외의 유정(有情)이 다르지 않도다

---

16) *Do-Ha*. 아파브람샤Apabhramsha(속어의 한 가지)로 씌여진 특이한 밀교 문헌 – 역주.

마하무드라를 터득한 가르마파Garmapa 역시 이렇게 가르쳤다.

　　유정은 자신이 불성 속에 있을지라도
　　그것을 알지 못하고 윤회 속에서 길을 잃고 방황하누나

또한, 티벳에서 일상적으로 염송하는 다음과 같은 구절이 있다.

　　나 스스로 깨닫게 되기를 스승께 기원하나이다
　　내마음이 법신이고, 내마음이 보신이며, 내마음이 응신임을

　선가(禪家)와 마하무드라파(派)에는 위와 같은 종류의 경구들이 많이 있는데, 그 이유는 양쪽이 다 윤회와 열반을 동일시하는 교리에 기반을 두고 있기 때문이다. '마음의 본성〔을 깨달음〕'이라는 뜻의 티벳어 셈로Sems-Sro는 '마하무드라'라는 어휘의 내밀한 뜻과 같으며, 마하무드라의 마음 훈련 체계를 잘 나타내 보여준다. 마찬가지로 닝마파와 카귀파들에게도 마음의 본성을 '교시'하기 위한 요가 행법이 있는데, 거기서 스승은 제자에게 마음의 비존재성 내지 공성(空性)을 법신(法身)으로, 마음의 방사성 내지 광명성을 보신(報身)으로, 마음의 사념적 성질을 응신(應身)으로 보도록 설명한다.
　선과 마하무드라는 양쪽 다 자신들의 교의를 '마음의 교의'라 부르는데, 이것은 중국어로 심종(心宗)[17]이고 티벳어로는 센나오바Sen-Nao-Ba이다. 양쪽 다 주장하기를, 모든 가르침은 철학적이든 종교적

---

17) 불심종(佛心宗)의 약칭, 선종(禪宗)의 다른 이름 - 역주.

이든 또는 그 외의 어떤 것이든 오직 마음의 본성을 앎으로써만 이해될 수 있다고, 그리하여 마음의 본성을 알 때 모든 것을 알 수 있다고 한다. 유가사(瑜伽師 ; Yogācārya) 학파의 순수한 분석적 이론화와는 대조적으로 선과 마하무드라는 다른 탄트라 유파들처럼 수행을 강조한다. 유가사 그 자체의 고결한 철학에서도 '눈을 뜬 자'들이 조금 나오긴 했지만 선과 마하무드라를 통해 '눈을 뜬 자'들 역시 유가사의 관점과 똑같은 어휘로 실재를 설명하여 유가사의 분석 결과를 확인시켜 준다는 점이 흥미롭다.

그리하여 선과 마하무드라는 마음의 본성을 요가적으로 파악하는 법에 관한 최초의 가르침을 공유한다. 이 둘 사이의 차이는 그 가르침의 적용 방식에 있으며, 수행법이 약간 다른 것은 각자가 원래부터 다른 환경과 역사를 갖고 있다는 데 주된 원인이 있다.

보리달마에서 혜능에 이르기까지의 중국 선은 인도의 전통과 특색을 거의 그대로 보유했으며, 인도에서 티벳으로 전해진 이후 변하지 않은 마하무드라와 매우 비슷했다. 그러나 혜능 이후 종파가 나뉘면서 중국 선은 양식과 수행법이 크게 바뀌었고 조동종(曹洞宗)만이 인도풍의 어떤 면모를 계속 유지했다. 공안(公案)과 선문답, 일화(逸話), 시(詩), 스승의 제자 구타(毆打) 등 새로운 방식이 후기 중국 선을 복잡하고 이해하기 어렵게 만들었으며, 수행을 위한 상세한 가르침과 이론적 설명이 없어서 더욱 그러했다. 스승은 말로 답하기보다는 흔히 육체적 타격을 제자에게 가했는데, 이러한 방식들이 효과가 있고 직접적이긴 했지만 그로 인해 일반인에겐 선이 불가해하고 비밀스런 어떤 것일 수밖에 없었다. 중국의 선과 티벳의 마하무드라를 대비시킨 간단한 문구가 있으니 선은 밀교적 마하무드라이고, 마하무드라는 현교적 선이라고 하는 것이다.

　마하무드라의 경우와 달리 후기(後期) 선에는 수행자를 위한 '안내도'가 없었다.[18] 수행자는 무조건 스승을 믿고 '어둠 속에서' 시작하여 갑자기 내면의 빛을 깨우쳐야 했다. 이에 반하여 마하무드라는 첫 각성이 갑작스럽지 않고 분명하지도 않으며 개념화로부터 완전히 자유롭지 못할 수 있다는 점에서 선과 다르지만, 수행자가 최종 목표에 도달할 때까지 단계적으로 지침이 주어진다는 점에서 보다 쉽고 안전하며 인도의 전통에 더 가깝다.

　분명히 선은 수행자가 갈망하던 큰 해방과 큰 힘을 선사한다. 이에 비하면 마하무드라는 수행자가 하나의 우주적 순수 의식에 집착할 경우 어떤 위험을 내포한다. 불성을 깨쳐가는 과정에서 이 하나는 공(空)으로 치환되어야 하며, 그렇지 않으면 참다운 해방에 이를 수 없다. 이런 점에서 불교는 바라문교와 근본적으로 다르다. 왜냐하면 의식은 다양성과 유일성의 두 개념으로부터 자유로울 때에만 해방될 수 있기 때문이다. 선은 이처럼 심원한 공성(空性 ; Shūnyatā)에 도달했으며, 그것은 다음과 같은 경구에서 드러난다. "모든 법이 하나로 돌아간다. 하나는 무엇으로 돌아가는가?(萬法歸一 一歸何處)"

　자주 있는 오해 중 하나는 선이 지혜Prajñā만을 강조하고 연민 Karuna[19]은 도외시한다는 견해인데, 깊지 못한 선에서는 이것이 사실이지만 완전히 깨우친 선사(禪師)는 커다란 연민 — 즉 대비(大

---

18) 중국 선에도 십우도(十牛圖)나 임제종의 '4구분 수행', '5위(位) 관직'과 같은 성불의 단계를 설명한 '안내도'나 가르침이 있었다는 주장이 나올지 모른다. 그러나 이런 가르침들은 실제의 수행 지침으로는 너무 난해하고 부적당하다. (임제종의 '4구분 수행'은 사료간(四料揀), 사빈주(四賓主), 사조용(四照用), 사할(四喝) 등을 가리킴 - 역자.)
19) 엄밀히 번역하면 Prajñā는 '혜(慧)', Karuna는 '비(悲)' 또는 '비민(悲愍)'이다 - 역자.

悲) — 도 함께 지닌다. 마하무드라 역시 깨달음에 수반하는 지혜의 성질과 연민의 성질을 모두 중시한다. 깨달음이 지적인 측면으로만 치우친다는 것은 있을 수 없는 일이며, 거기에는 무한한 지혜와 무한한 연민이 함께 있어야 한다. 《마하무드라의 서원》에 나타난 가르마바Garmaba의 글이 그것을 입증한다.

조명의 순간 마음의 본 모습을 보면서
끝없는 연민이 일어나네
조명이 클수록 연민도 크고
연민이 클수록 지혜는 깊어지네
둘이 곧 하나인 이 명백한 길이
비할 데 없는 법도(法道)일세

이에 필적하는 선의 공안은 다음과 같다.

큰 일(각성)을 알기 전에 나는 마치 부모를 잃은 듯했었다.
큰 일을 안 후 나는 마치 부모를 잃은 듯했었다.

더 많은 것을 보탤 수 있지만 이 정도면 티벳 마하무드라와 중국 선의 관계를 이해할 수 있을 것이다.

이 책의 제2권에 수록된 페마 카르포Padma Karpo(Garbo)의 마하무드라 수행 지침은 마하무드라의 실천과 그 결과로서 나타나는 단계들을 모범적으로 약술하고 있다. 그리고 마하무드라의 요가를 보완하기 위해서는 《티벳 해탈의 서》 가운데 둘째권에 있는 〈마음 알기

요가〉 — 티벳 라마교의 창시자 파드마삼바바가 썼다고 하는 — 를 참조하면 된다.

4. 이들 요가의 심리적·생리적 가치

서양의 심리·생리학자들은 힌두교와 도교 및 티벳의 수행자들의 체험이 일상적이거나 초월적인 의식 상태에 있는 인간의 심리 및 생리 기능에 관하여 전혀 새로운 식견을 제공함을 알게 될 것이다. 서양의 생리학 이론은 그 대부분이 해부된 시체의 '죽은' 조직을 연구한 결과로 생겨난 것이다. 변화하는 여건 하에서 '살아 있는' 인체의 생리와 심리를 신경 계통과 내장과 뇌의 내부로부터 과학적으로 연구할 때 서양의 의학은 지금까지 알지 못했던 중요한 많은 자료를 얻게 될 것이다. 수행자들, 특히 티벳과 인도의 수행자들이 따르는 행법들 중 몇몇은 그러한 과학적 연구 가치를 충분히 갖고 있다.

그런 실례로 필자의 친구 한 사람은 닷새 동안 어떤 요가를 실천한 뒤 자신의 내부에 투명한 빛이 생겨나 뇌와 심장과 다른 육체 기관들의 기능을 관찰할 수 있게 되었으며, 그와 동시에 청각이 매우 예민해져서 자신의 심장 박동과 맥박, 피가 흐르는 소리뿐 아니라 어떤 훌륭한 의료 기구로도 탐지할 수 없는 미묘한 육체의 리듬까지 들을 수 있었다. 요가의 달인은 자기 몸 속의 여러 장기나 부분들 각각에 자신의 의식을 투사하여 그들의 비밀한 기능을 따로따로 관찰할 수 있다. 이런 식으로 요가는 서양의 심리학과 생리학에 크게 기여할 수 있으며, 그런 의미에서 서양 과학이 주목할 가치가 있는 것이다.

요가를 통한 심리·생리학자의 이런 연구가 있다면 우리는 선 불교의 정신적 성과와 심리적 생리적 변화가 반드시 뒤따르는 각성 체험을 좀더 잘 이해할 수 있을 것이다. 선가에서는 이런 체험을 언어로 한정하거나 개념화하지 않는 것이 예로부터의 방침이었다. 그러나 탄트라 요가의 지식은 선의 공안을 포함한 불교적 깨달음의 여러 측면을 이해하는 데 크게 기여한다는 것을 필자는 알았다.

에반스 웬츠 박사가 이 책 전체를 통해 보여준 탁월한 해석과 번역은 이 시대 서양 사회에 바쳐진 가장 원형적이고(또 어떤 점에서는) 가장 독특한 공헌 가운데 하나이다. 서양에 좀더 널리 알려진 여타 티벳 불교 문헌들 — 티벳 기원이 아니고 주로 산스크리트에서 티벳어로 번역된 — 과 달리 이 책 《티벳 밀교 요가》는 티벳어로 씌여진 티벳 자체 내의 문화적 산물이다. 불교에 관심있는 모든 사람들, 특히 눈 덮인 나라의 현인과 선지자들이 실천했던 불교에 관심있는 사람들은 이 책을 반겨 맞아 크게 얻는 바가 있을 것이다.

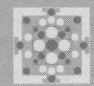

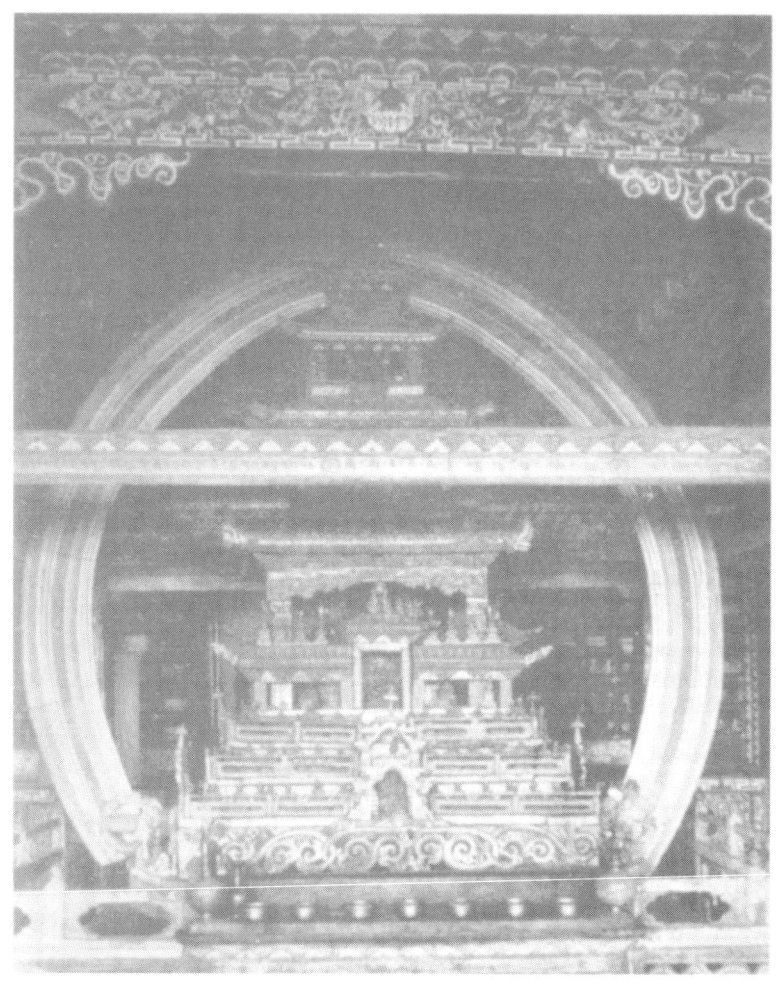

천상의 권위를 상징하는 무지개로 둘러싸인 사당:편집자가 찍은 사진.(설명은 p.504)

개론

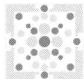

오, 바라타족(族)의 최고자!
모든 영광을 지닌 저 현인 크리파의 발에
스승의 발에 그는 엎드려 절했다
"저의 왕자를 취하소서,
그리고 저를 가르쳤듯이 파리크쉬타를 가르치소서."
— 유디쉬티라 왕, 마하바라타 중의 마하프라스타니카 파르바[1]에서

1. 이 책의 출처와 가치

이 책은 긴밀하게 연결된 일곱 문헌으로 이루어져 있으며, 주로 대승불교의 전승 비의가 담긴 티벳의 필사본 넷과 목판본 셋이 그 원본이다.

앞의 넷은 카귀파 종의 것으로 티벳의 위대한 요기 밀라레파가 히말라야 지방의 눈 덮인 고독한 산등성이에 은거하면서 실천하여 성공한 요가 행법을 충실히 설명하고 있으며, 오늘날까지 밀라레파를 따르는 자들에게 여전히 해방으로 인도하는 길의 등불이 되어준다.

---

1) Mahāprasthānika Parva. 大探險(또는 進軍, 出發, 來世旅行)의 章 – 역주.

다섯 번째 문헌은 개혁 이전의 초기 불교도로서 닝마파들Ningma-pas이라고도 불리는 '옛 방식 수행자들'의 종파를 통해 우리에게 들어왔으며, 티벳에 불교가 확립되기 오래 전의 고대 뵌Bön신앙에 기원을 둔 듯한 요소들을 일곱 문헌 중에서 가장 많이 담고 있다.

여섯 번째 문헌은 제6권의 첫장에 제시한 것과 같은 한 장의 채색 목판본으로서 티벳의 대승 전통에 흔한 만트라 요가와 얀트라 요가의 특성을 보여준다.[2]

일곱 번째 문헌은 티벳 불전 칸쥬르[3] 제3부의 대부분을 차지하는 반야바라밀(Tib. S'er-p'yin) 교의가 함축된 경전으로서 라마교 전체의 기본 사상을 대표하는 것이다.

제1권과 제2권은 기본적으로 탄트라가 아니며, 파드마삼바바가 전한 탄트라와 관계없이 카귀파들이 중요한 교리 약간을 인도의 불교 원류로부터 유도했음을 보여주고 있어 특히 흥미롭다. 이 점은 그들 두 권의 서론을 읽으면 분명히 알게 될 것이다. 제7권을 제외한 나머지 제3~6권은 1, 2권에 비해 그 수행 방식이 어느 정도 탄트라적이다. 일곱 권 전체의 기반이 되어주고 그들이 하나의 책으로 묶이도록 통일성을 선사한 요가 철학은 탄트라와 마찬가지로 인도에서 유래한 것이다.

그리하여 일곱 권이 하나로 묶인 이 책은, 서양에서 출판된 몇몇

---

2) 만트라 요가와 얀트라 요가는 개론의 제7장에서 설명한다 - 역자.
3) 티벳 불전은 크게 칸쥬르(Kanjur ; 佛說部)와 텐쥬르(Tanjur ; 論疏部)로 나뉜다. 이를 삼장(三藏)에 비교하면 경(經)과 논(論)은 각각 칸쥬르와 텐쥬르에 포함되지만, 율(律)은 기본 전적(典籍)과 그 주석이 전자와 후자에 따로따로 들어 있어서 율장 자체가 분리되어 있다 - 역주.

단편들을 제하면 본서와 같은 형태로는 아직 알려지지 않은 대승불교의 가장 중요한 교의를 어느 정도 통합하여 포괄적으로 보여준다. 따라서 인류학과 심리학을 비롯하여 비교종교학의 연구가들도 이 책을 통해 새로운 분야를 발견할 수 있을 것이다.

티벳의 종교에 관한 책이 최근 그 수가 불어났다고는 하지만 대부분 주관적 체험이나 견해를 기록한 여행가의 일기 정도에 그치고 있다. 그러나 참다운 학문은 역사를 비롯한 다른 분야들에서처럼 종교 분야에서도 항시 원형적 기록에 의거해야 한다. 그들 문서화된 원형적 기록은 언제나 똑같음에 비하여 사적인 체험이나 견해는 사회 도덕적 기준 및 개인과 세대에 따라 다르다.

그리하여 눈 덮인 산의 나라 티벳에 전하는 영적인 스승들의 비의(秘義)가 담긴, 가장 매혹적이면서 높은 가치를 지닌 종교적 기록들에 풍부한 주해를 달아 주의깊게 번역한 이 책과 같은 해설서가 세상에는 필요한 것이다.

2. 해설

독자의 티벳 불교 이해를 돕기 위해 특별히 일곱 문헌 하나하나에 서론과 풍부한 주해를 첨가했다. 이러한 해설은 대부분 편집자가 번역자에게서 개인적으로 얻은 가르침에 근거를 두고 있으며, 그 중에는 박학한 번역자가 세상을 떠난 뒤 출판을 위해 그 내용을 여러 가지로 검토하면서 생겨난 어떤 문제들을 해명하기 위해 편집자가 티벳과 인도의 요가를 공부하여 보충한 부분들도 있다.

3. 불교에 관한 약간의 오해

붓다의 가르침을 잘 알지 못하는 현대 유럽인들 사이에는 많은 잘못된 견해들이 퍼져 있다. 또한 불교를 배척하는 종교들 쪽에서 약간은 고의적으로, 또 약간은 종교라기보다 철학에 가까운 불교의 미묘한 초월론을 알지 못함으로써, 그릇된 설명을 제기하고 있다.

철학이자 인생 과학인 불교는 지금까지 서양에서 발달한 어떤 철학이나 과학 체계보다도 더 포괄적이다. 왜냐하면 불교는 인간 이하의 가장 낮은 차원으로부터 가장 높이 진화한 존재들의 차원에 이르기까지의 수많은 존재 양상 전반에 걸친 다채로운 삶의 모든 면을 포용하기 때문이다. 달리 말하면, 불교는 삶을 시작도 끝도 없는 분리 불가능한 전체성으로 인식한다.

(1) 혼의 가르침에 관하여

일반 기독교에서 믿고 있는 바에 따르면 혼soul이 인체를 통해 자신을 표현하기 전에는 존재하지 않다가 육체가 죽은 후에는 지복이나 고통 속에서 영원히 존재할 수 있다고 하는데, 불교는 그와 같은 오류를 용납하지 않는다. 그리고 그와 반대로 시간 속에서 시작된 것은 반드시 시간 속에서 끝난다고 가르친다.

설사 혼의 선재(先在)를 이론적으로 허용한다 하더라도, 혼ātmā이 개인화된 정신의 실체로서 분해되거나 변화하지 않고 영속한다는 믿음은 인간을 정신적으로 속박하면서 삶과 죽음의 끝없는 굴레에 묶이게 만든다. 올바른 지식을 통해 그런 믿음에서 벗어나지 않는 한 해방은 없다. 해방(열반)은 한정된 인간적 의식을 넘어선 초세속적 의식을 달성함으로써 찾아온다.

　서양인들이 불멸을 믿는다면 그것은 거의가 조상 대대로 물려받은 정령 신앙에 기반을 두고 있다. 그래서 개인적 자기self가 모든 다른 자기들selves과 영원히 분리된 채로 존재하는 일은 있을 수 없다고 하는 불교측의 입장이 그들에게는 의식적 존재를 철저히 부정하는 것처럼 들린다.

　혼soul이 있느냐 없느냐 하는 문제 — 아(我 ; ātmā)와 무아(無我 ; anātmā)의 문제 — 는 불교 심리학의 모든 문제들 중 어쩌면 가장 어렵고 곤란한 것이지만, 다음의 직유법을 통해 단순화될 수 있을지 모른다.

　70세의 노인은 10세였을 때의 소년이 아니고, 10세의 소년은 70세의 노인이 아니다. 그러나 둘 사이에는 의식의 연결이 있다. 마찬가지로 노인은 다시 태어날 신생아가 아니지만, 동일 인물은 아니라 해도 그 둘 사이에는 인과 관계가 있다.

　어쨌든 이 두 경우 사이에는 다음과 같은 차이가 있다. 즉 소년과 노인 사이에서는 일반적으로 기억이 이어진다. 이에 비하여 노인과 신생아 사이에서는 그가 죽기 전에 요가 수행을 했다든지 하는 특별한 경우를 제하면 윤회계적(세속적) 의식 속의 기억은 끊어지지만, 우리가 보는 바 대우주적(초세속적) 의식의 소우주적 측면인 무의식 속에서의 기억은 그렇지 않다.[4]

　그리하여 이 문제에 대해 편집자와 논의했던 박학한 불교도들도 그

---

[4] 달이 햇빛의 극히 적은 부분만을 반사하듯이 일상적 의식은 무의식의 극히 작은 부분만을 반영한다. 그러나 숨은 원인(햇빛)을 모르는 소박한 인간의 눈에 비친 달빛과 마찬가지로, 일상적 의식은 그 자체로서 현실이다.

랬고 고(故) 라마 카지 다와삼둡도 주장했듯이, 대우주의 소우주적 표현인 '비개인 원리'가 윤회계[5]의 모든 존재 및 존재 여건을 통해 영속할 뿐 개인(혼, 또는 세속적) 의식은 영속하지 않는다. 이승에서 청년은 노인으로 바뀌고 이승에서의 노년과 사망은 중유(中有)를 거쳐 재탄생으로 이어지지만 그것은 인과율과 연속성의 법칙 아래서 끝없이 변화한다.

그러나 비개인 의식·원리는 어떤 이름이나 육체 및 윤회적인 마음을 통해 나타난 개인과는 어떤 식으로든 같을 수 없다. 이름이나 육체 및 윤회적인 마음은 단지 비개인적 의식이 만들어낸 환상일 뿐이다. 비개인적 의식은 비윤회적이고 창조되거나 태어나거나 형상화되지 않으므로 인간의 개념과 정의(定義)를 넘어서며, 따라서 오직 상대적으로만 존재하는(절대적이지 않은) 시간과 공간을 초월한다. 그것은 시작도 끝도 없다.

이러한 참 상태를 알지 못하고 윤회계의 허망한 쾌락을 갈구하는 한 윤회적인 마음은 죽음과 재탄생의 굴레 속에 머문다. 불성을 깨우쳐 무지와 갈망을 극복할 때에만 참 상태가 달성되며, 윤회적인 마음인 개인(또는 혼) 의식은 시간이나 공간과 마찬가지로 단지 상대적인

---

[5] 이 책 전반에 걸쳐서 사용한 '윤회(계)'와 '윤회(계)적'이라는 단어는 문맥에 따라서 그 근본 의미가 조금씩 다르게 채색되어 나타난다. 윤회라는 말은 원래 재탄생과 재사망의 순환 고리 속에서 '나아감(계속함)going(faring) on' 또는 이어지는 '있게 됨coming-to-be'을 의미한다. 바로 뒤에 오는 현상계 우주 속의 '존재'나 '존재 여건'이란 말이 암시하듯이 윤회는, 윤회계의 대양을 가로질러 모든 조건지어진 존재를 넘어선 상태인 열반과 대조되는 개념이다. 이 책에서 윤회Saṅgsāra는 이따금 물질 우주나 현상계를 가리키는 말로, 윤회적Saṅgsāric은 '현세적'이나 '세속적' 또는 '카르마에 의해 조건지어진'의 뜻으로 사용된다.

존재일 뿐 절대적 존재일 수 없음을 알게 된다.

불법(교의)의 지고한 목적은 붓다 자신이 강조했듯이 '마음의 해방'을 달성하는 것이다. 즉,

"그러므로, 제자들이여, 거룩한 삶이란 자비·인기·명예·지위·총명함·삼매의 축복이 아니라 확고하여 변하지 않는 '마음의 해방'不動心解脫이다. 제자들이여, 이것이 거룩한 삶의 목적이고, 이것이 핵심이며, 목표이다."[6]

여기서의 '마음'은 대우주적인 마음의 소우주적 측면이며, '마음의 해방'은 조금 전에 말했듯이 무지의 극복을 암시한다. 그것은 다시 말해 초세속적 마음(의식) — 태어나지 않고 형상화되지 않은 참 상태의 마음 — 의 환상적 반영물인 세속적 마음(의식)의 복잡한 내용물을 모두 초월한다는 뜻이며, 인과율에 의한 윤회적인 마음의 연속성 저편에 윤회계를 초월한 비개성의 원리가 존재함을 의미하는 것이다.

세속적인 마음은 윤회계의 존재를 구성하는 오온(五蘊)[7]의 작용에서 생겨난다. 오온의 작용은 세속적 욕망을 연료로하여 타는 불에 비유된다. 세속적 욕망을 버리고 감각을 즐기지 않을 때 그 불은 연료가 없으므로 꺼질 수밖에 없다.

수행의 첫단계에서는 열반이 세속적인 마음의 초세속적 목표가 된다. 부시와 부싯돌과 부싯깃을 바르게 사용하면 불을 피울 수 있듯이, 오온을 바르게 사용하면 열반에 이를 수 있다. 아라한(또는 완성된 인

---

6) 원주(原註)는《중니카야 Majjhima Nikāya》의〈큰 고갱이 비유경 Mahā-Sāropama Sutta〉을 참조하라 했으나《원시 불교 원전의 이해》(최봉수, 불광출판부)를 보면〈작은 고갱이 비유경〉이다 - 역자.
7) p.489\6 참조.

간)은 그의 생명 활동이 최종 결실을 이룸으로써 윤회계의 모든 속박 ― 탐욕과 분노, 공포를 비롯한 모든 속된 마음 ― 으로부터 자유로워진 사람이다. 그는 카르마의 씨앗인 모든 세속적 요소를 근절했다. 아라한이 사람의 모습을 하고 있는 한 그는 오온(五蘊)을 계속 소유한다. 왜냐하면 그것이 그를 윤회계에 머물도록 하기 때문이다. 죽음이 찾아와 그가 오온을 버릴 때 그의 세속적인 마음(의식)도 사라진다. 이후 그는 초세속적인 마음(의식)의 완전한 자유를 누리는 바, 이것이 참다운 '마음의 해방'이다.

이런 의미에서 불교는 근본적으로 실천을 위한 요가 체계이다. 인간은 육체도 아니고 육체의 정신 기능도 아니며 그들 육체와 정신 기능은 바르게 사용할 때 최고의 성취를 이루게 하는 도구일 뿐임을 알게 하는 그러한 요가 수행을 붓다는 항시 가르친다. 그는 많은 성취(成就 ; siddhi)들 중에서 과거세를 기억하는 일,[8] 윤회계의 모든 존재 여건을 초월하는 일, 그리하여 아라한처럼 윤회계 전체와 수많은 존재 여건의 승리자가 되는 일을 설했다. 이 승리자는 스스로 원한다면 의식의 연속성을 잃음 없이 굴레 없는 사자가 산들 사이를 배회하듯 자유로이 배회할 수 있다[9]고 대승불교의 현인들은 말한다. 그리고 이런 비유적인 말은 '영원한 낙원'과 같은 최종 상태가 있을 수 없음을, 우주 자체가 영원히 죽음과 재탄생에 예속되어 있고 '한마음'[10]은 그

---

8) 《증지니카야 *Aṅguttara-Nikāya*》의 〈로나팔라 품 *Loṇaphala Vagga*〉과 〈사제 품 *Brāhmaṇa Vagga*〉 참조. 《티벳 사자의 서》 pp.102~103 참조.
9) 《장니카야 *Dīgha-Nikāya*》의 〈상기티 경 *Saṃgīti Sutta*〉 참조. 《티벳 사자의 서》 pp.475~477 참조.
10) One Mind. 《티벳 해탈의 서》에서 모든 존재의 근원으로 가장 중시하고 강조하는 개념이다 - 역주.

것을 꿈꾸는 자Dreamer이며 그것의 근원Source이자 유지자Sustainer임을 암시한다.

(2) 열반의 가르침에 관하여

불교는 이처럼 윤회계의 천국과 지옥에서 개인이나 혼이 영속할 수 있는 여지를 모두 부정하고, 그보다 훨씬 위대한 운명이 인간에게 주어져 있음을 열반의 가르침에 의해 보여준다. 그러나 불교의 모든 가르침 중에서 이 열반의 개념만큼 잘못 이해되고 있는 개념은 아마 없을 것이다.

산스크리트의 니르바나Nirvāna, 즉 열반은 불(등불)이 꺼지듯이 사라지거나 꺼짐을, 또는 감각적 존재와 관련하여 서늘하게 되거나 차갑게(가라앉게) 만드는 것을 의미한다. 이런 표면적인 관점만을 생각한 서양인들은 불교의 지고선(至高善; Summum Bonum)인 열반이 '존재의 완전한 소멸'을 의미하는 것으로 오해했고 그것이 지금은 너무 일반화되어 버렸다. 열반의 참뜻은 원래 탐욕·분노·무지라고 하는 번뇌의 불길이 꺼지거나 그 열기가 서늘해짐을 가리키는 것이다. 이들 번뇌가 사라질 때, 비의적으로 말하면 그들이 청순·선의·지혜로 바뀔 때, 무명(無明; Avidyā)이 사라지고 붓다의 완전한 지혜가 생겨난다. 산스크리트로 씌여진 종교적 지식을 오늘날 전하는 티벳 대승 경전들로 구체화한 인도의 위대한 불교 학자들은 열반의 미묘한 의미를 잘 이해하고 있었기 때문에 그것을 티벳어로 옮김에 있어서는 먄엔메Mya-ngan-med, 즉 '슬픔이 없는 상태'로 번역했다.

카르마에 묶인 윤회적 존재의 잠에서 깨어나 정각(正覺)을 이룬 사람은 우리가 죽음이라 부르는 과정을 통해 허망한 인간의 몸을 버리면서 '생성(生成)'의 핵심 원소인 온(蘊 ; skandha)에서 떠나 세속과의 인연을 끊고 최후의 해방을 맞이한다. 이것은 윤회적 존재의 완전한 소멸이며, 붓다의 반열반(般涅槃 ; Pari-Nirvāna)이다. 수동적 진화의 느려터진 상태로부터 진화한 인간 번데기는 그와 같이하여 '존재의 승리자'가 된다. 감각에 대한 욕망의 실로 짜여진 고치를 뚫고 나와 자유를 얻는 것이다.

열반은 셈족[11]의 천국과 달라서 불멸을 누리는 혼들의 영구 체류지가 아니며, 정신의 최종 결말이나 절대성의 상태도 아니다. 그것은 죽어서만이 아니라 살아 있는 동안 이 지상에서도 달성할 수 있는 '완전한 각성의 상태'인 것이다.

열반은 말로 정확히 설명할 수 없다. 유한한 마음의 어떤 개념도 유한을 넘어선 열반을 수식할 수 없기 때문이다. 열반에 이른 두 현인이 육체 상태에서 만난다면 그들 사이에는 열반이 무엇인가에 대한 서로간의 직관적 이해가 가능하지만, 그들이 구사하는 언어는 그들 사이에서조차도 열반을 설명하기에 전혀 어울리지 않으니 열반에 이르지 못한 보통 사람은 더 말할 필요도 없다.

붓다 자신은 열반이 '변화하지 않고, 태어나지 않고, 만들어지지 않고, 형상을 갖지 않은' 것이며 열반에 의해 '변화하고 태어나고 만들어지고 형상을 가진 세계로부터 벗어난다'고 설명했다.[12] 그리하여 고타마 붓다가 가르친 열반은 비판자들이 생각하는 것과 같은 '존재의 완전한 소멸'이 아니라 혼(魂) 이론에서 말하는 천국보다 훨씬 우

---

11) Semite. 노아의 아들 셈Shem의 자손. 현대의 유대인과 아랍인, 고대의 바빌로니아인, 페니키아인, 앗시리아인 등. 특히 유대인을 가리킨다 - 역주.
12) 《티벳 사자의 서》 p.142 참조.

월한 상태이며, 따라서 열반은 아직 깨닫지 못한 보통 사람들의 개념을 완전히 넘어선 상태인 것이다. 그리하여 인간에게서 동물적 욕구의 불길이 꺼지고 에고나 혼의 영속에 대한 믿음이 사라졌을 때, 그가 인간성의 낮은 차원을 넘어서서 진화하여 자신과 세계를 정복했을 때, 그에게서 무지가 완전히 사라졌을 때, 그때 열반은 분명히 이해되고 실현될 것이다.[13]

4. 서양의 불교 지식 부족

불교 지식이 부족하다는 점을 생각하면 불교의 가르침에 대한 앞서와 같은 오해는 쉽게 용서할 수 있다. 사실 서양의 학자들이 불교에 제대로 주의를 기울인 기간은 지나간 50년 정도이다.[14] 아직도 서양에는 남방의 팔리Pāli 경전이나 북방의 티벳 경전들을 완전히 번역한 것이 없으며, 이들은 기독교의 성서와는 비교도 되지 않을 정도로 양이 많다. 비록 팔리 경전 협회Pāli Text Society가 남방불교의 삼장(三藏 ; Tri-Pitaka) 중 많은 부분을 팔리어로 편집 출간하는 데 큰 역할을 했지만 번역에 이용할 수 있는 경전의 수는 그리 많지 않다. 그리고 유럽의 학자들은 칸쥬르와 텐쥬르,[15] 즉 티벳 불전과 그것의 주

---

13) 열반 사상을 좀더 자세히 검토하면서 생겨나는 철학적인 많은 문제들에 관한 믿을 만한 논문들 중 하나로 L. de la Vallee Poussin 교수의 《열반의 길 *The Way of Nirvāṇa*》 (Cambridge University Press, 1917)이 있다.
14) 이 책의 초판 발행 연도는 1934년이다 - 역자.
15) 칸쥬르Bhah-hgyur는 '교훈(教訓)의 번역', 텐쥬르Bstan-Hgyur는 '주석(註釋)의 번역'이란 뜻.

석서 목록을 만들거나 그들의 윤곽을 잡고 그들 중 극히 소량을 번역한 외에는 북방불교의 지식을 발전시킨 것이 거의 없다. 따라서 티벳 불전의 자세한 내용은 티벳과 몽고·중국·만주·일본의 사찰 자료들을 제하면 이해 가능한 어떤 설명으로도 나와 있지 않으며, 이것은 삼장(三藏)이라 불리는 중국의 불경(佛經)에 있어서도 마찬가지다.

연구해야 할 막대한 것이 여기에, 특히 티벳 경전 분야에 기다리고 있다. 그리고 이 작업이 끝나지 않는 한, 그들의 단편적 번역물이나 소량의 기존 문헌에 의거하여 불교를 역사·종교·철학적으로 요약하려 한다면 그것은 지각이 모자란 일일 것이다.

5. 불교의 낙천성

현재 유럽의 언어로 접할 수 있는 지식의 출처들(일부는 확실하고 또 일부는 전혀 불확실한)은 별 문제로 하고, 어쨌든 동서양 불교학자들의 연구 노력으로 지금은 많은 것이 알려졌으며, 산상 수훈과 십계와 복음서의 비유들에 나타난 것과 같은 도덕적 관점에서 볼 때 불교는 기독교와 비슷하면서도 훨씬 더 포괄적임이 분명해졌다. 달리 말하면 기독교는, 그 배경을 이루는 유대교나 그들로부터 생겨난 이슬람교와 마찬가지로, 적어도 실천에 있어서 만큼은 자신의 도덕률을 인간에 한정하지만, 불교는 전 우주를 포용하는 박애주의와 일체 유정의 구극적 해방을 추구하면서 인간만이 아니라 그 위와 아래의 모든 존재를 다 포용한다. "아버지께서 허락지 아니하시면 참새 한 마리도 땅에 떨어지지 아니하며 아버지의 영광은 들의 백합화에도 나타난다"[16]고 그리스도 자신이 말했음에도 불구하고 인간만이 불멸을 누릴 수 있다고 하는 서양인 특유의 이상한 믿음이 기독교 세계 전반에 걸쳐서 존재한다. 이런 통속 신앙을 반영하듯 하느님이 소들은 염려하지 않는다[17]고 믿었던 사도 바울과 달리, 불교는 일체 유정이 서로 분리될 수 없는 하나의 각 부분들이며 따라서 모두가 피안에 도달할 때까지는 어느 누구도 참다운 축복을 누릴 수 없다고 가르친다.

(1) 중생의 해방에 관한 붓다의 가르침

선민(選民)들의 영원한 천국과 저주받은 자들의 영원한 지옥이라고 하는 이분법은 붓다의 가르침에서는 찾아볼 수 없다. 아무리 보잘 것 없을지라도 고통이나 슬픔 또는 무지에 빠진 어떤 존재가 있는 한 그로부터 다른 모든 존재가 영향받을 수밖에 없음을 유념해야 한다. 왜냐하면 모든 존재는 '하나'이기 때문이다. 따라서 모두가 해방되지 않는 한 누구에게도 참다운 축복은 있을 수 없다.

전체의 일부는 영원히 행복을 누리고 다른 일부는 영원히 불행을 겪는다고 하는 믿음은 불교에서는 전혀 상상할 수 없다. 왜냐하면 천국 지옥과 이승의 모든 존재 상황이 윤회계의 카르마에 의한 것이고 따라서 기간이 한정되기 때문이다. 셈족의 신앙들과 달리 보편성을 지닌 불교는 모든 세계와 지옥 천국의 살아 있는 모든 존재가 결국은 윤회계의 모든 존재 여건을 벗어나 열반의 참된 정신적 자유를 얻는

---

16) 마태복음 10 : 29, 6 : 28, 누가복음 12 : 27-28.
17) 고린도전서 9장 9절. 바울은 다른 곳에서는 좀더 넓은 세계관을 보여주어 불교적 관점에 다가선다. 이를테면 고린도전서 1장 28절이 그렇고 로마서 8장 21-23절이 특히 그러한데, 후자에서 그는 피조물 – 이것도 인간만을 가리키는 것일지 모른다 – 의 해방을 언급하고 "피조물이 다 이제까지 함께 탄식하며 함께 고통한다"고 말한다.

다고 가르친다.

(2) 만인의 해방을 지향하는 붓다의 길

모든 위대한 종교들이 그렇듯 불교 역시 보통의 인간적 존재가 본질적으로 불만스러움을 인정하고 좀더 나은 상태를 지향한다. 그러나 불교에 있어 이 좀더 나은 상태란 앞서 말했듯이 자연계와 개인적 존재라든가 윤회계적 천국과 지옥을 모두 초월한 상태이다. 불교에서 가르치는 바에 의하면, 지상의 대기를 호흡하는 생물들이 수중 생물들보다 좀더 나은 여건에 있고, 인간계의 여건이 본능의 지배를 받는 포유 동물의 여건보다 나은 것과 마찬가지로, 인간계보다 훨씬 나은 여건이 세상에는 존재한다. 그리고 티벳어로 옥민Og-min[18]이라 부르는 윤회계 최고의 상태를 넘어선 경지에 열반이 있다.

티벳의 스승들이 가르치는 바에 의하면, 과거세의 습벽으로 인간계에 대한 집착이 너무 강하여 그보다 덜 감각적인 어떤 상태를 별로 원치 않는 사람들이 세상에는 많이 있다. 이런 사람들은 자신이 아는 것보다 더 나은 상태가 있을 수 없다고 생각하여 물 밖의 세계로 진화할 수 있는 기회가 와도 물고기로 남아 있기를 원하는 물고기와 같다. 또한 지상에 하늘의 왕국이 실현된다면 자신이 언제까지나 행복할 것으로 상상하는 사람들이 많이 있다. 그러나 '눈을 뜬 자'는 설사 자신이 늙거나 병들거나 죽지 않는다 하더라도 윤회계의 여건에서는 완전한 만족을 찾을 수 없음을 안다. 그래서 불교는 인간이 세속적 이상(理想)에 희망을 고정할 것이 아니라 우선 카르마의 법칙으로부터

---

18) 색구경천(色究竟天 ; Akaniṣṭhadeva). 색계 사선천(四禪天)에 속하는 마지막 천국이며, 그 위에 무색계 4천이 있음 – 역주.

자유로와져 열반에 들 자격을 얻은 후 윤회적 존재계에 높고 낮은 상태로 머무는 모든 거주자가 붓다처럼 해방될 때까지 윤회계를 떠나지 않는다고 하는 보살의 초세속적 이상을 갖도록 가르친다.

모든 미와 모든 덕, 지상에서 슬픔과 어리석음을 제거하는 모든 것은 그 하나의 위대한 완성을 지향해야 한다. 그래서 '연민의 주(主)들'[19]이 지구를 정신적으로 교화하여 천국으로 만들 때 구도자들은 우주의 심장으로 향하는 끝없는 길을 알게 될 것이다. 그때 더 이상 인간이 아닌 그들은 자연계를 초월할 것이며, 초개인적 의식 상태에서 모든 '눈을 뜬 자들'과 하나가 되어 보다 높은 진화의 법칙이 실현되도록 도울 것이다. 열반은 그를 위한 시작일 뿐이다.

동양과의 접촉이 시작될 때부터 붓다의 가르침이 사실 그대로 서양에 전해졌다면 불교가 비관적이고 허무적이라고 하는 견해는 형성되지 않았을 것이다. 왜냐하면 실제로 불교는 세상의 어떤 종교나 철학 체계와도 비교할 수 없는 열정적 이타주의와 무한한 낙천주의를 가르치기 때문이다. 불교는 인간의 몸으로 태어나 자신의 어떤 신성한 특전도 주장하지 않았던 우리의 동료 인간들 중 한 사람이 이 시대의 우리에게 남긴 유산이다. 그는 최고신을 믿느냐 믿지 않느냐가 아니라 팔정도(八正道)에 따른 정직한 자기 노력과 자발적인 정신 진화가 해방에 필수적이라고 가르쳤다. '슬픔을 끝내는 수단'인 팔정도, 즉 여덟 가지 바른 길은 다음과 같다.

정견(正見), 정사유(正思惟), 정어(正語), 정업(正業),

---

[19] Lords of Compassion. 즉 보살들 – 역주.

정명(正命), 정정진(正精進), 정념(正念), 정정(正定)

그리하여 인간은 자기 운명의 창조자이자 지배자이며, 자신의 생명을 지금 어떻게 사용하는가에 따라 여기서와 다른 존재 상태에서의 자기 미래를 자기 스스로 결정한다고 그는 가르쳤다. 6백년 뒤 사도 바울이 되풀이한 "무엇으로 심든지 그대로 거두리라"[20] 하는 말 역시, 그노시스 기독교도들[21]에게 그랬고 불교도들에게 그러하듯이, 이론적으로든 윤리적으로든 오늘날의 기독교도들에게도 지상에서의 인간적 재탄생을, 그리하여 파종이 있는 곳에 수확이 있을 것임을 암시하는 것이다.

불교에 의하면, 인간은 신의 저주 아래 있지 않고 원죄의 결과도 아니며 스스로 만든 것일 뿐이다.

여러 가지 학위가 주어지는 대학에서처럼 지상의 인간은 낮은 학위에서 높은 학위로 진학하면서 붓다의 최고 학위를 수여받아 지상의 배움터를 떠날 때까지 탄생과 함께 입학하고 사망에 의해 주어지는 긴 휴가를 누리기를 반복할 것이다. 정지(正智)를 얻고 '눈을 뜬 자'로서 스스로 정신적 의식의 일부가 된 전우주를 인도하고 다스린다고 하는 자신의 의무 수행에 대비하기 위하여…….

불교의 낙천성과 관련하여 여기 시사한 내용은 뒤에 나오는 여러 문헌들을 보면 이해가 갈 것이다. 제1권의 마지막 부분인 '크고 즐거운 깨달음 10가지'는 이런 의미에서 특히 중요하다.

---

20) 갈라디아서 6장 7절.
21) G. R. S. Mead, *Fragment of a Faith Forgotten*, London, 1900. p.142.

6. 대승의 지혜

남방과 북방 양쪽이 공유하는 불교의 핵심적인 가르침들 중 약간을 간단히 설명한 데 이어 이제 우리는 그들을 좀더 철학적으로 제시하고 그에 관련된 대승의 가르침으로 나아갈 것이다. 이는 본서에 수록한 문헌들을 독자가 바르게 이해할 수 있도록 하기 위함이다.

(1) 북방불교와 남방불교의 관계

우리는 남방불교와 북방불교 사이의 아직 풀리지 않은 커다란 문제를 너무 우려할 필요는 없다. 이를테면, 남방불교도들이 주장하듯 북방불교가 단지 원시불교의 철학적 부산물인지 아닌지, 또는 박학한 해설자들이 추정하듯 북방불교가 정말로 좀더 수준높은 불교(팔리 경전의 현교적 가르침을 제자들이 완전히 이해할 때까지 붓다가 가르칠 수 없었던 밀교적 가르침)인지에 대한 문제이다. 해설자들의 관점에서 보면 우파니샤드가 베다를 보충하듯이 북방불교는 단지 남방불교를 보충하는 역할을 한다.

무엇이 진실이든 간에 논의의 여지가 있는 이 문제는 미래의 학자들이 해결할 일이고, 플라톤이 소크라테스의 철학에 기여했듯이, 대승불교가 불교 전체에 논리적 철학적 연속성과 체계를 부여했다는 점은 분명하다. 나아가 대승불교를 무시할 경우, 팔리 경전의 불교는 붓다가 가르침을 세상에 공표하기 전에 그것의 보완물로 제시했을 듯한 해명을 요구하는 애매한 구절과 가르침을 꽤 많이 지닌다.

이 책의 문헌들은 북방불교의 전통에 기반을 두고 있는 관계상 그들의 보다 심원한 교의를 이해하기 위해서는 북방불교를 공부해야 한다. 그리 함에 있어서, 우리는 북방불교가 남방의 팔리 경전을 정설(正說)로 수용하되 그것이 불완전하다고 생각한다는 사실을 잊지 말아야 한다. 왜냐하면 그것은 붓다의 좀더 발전된 가르침을 단지 암시하기만 할 뿐 실제로 담고 있진 않기 때문이다. 마찬가지로 그노시스 기독교도들(종교회의의 독단적 판결에 동의한 기독교도들이 이단으로 간주했던)도 현재의 신약 성서가 있게 한 책들을 인정하되 그와 똑같이 신빙성 있으면서 오히려 그들보다 중요한 비의적 성격을 지닌 기독교 경전들이 있다고 생각했던 것처럼 보인다. 여기서 또다시 '누가 이단인가?' 하는 의문이 생겨난다. 이 문제 역시 비의적 측면(서양의 종교회의가 계속 거부해온)을 강조하는 그노시스파의 입장도 있고 해서 적어도 기독교회 밖의 많은 사람들은 아직 해답을 확정짓지 않고 있다. 불교의 그노시스에 해당하는 대승불교 역시 남방과 북방 어느 쪽의 주장을 취하는가에 따라 이단일 수도 있고 아닐 수도 있다.

(2) 마음과 마야(幻影)에 관하여

대승(또는 북방불교) 교리 해석의 권위자들인 1세기의 아쉬바고샤(Ashvaghosha ; 馬鳴)와 2~3세기의 나가르쥬나(Nāgārjuna ; 龍樹), 5세기의 아상가(Asaṇa ; 無着)와 바수반두(Vasubhandu ; 世親), 7세기의 현장(玄奘)에 의하면 '마음Mind(또는 의식Consciousness)'만이 단 하나의 실재이다. 태양은 하나이지만 그 광선은 많듯이, '마음Mind'은 하나이지만 그것은 여러 '마음들minds'로 표현된다. 대우주는 소우주로부터 분리될 수 없으며, 하나와 여럿은 서로 떠나서 존재할 수 없다. 소우주적인 마음(의식)의 눈에 보이는 개별화된(또는 개인적인) 측면으로서의 에고ego나 자기self나 혼soul은 환영(幻影)

이다. 그런 것들은 자신이 외부 세계로부터 분리되어 있다는 느낌과, 외부 형상들을 대하며 생겨나는 감각적 인상의 끝없는 흐름을 통해서만 자신의 개인적 존재 의미를 발견하는, 아직 눈을 뜨지 못했거나 정신적으로 각성되지 못한 현상 인식자이다. 그리하여 현상은 에고가 세계를 자기 바깥에 존재하거나 자기와 떨어져 존재하는 어떤 것으로 잘못 인식하게 만든다. 달리 말하면, 에고와 세계는 절대적 존재가 아니라 상대적 존재일 뿐이다. 따라서 에고나 혼은 수면에 비친 달의 모습과 마찬가지로 진실이 아니다. 그것(에고나 혼)은 실재가 만드는 현상계적 그림자이지만 깨닫지 못한 소우주적인 마음은 그것이 영원히 자존(自存)하는 것으로 이해한다.

눈을 뜨지 못한 상태에서 표면의 짙은 안개에 싸여 생각하는 마음은 윤회계의 환영과 안개 너머에서 밝게 빛나는 실재의 태양을 볼 수 없다. 그는 결과를 원인으로 착각하고 현상phenomena을 본체noumena로 오해한다. 그리하여 실체가 있고 사실인 것처럼 보이는 이 현상의 신기루는 본질적으로는 비존재인 것이다. 이와 같은 '마야 사상'은 대승불교 철학 전체와 이 책에 포함된 모든 문헌에서 매우 중요한 역할을 한다.

물리학에 적용하면 '마야 사상'은 물질이 현상으로서만 존재함을 의미한다. 다시 말하면, 물질은 원초적 에너지가 전자(電子) ― 궁극적으로는 마음Mind에서 비롯된 ― 를 통해 가시화된 것일 뿐이라는 뜻이다. 따라서 물질은 사념thought으로부터 발전한 것이고, 그것을 이루는 원자와 그들의 전자 구조는 어떤 물질적 존재나 모든 현상 및 외양을 보여주기만 할 뿐 그 자체로서는 실재하지 않는다. 윤회계(또는 외부 세계)는 마음의 정신물리학적 합성물이며, 우리가 보는 물질

은 마음 에너지의 결정체이자 사념의 산물이다.[22]

(3) 덧없음에 관하여

이 점은 사물의 덧없음에 관한 불교의 가르침을 통해 더욱 발전한다. 하나의 현상이 일어났다가 다른 현상에 그 자리를 내어주듯이, 한 사념은 다른 사념을 낳는다. 크림이 버터로 변하는 것을 볼 수 없듯이 모든 구성 물질들의 끊임없는 변화를 우리는 알지 못한다. 가장 변하기 쉬운 기체와 마찬가지로 가장 둔중하고 농밀한 물체도 한 순간 뒤에는 똑같은 물체가 아니다. 생명의 힘은 인체에서 그러하듯 그 자신의 정신물리학적 파동으로 모든 것을 관류하면서 그들의 구조를 수정한다. 에고나 혼도 그와 마찬가지로 덧없어, 순간적으로 생겨났다가 사라지면서 끝없이 이어지는 변화의 흐름일 뿐인 감각적 인상을 통해 자신의 상대적 존재 의미를 찾아낸다.

---

22) 이것은 제임스 진스 경 Sir James Jeans이 과학의 새로운 배경 *The New Background of Science*(Cambridge, 1933)에서, "서양 과학은 현재 가설으로나마 인도의 대승불교 시대나 그 이전 현인들이 일찍이 도달했었던 실재관과 사실상 똑같은 관점에 도달했다"고 말한 것을 보면 분명해진다. 그는 물리학의 최근 상황과 관련하여 맨 먼저 "적어도 과거의 물리학이 설정한 객관적 우주에서는 물질의 완전한 소멸 만큼이나 물질에 마음을 보태어 생각할 수 없었다"고 말한다. 그리고 오늘날의 과학에 대해 이렇게 덧붙였다. "그것이 도달한 최상의 관점에서 보면 정신적이지 못한 많은(또는 모든) 것이 사라졌고, 새로운 것으로서 정신적이지 못한 것들은 발을 들여놓지 못했다." 그리고 그는 이런 문맥에서 말을 잇는다. "자연에 대한 최근의 견해를 보자면, 인간적 시각에서 벗어날 수 있기 전에는 우리가 사방으로 기계 장치의 바다에 둘러싸여 있는 듯했다. 그런 시각을 차츰 벗어날 수 있게 되면서 우리는 기계론적 개념들이 정신적 개념들에게 계속 자리를 내어주고 있음을 본다. 과거의 시각을 완전히 버리고 사물을 바라보지는 못하더라도 우리는 그 효과에 의해 물질과 기계관이 모두 사라지고 마음만이 홀로 드높이 존재하게 되는 경지를 상상할 수는 있을 것이다." 요가의 달인은 인간적 시각을 완전히 버리고 모든 것이 하나가 된 상태에서 '홀로 드높이 존재하는 마음 Mind'을 일찍이 깨달은 사람이다.

(4) 사념으로서의 우주에 관하여

소우주적인 마음의 사념은 감각의 흐름에 잔물결을 일으키는데 이것은 개인의 사념일 뿐이지만 심상이 구체화됨으로써 객관적인 것으로 나타난다. 달리 말하면, 플라톤 철학의 관점에서 초세속적인 마음 속의 관념Ideal인 지식Knowledge이 그 자신을 현상계에 보여준다는 것이다. 이것은 참 지식이며, 자연계에 반영된 지식이 아니다. 물질화된 사념체들은 바다의 물방울들처럼 한데 모여 외부적 특성을 갖는다. 현상phenomena으로서 외관상의 형태 속에 존재하는 모든 것의 핵심은 본체noumena로서 마음Mind으로서는 사념thought이다. 그리하여 마음Mind이 곧 우주Cosmos이다. '눈을 뜬 자'에게는 외관상의 이런 이원성이 존재하지 않는다. 왜냐하면 윤회와 열반이 둘이 아니라 전지자(全知者)의 두 측면이기 때문이다. 그리하여 이 책의 문헌들이 가르치듯이 비의적 관점에서는 윤회와 열반이 서로 분리될 수 없다고 하는 것이다. 이원성은 외관상으로 존재할 뿐 본질적으로는 존재하지 않는다. 또는 아상가가 그의 《대승장엄론》[23]에서 가르치듯이 "초월적 관점에서는 윤회와 열반이 구별되지 않는다."

(5) 해방에 대하여

상대적이면서 실재적인 존재인 모든 것의 본성을 알고 무명으로부터 해방되는 것은 요가 수행을 통해서이다. 그를 위해서는 하나의 소우주가 다른 소우주들로부터, 또는 다수가 하나로부터 분리되어 있다고 하는 생각과 모든 이원적 개념을 극복해야 한다. 개인은 비개인화

---

23) *Laṃkara Sūtra*, 정확히는 *Sūtrāla-kāra-shāstra*.

되어야 하고, 자기self와 혼soul과 에고ego를 이루는 모든 한계라든가 나I-ness와 내것mine-ness의 모든 생각들이 사라져야 한다. 그럴 때에만 요가를 통해 명료해진 마음은 이 책에 포함된 문헌들이 '참 상태'라고 부르는 법열의 경지에 들어 환영의 안개 너머, 삶의 신기루 너머, 이시스Isis의 베일 너머를 보고 언설(言說)을 떠난 모든 붓다의 법신이자 지식의 총화이며 현상계의 근원이자 공성(空性)인 진여(眞如)를 인식할 수 있다. 태양이 대지의 곡물과 과일을 성장 발육시키듯 붓다들은 범우주적 자비와 연민을 윤회계에 방사하여 일체 유정의 보리심을 성장 발육시킨다. 이시스나 데메테르 여신에게 밀이삭을 바치는 의례가 있었던 것을 보면 고대 이집트와 그리스에도 그와 유사한 가르침이 존재했었던 듯하다.

(6) 실재에 관하여

그리하여 '마하무드라의 개요'나 '육법(六法)의 요가'와 같은 가르침들을 통해 얻어진 정적 속에서 수행자는 한정 변경될 수 없는 근원적 지식을 얻는다. 이 말은 창조되지 않고 태어나지 않음으로써 모든 한정과 형상을 초월하기 때문에 공성(空性)이라 불리는, 분화되지 않은 절대로서의 실재를 인식한다는 뜻이다. 그와 같은 법열 속에서 현인은 사물의 근본을 이해하고 현상을 본체의 관점에서 바라본다. '참 상태'에 있는 그에게는 아(我)도 무아(無我)도 윤회도 열반도 없고 오직 신성한 합일만이 있다. 그는 현상계를 넘어선 정상에 도달하여 에고와 외부 세계라든가 주체와 객체가 서로(또는 한마음과) 분리되어 존재한다고 하는 윤회계적 사고의 오류를 인식한다.

그리하여 열반이란, 윤회계에서 생겨난 인간적 환영으로부터 마음이 해방됨이며, 정지(正智)에 도달함이며, 개인성이나 에고를 초월함이며, 인생과 세계를 극복함이다. 그러므로 '눈을 뜬 자'는 승리자라 불린다. 아상가의 열정적인 말을 빌면, "그의 단 한 가지 기쁨은 일체 유정에게 깨달음을 전하는 일이다."

(7) 대승불교의 뛰어난 스승들

대승불교의 이상주의적 철학에 관한 이 개론은 뒤의 문헌들에서 알게 되겠지만 아쉬바고샤(기원 1세기)의 《대승기신론》[24]과 공성(空性 ; Shūnyatā)의 현교적 의미를 처음 체계화했다고 하는 나가르쥬나(2~3세기)의 저작들에 충분히 설명되어 있다. 아쉬바고샤와 나가르쥬나의 뒤로 《대승장엄론》의 저자인 아상가와 대승불교의 형이상학 체계를 완성한 그의 아우 바수반두(5세기) 같은 뛰어난 스승들이 길게 이어졌다. 나란다 대학에서 당시 가장 존경받는 철학 교수였던 쉴라바드라(śīlabhadra ; 戒賢)는 106살의 나이로 중국인 수제자 현장(玄奘)에게 대승의 지혜를 전했다. 현장은 붓다의 족적을 따라 북인도 여러 곳을 순례한 뒤 637년에 나란다에 왔고, 그가 불교 전파에 미치게 될 중요한 영향력을 예견하고 있었던 쉴라바드라는 그를 크게 환영했다. 깨달음을 얻은 후 산스크리트로 씌어진 600권의 대승 경전을 갖고 북쪽의 험난한 육로를 통해 중국에 돌아온 현장은 불법(佛法)의 희소식을 선포했다. 황제의 치하와 백성의 존경을 한 몸에 받은 그는 붓다의 가르침을 펴고 산스크리트 사본을 중국어로 번역하면서 경건하고 행복한 세월을 보냈다. 이처럼 황제의 후원과 현장의 노

---

24) 《티벳 사자의 서》 pp.502~514 참조.

력으로 확립된 빛은 이내 한국과 일본으로 전해졌고, 중국과 인도로부터 티벳으로, 그리고 몽고로 퍼져갔다.

쉴라바드라 이후 알려진 나란다 계열의 또다른 큰 스승이 7세기의 불교도들에게 잘 알려졌던 샨티데바(Śāntideva ; 寂天)이다. 그의 중요한 저서로는《대승집보살학론(大乘集菩薩學論 ; *Siksha Samuccaya*)》과《입보리행경(入菩提行經 ; *Bodhicaryāvatāra*)》이 있는데, 신앙의 측면을 다룬 이 두 논문은 승려나 속인으로 육화한 보살의 의무와 역할을 설명하고 있다. 대승불교는 티벳과 몽고·일본·중국의 몇몇 승가 집단을 통하여 위대한 스승들의 계보를 이어나갔으며 이것은 오늘날도 계속되고 있다.[25]

7. 요가 철학

이 책에 수록한 일곱 문헌의 성격은 본질적으로 요가에 관한 것이다. 그들 다양한 가르침에 대한 유럽과 아메리카 일반 독자들의 이해를 돕기 위해 여기서는 심원 난해한 부분이 많은 요가 철학을 대략적으로라도 설명하고자 한다. 그리고 제2권의 서론에서는 요가 철학이 마하무드라의 형태로 티벳에 도입되어 그 환경 영향 하에서 새로운 형태를 취하게 되기까지의 역사를 살펴볼 것이다.

---

25) 이 흥미로운 주제를 좀더 자세히 알고픈 독자는 Nalinaksha Dutt의 *Aspect of Mahāyāna Buddhism and Its Relation to Hīnayāna*(London, 1930)과 R. Grousset의 *In the Footsteps of the Buddha*(London, 1932)를 참조할 것. 편집자는 이 두 책으로부터 중요한 정보를 얻었다.

(1) 요가라는 말의 의미

요가yoga라는 단어는 두 가지의 어근을 갖고 있으며, 따라서 두 가지 의미가 있을 수 있다. 하나는 '명상하다meditate' 또는 '입정(入定)하다go to trance'(사마디Samādhi 요가에서 처럼)이고, 또 하나는 '결합하다join'[26]이다. 후자의 경우 산스크리트의 yoga는 영어의 yoke와 동일 어근을 갖는 것으로 간주되며, 요기(요가 수행자)들은 이런 의미에서의 요가를 전자의 경우보다 좀더 자연스럽게 받아들이는 것처럼 보인다. 그리하여 요가는 눈을 뜨지 못한 인간적 성질을 눈을 뜬 신성(神性)에 결합함으로써 높은 것이 낮은 것을 인도하여 변화시키도록 한다는 뜻을 지닌다. 또한 그처럼 일반적이진 않지만 요가는 정신집중에 의해 마음을 '붙들어 묶기yoking', '동력화하기 harnessing', '훈련하기disciplining'라는 뜻으로도 이해된다.

요가에 관한 거의 모든 산스크리트 서적의 기반이 되고 있는 파탄잘리의 《요가 수트라》(기원전 2~3세기경)에 의하면 요가는 "마음의 작용을 정지시킴"이다. 그리고 계속해서 다음과 같은 문장이 이어진다. "그때 보는 자[진아]는 그 자신 속에 머문다. 그렇지 않을 때 [다른 모든 여건 하에서] 진아는 [마음의] 작용과 같은 형태를 취한다." 이것을 달리 말하면, 요가의 통제력과 훈련이 부족할 때 진아는 변화하는 마음의 끝없는 흐름에 동화되며 그 결과 존재의 본질에 대한 통찰력 아닌 무명(無明 ; Avidyā)이 득세한다는 것이다.

---

26) join은 '합쳐지다'라는 뜻도 있으므로 문맥에 따라 이후 '합일'로도 번역한다 - 역자.

(2) 요가의 목적과 결과

요가의 목적은 무명을 없애고 '올바른 지식'에 도달하는 것이며, 올바른 지식에 도달하기 위해서는 파탄잘리가 가르치듯 "〔마음의 작용이〕 통제된 상태로 지속되기 위하여" 부단히 요가를 수행해야 한다. 인간이 삶과 죽음의 끝없는 굴레에 속박당하는 것은 그가 "〔감각적〕 쾌락에 유념하는 것"이라고 정의한 번뇌 때문이다.

티벳 불전 중의 《우다나바르가(*Udānavarga* ; 無問自說)》에서 말하듯이, "이 수련법에 따라 착하고 순결하게 산 사람은 죽음과 삶을 극복하고 슬픔에서 벗어날 것이다." 그리고 다시 "번뇌의 고리에서 해방된 자, 몸을 버리고 지혜를 달성하여 환영의 세계를 넘어선 자는 태양처럼 찬란히 빛난다."[27]

파탄잘리는 계속해서, 마음이 통제되어 번뇌로부터 자유로워질 때 전세(前世)의 지식과 통찰력이 생겨난다고 가르친다. 그리스 비의의 잘 알려진 경구가 말하고 있는 것과 같은 의미에서 인간이 '자신을 알고' 결국 인간의 상태를 초월하여 각성의 참 상태에 이르는 것은 오직 요가라 불리는 최상의 과학을 통해서이다. 또한 요가는 감각적 인식과 현상계의 물질들, 그리고 '자기self'가 다른 모든 '자기들selves'로부터 분리되어 있다고 하는 생각 등이 본질적으로 환영임을 깨닫게 만드는 수행법이라고도 할 수 있다. 요가 행자들은 요가가 인간이 진화하기 위한 가장 빠른 길이라고 생각한다. 요가가 자기 최면 이상의 아무것도 아니라고 하는 일반의 잘못된 비판은 이 책의 주해 (p.310\13)에서 고려하게 될 것이다.

---

27) *Udānavarga*, iv. 35 ; vi. 12. W. W. Rockhill's translation, London, 1883.

실천적으로 응용하기 위한 종교 과학인 이 요가에서, 수행자의 첫 목표는 모든 마음 작용에 영향을 미치는 소아(小我)를 의지의 힘으로 완전히 통제하는 것이다. 요가의 달인은 노련한 자동차 운전자와 마찬가지로 심장 박동을 포함한 모든 생리적 심리적 작용을 감독할 수 있을 만큼 자기 몸을 통어할 수 있어야 한다. 불 건너기[28] 의식이나 공중 부양에서 보는 것과 같이 그는 불을 포함한 자연 원소들과 중력에 영향받지 않을 수 있도록 자기 몸을 훈련해야 한다. 그리하여 모든 인간적인 마음 작용이 정지된 상태에서 자신의 보다 높은 의식을 통해 범인이 알지 못하는 영역을 탐험할 수 있어야 한다.

라마 카지 다와삼둡이 티벳 원본으로부터 번역하고 본 편집자가 출간했던 밀라레파 전기의 서론에서 밀라레파의 제자인 레충Rechung은 요가의 달인이 지닌 그런 다양한 초능력들을 설명했다. 독자는 그것을 참고할 수 있을 것이다.

투시력을 지닌 뛰어난 요기는 과학자가 현미경으로 관찰할 수 없는 미생물의 삶을 관찰한다든가 태양이나 혹성은 물론이고 어떤 망원경으로도 볼 수 없는 까마득한 거리의 성운들까지도 연구할 수 있다고 한다. 또한 그는 자기 몸의 생리작용도 관찰할 수 있어서 생리학 공부를 위해 시체를 해부할 필요도 없다. 또한 약과 독이나 병원균의 효과를 시험하기 위해 생체 해부를 하지 않아도 된다. 그는 모든 유기물에게 있어서 마음이 몸과 물질의 창조자이자 관리자임을 알기 때문에 의약품이나 혈청을 필요로 하지 않는다. 흙과 물과 공기 중을 이동하기 위해 어떤 기계 장치도 필요치 않다. 왜냐하면 그는 거친 육

---

28) fire walking. 불 속이나 달군 돌 위를 맨발로 걷는 의식 – 역주.

체를 빠져나와 지상의 어떤 장소를 방문할 수 있고 빛보다 빠른 속도로 성층권을 통과하여 다른 세계로 갈 수도 있기 때문이다. 밀라레파는 육체를 지닌 채 화살과 같은 속도로 공중을 여행할 수 있었다고 한다.[29]

(위대한 요기인 예수가 빵 다섯 개와 물고기 두 마리로 군중을 먹였다고 하듯이) 자연 원소를 합성하여 음식이나 의복을 비롯한 어떤 물질이든 만들 수 있기 때문에 오늘날의 중생 — 전문 기술자들에 의한 현실적 유토피아를 꿈꾸는 — 을 괴롭히는 생산과 분배를 비롯한 여러 가지 사회 문제들도 요가의 달인에게는 없다. 그에게 있어서는 인간이 이승에 태어나는 가장 중요한 목적이 자원을 갈취하거나 기계를 발명하거나 지상 낙원을 건설하는 일이 아니라 인간에 대한 인간의 잔인성이 없고 인류 진화에 필요한 모든 것이 무한히 넘쳐흐르는 '신성한 힘의 왕국'을 내면에서 발견하는 일이다. 때가 차서 인간이 모든 환영의 세계를 넘어선 피안에 도달하여 현재의 인간 상태를 초월할 때까지 그러하다.

(3) 여러 가지 요가

어떤 개인도 완전히 알 수 없는 사적이거나 감각적인 체험의 종류가 무수히 많듯이 어떤 소우주적 개체도 완전히 체험할 수 없는 정신

---

[29] *Tibet's Great Yogī Milarepa*, pp.35~39, 212. (《히말라야의 성자 미라래파》 pp.232~233 참조.) 이 책에서 레충이 말하듯, 파탄잘리 역시 요가 수트라 제3권에서 다양한 초상 능력을 설명하고 있다. 붓다 역시 불경의 여러 곳에서 요가의 위대한 달인들(붓다는 역사상 알려진 가장 위대한 요기였다)이 지닌 이런 저런 많은 능력을 언급한다. 이 책의 제3권 1장 127-134절 및 폴 브런튼Paul Brunton의 《인도 명상 기행 *A Search in Secret India*》(이균형 옮김, 1990, 정신세계사/London, 1934)의 여러 곳 참조.

적이거나 초감각적인 체험 역시 그 종류가 무수히 많다. 완전한 지식은 부분들의 종합을 요구하며, 오직 다수가 하나로 되었을 때에만 개체는 전체와 모든 개체를 알 수 있다.

따라서 요가의 길은 단독의 길이 아니라 모든 것을 하나의 목표로 인도하는 많은 길들의 길이다. 인류의 다양한 신앙에 관한 베단타 철학[30]의 다음 말은 여러 가지 요가들에도 똑같이 적용된다. 즉 "다른 곳에서 시작된 시냇물들이 대양에서 뒤섞이듯, 오! 신이여, 각기 다른 성향의 사람들이 따르는 서로 다른 신앙들이 설사 다르게 보일지라도 곧거나 굽었거나 모두가 당신을 향하나이다."

이제 편집자가 인도의 여러 지역과 티벳 접경의 히말라야 고지대 및 갠지스 강 상류의 리쉬케쉬Rishikesh 부근에서 요기들과 생활하며 공부한 내용에 의거하여 요가의 몇 가지 중요한 갈래들을 간단히 검토해 보기로 하자.

1) 하타 요가

하타 요가의 하타Hatha는 일반적으로 건강Health을 뜻한다고 하지만 이것은 부차적인 의미이다. 브라마난다의 하타 요가 프라디피카 해설 *Commentary on the Hatha Yoga Pradīpikā*에서는 하타Hatha (Ha+tha)의 뜻을 다음과 같이 설명하고 있다.

"Ha는 해 '스와라'[31]를 의미하고 tha는 달 '스와라'을 의미한다고 한다."

---

30) Vedānta. 《우파니샤드》에 근거한 인도 육파 철학의 하나로 3세기경에 성립했으며, 범신론적·관념론적 일원론을 주장. 바라문 사상의 정계(正系)이다 – 역주.
31) swara. 소리 – 역주.

"수리아와 찬드라(Sūrya-Chandra ; 해와 달)의 결합에 의해 하타 요가는 이해된다."

그의 말에 의하면 요가에 있어서 하타는 오른쪽 콧구멍을 통한 호흡인 수리아스와라(태양 호흡) 더하기 왼쪽 콧구멍을 통한 호흡인 찬드라스와라(태음 호흡)인 셈이다. 그리하여 요가란 단어를 '결합'으로 이해한다면 하타 요가는 '태양 호흡과 태음 호흡의 결합' 또는 '수리아 — 찬드라 호흡의 결합'을 의미하게 된다. Ha=Sūrya= 태양[호흡]은 양성이고, tha=Chandra= 태음[호흡]은 음성이다. 따라서 하타 요가는 음양의 결합을 통해 자연스럽게 두 가지 결과의 중립 상태를 달성하기 위한 수행 체계이며, 기본적으로 호흡 작용을 중립화하는 데 목적이 있다.

파탄잘리는 프라나야마(Prānāyāma ; 調息)에 대해 설명하는 부분에서 두 스와라의 중립화에 관해 특별히 언급하고, 이어서 프라나야마는 보다 높은 단계의 요가를 위한 예비 수행으로 생각해야 한다고 말한다.

하타의 부차적 의미인 '건강'은 하타 요가를 터득한 스승의 지도 아래 그것을 바르게 실천할 때 나타나는 결과를 가리킨 것이다.

오늘날 인도를 포함한 여러 나라들에서 그렇듯이, 모든 요가의 최종 목적에 이르기 위한 수단으로서의 하타 요가가 아닌 하타 요가 그 자체를 수행하여 성공할 경우, 육체와 육체의 생명 활동을 완전히 통어할 수 있게 되며, 요가의 달인들은 이 상태를 정신적 조명을 위한 최고의 자격 조건으로 간주한다. 하타 요가의 달인들이 죽은 사람처럼 보일 정도로 육체의 생명 활동을 정지시킬 수 있었던 충분히 입증된 사례들이 기록되어 있는데, 그 중 하나로 19세기 초 하리다스라는 사두[32)]는 라호르의 마하라자 란지트 싱의 주의 깊은 감독 하에 네 달 동안 땅속에 묻혔다가 살아 있는 몸으로 발굴되었다. 사방이 벽으로 둘러싸이고 무장한 파수병이 감시하는 곳에서 사두가 들어가 누운 상자를 마하라자가 왕가의 인장을 찍어 봉인한 후 거기에 흙을 덮고 그 위에는 보리를 심어 자라게 했었다. 매장 당일 요기의 얼굴은 깨끗이 면도를 했었는데 네 달이 지난 뒤에도 그의 얼굴은 처음과 마찬가지로 매끄러웠다.[33)] 이 사건 자체는 하타 요가에 숙달되면 인체의 생명 활동이 얼마 동안 정지될 수 있다는 증거이다. 생명 활동의 완전한 정지라고까지는 할 수 없지만, 하등 동물 중 어떤 것들의 겨울잠 중에도 비슷한 일이 일어난다.

하타 요가에 숙달됨으로써 나타나는 이런 모든 결과들은 생리학자들에게는 흥미로운 사실이지만 그들 자체는 순전히 심리-생리적인 것이며, 보다 높은 단계의 요가가 목표로 삼는 정신적 완성을 소홀히 하면 구도(求道)에 오히려 장애가 된다.

붓다는 처음 정신적 편력에 나설 때부터 육체적 고행과 엄격한 단식을 수반하는 하타 요가의 여러 가지 행법들을 시도했었고 결국 그들이 ― 특히 요기가 그들 너머로 나아가고자 하지 않을 때 ― 깨달음을 얻는 데는 적당치 못함을 발견했었다. 그러나 이 책의 문헌들이 암시하듯이 티벳식의 하타 요가에서 가르치는 여러 가지 호흡법은 올바르게(즉 모든 요가의 최종 목표인 해탈의 수단으로서) 사용될 경우 큰 가치를 지닌다.

---

32) sādhu. 성자, 방랑하는 성인(聖人), 고행자 - 역주.
33) S. A. Vasu, *An Introduction to Yoga Philosophy*, in *The Sacred Books of the Hindus*, vol. xv, pp.64 ff., Allahabad, 1915.

티벳과 인도의 수행자들은 어떤 요가를 안내 없이 잘못 실습함으로써 맞이하게 되는 여러 가지 위험을 피하기 위하여 초심자에게는 항시 정신적 스승이 필요함을 강조한다. 여기서 편집자가 이러한 스승의 필요성을 강조하지 않는다면 이 책의 독자들, 특히 요가의 가르침을 실천하려는 유럽과 아메리카의 일반 연구가들에 대해 책임을 게을리하는 일일 것이다.

2) 라야 요가와 그 갈래들

라야 요가의 라야Laya는 '마음의 통어mind control'를 의미하며, 따라서 라야 요가는 마음(특히 의지력)을 다스리는 법을 가리킨다. 요가를 사다리의 가로장에 비유하는 인도의 스승들은 수행자가 프라나야마(하타 요가)에 숙달되어 건강한 몸과 훈련된 마음으로 자신을 통어하면서 앞으로 나아갈 수 있게 된 후에만 라야 요가를 가르친다. 라야 요가는 마음의 힘을 의식적으로 통어하기 위한 다른 네 가지 요가로 분류된다.

(a) 박티 요가와 샥티 요가

〔신성한〕 사랑에 마음을 집중함으로써 '합일'을 추구하는 박티Bhakti 요가는 심리적인 요가로서 마음을 한 곳에 모으는 효과가 있다. 그래서 박티 요가는 라야 요가의 한 갈래로 분류된다.

이 책의 문헌들 중 몇몇 부분은 박티 요가를 권하고 있는데, 이때 수행자는 어떤 신격Devatā이나 스승을 시각화한 후 그들에게 깊은 존경과 사랑의 마음으로 기도하고 헌신한다.

우주적 정신력의 여성적(음성적) 측면으로 나타난 〔신성한〕 힘에 마음을 집중함으로써 '합일'을 추구하는 샥티Shakti 요가 역시 라야 요가의 하나이다. 이 요가에서 샥티는 주로 모신(母神)으로 의인화되고, 남성적(양성적) 측면은 이원성(二元性)의 나머지 반쪽을 이루는 남성으로 의인화된다. 이런 이원론은 라마교의 얍윰(Yab-Yum ; 父母) 교리나 도가(道家)의 음양설과 유사하며, 음Yum과 양Yab은 각각 자연계의 여성원리와 남성원리를 대표한다. 힌두교의 샥티와 그노시스의 소피아(Sophia ; 지혜)와 반야바라밀의 반야(般若 ; Prajñā)는 서로 상응하며, 이들 셋은 모두 진리의 여성적 측면으로 의인화된다.

 결국 박티 요가는 박티로서의 '신성한 사랑'에, 샥티 요가는 샥티로서의 '신성한 힘'에 전념함으로써 정신통일을 달성한다. 이 책의 문헌들에서 제시하는 위대한 샥티는 탄트라의 여성 신격 중 하나인 바즈라요기니Vajra-Yoginī이다.

 (b) 만트라 요가와 얀트라 요가

 만트라Mantra 요가에서는 비밀스런 힘을 지닌 낱말이나 소리로 구성된 만트라를 교묘히 사용함으로써, 그리고 얀트라Yantra 요가에서는 신비한 의미가 담긴 기하학적 도형인 얀트라를 관상함으로써 수행자는 자신이 원하는 신들과 감응하면서 내밀한 의사를 주고받는다. 무드라Mudrā 요가[34] 역시 손짓이나 몸짓으로 이루어진 비밀의 신호를 요가적으로 사용하거나, 그보다 흔하진 않지만 어느 정도 기하학적 성격을 지닌 비밀의 상징들을 사용하는 관계상 얀트라 요가에 포함될 수 있다.

---

34) 《티벳 사자의 서》 p.308 참조.

티벳에서 형성된 대부분의 요가 체계가 그렇듯, 이 책의 문헌들에서도 만트라 요가와 얀트라 요가(대부분 무드라 요가로서의)가 매우 중요한 역할을 한다. 《티벳의 위대한 요기 밀라레파》에서 보여주듯이 이 두 요가는 라마교의 입문 의례에서 영적인 힘을 전수하는 데 사용되었다. 이들은 시각화와 마음의 통어에 중점을 두고 있는 관계상 박티·샥티 요가와 함께 라야 요가의 한 분야로 간주된다.

　힌두교의《쉬바 상히타》[35] (5장 9절)에 의하면, 요가는 네 종류로 나뉘는데 만트라 요가는 가장 단순하고 실천하기 쉽다는 이유로 라야 요가에서 분리되어 하타 요가보다도 아래 단계의 요가로 간주된다. "요가에는 네 종류가 있다. 첫째 만트라 요가, 둘째 하타 요가, 셋째 라야 요가, 넷째 이원론을 배제하는 라자 요가이다.[36]

　《쉬바 상히타》(5장 30절)는 또한 만트라 요가의 일종인 나다Nāda 요가가 라야 요가의 가장 훌륭한 부분이라고 말한다. 나다 요가는 샤브다(Shabda ; 音感) 요가라고도 불리며, 파탄잘리에 의하면 이것은 몸의 감각들 중 어떤 것에 마음을 집중하는 행법이다. 그는, 이를테면 양손으로 귀를 막을 때 들리는 내면의 소리 — 이것도 일종의 나다

---

35) *Śiva Saṁhitā*. 나타파(Nātha派)의 하타 요가 경전. 나타파는 11세기 이후에 나타난 탄트라 요가의 일파이고, '나타'는 탄트라 요가의 달인에게 주어지는 존칭임 - 역주.

36) *The Sacred Books of the Hindus*라는 동명 이역(異譯)의 두 영역본으로부터 佐保田鶴治가 번역한《續ヨガ根本教典》내의 〈쉬바 상히타〉에는 이 문장의 마지막 구절이 다음과 같이 번역되어 있다. "…… 넷째 라자 요가. 이들 요가(앞의 네 가지 요가)는 더 이상 이분될 수 없다." 여기에서는 원서(에반스 웬츠 편집의 영역본)를 근거로 하여 문장 부호 원칙(comma와 semicolon의 輕重)을 따르면서 번역했으니, 원문은 다음과 같다. "…… yoga ; third, Laya yoga ; fourth, Rāja yoga, which discardeth dualism." 또한 영역본에 입각하여 본문에 제시한 〈쉬바 상히타〉 '5장 9절'과 '5장 30절'은 일본어판에서는 '5장 17절'과 '5장 49절'이다 - 역주.

(샤브다)이다 — 와 같은 몸의 감각들 중 어떤 것에 의하여 정신통일에 이를 수 있다고 가르친다. 요가에 관한 다른 산스크리트 문헌들은 이 방법을 그냥 라야 요가라고 부른다.

(c) 라야 요가의 한계

그리하여 라야 요가는 마음을 다스리기 위한 수행법의 하나로 간주되지만, 하타 요가와 마찬가지로 이것도 단지 준비 단계일 뿐이다. 이 요가에 숙달되면 하타 요가의 달인과 마찬가지로 생명 활동이 정지된 상태를 보여줄 수 있다. 그러나 요기는 이것이 최고의 삼매를 통해서 얻어지는 정신적 조명과 같은 것이라고 착각하기 쉽다. 이들 두 요가의 수행자들에게 자주 있는 일이지만 요기가 만일 이런 잘못에 빠져 있다면 그는 어떤 특정 수련이나 자기 심신의 잠재력을 상세히 이해하는 수준에서 더 나아가지 못한다. 여기서 라야 요가에 포함시킨 모든 요가가 그럴 수 있는 가능성을 지닌다.

그러나 기질상 라야 요가에 친화성을 갖는 수행자라면 하타 요가 수행자의 경우와 마찬가지로 그를 통해 큰 도움을 얻을 수 있다. 이들 요가를 통해 '자유'를 얻은 위대한 요기들은 보다 높은 단계의 요가를 위한 준비 과정으로 그것을 사용했던 것이다.

파탄잘리에 의하면, 자신의 정신력을 자연계(즉 프라크리티Prakriti 또는 샥티)나 과거의 신인(神人)들 — 이를테면 예수나 크리쉬나 등 — 에게 귀속시키든가 헌신하는 사람은 몇 번이고 이 세상에 되돌아온다고 한다. 우리가 앞으로 공부하게 될 보다 높은 단계의 요가들은 그 목적이 인간으로 하여금 윤회계의 환영을 넘어서도록 진화를 촉진함으로써 그가 카르마에 의해 다시 태어날 필요가 없게 만드는 것이다. 그런 후 만일 이 지구에 다시 태어나는 일이 있다면 그것은 위대한 승리의 결과로 얻어진 힘과 숭고한 의식을 지닌 그 자신의 선택에 의한 것이며, 그것은 인류를 열반으로 인도하기 위한 또 하나의 지도자가 지상에 태어남을 의미한다.

3) 디아나 요가

디아나Dhyāna 요가는 마음의 통어를 달성하는 명상과 관련된다. 이 요가는 여러 요가들 중의 어느 하나에만 관련되는 것이 아니라 그들 모두에 필요하므로 독보적인 위치를 점유한다. 모든 요가의 최고봉인 사마디 요가에 성공하기 위해서는 이 디아나 요가에 반드시 숙달되어야 한다.[37]

4) 라자 요가와 그 갈래들

라자Rāja는 '최선', '왕', '최고'를 뜻하는 관계상, 라자 요가는 여러 요가들의 중심이 되어주며 최상의 방법에 의한 '합일'이다. 이 수단에 의해 요기는 '너 자신을 알라'고 하는 고대 그리스의 잠언이 말하는 것과 같은 의미에서의 자기 인식과 실재 체험에 도달하므로 라자 요가는 최고의 요가이다.

(a) 즈냐나 요가

즈냐나Jñāna 요가는 [신성한] 지식Jñāna을 구하는 요가, 또는 통

---

37) 디아나dhyāna와 사마디samādhi는 각각 색계와 무색계에 들기 위한 단계적 명상법인 바, 선나(禪那)와 삼매(三昧)로 음역되었다가 전자는 선(禪)으로 굳어졌고 후자는 정(定)으로 의역되었으며, 둘이 합하여 선정(禪定)이 되었다 - 역주.

찰력에 의한 '합일'을 의미한다. 달리 말하면 존재의 본질에 대한 통찰력과 그를 통해 얻어지는 자기 인식이 즈냐나 요가의 결과이며, 따라서 이것은 라자 요가의 핵심이다.

(b) 카르마 요가

카르마Karma 요가에서 산스크리트의 카르마는 '행위', 특히 해방으로 인도하는 그런 행위를 의미한다. 따라서 이 말에는 올바른 행위라는 뜻이 포함되어 있으며, 그리하여 카르마 요가는 올바른 요가적 행위에 의한 '합일'을 가리킨다. 올바른 요가적 행위는 모든 요가 수행에 필요하므로 카르마 요가는 디아나 요가와 마찬가지로 요가 전체의 기본이다. 요가 학파의 고전인 《바가바드 기타Bhagavad Gītā》의 제2장에서는 카르마 요가가 모든 요가에 포함된다고 가르친다.

다른 기법을 추구하는 요기가 아닌 카르마 요기임을 자처하는 수행자들에게 있어서는 카르마 요가가 하타 요가나 라야 요가처럼 약간은 특별한 요가로 분류될 수 있다. 이런 류의 카르마 요가는 《바가바드 기타》가 말하는 내용의 관점에서 자기 행위의 성과를 기대하지 말도록 가르친다. 그런 자세를 지닐 때에만 이승에서 세속적인 목표를 갖고 활발히 움직이면서도 인류의 이익을 위해 일할 수 있으며 그럼으로써 개인성을 초월하거나 무아(無我)를 달성할 수 있다. 이 역시 '왕다운' 방법이므로 카르마 요가는 라자 요가의 하나로 간주될 수 있다. 붓다나 그리스도와 같은 위대한 스승들의 삶은 카르마 요가의 본보기가 되어준다.

(c) 쿤달리니 요가

탄트라의 길을 따르는 요기들에게 있어서는 쿤달리니Kundalinī 요가가 최고의 요가이며, 어느 정도 탄트라적 요소를 지닌 이 책의 제3권과 제4권은 비(非)탄트라적인 형태의 라자 요가보다 이 쿤달리니 요가에 직접적으로 관련된다. 샥티 요가로 심신을 단련한 탄트라 요기는 자기 내부에 잠자는 신성한 힘인 쿤달리니 여신을 깨우기 위해 노력한다. 이 여신은 척추의 맨 밑 회음부에 위치한 물라다라Mūlādhāra 챠크라에서 눈을 뜬 후 각 챠크라(심령 중추)를 통과하면서 그들을 하나씩 활성화시키고, 마지막으로 머리에 올라 일곱 번째 챠크라에서 천 개의 꽃잎이 달린 연꽃Sahasrāra Padma 속에 왕관을 쓰고 앉은 그녀의 샥타Shakta, 즉 쉬바 신과 만난다. 샥타와 샥티의 이 신비한 합일로부터 깨달음이 생겨나고, 요기는 목적을 달성한다.[38]

(d) 사마디 요가

사마디(Samādhi ; 三昧, 定)라 불리는 정적 상태에서의 '합일'을 통해 요기는 개인성을 초월하며, 그의 소우주적 의식은 속박을 부수고 대우주적 전체의식과 재결합한다. 이것이 요가의 최종 목적이며, 한정되어 있던 인간성이 무한한 신성으로 변하는 것이며, 보다 낮은 자기self가 하나의 진아(眞我 ; Self)에 '결합'되는 것이며, 물방울이 바다에 합류하는 것이다. 불교에서 열반이라 부르고 유럽의 은비학자

---

38) 탄트라와 그 특유의 고도로 분화된 요가들에 대해 좀더 자세히 알고 싶은 독자는 아서 아발론Arthur Avalon이라는 필명으로 출간된 존 우드로프John Woodroffe 경의 저작을 참고할 것. 또한 《티벳 사자의 서》와 《티벳의 위대한 요기 밀라레파》는 티벳 방식의 탄트라 요가에 기반을 두고 있으므로 이들 두 책자를 참고할 수도 있다.

occultist들이 조명(照明 ; Illumination)이라 이름한 이 최종 결과는 제2권에 제시된 마하무드라의 길을 끝까지 따르는 누구든 달성할 수 있으며, 우리의 티벳 문헌과 스승들은 그것을 분명히 보장한다.

(4) 요약과 결론

여러 요가와 그들 상호간의 전반적인 관계는 다음과 같이 간단히 정리할 수 있다.

요가	통어 대상	통어 결과
1. 하타 요가	호흡	육체적 활력
2. 라야 요가	의지	마음의 힘
박티 요가	사랑	신성한 사랑의 힘
샥티 요가	에너지	자연력의 가동
만트라 요가	소리	음성 진동의 힘
얀트라 요가	형태	기하학적 형태의 힘
3. 디아나 요가	사념	사념 작용의 힘
4. 라자 요가	방법	식별하는 힘
즈냐나 요가	지식	지성의 힘
카르마 요가	행위	행위의 힘
쿤달리니 요가	쿤달리니	심령 — 신경의 힘
사마디 요가	자기	법열의 힘

다른 종속적인 요가들을 더 거론할 수도 있지만 그들은 여기 제시한 요가들 중 어느 하나에 포함된다.

디아나 요가는 모든 요가에 공통되므로 위의 네 요가는 하타 · 라야 · 라자의 세 요가로 줄일 수도 있다. 이들 각각은 인간을 구성하는 삼중 구조의 어느 하나를 통어하고 완성하도록 인도한다. 우선 육체를 다스리고 그 다음 마음을 통어하며 끝으로 영혼을 일깨우는 것이다. 이렇게 보면 세 부분으로 나뉘는 일원적 체계 — 세 가지 요가가 제각기 소우주적 인간의 세 주요 부분과 관련된 — 로서의 요가는 인류가 알고 있는 인간 심리의 유일 완전한 과학으로 우리에게 다가온다. 이와 같은 요가의 관점에서 보면 서양 심리학은 인간의 모든 면을 포용하는 과학이라고 하기에는 아직 너무나 미숙하다.

이 책의 일곱 문헌을 공부하다 보면 독자는 각 문헌이 위에 제시한 요가 철학의 어떤 특정 부분(들)과 관련된다는 사실을 알게 될 것이다. 그리하여 전체적으로 볼 때, 제1권에 소개한 '요가의 28가지 교훈'은 라야 요가와 즈냐나 요가를 특히 강조하면서 모든 요가에 어느 정도 관계가 있고, 제2권은 요가 전체를 다루지만 본질적으로는 사마디 요가에 관련되며, 제3권은 여러 가지 요가에 근거를 둔다. 제3권의 제1장은 주로 하타 요가, 제2장에서 5장까지는 즈냐나 요가, 제6장은 쿤달리니 요가와 관계가 있으며, 제4권은 제3권의 제6장과 마찬가지로 특히 쿤달리니 요가에 관한 것이다. 그리고 제5권은 카르마 요가에, 제6권은 얀트라 요가와 만트라 요가에, 제7권은 즈냐나 요가에 해당한다.

총괄한 전체로서의 요가는 여러 가지 심리 · 물리적 기능과 지적인 힘, 인체 조직 내에서(또는 그를 통해) 체험되는 영적인 에너지에 마음을 집중함으로써 인간의 삼위일체적 본성을 발달시키기 위한 효율적이고 과학적인 기법이라고 할 수 있다. 어떤 요가를 실천하는가에 따라 그에 해당하는 진보가 있을 것이지만, 위대한 스승이 말하듯 자기를 정복했거나 또는 정복하게 될 사람이라면 모든 요가가 전세에 필요했거나 현세 및 내세에 필요할 것이다. 그리하여 다른 생애에서나 이번 생애에서의 요가 수행으로부터 연유하는 제자의 실제 진화 정도에 따라 현명한 스승은 어떤 요가가 그에게 가장 적합할 것인가를 결정한다. 그리하여 한 스승에게 지도받는 둘이나 그 이상의 제자들이 동시에 같은 요가를 실천하지 않는 일도 자주 있다. 마찬가지로 이 책의 독자들은 자신의 심성을 주의깊게 분석하면 어떤 요가보다는 그것 아닌 다른 요가에 자연스레 끌리게 됨을 느낄 것이다. 그리하여 몇 가지를 선택하고 그들이나 그들 중 어느 하나에 마음을 쏟을 것이다. 이후 항시 마음속에서 맨 먼저 떠올려야 할 것은 서서히 나아가고 현명하게 행동하라는 스승의 경고이다.

8. 요가와 종교

이처럼 종교의 응용 심리학으로 간주할 수 있는 요가는 힌두교와 불교, 자이나교, 도교의 기반을 이루는 곧은 뿌리이며, 그보다 덜하기는 할지라도 배화교의 성장을 도왔고, 셈족의 유대교·기독교·이슬람교가 형성되는 데도 중요한 영향을 미쳤다. 보다 덜 체계화되고 어쩌면 퇴보한 것일 수도 있는 한 형태로서 요가는 이른바 원시 종족의 마술과 정령 신앙 속에도 침투되어 있다. 그리고 문화 민족들 사이에서 볼 수 있는 기도와 구마(驅魔) 의식, 죽은 자나 산 자를 위한 미사, 주문, 묵상, 염주알 세기, 정신적 통찰력을 얻기 위한 이런 저런 방법들, 인간의 힘보다 더 높은 힘과 신비적으로 교류하거나 세속적 존재로부터 해방되기 위한 모든 의식들은 모두 어느 정도 요가의 성격을 지닌다.

확인된 바에 의하면 비의 전수를 위한 고대의 훈련 역시 상당히 요가적이었다. 또한 오늘날 미개 종족의 비밀 공동체들에서도 종족의 비밀 교의를 전수받게 될 초심자는 입문 의례로서 단식과 금욕·명상·고행·정화를 비롯한 그 외의 여러 가지 정신 수련 과정을 반드시 거쳐야 한다.

동서양을 막론하고 수도(修道) 생활의 역사는 요가와 불가분의 관계가 있다. 그노시스주의자이든 아니든 초기 기독교도들이 고독한 은둔자로서나 가난·순결·복종의 서원에 맹세한 교단의 신도로서 이집트와 근동의 사막 및 산지에서 생활했을 때 그들은 고대 이집트 사제들의 수도원 제도와 초기 배화교·힌두교의 그것 양쪽에 근거를 둔 것처럼 보이는 요가의 한 형태를 기독교 신앙의 줄기에다 접목시켰다. 최소한 어느 정도라도 기독교 이전의 기원을 지닌 이 요가의 전통은 오늘날 성공회나 프로테스탄트 교회에서보다 라틴·그리스·콥트·아르메니아·아비시니아 교회에서 더 중요시되고 있다. 기독교 세계의 모든 수도 단체와 특히 예수회에 있어서 수도사들의 영성 훈련을 좌우하는 규칙은 요가에 기반을 두고 있다. 이슬람 세계의 수피와 탁발승 집단들에서도 몸과 마음과 영혼의 요가적 훈련이 똑같이 강조됨을 우리는 발견한다.

이슬람 환경 하의 수피즘에서도 그보다 역사가 오랜 힌두교와 불교가 인정하는 것과 마찬가지로 수행자의 심령 발달 단계를 넷으로 구분하는 것을 보면 자못 흥미롭다. 수피즘의 길에서 말하는 이들 네 단계는 다음과 같다. (1) 하스트(Hast ; 인간성) — 입문자는 "믿음을 갖고 이슬람의 교의와 율법에 따른다." (2) 타레구트(Taregut ; 가능성의 획득) — "수행자는 모든 [현교적] 의식이나 계율을 무시해도 좋으며 오직 명상의 기쁨만을 생각한다." (3) 아라프Araff — "영감에 가까운 인식 상태" 또는 비범한 통찰력 (4) 하게구트(Hagegut ; 진리) — 아라한과 같은 성인의 경지에 이른다. "인간이 성인으로 바뀌어 그에게서 모든 욕망과 야심, 세속적 사고가 사라진다. 네 개의 베일이 모두 벗겨지고 그는 신 또는 거룩한 태양(자신은 이 태양의 한 조각 섬광일 뿐이다)과 직접적으로 교류한다. 최종 단계는 대개 인적 없는 고독한 장소에서 행해지는 바, 그는 사막이나 숲 또는 높은 산의 고지에서 외부의 간섭 없이 평화롭게 명상할 수 있다."[39)]

이 책의 제2, 제3권에 수록된 요가들과 마찬가지로, 모든 요가에는 일정한 단계가 있다. 대개가 첫번째는 현교 경전의 가르침을 지적으로 이해하는 단계이고, 두 번째는 가르침을 영적으로 이해하는(밀교적 의미를 통찰하는) 단계이며, 세 번째는 실재의 섬광을 보는 단계, 네 번째는 완전한 깨달음의 단계로 이루어져 있다. 달리 말하면, 파종 · 발아 · 성장 · 결실의 순서로 단계가 나아간다. 또한, 기반 · 진로(수단) · 결실, 또는 제3권의 4장 2~8절에 설명하듯이 광명 · 점화 · 달성의 단계가 있다.

오마르 카이얌Omar Khayyām 유파의 페르시아 시인들이 보여준 비의적 상징체계에서는, 기독교 수도원에 전하는 에로틱한 신비주의에서와 마찬가지로, 요가가 좀더 박티 요가 쪽으로 분화된 것처럼 보

---

39) Sirdar Ikbal Ali Shah, *Islamic Sufism*, London, 1933. pp.31~32.

인다. 지금은 '마리아와 아기 예수'로 변형된 '이시스Isis와 아기 호루스Horus'의 숭배에도 비슷한 에로티시즘이 존재했다. 그 외의 여러 가지 요가들이 서양 사회에서 어떻게 생겨나 발전했는지 검토해 보는 것도 의미있는 일일 것이다.

과거로 거슬러 올라가면 성 패트릭[40]과 성 컬럼버[41]의 시대 훨씬 이전 아일랜드와 영국의 드루이드Druid교에도 요가 행법을 곁들인 수도 체계가 확립되어 있었던 것처럼 보인다. 그것이 토착의 수행법인지, 고대의 페니키아인과 같은 어떤 중개인들이 극동 지방으로부터 근동을 거쳐 헤라클레스의 기둥[42] 너머 이들 섬에 전한 것인지, 또는 서쪽의 다른 세계에 관한 게일Gael족 신화에서 암시하는 것과 같은 아틀란티스 시대의 유물인지는 역사적 사실들을 검토하는 방법만으로는 결코 알 수 없을 것이다.

드루이드교가 어떻게 해서 생겨났든 우리[43]는 유사 이전 켈트족 조상들을 통해 우리에게 전해진, 어느 정도 요가적이라고 할 수 있는 그 문화의 직접적인 계승자이다. 또한 우리는 오딘Odin과 미트라Mithra 신앙의 사제들에게서, 그리고 좀더 거슬러 올라가면 스페인과 남프랑

---

40) St. Patrick(5세기). 아일랜드의 수호 성인. 브리튼 태생으로 상류층 켈트-로만 가계의 후손임. 16세 때 아일랜드 약탈자들에게 잡혀 노예로 팔렸다가 6년 후 갈리아로 도망쳐 브리튼의 부모에게 돌아옴. 소명을 받아 아일랜드에 전도하는 꿈을 꾸고 마음에 새겼다가 프랑스에서 약 14년을 보내며 준비함. 교황 실레스틴 1세의 신임을 얻어 주교직에 임명되었다 - 역주.
41) St. Columba(521-597). 아일랜드의 선교사. 551년경 사제직 서품. 열두 제자와 함께 이오나Iona 섬에 수도원을 설립. 북부 픽트족(스콧족에게 정복당한 영국 북부의 고대 부족)에 귀의하고, 스콧 왕 아이단을 축복함. 교황의 관리 체제를 떠나서 아일랜드와 영국 북부의 칼럼버 교회들을 지배하였다 - 역주.
42) 지브롤터 해협의 동쪽 끝에 솟아 있는 2개의 바위를 가리킨다 - 역주.
43) 주로 켈트 민족을 가리킨다 - 역주.

스의 동굴에 마법 신앙의 흔적을 그림으로 남겼던 오리냑[44]과 마들렌기(期)[45]의 알지 못할 문화 영웅들로부터도 은덕을 입었다.[46] 좀더 확실히 알 수 있는 것은 스토아·피타고라스·신플라톤 학파 등을 통해 우리가 이집트·그리스·로마인들의 요가적 유산을 물려받았다는 점이다. 우리의 예술·문학·철학·종교·과학에서 최상급에 해당하는 많은 것들이 이를 입증하고 있다.

이 간략한 역사적 고찰의 목적은, 우리가 올바로 이해할 때, 요가는 많은 서양인들이 생각하듯이 이상한 것도 아니고 무슨 마술과 같은 것도 아니라는 점을 확실히 하기 위해서이다. 어딘가 모자라거나 퇴폐적인 면을 지닌 요가라면 마술 종교처럼 생각될 수도 있겠지만, 완전하고 올바른 요가는 서양 과학에서 연금술로부터 화학이 발전했듯이 이미 하나의 종교 과학으로 발전했다고 보아도 좋을 것이다.

9. 불교의 요가

앞서도 말했듯이 불교는 요가에 기반을 두고 있지만, 불교의 요가는 힌두교의 요가나 그 외 다른 체계의 요가들과 약간 달라서 구분할 필요가 있다. 그러나 그 차이라고 하는 것은 주로 용어라든가 기법에 있어서이지 본질적인 것은 아니다.

---

44) Aurignacian. 피레네 산맥에 있는 Aurignac 동굴의 구석기 유적으로 대표되는 문화 - 역주.
45) Magdalenian. 구석기 시대 최종기 - 역주.
46) R. R. Marett, *The Threshold of Religion*, London, 1909. pp.203~220 ; and W. J. Sollas, *Ancient Hunters*, London, 1924. pp.397~403, 423.

그리하여 힌두교의 요가는 앞서 언어학적으로 설명했듯이, 부분을 전체에, 소우주를 대우주에, 의식(마음)의 개인적 측면을 흔히 이슈와라(Ishvara ; 自在神)로 신격화되는 우주적 측면에 결합하는 것이다. 기독교나 이슬람교의 수행에서 신과의 합일을 목표 삼는 것도 이 점에서 마찬가지이며, 불교의 요가 역시 그 목적은 《아시아의 빛 *The Light of Asia*》에 나오는 시적인 표현을 빌자면 개인화된 마음의 물방울을 '한마음의 빛나는 대양'에 융화시키는 것이다. 달리 말하면 그것은 윤회계의 모든 것을 초월하여 열반의 실현과 함께 얻어질 초세속적 의식을 달성하는 일이다.

파탄잘리를 비롯하여 《우파니샤드》의 빛으로 윤회계의 어두운 마음을 조명했던 위대한 리쉬(Rish ; 仙人)들이나 모든 유파의 불교도들에게 있어 요가의 기본 목적은 지식Knowledge과 하나가 됨으로써 무지Ignorance를 극복하는 것이다. 그리하여 불교에서와 마찬가지로 베단타 철학에서도 무지로부터의 해방이 목표인 것이다. 이 해방은 우리가 그것을 해탈Mukti로 부르든 열반Nirvāṇa으로 부르든 결국은 같은 의미이다. 그리고 인류의 모든 위대한 종교들의 근본 교리는 인간의 내부에 선천적으로 빛이 존재하고 그 빛은 어둠 속에서 빛나며 요가라는 수단에 의해 어둠을 극복할 때 결국 빛 아닌 아무것도 남지 않는다는 것이다.

요가를 실제 적용함에 있어서 북방불교와 남방불교의 차이를 알아보면 그것은 매우 분명하다. 그 중 몇 가지 중요한 차이는 이 책의 몇몇 주해에서 지적하듯이 양쪽 불교를 구분짓는 차이에서 직접적으로 비롯된다. 이들 중 주된 한 가지는 공성(空性)의 가르침에 대한 대승불교의 복잡한 해석을 남방불교가 좋아하지 않는다는 점이다. 공성의 가르침 자체는 《중니카야*Majjhima-Nikāya*》[47]의 〈작은 빈 것 경〉과 〈큰 빈 것 경〉[48] — 상좌부 불교의 공성(空性)에 대한 명상법 — 에 나와있고 대승불교도들도 인정하듯이 팔리 경전에 그 전조가 보인다. 그에 상응하는 대승불교의 명상법은 이 책의 제7권에서 설명한다. 또 다른 중요한 차이는 탄트라 요가로 분류되는 많은 부분을 북방불교는 수용하고 남방불교는 배척한다는 데서 비롯된다. 그리고 이 책의 제3권에서부터 제6권까지에 걸쳐 설명하는 대부분의 요가들은 어느 정도 탄트라적이다. 그 밖의 사소한 차이들은 대승불교가 삼신(三身)이 상징하는 초인적이고 비개성적인 힘들을 중시한다는 데서 비롯된다. 삼신이란, 설명 불가능한 것을 억지로 설명하자면, 모든 존재와 윤회하는 모든 것을 지탱하고 인간으로 하여금 해탈을 가능케 하는 보리심 Bodhic Essence의 삼중 구조적 합체(合體)이며, 이것은 베단타 철학에서 말하는 진여(眞如)와 동의어이다.

빗방울이 바다에서 생겨나 바다로 돌아가듯이 우주를 구성하는 모든 것(윤회계적인 마음과 의식의 모든 것, 고체와 액체와 기체, 에너지들을 이루는 질료)은 삼신으로부터 생겨나 삼신으로 돌아간다. 모든

---

47) 북방불교의 《중아함경》에 해당한다. 니카야Nikāya는 남방불교의 경장(經藏)으로 장(長)니카야 · 중(中)니카야 · 상응(相應)니카야 · 증지(增支)니카야 · 소(小)니카야가 있는데, 이 중 앞의 넷은 북방불교의 장아함 · 중아함 · 잡아함 · 증일아함에 각각 해당한다. 그러나 실제로는 남방의 경장과 북방의 아함부 경전들이 정확히 대응하지 않을 뿐만 아니라, 증지니카야의 약 2,300개 경은 한역 아함경에서 대응 경을 찾을 수 있는 것이 극히 적다. 따라서, 팔리어인 Nikāya를 '아함경'으로 옮기면 우선 알기는 쉽겠지만 실제로 원서에서 언급한 경을 한역 아함에서 찾을 경우 커다란 혼란이 따르거나 아예 찾을 수 없는 것도 많으므로, 이 책에서는 원어 Nikāya를 음사하여 그대로 옮긴다 – 역주.

48) *Cula-Siññata Sutta*, 중아함(190)《小空經》/ *Mahā-Siññata Sutta*, 중아함(191)《大空經》.

겁(怯)의 모든 붓다가 범인이 이해할 수 없는 비개성적인 합일의 상태로 삼신 속에 존재한다. 해탈의 길을 지향하는 대승불교의 구도자에게 있어서 삼신은 초월적 안식처이자 궁극적 목표이다.

또 다른 차이는 삼신(三身) 교의에 따른 대승불교의 보살 사상이다. 보살(菩薩)이란 실재를 꿰뚫어본 존재를 가리키는 말로서 어떤 보살들은 현재세 동안 지상에 태어나고 미래불 마이트레야(미륵)와 같은 보살은 천상에 거주한다. 팔리 경전에는 보살이 보이지 않지만 그들이 천상에 존재함을 남방불교도 인정한다. 그러나 남방불교 쪽에서는 대승불교를 비판하면서 초인 영역의 보살에게 정신적 지도를 갈구하기보다는 불법(佛法)을 더 중시해야 한다고 주장한다. (p.310\13 참조)

그렇지만 대승불교의 치밀한 이상주의를 선입견 없이 음미해보고, 중요한 것은 방법이 아니라(이타적일 경우에 한하여) — 또는 수행자가 따르는 길의 종류가 아니라(바른 길일 경우에 한하여) — 도달 목표임을 이해하게 될 때 대승의 탄트라 요가를 반대하는 상좌부의 자세는 적어도 이 책에 설명된 몇 가지 면에서 만큼은 어느 정도 완화될 것이라고 믿는다.

여기서 다시 남방과 북방의 요가 행법을 구분짓는 이런 차이들을 넘어선 마음으로 모든 길은 한 목표에 이른다고 하는 베단타적 가르침을 상기할 필요가 있다. 개성을 초월한 우주적 지성의 신격화인 크리쉬나는 《바가바드 기타》에서 이렇게 말했다. 사람들은 기질에 따라 요가에서 각기 다른 방법이나 길을 택하지만 그것이 바른 방법이고 길이라면 모든 길이 똑같이 해방으로 인도한다고.

남방불교에서 통용되는 표준적인 요가에서는 수호신이나 초인적인 스승에게 기도하는 모습이라든가 대승불교의 요가 수행에서 중요한 역할을 하는 밀교 신격들의 상(像) 같은 것을 찾을 수 없다. 그러나 소니카야 *Khuddaka-Nikāya*[49]의 〈보배경 *Ratana Sutta*〉과 팔리 경전의 어떤 곳에서 천신(天神 ; deva)들의 가호를 얻기 위해 선행의 공덕을 그들에게 봉납하도록 가르치는 붓다의 모습이 보인다. 그리고 이 책의 제5권에 나오는 최Chöd 의식에 천신들을 포함한 다른 계층의 불가시적 존재들이 있듯이, 남방불교의 피리트Pirit 의식을 비롯한 다른 의식들에서도 천신들을 초청하여 의식 수행의 공덕을 헌납한다. 나아가서 남방불교의 명상법과 관법, 귀의례들은 북방불교보다 단순하며, 이 책에서처럼 강조하지는 않더라도 상좌부 수행자들 역시 원시 불교에서 행해졌던 요가 수행에 따른 법열 상태라든가 자나 Jhāna[50]들을 인정하고 있다.

남방불교에서 주로 사용하는 관상법은 별로 복잡하지 않은 일상적인 것들이며 탄트라 요가의 정교한 관상법들과는 크게 다르다. 그들의 명상은 좀더 일반적으로 옳다고 인정되는 주제나 대상에 크게 국한되며, 다음과 같은 40가지 유형·무형의 것들로 분류된다.

(1) 정신 집중의 10가지 대상[51] : 지·수·화·풍·공·식(地水火風空識), 적·황·청·백(赤黃靑白)

---

49) 남방불교의 잡장(雜藏)이며, 法句經·自說經·如是語經·經集·長老偈·本生經·比喩經·所行藏 등 15편으로 구성되어 있다 – 역주.
50) Dhyana(禪那, 禪)의 고어(古語) – 역주.
51) 예를 들어 정신 집중을 위해 흙의 원소를 사용한다면, 요기는 불그스름한 빛깔의 흙(또는 찰흙)으로 직경 10센티미터 정도의 원반을 만들고 그로부터 약 1미터쯤 떨어진 곳에 원반보다 약간 높이 자리를 잡고 앉는다. 그런 다음 시선을 원반에 고정하고 자신의 몸

(2) 송장을 구성하는 10가지 물질(그 중 10번째는 해골임)
(3) 명상의 10가지 주제 : 불(佛)·법(法)·승(僧), 도덕과 관용, 천인(天人), 호흡, 죽음, 살아있는 육체, 평화
(4) 무한한 상태(또는 덕목) 4가지 : 자비, 연민, 공감, 정적(靜寂)
(5) 무색계 4천(天) (p.163\34 참조)
(6) 음식 명상 : 음식에 의존하는 육체가 썩기 쉽고 혐오스러움을 깨달음, 육체를 구성하는 4대 원소(지·수·화·풍) 명상 — 비개인성을 깨달음

이에 덧붙여 육체적 기능·감각·감정·사고, 모든 구성 물질의 분리와 소멸, 존재의 세 가지 속성 — 무상(無常)·비애(悲哀)·무아(無我) — 에 대한 명상들이 있다.[52]

남방불교의 중요한 경전들 중에는 이런 종류의 요가적 명상법을 다룬 것이 많이 있다. 《장니카야 Dīgha-Nikāya》의 저 유명한 〈대염처

<small>이 흙으로 이루어져 있음을 생각하면서 흙 원소에 마음을 집중한다. 이런 방법을 얼마 동안 실습하면 마음이 명상의 대상에 몰입할 수 있게 되고 눈을 감아도 흙 원반이 보이게 된다. 제5권의 '최 의식'에 보이는 것과 얼마간 비슷한 이런 실습을 통해 요기는 인체와 그 외 모든 것의 허망함을 알게 되고 결국 무아지경을 체험한다. 팔리 문헌과 그 주석서들은 이런 식으로 명상의 40가지 주제 하나하나에 관해 설명하고 있다. 이에 대해서는 팔리 경전 협회에서 간행된 다음 책들을 참고할 수 있다. E. R. J. Gooneratne 번역의 Anguttara Nikāya, 붓다고샤(佛鳴)의 Visuddhi Magga를 번역한 Pe Maung Tin의 The Path of Purity 제2부, Yogāvacāra 논문을 번역한 F. L. Woodward의 Manual of a Mystic.

52) 나는 파리의 '불교의 친구들 Les Amis du Bouddhisme' 회장인 미스 G. 콩스탕 룬스베리의 출간 예정서 La Méditation Bouddhique:Théorie et Pratique selon l'Ecole du Sud를 미리 읽을 수 있는 혜택을 입었고, 거기서 도움을 얻었다. 또한 실론의 남방불교 요가에 관한 그녀의 연구 결과가 나의 연구 결과를 입증해줌을 알았다. 이 주제에 관심이 있는 독자는 그녀의 논문에서 많은 도움을 얻을 수 있을 것이다.</small>

경(大念處經)〉⁵³⁾은 몸과 느낌과 지적인 개념과 불법(佛法)에 관한 '4대 명상'을 가르치고 있는데, 이것은 이 책의 제7권에 나오는 내용과 비슷하다.《중니카야*Majjhima Nikāya*》의 〈큰 라훌라 하교 경〉⁵⁴⁾과 〈호흡 기억 경〉⁵⁵⁾은 이 책의 제2권에 있는 것과 상당히 비슷한 호흡 및 정관법(靜觀法)을 가르치고 있으며, 〈부동 적절 경〉⁵⁶⁾은 불가능과 요가의 성취 및 해탈을, 〈몸 기억 경〉⁵⁷⁾은 육체에 대한 명상을, 〈때 경〉⁵⁸⁾은 올바른 명상을, 〈사색 위상 경〉⁵⁹⁾은 좋은 상념으로 나쁜 상념을 쫓기 위한 명상법을 각각 설한다. 그리고《소니카야*Khuddaka Nikāya*》에서는 무애해도(無碍解道)⁶⁰⁾의 한 주제가 명상이다. 상좌부의 이런 요가들 대부분에 해당하는 것을 이 책의 문헌들도 보여줄 것이다.

이 책에 나오는 비슷한 방법들 중에서 제2권의 마하무드라 요가는 사실상 탄트라가 아니기 때문에 상좌부가 좀더 쉽게 동의할 수 있을지 모른다. 마하무드라 요가는 남방불교의 요가들이 대부분 그렇듯이 마음의 작용을 분석하도록 가르친다. 이러한 분석의 예비 과정으로 호흡에 대한 명상이 중시되는데, 호흡 명상은 육신의 정화와 규칙적 호흡과 평온한 마음을 선사한다. 제5권은 거의 탄트라적이고 불교 이

---

53) *Mahā-Satipatthāna Sutta*. 중아함(98)《念處經》.
54) *Mahā-Rāhulovāda Sutta*. 증일아함 17.1 '大正藏 2, p.581 下'.
55) *Ānapanasati Sutta*. 治意經 '大正藏 1, p.919'.
56) *Anañjasappaya Sutta*. 중아함(75)《淨不動道經》.
57) *Kāyagatasati Sutta*. 중아함(81)《念身經》.
58) *Upakkilesa Sutta*. 중아함(72)《長壽王本起經》.
59) *Vitakkasanthana Sutta*. 중아함(101)《增上心經》.
60) *Patisambhid Magga*.《소니카야》15편(法句經·自說經·如是語經 등) 중의 한 편으로 경장(經藏)의 교리에 대한 일종의 백과사전임 - 역주.

전의 전통에 기반을 두기는 하지만 무아(無我)를 가르치고 있어서 모든 유파의 불교도들에게 흥미를 갖게 할 것이다. 그리고 제7권 역시 남방불교에서 사용하는 명상법들과 마찬가지로 윤회하는 모든 것의 덧없고 불만족스러운 본성이라든가 이원성의 비실재, 또는 일체 유정이 하나임에 대한 명상을 가르치는 관계상 대승불교적 공(空)의 가르침 때문에 이 책의 다른 많은 부분들을 부인해온 상좌부에서도 관심을 가질 만하다.

또한 위에 말한 것과 같은 호흡법과 명상에 관한 팔리 경전의 여러 부분들에 더하여 다른 중요한 문헌들이 수록된 이 책은 북방불교와 똑같이 남방불교 역시 근본적으로는 하나의 요가 체계임을 보여줄 것이다. 이 점에 관해서는 중니카야의 〈유추(類推)경〉,[61] 〈신성한 탐구 경〉,[62] 〈큰 삿차카 경〉,[63] 〈앗타카나가라 경〉,[64] 〈메추라기 비유 경〉,[65] 팔정도를 설명하는 〈큰 사십 경〉[66] 등을 참고할 수 있다.

10. 시각화의 심리학

이 책에서 정신을 집중해야 하는 영적 존재들의 시각화된 상(像)은 수행자의 마음이 만들어내는 것이지만, 그에 대해 냉담한 자세를 취

---

61) *Anumāna Sutta*. 중아함(89) 《比丘請經》.
62) *Ariyapariyesana Sutta*.
63) *Mahā Saccaka Sutta*. 대응하는 경이 없음.
64) *Atthakanāgara Sutta*. 중아함(217) 《八城經》.
65) *Latukikopama Sutta*. 중아함(192) 《迦樓鳥陀夷經》.
66) *Mahā Cattarisaka Sutta*. 중아함(189) 《聖道經》.

해서는 안 된다. 수행자가 '나는 단지 마음으로 만들어내고 있을 뿐'이라고 생각한다면, 그는 약간의 지적인 수행에 그치고 만다. 수행자는 자신의 행위가 단순한 지적 작업이 아님을 이해해야 하며, 시각화된 그들이 "거룩하고 신성하게 실제로 존재하는 것처럼 커다란 관심과 경의와 헌신으로 바라보아야 한다. 그들은 마음에 의해 만들어졌지만, 마음은 궁극적으로 진리이며 마음의 개념은 진리의 형체화이기 때문에 역시 그렇다."[67]

그러나 이렇게 해서 만들어진 존상(尊像)들을 보통 사람들이 그렇듯 객관적이고 개별화된 존재로 간주해서도 안 된다. "화가가 연필과 붓과 자기 마음의 산물을 애정과 찬탄으로 바라보듯이…… 남섬부주 Jambu-dvīpa〔즉 인간계 또는 지구〕의 신들이 실제로 나타난 것으로…… 남섬부주만이 아니라 전 우주에서 영향력을 행사하는 것으로"[68] 생각해야 한다. 그것은 완전한 자질을 지닌 깨달음의 몸이자 법신의 첫번째 반영물인 보신(報身)이, 색구경천(色究竟天)의 저 '눈을 뜬 자'들이 빛으로 응집되어 나타난 존재이다. "그리하여 이런 상(像)들을 초월적 존재로 생각할 수 있도록 마음을 길들여야 한다."[69] 달리 말하면, 소우주로서의 인간은 '대우주적인 전체의 마음'으로부터 정신적으로 분리될 수 없다는 뜻이다.

그리하여《쉬리 챠크라삼바라 탄트라 Shrī-Chakra-Sambhāra Tantra》에서는 이렇게 말하고 있다. "이 수행법과 신격들에 대한 의심을

---

67) 라마 카지 다와삼둡이 번역하고 존 우드로프 경(아더 아발론)이 편집 출간한 *Shrī-Chakra-Sambhāra Tantra* 참조. Tantrik Texts vol. vii, London, 1919. p.37\3.
68) 같은 책 p.35\4 참조.
69) 같은 책 p.37 참조.

모두 버리고, 마음이 만들어낸 37존(尊)을 불법의 37개 부문으로 생각하라. 이들은 수행자 자신 속에 37명의 신(神)으로 존재한다. 이것은 최고의 지성을 지닌 사람들만이 따를 수 있는 행법이다. 지성이 낮거나 중간 정도에 있는 사람들은 몸의 기억을 카도마Khah-do-ma[70]에 일치시켜야 한다."

카도마는 다키니Ḍākinī 여신이라든가 바즈라요기니Vajra-Yoginī로도 알려져 있는데, 수행자는 이 책의 제3권과 제4권에서 설명하는 바에 따라 이 여신을 시각화해야 한다.

"수행자는 신들이 진짜인지, 바라는 목적을 이루어줄 것인지, 또는 그들이 자신의 마음과 관계없이 독자적으로 존재하는지에 대해 의문을 갖게 될 수도 있다. 따라서 예배자Sādhaka〔즉 요기, 또는 수행자〕는 먼저 이러한 의심을 모두 버리고 그들을 자비로운 불법(佛法)과 동일시할 필요가 있다. 그럼으로써 깨달음과 해방이 외부의 어떤 원조나 은총에 의해서가 아니라 수행자 자신의 노력을 통해 자신으로부터 얻어진다는 사실을 알게 된다."[71]

뒤에 가서 수행자는 다음과 같은 충고를 듣는다. "이들〔만트라〕를 외운 뒤, 예배자는 이 모든 신들이 단지 수행 과정에서 나타나는 유익한 추진력이나 그에 의해 달성되는 단계와 같은 것들의 상징일 뿐임을 명심해야 한다. 이 신들의 신성(神性)에 대해 의심이 일어나면 '다키니는 단지 몸의 기억일 뿐'이라고 말하면서 신들이 수행 과정을

---

70) 같은 책 p.38 참조. Khah-do-ma는 티벳어의 Mkhah-hgro-ma를 소리나는 대로 적은 것이다. 카도마는 선하거나 악한 마술 능력을 지닌 요정 같은 여신으로, '하늘을 걷는 자'라는 뜻이며, 산스크리트의 다키니Ḍākinī에 해당한다. 다키니 기도는 이 책의 여러 곳에서 암시하듯이 티벳 요가에 관련된 많은 순수한 밀교의례 속에서 약간 특수한 부분이다.
71) 같은 책 p.38\1 참조.

구성한다고 생각해야 한다."[72]

　이 행법의 첫단계에서 수행자는, 윤회계의 무명(無明)에 사로잡힌 인간을 깨달음으로 인도하는 불성(佛性)의 표현인 삼신(三身)의 밀교적 의미를 깊이 명상해야 한다.
　삼신의 첫째는 형체가 없는 깨달음의 진수이자 '진여의 성체(聖體)'인 법신(法身)으로, 오점 하나 없는 참다운 영적 체험을 나타낸다.
　삼신의 둘째는 첫째가 반영된 '영광의 성체'인 보신(報身)으로, 중생을 제도하기 위해 자신의 열반을 미룬 붓다나 보디사트바(보살)들이 형용 불가능한 초인의 상태로 머문다.
　마지막 셋째는 '육신의 성체'인 응신(應身)으로, 지상에 태어난 순수하고 완전한 인간 붓다를 나타낸다. 그리하여 삼신은 하나의 지혜, 하나의 마음(한마음)이 본질적 측면과 반영된 측면, 그리고 실제적 측면으로 나타난 것이다.

11. 카르마와 재탄생

　독자는 이 책이 카르마와 재탄생의 가르침(요가 철학과 함께 이 책의 기본 뼈대를 이루는)을 단지 신앙의 문제로만 다루고 있지 않으며, 명백한 자연 법칙으로 간주하고 있음을 알게 될 것이다. 카르마의 법칙은 과학적으로 생각해 볼 수도 있고, 서양의 일반인들도 '인과율 law of cause and effect'이라는 낯설지 않은 호칭을 통해 어느 정도

---
72) 같은 책 p.41 참조.

익숙해져 있기 때문에 일단 지적으로라도 그것을 받아들일 수는 있다.[73] 그러나 서양 과학이 그렇듯이 서양인은 인간 그 자체를 이해함에 있어서 카르마가 어떤 커다란 심리학적 의미를 지니는지 잘 알지 못한다. 헉슬리나 윌리엄 제임스[74]와 같은 몇몇 위인을 제하고는, 인간과 인간의 모든 기능 역시 원인의 결과(서양 과학자들도 인정하는)라는 사실을 동양의 사상가들이 오래 전부터 알고 있었던 만큼은 이해하지 못하고 있는 것이다. 인간은 수백만 년에 걸친 끝없는 원인 연쇄의 결과이기 때문에 우리는 지금 이렇게 존재하는 바로 그런 종류의 인간일 수밖에 없다는 사실이 그것이다.

생물학적 관점에서 볼 때 오늘날의 인간은 글자 그대로 모든 과거 세대의 산물이다. 그리고 이 지구상에서의 그의 진화 행로는 지금 어떻게 행동하고 있으며 앞으로 어떻게 행동할 것인가에 따라 좌우될 것이다. 동양 현인들의 생각이 옳은 것이라면, 서양 생물학에서는 생각지도 못했던 형태로, 인간은 지금까지 자기 자신의 조상이어왔고 또 앞으로도 그럴 것이다.

이처럼 서양인은 인과율이 물리 현상에 적용될 때는 의심하지 않지만 정신 현상에 적용될 때는 의심한다. 이런 자세를 취하면서 어떤 완전한 인간 과학을 통해 육체가 정신과 분리될 수 없다는 사실을 깨닫지 못하기 때문에 동양적 관점에서 보면 서양은 과학적이라고 할 수

---

73) 인과율을 상대성에 관련시킨 견해를 최근 에딩턴 교수(1882~1944, 영국의 천문학자)가 다음과 같이 제기했다. "원인과 결과는 시간의 화살과 밀접한 관계가 있다. 원인은 결과에 선행한다. 시간의 상대성은 이 법칙을 무효화하지 않았다." A. S. Eddington, *The Nature of the Physical World*, Cambridge, 1928. p.295 참조.

74) T. H. Huxley, *Evolution and Ethics*, London, 1894. pp.61~62, 95 ; and W. James, *The Varieties of Religious Experiences*, New York, 1902. pp.521~522.

가 없는 것이다. 그러나 현대 서양 과학의 추세는 마음 외에 아무것도 실재하지 않는다는 사고에 기반을 둔 동양의 심신관(觀)을 지향하고 있는 것처럼 보인다.[75]

카르마의 법칙을 이해하는 데는 인과율이 도움이 되었지만, 마찬가지의 보편적 원리인 재탄생으로 넘어가면 그와 같은 역할을 해줄 어떤 과학 공식이 서양에는 없다. 그래서 서양인들은 재탄생이 과학적으로 입증될 수 있으며 카르마의 법칙과 불가분의 관계에 있다고 하는 사실을 크게 의심한다. 간단히 말해 서양인은 동양적 견지의 카르마와 재탄생이 전 우주를 다스리는 불변의 법칙으로서 얼마나 기본적이고 중요한지를 어떤 과학적 사실에 입각하여 알기 전에는 동양 현인들의 가르침을 결코 이해할 수 없는 것이다. 《티벳 사자의 서》(정신세계사, pp.102~133)에는 철학과 과학의 양 관점에서 본 재탄생의 가르침이 실려 있는데, 그 내용은 재탄생에 관한 편집자 자신의 연구 결과를 제시한 것이다. 이미 출간된 내용을 다시 적을 필요는 없고 그것을 보충하는 의미에서 내가 여기에 강조하고 싶은 것은 유럽과 남북 아메리카의 사상가 및 과학자들이 재탄생에 관한 요가의 이런 가르침을 서양 과학의 눈으로 좀더 진지하게 연구할 필요가 있다는 점이다.

인간 연구에 일생을 바친 인류학자의 한 사람으로, 25년 이상의 탐구 끝에 나는 인간 존재의 기원과 이유와 목적을 이해하려는 진지한

---

75) 예를 들면, 제임스 진스James Jeans 경은 《신비한 우주 The Mysterious Universe》 (Cambridge, 1931), p.137에서 다음과 같이 예측했다. "마음과 물질의 해묵은 이원론은……사라질 것처럼 보인다. 물질이 어떤 식으로든 지금까지보다 더 허망하고 비실제적이라고 생각되거나 마음이 마음 작용의 한 기능으로 판명됨을 통해서가 아니라 실제적인 물질이 마음의 구체화 내지 창조물로 판명됨을 통하여."

과학적 노력이 인간의 모든 노력 중에서 가장 중요하다고 믿게 되었다. 때가 되어 동양과 서양이 상호 이해 속에 결국 만나게 되는 것은 바로 이런 노력 속에서일 것이다.

서양인은 앞으로도 계속 우주의 외양을 연구하는 데만 만족하고 자기 자신은 영영 알지 못할 것인가? 편집자가 믿듯이 동양 현인들이 인간성의 숨겨진 측면을 과학적으로 이해하도록 서양을 인도할 수 있다면, 우리는 선입견 없는 과학적 자세로 그것을 검토하는 것이 마땅하지 않을까?

서양의 응용과학은 불행히도 화학·경제학·수학·기계학·물리학·생리학 등에만 국한되어 있고, 요가적 의미에서 바라본 응용과학으로서의 인류학과 심리학은 거의 모든 서양 과학자들에겐 몽상가의 이룰 수 없는 꿈일 뿐이다. 그러나 우리는 이런 불합리한 자세가 오래 지속될 수 있다고는 생각지 않는다.[76]

12. 현교와 밀교

인간과 관련된 가장 중요한 문제에 대해 현재의 서양 과학만이 이

---

76) 여기에 이런 견해를 제시한 후, 편집자는 C. D. Broad 박사의 *The Mind and its Place in Nature*, London, 1925. p.666에서 비슷한 견해를 발견했다. 브로드 박사는 인류의 정신적 진화가 영구히 지속될 수 있음을 논리적으로 인정하면서 다음과 같이 시사했다. "그것은 이런 주제들에 대한 무지로 물리학과 화학의 지식이 사회 전체의 체계를 붕괴시키기 전에 우리가 적절한 지식을 얻고 생명과 마음을 다스릴 수 있는가에 좌우된다. 이 흥미로운 경주에서 어떤 주자가 승리할지는 예측할 수 없다. 그러나 물리학과 죽음이 심리학과 삶보다 앞서 출발했다."

처럼 우리를 무지한 채로 내버려두고 있는 것이 아니다. 그런 문제를 다룬다고 하는 서양의 신학 역시 초기 기독교에(그 중에서도 특히 그노시스 유파에) 과학성을 부여했던 저 요가적 방법에서 크게 벗어나 있다. 그리고 종교적 가르침들을 그노시스적(Gnostic ; 靈知的)이기보다 단순히 지적으로 이해해온 자세가 신학 박사와 주교 및 교황의 세속 직위를 낳았으니, 동양의 현인들은 그런 자세의 소유자들이 종교 지도자가 되는 일에 결코 만족할 수 없었다. 단지 종교를 사실로 믿고 그 종교의 강령과 교리 신학에 지적으로 동의하기만 하면서 체험을 통해 그것이 사실임을 알지 못하는 것은, 붓다와 시리아의 위대한 성인이 함께 가르쳤듯이, 결국 소경이 소경을 인도하는 꼴이 되고 마는 것이다.[77]

인류의 구원을 보장하는 경전이나 성직자들의 안내에 기반을 둔 종교와 과학적으로 검증되지 않은 믿음, 그리고 그들보다는 진리 체험을 중시하는 비밀스런 가르침, 이 두 가지 사이의 근본적인 차이들 중에서 식별 가능한 것이 여기 있다.

한쪽에는 고도로 조직화되어 흔히 국가적으로 지원받으면서 인도되는 교회와, 종교회의가 공식화한 교리를 보급하지 않을 경우 파문을 감수하기로 맹세하는 성직자들이 있다. 그리고 또 한쪽에는 각자가 주의깊은 실습을 통해 발견한 사실들 외의 어떤 신앙 체계나 인습적이고 합법화된 종교 기구에 의지하지 않고, 진리를 단순히 지적으로만 이해하지 않으려고 노력하면서 전수되어온 (경전보다도 비전에 의해 보존되어온) 가르침의 줄기가 있다.

---

[77] 제1권의 21장 '〔수행자의〕 10가지 큰 실책' 중 4, 8번 경구 참조(p.156).

동양에서는 거의 그렇지 않았으나 서양에서는 종교를 지적인 관점에서만 이해함으로써 사색의 자유가 억압당하고 방해받게 되었다. 정통 교회와 사제들이 사실의 진위를 모르고 사실이라고 주장하는 것에 대해 누군가가 이성적으로 질문하거나 과학적으로 검토하려면 그는 심각한 결과를 각오해야 했던 것이 극히 최근까지의 실태였다.

그러나 교회의 이러한 횡포에 지배당하지 않고 또 정신적 부적격자들이 심원한 지식을 오용하지 못하도록 하기 위해 세상의 모든 위대한 종교들은 그 근저에 간직한 비밀의 가르침을 선별된 소수를 통해서만 전해왔으며 그것은 현재도 마찬가지이다. 이런 전수 방식은 이 책의 문헌들이 뒤에서 설명하듯이 여러 가지가 있다. 어떤 경우는 순전히 텔레파시적이고 또 어떤 경우는 전적으로 상징에 의존하는데, 후자의 경우 문서로는 결코 완전하지 못하기 때문에 흔히 구전(口傳)을 사용한다. 유사한 비전(秘傳) 체계가 고대의 모든 신비의식에서 사용되었으니 이집트·그리스·로마를 포함하여 비의가 확립된 모든 곳에서 그러했고 갈리아·브리튼·아일랜드의 드루이드교에서도 마찬가지였다. 오늘날은 이런 방식을 인도와 티벳 등지의 비의 단체들에서 찾아볼 수 있으며, 남북 아메리카와 아프리카·멜라네시아·폴리네시아의 토착민들 사이에도 종교적 비밀 공동체의 형태로 고대 비의의 잔재가 남아 있다. 보다 은밀한 가르침을 전수받은 라마승이나 힌두교 사제들은, 인간이 이 지구상에 존재한 이래 아무리 퇴보하고 문화적으로 혜택받지 못한 민족이라 해도, 성현들의 비밀스런 지식을 전혀 소유하지 못한 민족은 없다고 믿는다.[78]

---

78) 개론의 이 부분을 이해함에 있어,《티벳 사자의 서》에 나오는 편집자의 해설 제2장을, 특히 그 중의 비밀 불교 관련 부분을 참고할 것.

스승들이 우리에게 말하는 바로는 비밀스런 지식 전수의 역사가 인간의 역사만큼 오래되었다고 한다. 왜냐하면 어떤 시대든 수백만의 인간들 중에서 속세에 마음을 빼앗기지 않는 사람은 그 수가 적기 때문이다. 그리고 대부분의 세속적인 사람들은 진리를 실천하고 깨닫기보다는 그저 진리를 믿는 것으로 만족하기 때문이다.

13. 번역과 편집

이 책에 수록한 일곱 문헌은 각각 개별적으로 서론을 배치했고, 거기에 필사본이나 목판본으로 전하는 원본의 역사를 설명했다. 이 문헌들도 《티벳 사자의 서》와 마찬가지로 고(故) 라마 카지 다와삼둡이 편집자의 협조를 얻어 1919년과 1920년 시킴의 강톡Gangtok에서 번역했다.

번역은 티벳어와 영어의 관용 어구가 허용하는 만큼 영어 문법을 따르면서 엄정하게 진행했다. 그러나 전문적인 어구들 중에는 참 의미를 전하기 위해 문자 그대로의 엄격한 번역을 피할 수밖에 없는 경우도 이따금 있었다. 또한 전문 용어나 생략된 부분들이 암시하고 있는 의미를 보충해야 할 필요가 자주 있었다. 이런 경우를 포함하여 그와 비슷한 용도로 사용한 모든 삽입 어구들은 모난 괄호〔 〕를 써서 처리했다. 각 문헌의 단원들과 각 문단의 번호 역시 독자의 편의를 위해 번역자와 편집자가 첨가한 것이다.

고도의 철학이 담겨 있어 의미가 심원할 뿐만 아니라 상징적이기까지 한 티벳어를 충실한 영어로 바꾸는 일은 유럽의 어떤 언어를 유럽의 다른 언어로 번역하는 것보다 훨씬 어려운 일이다. 티벳에서 꽤 박식한 사람이라 해도 은밀한 뜻으로 함축성 있게 짜여진 라마교 문체에는 익숙지 못하며, 이 책에 포함된 몇몇 자료 형태의 탄트라 사상에 조예가 없는 속인은 이들 가르침을 올바로 이해하기가 어려울 것이다.

티벳어 음가(音價)를 영어 음가로 옮기는 데는 유럽의 학자들 사이에 어떤 표준이 아직 없어서 또 다른 어려움이 있었다.

다른 문헌들에서 사용하는 원래의 티벳어 음절 표기보다 음역(영어 발음화하는)을 선호하는 서양의 수행자들을 위하여 각각의 주해에는 음역을 병기했다.[79)]

번역자가 이 책의 시험쇄(刷)를 이승에서 읽었다면 편집자의 검토에서 혹시 누락되었을지도 모르는 모든 잘못을 수정할 수 있었을 것이다. 음역 또한 그의 교정을 거칠 수 있었을 것이다. 실제로 몇몇 실례에서는 그가 할 수 있었던 것보다 기술상 약간의 부족함이 있을 것이다.

현 시대에 있어서는 이 책만이 아니라 티벳어를 유럽의 언어로 번역한 모든 책이 개척자의 입장에 있다. 성서를 비롯한 다른 종교적인 책들의 첫 번역이 그랬듯이 세월이 흐른 뒤에 어쩌면 이 책의 내용도 수정될지 모른다.

동양인이든 서양인이든 이런 문헌들을 알기 쉬운 영어로 번역하는 지난한 작업에서 라마 카지 다와삼둡을 능가하는 학자는 이 시대에 없었다. 그는 마르파Marpa와 저 유명한 시인(詩人) 요기 밀라레파

---

79) 원래의 티벳어 음절 표기와 영어 음역 표기가 함께 나올 경우 이 책에서는 번잡함을 피하기 위해 영어 음역 표기를 우리말 음으로 제시했다 - 역자.

를 개조로 하는 티벳 밀교 카귀파Kargyütpa 종(이 책의 문헌 대부분이 거기서 나왔다)의 비전가였다. 또한 그는 주로 대승불교 유가사 학파의 가르침(이 책에 수록한 일곱 문헌의 기반을 이루는)을 통해 발달한 실천적 요가 철학을 지니고 있었으니, 젊은 시절 속세를 떠나 부탄Bhutan의 산골 암자에 기거하면서 스승으로부터 그 비의를 전수받았던 것이었다. 이 라마승의 비범한 경력에 대해서는 《티벳 사자의 서》 pp.154~157과 《티벳의 위대한 요기 밀라레파》 개론 제11장에 약술했다. 이들 두 책과 현재 작업중인 이 책 《티벳 밀교 요가》는 상호 보완 관계에 있으니 이 책은 앞서의 두 책과 관련해서 이해해야 하며, 특히 후자에서는 단 한 번의 생애 동안에 성불했다고 하는 밀라레파 자신이 요가 수행에 대해 여러 가지로 설명하고 있어 더욱 그렇다.

그리하여 이 책의 독자는 세상에서 가장 심원한 가르침이 담긴 티벳의 비밀 지식을 박식하고 자상하게 소개한 라마 카지 다와삼둡의 은덕을 입고 있는 것이며, 편집자는 이러한 정신적 교사에게 제자로서 항시 품어온 존경과 감사의 마음을 다시 한 번 여기 적는다.

14. 문헌 전체의 통일성과 각 문헌의 가치

이 책에 소개하는 일곱 문헌은 하나의 양식에 따라 배열되어 있다. 모든 요가 유파에서 초심자는 먼저 자기가 선택한 길의 규정을 알아야 하는데, 이것은 제1권에 나온다. 제2권에서 수행자는 마음과 실재의 본성이라고 하는 커다란 문제에 직면한다. 제시된 지침에 따라

이 문제를 해결한다면 그는 자신의 마음 작용과 자기 자신을 다스릴 수 있을 것이다. 통찰력을 얻은 그는 이제 위험 없이 제3권에 나오는 좀더 전문적인 요가들을 실습할 수 있다. 이들 중에서 가장 어렵고 위험한 것이 제6장에 수록한 의식 전이이며 이것은 제4권에서 좀더 자세히 설명한다. 제5권에서는 무아의 마음 상태, 또는 초개인화를 달성하는 비법을 제시하는데 이것은 주로 불교 이전의 전통에서 유래한다. 스승의 지도 아래 아주 주의깊게 수련을 쌓은 행자가 아니면 이 요가는 결코 실습하지 말아야 한다. 제6권은 다섯 가지 지혜의 비의를 가르친다. 그리고 제7권에서는 수행자의 심원한 명상과 깨달음을 위해 대승불교 가르침의 초월적 정수를 보여준다. 이 경지에 이를 수 있을 만큼 수행자의 카르마가 훌륭하다면 그는 현상계 우주와 마음에 대해 명료한 통찰력을 얻고 일반 대중과 같은 존재로 머무는 일은 더 이상 없을 것이다. 그는 무지의 동굴에서 나와 올바른 지식의 밝은 빛 속으로 들어섰기 때문이다.

 이런 식으로 이 책의 일곱 문헌은 통일성을 지니는 한편, 그들 하나 하나가 그 자체로서 완전하기 때문에 어느 하나를 다른 것들과 관계없이 따로 공부할 수도 있다. 상황이 이러하므로 일반 독자들은 전체보다는 자신의 성향에 따라 그 중 어떤 하나나 몇 가지를 고르게 되기 쉽다. 그렇지만 자신이 이번 생애에 보살의 지고한 길을 끝까지 나아갈 수 있다고 생각되면 일곱 논문을 모두 공부함으로써 가장 가치있고 효율적인 도움을 얻게 될 것이다.

15. 지혜의 부활과 스승들

약 1세기 동안, 특히 지난 50년 동안 서양 지식층의 사고는 분명한 동양의 영향력에 의하여 은근히 크게 바뀌었다. 정통파로 불리는 기독교 전통은 스스로 이런 새로운 정신적 변화를 감지했으며 그 결과 지금은 과학 분야에서의 혁명 못지않게 역사상 가장 심각한 위기에 처했다. 14~16세기의 르네상스가 스콜라 철학을 매몰시키고 유럽에 고대 그리스의 위대한 문학과 예술을 부활시켜 종교 개혁과 과학 발전의 새시대를 가져왔듯이, 현재의 서양에는 마틴 루터가 발효시켰던 것보다 훨씬 더 광범위하고 철저한 종교 개혁을 약속하는 깊고 힘찬 동양 사상들이 존재한다.

중세 서양의 재탄생을 선도한 것은 플라톤 학파와 아랍 철학자들을 통해 전달된 동양적 지혜의 미미한 반사광이었다. 지금은 동양으로부터의 강렬한 직사 광선이 유럽과 남북 아메리카의 신앙 생활을 재형성하고 서양의 모든 연구소에서 일하는 과학자들의 사고에까지 적지 않이 영향을 미치고 있다.

'영국 과학 진흥 협회British Association for the Advancement of Science'의 1933년 모임에서는 인간보다 높이 진화한 지성적 생물체의 과학적 존재 가능성이 고려되었다. 달리 말하면 이것은 1928년 발간된 《티벳의 위대한 요기 밀라레파》의 개론에 적었듯이 생물체 진화의 최종 단계가 반드시 인간일 수만은 없다는 이론이다. 참석한 과학자들은 같은 맥락에서 유기체 조직을 갖지 않은 미지의 초월의식적 존재 상태가 있을 수 있다는 견해도 제시했다. 서양 과학자들의 이러한 추측이 이 책에 나오는 이론들의 과학적 인가(認可)를 촉진함은 물론이다. 그리하여 몇 세대 뒤 과학이 좀더 진보하면 협회는 동양 현인들의 회원 가입을 환영하게 될 수도 있다.

그리하여 동·서양간의 상호 이해와 존중이 되살아나는 멋진 새시대에는 티벳의 정신을 배움으로써 인도의 뛰어난 정신 연구가 더욱 가치를 얻게 되고, 서양은 옛 것이지만 언제나 새로운 동양의 빛 — 인간과 우주에 관한 그들의 진실을 좀더 명료하게 이해할 수 있을 것이다.

라마 카지 다와삼둡이 그의 탁월한 지식과 놀라운 해석력을 제공하여 편집자로 하여금 이러한 번역물을 서양에 전할 수 있도록 한 것은 사심없이 세상에 봉사하려는 마음으로부터였다. 나는《티벳 사자의 서》와《티벳의 위대한 요기 밀라레파》를 보완하고 스승인 번역자와의 약속을 지키기 위해 지금까지 알려진 적 없는 위대한 보살도(道)의 핵심 가르침들을 이 책에 담았으며, 그리하여 위대한 스승들께 경의를 표하는 모든 사람들이 영문으로 읽을 수 있게 된 것이다.

보다 높은 곳을 향한 인류 진화의 길이 밝혀지고 지상에서의 인간적 삶이 무명(無明)의 어둠을 벗어나 실재(實在)의 빛 찬란한 지복 속으로 들어서게 된 것은 붓다의 뒤를 이어 속세와 세속적 인격을 포기하고 정복한 그 위대한 스승들 덕분이다. 그분들이 없었다면 인류는 아무런 희망 없이 물질적 감각의 세계에 갇혀 있었을 것이며, 슬픔 가득 찬 윤회계의 허망함에서 벗어날 어떤 방법도 알지 못했을 것이다.

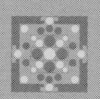

제1권

제자의 길 : 스승들의 교훈

이 영역본의 근거가 되어준 티벳 사본은 다음과 같은 제목이 붙어 있다. 제감포 림포체이 람 촉 림포체이 텡와 셰차와 주소RJE-SGAMPO RINPOCHE-HI LAM MCHOG RINPOCHE-HI HPHR-ENG-WA ZHES-BYA-WA BZHUGS-SO. "[귀중한 기도서]라 불리는 숭고한 스승 감포파의 최상의 길이 여기 있다." 알렉산드라 데이비드 널 여사는 이 문헌의 판본이나 매우 비슷한 다른 판본에서 많은 부분을 발췌하여 《티벳의 비전과 비전가들 Initiation and Initiates in Tibet》(London, 1931)의 부록(pp.192~210)에 실었다. 지금 우리가 제시하는 것은 서양의 언어로 처음 완역된 것이다.

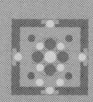

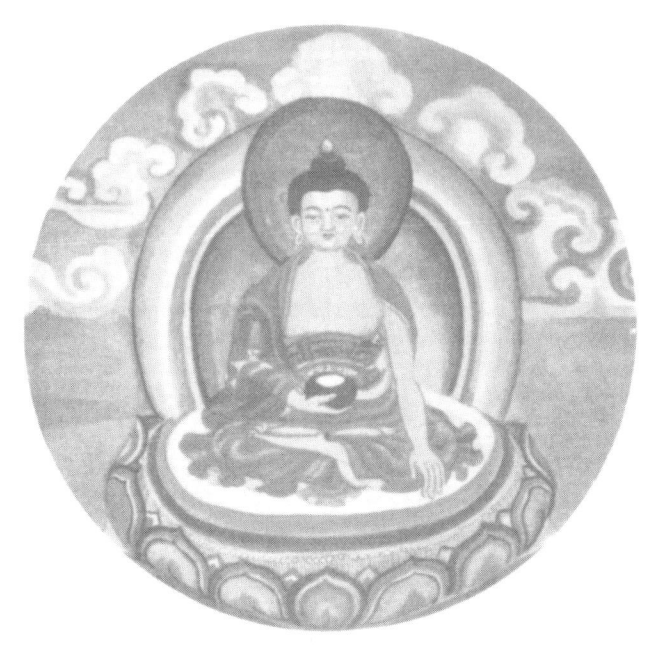

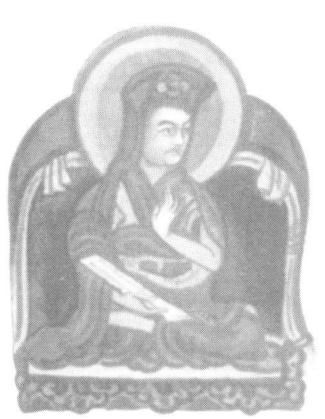

후광을 두른 붓다와 스승 감포파:편집자의 수채화.(설명은 p.504)

서론

1. 편집자와 그의 도반(道伴)

28개 부문의 요가적 교훈을 담은 이 문헌은 밀라레파(1052~1135)의 직계 제자인 닥포라제Dvagpo-Lharje가 편집했으며, 12세기 중엽에 나타났다.

닥포라제(티벳 동부 닥포 지방의 라제)는 1077년에 태어났다고 전하며, 입적 연도는 1152년이다. 이 책의 다른 문헌에서 보듯이 그는 위대한 스승 감포파Gampopa로도 알려져 있다. 감포파라는 이름을 얻은 것은 그가 기원후 650년에 죽은 티벳의 첫 불교 왕 송첸감포 Srong-Tsan-Gampo의 환생으로 알려졌기 때문이다.

닥포라제는 또한 마하무드라 철학과 카귀파 종의 가르침에 관해 많은 문헌을 남겼다. 그들은 이 책에 보인 것과 마찬가지로 본질상 요가적이다. 입적 2년 전인 1150년에 그는 추르카Ts'ur-lka 승원을 설립했으며 이 승원은 현재 카귀파 종의 중심이 되어 있다.

밀라레파의 가장 탁월한 두 제자 중 또 한 사람은 밀라레파의 전기를 썼던 레충도르제탁파Rechung-Dorje-Tagpa이다. 티벳에서《제췬카붐Jetsün Kabbum》이라는 제목으로 알려졌고《티벳의 위대한 요기 밀라레파Tibet's Great Yogī Milarepa》로 영역된 밀라레파의 이 전기 역시 카귀파 종의 많은 교훈을 담고 있어서 닥포라제의〈귀중한 기도서〉와 함께 공부하면 많은 도움을 얻을 수 있다.

레충도르제탁파는 스승인 밀라레파를 본받아 오랜 기간에 걸쳐서 은둔 생활을 했다. 그는 승원의 조직 체제에 거의 무관심했으며, 카귀파 스승들의 법맥이 자신보다도 닥포라제를 통해 이어지기를 더 바랐고 실제로 그렇게 되었다.

2. 가르침의 전수

〈귀중한 기도서〉에 수록된 정신적 교훈의 진수는 이런 성인들의 위대한 스승 밀라레파에게서 직접 유래한 것인 만큼 그것이 어떻게 닥포라제에게로 이어졌는지 간단히 알아보는 것도 흥미있는 일일 것이다.

카귀파 스승들의 시조는 카귀파들이 본초불Ādi-Buddha로 간주하는 천상의 붓다 도르제창Dorje-Chang(Skt. Vajra-Dhāra ; 持金剛)이다. 그는 인도의 요기인 틸로파Tilopa에게 마하무드라 철학을 전했다고 믿어진다. 마하무드라 철학은 이 제1권의 요가적 교훈들과 함께 카귀파 종의 요가적 가르침의 주요 기반을 이루는 철학이다.

지상에서의 법맥은 이렇게 틸로파(10세기 중엽 인도에서 활동)로부터 시작되었고, 그의 총애를 받았던 나로파Naropa에게 이어졌다. 749년 티벳에 닝마파Ningmapa 종(여기서 종교 개혁을 통해 카귀파들이 나왔다)을 창시했던 파드마삼바바Padma Sambhava와 마찬가지로 나로파 역시 그 당시 학문의 중심지였던 저 유명한 나란다 대학의 철학 교수였다. 나로파의 제자들 중에 마르파Marpa가 있었는데 그는 많은 산스크리트 경전을 티벳어로 번역하여 자신의 고향 티벳에서는 역경사(譯經師) 마르파로 알려졌으며, 티벳 카귀파 법통의 첫번째 스승이 되었다. 마르파의 수제자였던 밀라레파가 그 뒤를 이었고, 우리가 보았듯이 그 후의 법맥은 닥포라제를 통해 계속되었다.[1]

마르파와 밀라레파를 따르는 카귀파 수행자들이 티벳의 다른 불교도들과 구분되는 주된 이유는 그들이 이 책의 제2권에 보인 것과 같은 참다운 요가 실천을 통해 불교를 지극히 실제적으로 적용한 데 있다. 대승불교도들 중에서 일체 유정의 구극적 깨달음을 원하여 속세를 포기하고 사심없이 노력하는 보살의 이상을 카귀파들만큼 중시하는 예는 찾아보기 힘들 것이다.

3. 〈귀중한 기도서〉의 원본

우리가 보유한 〈귀중한 기도서〉의 사본은 몇 년 전 시킴의 강톡을 지나던 한 방랑 수행자가 번역자의 환대를 받아들여 며칠 함께 지내는 동안 번역자가 그의 필사본을 복사한 것이다.

---

1) 《티벳의 위대한 요기 밀라레파》에 나오는 권두화('카귀파의 위대한 스승들')와 그 해설 참조.

필기와 인쇄 작업이 잦지 않던 시절로부터 비롯된 관행에 따라〈귀중한 기도서〉를 머리속에 담아두는 수행자들이 아직도 많으며, 스승이 될 경우 그들은 그것을 입으로 전하거나 최소한 기억을 더듬어 설명할 수 있다. 그리고 소중한 교훈을 잊지 않기 위해 구전(口傳)에 의해서든 오늘날 좀더 일상화되었듯이 스승의 필사본으로부터 베끼든 각자가 자신의 필사본을 만든다. 방금 말한 방랑 수행자가 그랬듯이 카귀파라면 누구든 자신의〈귀중한 기도서〉사본을 공부하고 복사할 수 있도록 경건한 평신도나 (번역자와 같은) 동료 수행자에게 기꺼이 빌려준다.

〈귀중한 기도서〉의 목판본도 있다고 하는데 번역자와 편집자가 원문 대조를 위해 찾아보았지만 구할 수 없었다. 그러나 현재 우리가 갖고 있는 것과 같은 필사본은 대체로 충실히 만들어진다. 이들을 다른 것과 대조해보면 각 교훈들의 어구나 각 부문을 구성하는 교훈의 순서에만 약간의 차이가 있을 뿐이다.

4. 교훈과 격언의 비교

티벳어와 산스크리트로 된 격언집들이 있는데, 이들은 교훈에 비하면 종교적이기보다는 속담에 더 가깝다. 이러한 격언집들 중에서 유명한 것으로 원(元) 황제 쿠빌라이 칸이 1270년 라마교의 수장(首長)으로 인정했던 사캬Saskya의 큰 라마(사캬 판디타Paṇḍita로도 알려졌음)가 만들었다고 하는〈격언의 보배 Subhādhita Ratna Nidhi〉가 있다. 서거한 헝가리의 학자 알렉산더 초우마 데 쾨뢰스Alexander

Csoma de Körös가 이것을 번역했는데, 그는 이 사캬 라마의 법명을 아난다 드와자 쉬리 바드라Ānanda Dwaja Shrī Bhadra로 적었다. 이 격언집이 제작된 것은 사캬 라마가 중부 티벳의 창Tsang 지방에 있는 사캬 승원에 머물던 때인 듯하다.[2]

우리의 〈귀중한 기도서〉에 들어 있는 교훈들과 대조할 수 있도록 이 격언집에 나오는 격언들을 뽑아 초우마 데 쾨뢰스의 번역물로부터 수정 번안하여 여기 싣는다.

> 암탉은 휴식할 때 알을 많이 만들고
> 공작은 잠자코 있을 때 멋진 꼬리를 보여준다.
> 온순한 말은 발이 빠르고
> 성자의 침묵은 그가 현인임을 나타낸다. (20절)

> 칭찬을 기뻐하지 않고
> 꾸중에 슬퍼하지 않으며
> 자신의 덕이나 힘을 아는 것이
> 훌륭한 사람의 특성이다. (29절)

> 위대한 스승〔붓다〕이 계신 바로 그곳에서
> 누가 다른 사람을 볼 것인가?
> 하늘에 밝은 별이 많으나 해가 떠올랐을 때
> 그들은 보이지 않는다. (33절)

---

2) A. C. de Körös, *Tibetan Studies*(No. 14), Calcutta, 1912.

어리석은 사람은 자신의 자격을 내보이고
현명한 사람은 그것을 속에 간직한다.
지푸라기는 물 위를 떠가지만
보석은 물 속으로 가라앉는다. (58절)

'이것은 나의 친구고 이것은 나의 적이다'
이렇게 분별하는 이는 마음이 좁은 사람이다.
마음이 넓은 사람은 모든 이에게 호의를 보인다.
왜냐하면 누가 도움이 될지 아직 알 수 없으므로. (59절)

훌륭한 사람은 귀금속과 같아서
어느 모로 보나 변함이 없다.
악인은 저울대와 같아서
항시 위아래로 변한다. (74절)

말이 많으면 위험이 따르고
침묵하면 불행을 피할 수 있다.
말 많은 앵무새는 새장에 갇히고
말할 수 없는 다른 새들은 자유로이 난다. (118절)

최고의 풍요는 자비에 있고
최고의 행복은 마음의 평화에 있다.
가장 멋진 장신구는 경험이고
가장 좋은 친구는 욕심 없는 사람이다. (134절)

능력 없는 사람은 역시
큰 사람에게 의지하여 번영한다.
물방울은 작지만
호수로 합쳐지면 그것이 언제 마를까? (173절)

적에게라도
유해한 말을 하면 안 된다.
바위산에 부딪힌 메아리처럼
그것은 되돌아오기 때문에 (182절)

어떤 위대한 일을 하려 할 때
믿을 만한 동지를 얻도록 노력하라.
숲을 태우려면
바람의 도움이 필요하다. (208절)

지혜 없는[3] 명상은 잠시 결과가 있지만
결국 참다운 성공에 이르지 못한다.
금과 은을 완전히 녹일지라도
불이 꺼지면 그들은 다시 굳는다. (228절)

    대승불교의 위대한 학자 나가르쥬나의 작품으로 알려진 비슷한 격언집 〈지혜의 지팡이〉[4]에 있는 격언들을, 그것의 티벳 판으로부터

---

3) 또는 '스승의 인도가 없는'.
4) Tib. *Shes-rab-Sdon-bu*, Skt. *Prajñā-Daṇḍa*.

라마 카지 다와삼둡의 번역에 의해 첨부한다.

사물의 본성을 아는 사람에게
스승이 무슨 필요가 있을까?
병에서 회복된 사람에게
의사가 무슨 필요가 있을까?
강을 건넌 사람에게
배가 무슨 필요가 있을까? (필사본 지면 5)

점성가는 달과 별들의 운행을 계산하고 예언하지만
자기 집안 여자들의 분쟁과 방탕함은 점치지 못한다. (지면 7)

먹고 자고 근심하고 교미하는 점에서 인간과 짐승은 비슷하지만
신앙을 실천한다는 점에서 인간은 짐승보다 낫다.
신앙이 없다면 인간이 짐승과 다를 바 무엇인가? (지면 8)

시간은 흐르고 학문은 넓으며, 아무도 자신의 수명을 모른다.
그러니 물로 젖을 만드는 백조의 기술을 사용하고
가장 고귀한 길에 자신을 바치라. (지면 13)

많은 별이 빛나고, 지구의 장식품인 달 역시 비추이지만
해가 지면 밤이 온다. (지면 13)

기술과 공예를 가르치는 과학은

단지 생활을 위한 과학이다.
세속적 존재로부터의 해방을 가르치는 과학이
참다운 과학이 아닐까? (지면 15)

스스로 원치 않는 것을
남에게 하지 마라. (지면 20)

어리석은 사람은 수면의 잔물결과 같다.
그들이 하는 일은 곧바로 사라지기 때문이다.
올바른 사람은 바위에 새긴 조각과 같다.
그들의 사소한 행위도 오래 가기 때문이다. (지면 22)

현명하고 온화하며 지족(知足)하고 성실한 사람과 감옥에 있음이
방자한 사람과 함께 나라를 다스리는 것보다 낫다. (지면 23)

〈현인을 위한 기쁨의 바다 Lodan-Gawai-Roltso〉를 라마 카지 다와 삼둡이 영역한 것에서 또다른 격언들을 뽑아 여기 수록한다.[5] 번역자의 티벳어 원본(편집자의 이름이 없음)은 강톡에 있는 그의 한 제자가 그 이전의 필사본이나 목판본으로부터 작성한 극히 최근의 필사본에 포함되어 있다.

---

5) 이 번역물의 원본(1908~1909)은 편집자와 마찬가지로 티벳 관련 사항을 연구하다가 라마 카지 다와삼둡과 인도에서 알게 된 런던 대학 동양학 연구소장 데니슨 로스E. Denison Ross 경으로부터 얻었다.

이타행의 길은 지름길,
승리자들의 나라로 인도하는 —
승마의 경주로보다 더 빠른 길,
그러나 이기적인 사람은 그것을 알지 못하네. (25~28절)

자비는 다음 생에서 수확을 거두고
순결은 인간적 행복의 근원
인내는 모든 곳에 어울리는 장신구
근면은 모든 개인적 성공의 지휘자
명상은 흐려진 마음의 정화제
지성은 모든 적을 정복하는 무기 (29~34절)

설사 죽음과 불행이 네 적을 덮친다 해도 기뻐하지 마라.
설사 네가 '위대함이' 인드라와 같다 해도 자랑하지 마라.
(41~42절)

수다스러움으로 자기 내부의 모든 것을
뒤집어 보이는 사람들이 있다. (51~52절)

고귀하려거든 겸허하고 온유하라.
친구를 가지려거든 모든 이의 덕성을 칭찬하라. (66~67절)

교만한 자와 논쟁하지 마라.
행운아와 경쟁하지 마라.

양심 깊은 자를 비난하지 마라.
유력자에게 원한을 갖지 마라. (69~72절)

나쁜 습관은 아버지와 조상의 것이라도 버려라.
좋은 습관은 적의 것이라도 받아들여라.
해로운 것은 어머니가 주어도 받지 마라.
그러나 고귀한 것은 미운 사람으로부터도 좋다. (73~76절)

가슴 속의 욕망을 너무 서둘러 표현하지 마라.
큰 일을 함에 있어 성마르지 마라.
양심적이고 경건한 귀의자를 질투하지 마라.
악행에 길들어 굳어진 자와 상의하지 마라. (77~80절)

종교 단체 속에도 건달은 있고
약초밭에서도 독초는 자란다. (112~113절)

다른 사람들이 산을 옮겨도 놀라지 않으면서
터럭 한 올 옮기는 것을 힘겹게 생각하는 사람들이 있다.
(120~121절)

성공이 보장된 일은 무엇이든 명예를 새치기하면서
일이 조금이라도 잘못될 때는 남을 나무라는 사람,
지혜롭고 올바른 사람들에게서 항시 흠을 찾는 사람은
까마귀의 성질을 갖는 사람이다. (140~143절)

불신자에게 거룩한 진리를 말하는 것은
독사에게 우유를 먹이는 것과 같다. (146절)

옷을 백 번 빨아도
더러운 물로 빤다면
어떻게 깨끗해질 수 있을까? (159~161절)

무지한 자의 분별 없는 열의와 좁은 소견은
자신이 칭찬하는 사람의 가치를 떨어뜨릴 뿐이다. (181절)

피해야 할 가장 큰 결함은 무지이다.
무지를 극복하기 위해서는 지혜가 필요하다.
지혜 획득의 최선책은 꾸준한 노력이다. (186~188절)

교훈을 외우지만 실천하지 않는 자는
등불을 켜고 눈을 감는 자와 같다. (193~194절)

내일 살아 있을 것임을 장담할 수 있는 자 누구인가? (204절)

무해하고 무력한 생물을 죽임이 어떻게 옳을 수 있을까? (214절)

위의 격언과 속담 및 교훈들은 인도의 문헌으로부터 크게 영향받은 같은 류의 티벳 문헌들의 다양성과 중요성을 아는 데 도움이 된다. 이 간략한 서론을 읽은 독자는 이제 카귀파 현인들이 남긴 지혜로운 교훈을 음미할 준비가 된 것이다.

《침묵의 소리》에서[6]

살려거든 삶을 포기하라.
　　　＊　＊　＊
현명한 사람은 쾌락의 정원에 머물지 않는다.
현명한 사람은 환영(幻影)의 감언에 귀기울이지 않는다.
　　　＊　＊　＊
지혜의 방을 지나 행복의 계곡에 이르면, 제자여,
그대의 안식을 빼앗는 저 무서운 이원론을 경계하라.
　　　＊　＊　＊
수행자는 첫 소리를 들을 수 있기 전에
'잃어버렸던 어린이의 상태'를 되찾아야 한다.
　　　＊　＊　＊
인류를 돕기 위해 사는 것이 맨 먼저이다.
여섯 가지 훌륭한 덕을 실천하는 것은 그 다음이다.
　　　＊　＊　＊
그대가 태양일 수 없다면 겸허한 혹성으로 남으라.
지혜를 얻으려거든 겸허하라.
지혜를 얻은 후에는 더욱 겸허하라.
　　　＊　＊　＊
스승은 오직 길을 가리킬 수 있을 뿐이다.
길은 모두에게 열려 있다.

---

6) *The Voice of The Silence*. 블라바츠키 H. P. Blavatsky가 영역한 '*Chosen Fragments from The Book of the Golden Precepts*'(London and New York, 1889)에서 선별한 것들.

목표에 이르는 길은 사람에 따라 다르다.

          *   *   *

인류의 커다란 고통을 이해했는가, 오, 빛을 구하는 자여?

          *   *   *

연민은 말한다. "중생이 고통을 당하고 있는데 행복이 있을 수 있는가? 그대는 구원 받고, 온 세상이 울부짖는 소리를 들을 것인가?"

〔제자의 길 : 스승들의 교훈〕

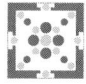

〔귀의〕

고귀한 스승께 절하나이다!

〔서문〕

영감을 받은 카귀파 현인들의 교훈에 의해 두렵고 건너기 힘든 윤회의 바다에서 벗어나고자 하는 사람은 스승들께 마땅히 충의를 맹세해야 한다. 그들의 빛은 순수하고 그들의 덕은 바다처럼 끝없으며 그들의 무한한 자비는 과거 현재 미래의 모든 존재를 끌어안는다.

신성한 지혜를 구하는 자들이 이용토록 여기 가장 큰 가치를 지닌 교훈들이 기록되어 있으니, 그것은 저 영감 어린 스승들의 계보를 통하여 그들의 사랑과 함께 감포파에게 직접 또는 간접적으로 전해진

'위 없는 길, 귀중한 보배의 기도서'이다.

[요가의 28가지 교훈]

1. 후회의 원인 10가지

붓다의 해탈과 전지(全知)를 구하는 수행자는 우선 후회의 원인인 다음 10가지 사항을 명상해야 한다.
(1) 얻기 어려운 자유와 인간의 몸을 얻고서 쓸데없는 일에 생명을 낭비하는 것은 후회의 원인이 된다.
(2) 이 순수하고 얻기 어려운 자유와 인간의 몸을 얻고서 불경한 속인으로 생을 마감하는 것은 후회의 원인이 된다.
(3) 이 칼리 유가Kali-Yuga[또는 암흑 시대]의 인생은 너무나 짧고 불확실하니 그것을 세속적인 일로 소비하는 것은 후회의 원인이 된다.
(4) 창조되지 않는 법신의 본성을 지닌 자신의 마음을 이승의 환영 가득찬 소택지에 빠지도록 놓아두는 것은 후회의 원인이 된다.
(5) 깨달음을 얻기 전에 길 안내자인 거룩한 스승과 헤어지는 것은 후회의 원인이 된다.
(6) 무모한 열정으로 인해 해탈의 수단인 신앙과 서원을 부수는 것은 후회의 원인이 된다.
(7) 스승의 은덕으로 자기 안에서 발견한 완전한 지혜를 세속적인 일들로 탕진하는 것은 후회의 원인이 된다.
(8) 현인들의 숭고한 가르침을 온갖 물건을 팔 듯이 파는 것은 후

회의 원인이 된다.
(9) 모든 존재가 우리의 자상한 부모이니[1] 어느 누구라도 싫어하고 관계를 부인하거나 포기하는 것은 후회의 원인이 된다.
(10) 몸과 입과 마음이 자라는 청춘기를 일상적 무관심 속에 보내는 것은 후회의 원인이 된다.

이상이 후회의 10가지 원인이다.

2. 필요한 10가지

(1) 자신의 역량을 평가한 뒤에는 확고한 행위 노선이 필요하다.
(2) 신앙 교훈자의 지시에 따르기 위한 신뢰와 근면성이 필요하다.
(3) 스승을 잘못 선택하지 않기 위해 자신의 단점과 장점을 알 필요가 있다.
(4) 정신적 교훈자의 마음과 조화를 이루기 위해 예리한 지성과 확고한 믿음이 필요하다.
(5) 몸과 입과 마음이 악에 물들지 않기 위해 겸허한 자세로 항시 주의하고 경계할 필요가 있다.
(6) 서원을 달성하기 위해 탄탄한 정신과 끈질긴 지성이 필요하다.
(7) 속박당하지 않으려면 욕망과 집착으로부터 항시 자유로울 필요가 있다.
(8) 올바른 동기와 행위 및 그 결과를 이타적으로 사용하는 데서

---

1) 힌두교와 마찬가지로 불교에서도 역시, 상상할 수 없으리만큼 긴 세월 동안 진화 · 전변(轉變) · 재탄생이 계속되어 왔으므로, 일체 유정을 우리의 부모로 생각한다. 《히말라야의 성자 미래래빠》 p.224에 같은 뜻의 문장과 주해가 있으니 참고할 것.

오는 두 가지 공덕[2]을 얻기 위해 항시 노력할 필요가 있다.
(9) 사고와 행위에 자비가 깃든 마음은 항시 일체 유정에게 봉사하는 쪽으로 나아간다.
(10) 물질과 현상을 실체로 간주하는 오류에 빠지지 않도록 청취·식별·지혜를 통하여 모든 것의 본성을 이해해야 한다.

이상이 10가지 필요한 것들이다.

3. 해야 할 10가지
(1) 정신력과 완전한 지식을 갖춘 신앙 교훈자를 가까이하라.
(2) 거처로서 심령적 감화력이 있는 쾌적하고 외진 장소를 찾으라.
(3) 비슷한 신앙과 습관을 지닌 믿을 만한 친구들을 찾으라.
(4) 과식의 해를 기억하고 은거에 필요한 만큼만의 음식을 구하라.
(5) 모든 종파 현인들의 가르침을 편견 없이 공부하라.
(6) 의술과 점성술의 유용한 과학과 심오한 예지 기술을 공부하라.
(7) 건강을 보장하는 양생법을 실천하라.
(8) 정신적 발전에 도움이 될 헌신적 습관을 길러라.
(9) 신념이 굳건하고 정신이 온화하며 신성한 지혜를 구하기에 적합한 카르마를 지닌 것처럼 보이는 수행자들을 기억하라.
(10) 걷고 앉고 먹고 잠에 있어서 항시 의식의 각성 상태를 유지하라.

이상이 10가지 해야 할 것들이다.

---
2) 두 가지 공덕은 p.167\52에 설명함.

4. 피해야 할 10가지

(1) 세속적 명예와 재산에 유념하는 스승을 피하라.
(2) 마음의 평화와 정신적 성장에 해로운 친구나 수행자를 피하라.
(3) 성가시게 굴거나 마음을 산란케 하는 사람들이 많은 장소를 피하라.
(4) 사기와 절도의 수단에 의해 사는 일을 피하라.
(5) 마음을 해치고 정신적 발전을 저해하는 행위를 피하라.
(6) 비난받을 경솔하고 무분별한 짓을 하지 마라.
(7) 쓸데없는 짓을 하지 마라.
(8) 자신의 결점은 감추면서 타인들의 결점을 들추지 마라.
(9) 건강에 해가 되는 음식이나 습관을 피하라.
(10) 탐욕에서 비롯된 집착을 피하라.

이상이 10가지 피해야 할 것들이다.

5. 피하지 말아야 할 10가지

(1) 관념idea은 마음의 광휘이니 피하지 말아야 한다.
(2) 사념체는 실재의 즐거운 표현이니 피하지 말아야 한다.
(3) 번뇌는 '바르게 사용하면 인생을 최대로 음미하고 각성에 이르게 하며' 마음을 해방시킬 신성한 지혜를 일깨우는 도구이니 피하지 말아야 한다.
(4) 정신적 성장을 위한 수분과 양분으로서의 풍요는 피하지 말아야 한다.
(5) 질병과 고난은 연민을 가르치니 피하지 말아야 한다.
(6) 적(敵)과 불행은 수행 의욕을 촉진하니 피하지 말아야 한다.

(7) 저절로 오는 것은 신성한 선물이니 피하지 말아야 한다.
(8) 이성(理性)은 모든 행동에 있어 가장 좋은 친구이니 피하지 말아야 한다.
(9) 몸과 마음을 바쳐 스스로 할 수 있는 수행은 피하지 말아야 한다.
(10) 남을 도우려는 생각은 도울 힘이 아무리 적더라도 피하지 말아야 한다.

이상이 10가지 피하지 말아야 할 것들이다.

6. 알아야 할 10가지

(1) 눈에 보이는 모든 현상은 환영이며 실재가 아님을 알아야 한다.
(2) 마음은 〔한마음과 분리된〕 독자적 존재가 아니며 비영구적임을 알아야 한다.
(3) 생각은 원인의 연쇄에 의해 일어남을 알아야 한다.
(4) 4대 원소의 합성물인 몸과 말은 덧없음을 알아야 한다.
(5) 과거의 행위들의 결과는 모든 슬픔의 원인이며 피할 수 없음을 알아야 한다.
(6) 슬픔은 수행의 필요를 확신시키는 스승임을 알아야 한다.
(7) 세속적인 것들에 대한 집착은 정신적 성장을 가로막음을 알아야 한다.
(8) 불행은 가르침으로 인도하는 또 하나의 스승임을 알아야 한다.
(9) 독자적으로 존재하는 것은 세상에 없음을 알아야 한다.
(10) 모든 것은 상호 의존하고 있음을 알아야 한다.

이상이 10가지 알아야 할 것들이다.

7. 실천해야 할 10가지

(1) 바른 길을 직접 걸어 길에 대한 실제 지식을 얻고, 〔믿으면서 실천하지 않는〕 대다수가 되지 말아야 한다.

(2) 고향을 벗어나 타향에 거주함으로써 실제로 무집착을 체험해야 한다.[3]

(3) 신앙 교훈자를 선택한 후 이기심을 버리고 그의 가르침을 무조건 따르라.

(4) 가르침을 듣고 명상하여 마음을 다스린 후 자신의 성과를 자랑 말고 그것을 깨달음에 사용하라.

(5) 내부에서 정신적 지식이 나타나기 시작하면 주의를 게을리하지 말고 그것을 계속해서 보살피라.

(6) 정신적 조명을 일단 체험하면 세속적 행위를 멀리하고 혼자서 그것을 묵상하라.

(7) 정신적인 것들의 실제 지식을 얻고 출가(出家)한 후에는 몸과 입과 마음이 흐트러지지 않게 하면서 가난·순결·복종의 3대 서원을 준수하라.

---

3) 이것은 가족과 친척을 비롯한 모든 세속적인 것에 집착하지 않음을 암시한다. 사회적 교제와 관습에 집착하는 사람은 밀라레파가 이승의 무가치한 행위들이라고 불렀던 것을 위해 인생을 낭비한다. 밀라레파는 다음과 같이 가르쳤다. "세속적으로 구하는 모든 것은 피할 수 없는 오직 한 가지, 즉 슬픔만을 가져온다. 얻은 것은 결국 흩어지고, 지어진 것은 무너지며, 만남은 헤어짐으로, 탄생은 죽음으로 끝난다."(《히말라야의 성자 미라래빠》 p.292 참조) 모든 나라 모든 시대의 모든 위대한 현인들은 '인간적 존재의 공원'을 통과했고, 그 가운데 있는 생명의 나무에 달린 갖가지 색깔의 매혹적인 열매를 따먹었으며, 속세의 환영에서 깨어났다. 그와 같이하여 인간은 지금이나 죽을 때나 영원한 만족을 선사할 단 하나의 신성한 비전을 보게 된다. 과거 '예루살렘에서 이스라엘의 왕'이었던 유대의 현인은 밀라레파와 아주 똑같이 이렇게 말한다. "내가 해 아래서 행하는 모든 일을 본즉 다 헛되어 바람을 잡으려는 것이로다."(전도서 1장 14절)

(8) 최고의 목표 달성을 결심한 후 이기심을 버리고 타인을 위한 봉사에 자신을 바치라.

(9) 신비한 진언승(眞言乘)의 길로 들어선 후 몸과 입과 마음이 비속한 상태에 머물지 않게 하면서 삼중(三重) 만다라를 실천하라.[4]

(10) 젊을 때 자신을 정신적으로 인도할 수 없는 사람들과 자주 만나지 말며, 학식있고 경건한 스승의 발 아래에서 실질적인 지식을 얻도록 노력하라.

이상이 10가지 실천해야 할 것들이다.

8. 끈기있게 노력해야 할 10가지

(1) 초심자는 가르침을 듣고 그것을 명상하려고 끈기있게 노력해야 한다.

(2) 정신적 체험을 한 후에는 정신집중과 명상을 위해 끈기있게 노력하라.

(3) 마음을 다스릴 수 있을 때까지는 혼자 지내도록 끈기있게 노력하라.

(4) 사고 작용을 통제하기가 어렵다면 그것을 다스리도록 끈기있게 노력하라.

(5) 나른함을 참을 수 없다면 〔마음을 다스리거나〕 지성에 활기를 불어넣도록 끈기있게 노력하라.

---

4) 만다라는 불보살들을 배치한 기하학적인 상징 도형이다.(《히말라야의 성자 미라래빠》 p.133 참조) 삼중(三重) 만다라는 쿤달리니 요가에서처럼 신구의(身口意 ; 몸과 입과 마음)를 통해 나타나는 정신적 힘들(흔히 밀교의 신격들로 형상화됨)로 이루어진다.

(6) 삼매의 평온함이 흔들리지 않게 될 때까지 명상을 위해 끈기있게 노력하라.

(7) 삼매를 달성한 후에는 그것의 지속 시간을 연장하고 자유로이 그 상태에 들 수 있도록 끈기있게 노력하라.

(8) 이런 저런 불행이 닥친다면 몸과 입과 마음의 인내 속에서 끈기있게 노력하라.

(9) 커다란 집착이나 갈망 및 정신적 결함이 있다면 드러나는 즉시 그것을 근절하도록 끈기있게 노력하라.

(10) 내부에 자비심이 부족하다면 마음이 완전성을 향하도록 끈기있게 노력하라.

이상이 10가지 끈기있게 노력해야 할 것들이다.

9. 수행을 촉진하는 10가지

(1) 인간의 몸으로 자유롭게 태어나기가 쉽지 않음을 깊이 생각하고 수행의 길을 선택하라.

(2) 죽음과 인생 무상을 깊이 생각하고 경건하게 살라.

(3) 행위의 결과는 돌이킬 수 없음을 깊이 생각하고 불경(不敬)과 불선(不善)을 피하라.

(4) 이어지는 존재의 굴레 속에서의 불행을 깊이 생각하고 해방을 구하라.

(5) 일체 유정의 고통을 깊이 생각하고 마음의 눈을 떠 거기서 벗어나도록 하라.

(6) 일체 유정의 마음이 원래 고집스럽고 비실재적임을 깊이 생각하고 가르침을 들으며 명상하라.

(7) 잘못된 개념을 근절하기가 어려움을 깊이 생각하고 〔그것을 극복하기 위해〕 꾸준히 명상하라.

(8) 이 칼리 유가〔또는 암흑 시대〕에는 악한 성향이 우세함을 깊이 생각하고 〔가르침에서〕 그 해독제를 구하라.

(9) 이 암흑 시대의 수많은 불행을 깊이 생각하고 '해방을 구함에 있어' 견인불발(堅忍不拔)하라.

(10) 목적없이 인생을 낭비하는 일의 무가치함을 깊이 생각하고 〔바른 길을 나아감에 있어〕 근면하라.

이상이 수행을 촉진하는 10가지이다.

10. 10가지 잘못

(1) 지성이 강하고 신념이 약하면 수다스러워지기 쉽다.

(2) 지성이 약하고 신념이 강하면 독단에 빠지기 쉽다.

(3) 적절한 가르침 없이 열의만 강하면 〔그릇된 길로 가거나〕 잘못된 극단에 치우치기 쉽다.

(4) 가르침을 듣고 숙고하는 충분한 준비 없이 명상하면 무의식의 암흑 속에서 자기를 잃어버리기 쉽다.[5]

(5) 가르침을 실제적으로 충분히 이해하지 못하면 자만에 빠지기 쉽다.

(6) 무욕(無慾)과 대자비가 몸에 배지 않으면 자기 혼자만의 해방을 구하게 되기 쉽다.

(7) 마음의 비물질성을 알고 그 마음을 훈련하지 않으면 모든 행위

---

5) 이것은 정신적 혼란이나 현혹을 가리키며, 지혜로운 스승의 인도 아래 요가를 바르게 실천하여 얻어지는 정신 상태와 대조를 이룬다.

를 세속적 가치로 환산하기 쉽다.
(8) 모든 세속적 욕망이 근절되지 않으면 세속적 동기에 좌우되기 쉽다.
(9) 무엇이든 잘 믿는 통속적 찬미자들이 모여들게 내버려두면 세속적 자만심으로 우쭐해지기 쉽다.
(10) 밀교적 지식과 능력을 자랑하면 자기가 세속적 의례에 능숙함을 뽐내게 되기 쉽다.[6]

이상이 10가지 잘못이다.

11. 유사하여 착각하기 쉬운 10가지

(1) 욕망을 신념으로 착각하지 마라.
(2) 집착을 자비로 착각하지 마라.
(3) 사고 작용의 중지를 참 목표인 무한한 마음의 정적(靜寂)으로 착각하지 마라.
(4) 감각적 인식〔또는 현상〕을 실재의 계시〔또는 섬광〕로 착각하지 마라.
(5) 실재의 섬광을 완전한 깨달음으로 착각하지 마라.
(6) 믿음을 공언하되 실천하지 않는 사람들을 참다운 수행자로 착각하지 마라.
(7) 번뇌의 노예를 모든 인습에서 해방된 요가의 달인으로 착각하지 마라.

---

[6] 밀교 과학의 진정한 달인은 자신의 능력을 자랑하거나 과시하지 않는다. 그런 일은 마르파가 그랬듯이 제자들에게 비법을 전수할 때에나 있을 수 있다.(《히말라야의 성자 미라래빠》 pp.134, 155~156, 171 참조)

(8) 이기적 행위를 이타적 행위로 착각하지 마라.

(9) 기만적인 방법을 현명한 방법으로 착각하지 마라.

(10) 협잡꾼을 현인으로 착각하지 마라.

이상이 유사하여 착각하기 쉬운 10가지이다.

12. 잘못하지 말아야 할 10가지

(1) 모든 집착을 끊고 비구계를 받은 후 가정을 포기하고 집 없이 살아감에 잘못이 없어야 한다.

(2) 정신적 교훈자를 존경함에 잘못이 없어야 한다.

(3) 교리를 철저히 공부하고 설법을 들은 후 그것을 숙고하고 명상함에 잘못이 없어야 한다.

(4) 향상심을 키우고 겸허히 행동함에 잘못이 없어야 한다.

(5) 〔신앙에 대해〕 편견없는 관점을 지니는 한편 〔정규의 종교적〕 서원을 확고히 준수함에 잘못이 없어야 한다.

(6) 지성을 키우고 자만을 줄임에 잘못이 없어야 한다.

(7) 교리에 해박하고 그것을 부지런히 명상함에 잘못이 없어야 한다.

(8) 정신적인 것들에 대한 심원한 지식을 갖추고 자만심 없음에 잘못이 없어야 한다.

(9) 일생을 고독하게 명상하며 지냄에 잘못이 없어야 한다.

(10) 타인을 위해 현명한 방법으로 사심없이 착한 일을 하면서 살아감에 잘못이 없어야 한다.

이상이 잘못하지 말아야 할 10가지이다.

13. 13가지 중대한 실수

(1) 인간으로 태어나 신성한 가르침을 명심하지 않는 것은 보물로 가득찬 땅에서 빈손으로 돌아감과 같으니 이것은 큰 실수이다.

(2) 신성한 교단에 들어갔다가 속세로 되돌아가는 사람은 불 속으로 뛰어드는 나방과 같으니 이것은 큰 실수이다.

(3) 현인과 함께 지내면서 멍청히 지내는 것은 호숫가에서 목말라 죽음과 같으니 이것은 큰 실수이다.

(4) 정신적 교훈을 알면서 번뇌를 치료하는 데 사용하지 않음은 병자가 약통을 들고서 사용하지 않음과 같으니 이것은 큰 실수이다.

(5) 신앙을 설하면서 실천하지 않음은 앵무새가 기도문을 흉내냄과 같으니 이것은 큰 실수이다.

(6) 절도 · 강탈 · 사기에 의해 얻은 것들을 보시하거나 구호품으로 주는 것은 벼락이 수면에 떨어짐과 같으니 이것은 큰 실수이다.[7]

(7) 산 존재를 죽여 얻은 고기를 신들에게 바치는 것은 어미에게 그 자식의 살을 제공함과 같으니[8] 이것은 큰 실수이다.

(8) 타인에게 선을 베풀기 위해서가 아니라 단지 이기적인 목적을 위해서 인내하는 것은 고양이가 쥐를 잡기 위해 인내함과 같으니 이것은 큰 실수이다.

---

[7] 수면에 치는 벼락은 가연성의 물체를 불타게 하는 벼락 본래의 효력을 상실하며, 부정하게 얻은 것을 보시함과 같다.

[8] 중생은 분리될 수 없는 전체의 부분들이므로 소우주에 가해진 어떤 손상이나 고통은 대우주에 영향을 미친다. (pp.63, 160\25 참조) 카귀파 현인들은 힌두교와 불교 · 자이나교 · 도교 · 수피즘에서 강조하는 불살생Ahimsā의 대자비를 스스로 실천한다.

(9) 훌륭한 일을 단지 이승에서의 칭찬과 명예를 얻기 위해 하는 것은 여의주[9]를 염소의 똥과 바꿈과도 같으니 이것은 큰 실수이다.
(10) 많은 가르침을 듣고도 성품이 조화를 이루지 못함은 의사 자신의 만성병과 같으니 이것은 큰 실수이다.
(11) 교훈에 해박하지만 그것을 적용하여 얻어지는 정신적 체험에 무지함은 부자가 자기 보물 창고의 열쇠를 잃음과 같으니 이것은 큰 실수이다.
(12) 스스로 완전히 터득하지 못한 가르침을 타인에게 설함은 소경이 소경을 인도함과 같으니 이것은 큰 실수이다.
(13) 명상의 첫 단계에서 겪은 체험을 그 마지막 단계의 사람들에게 주장함은 놋쇠를 황금으로 착각함과 같으니 이것은 큰 실수이다.

이상이 13가지 중대한 실수이다.

14. 15가지 나약함

(1) 수행자가 혼자 살면서 세속적인 생각에 마음이 얽매인다면 나약함을 보이는 것이다.
(2) 승원장이 다른 수행자들보다 자신을 중시한다면 나약함을 보이는 것이다.
(3) 수행자가 기강을 지키려고 조심하면서 억제력이 부족하다면 나약함을 보이는 것이다.

---

9) 여의주(如意珠 ; Cintāmaṇi)는 알라딘의 마술 램프와 같이 그 소유자가 말하는 모든 소망을 들어준다.

(4) 바른 길로 들어선 후 좋고 싫음의 세속적 느낌에 얽매인다면 나약함을 보이는 것이다.
(5) 속세를 버리고 교단에 들어가 이득을 갈망한다면 나약함을 보이는 것이다.
(6) 실재의 섬광을 본 후 완전한 깨달음이 밝아올 때까지 계속해서 명상하지 못한다면 나약함을 보이는 것이다.
(7) 수행의 길에 들어선 후 앞으로 나아가지 못한다면 나약함을 보이는 것이다.
(8) 수행 이외에 할 일을 갖지 않은 사람이 무가치한 행위를 근절하지 못한다면 나약함을 보이는 것이다.
(9) 수행의 길을 선택한 후 음식과 필요한 모든 것이 공급될 것임을 잘 알면서 철저히 은거하지 못하면 나약함을 보이는 것이다.
(10) 수행자가 구마(驅魔) 의식을 치르거나 질병을 물리칠 때 초능력을 드러내면 나약함을 보이는 것이다.
(11) 수행자가 신성한 진리를 음식이나 돈과 바꾸는 것은 나약함을 보이는 것이다.
(12) 신앙 생활을 맹세한 사람이 교활하게 자기를 치켜세우고 남을 깔보면 나약함을 보이는 것이다.
(13) 신앙인이 고상하게 설교하고 스스로 고상하게 살지 않으면 나약함을 보이는 것이다.
(14) 믿음을 공언한 후 자신의 집단 속에서 홀로 살지 못하고 다른 이들의 집단과 함께 어울리는 법도 모른다면 나약함을 보이는 것이다.
(15) 수행자가 편안함과 불편함에 좌우된다면 나약함을 보이는 것

이다.

이상이 15가지 나약함이다.

15. 필수적인 것 12가지

(1) 자신에게 필요한 가르침을 이해하고 실천할 수 있는 지성이 반드시 필요하다.
(2) 〔수행의 길의〕 최초에는 끝없이 반복되는 죽음과 재탄생에 대한 커다란 혐오감이 반드시 필요하다.
(3) 해방의 길로 자신을 인도할 능력 있는 스승이 반드시 필요하다.
(4) 유혹에 견디는 불요 불굴의 정신과 근면성이 반드시 필요하다.
(5) 선행으로 악행의 과보를 무효화시키기 위해 끊임없이 인내하고, 순결한 몸과 순수한 마음과 통제된 말을 유지하기 위해 3대 서원을 지키는 일이 반드시 필요하다.
(6) 모든 지식을 받아들일 수 있을 만큼 폭넓은 철학이 반드시 필요하다.
(7) 무엇에든 정신을 집중할 수 있도록 도와주는 명상법이 반드시 필요하다.
(8) 〔몸과 입과 마음의〕 모든 행위를 수행에 도움이 되는 쪽으로 이용할 수 있는 삶의 기술이 반드시 필요하다.
(9) 선택한 가르침이 단순한 언어 이상이 되게 할 실천법이 반드시 필요하다.
(10) 그른 길과 유혹·함정·위험을 피할 수 있는 〔지혜로운 스승의〕 특별한 가르침이 반드시 필요하다.
(11) 죽음에 대비하여 지극히 평온한 마음과 불굴의 신념이 반드시

필요하다.

(12) 선택한 가르침을 실천하여 몸과 입과 마음을 그들의 신성한 정수로 변환시킬 정신력을 갖는 일이 반드시 필요하다.[10]

이상이 12가지 필수적인 것들이다.

16. 뛰어난 사람의 10가지 특징

(1) 자만심과 질투심을 거의 갖지 않는 것이 뛰어난 사람의 특징이다.

(2) 욕심 없고 단순한 것들로 만족하는 사람이 뛰어난 사람의 특징이다.

(3) 위선과 기만 없음이 뛰어난 사람의 특징이다.

(4) 자기 눈의 눈동자를 단속하듯 인과율에 입각하여 자신의 행실을 단속하는 것이 뛰어난 사람의 특징이다.

(5) 자신의 약속과 의무에 충실함이 뛰어난 사람의 특징이다.

(6) 모든 존재를 공평하게 대하면서 우애 관계를 유지할 수 있음이 뛰어난 사람의 특징이다.

(7) 악하게 사는 이들을 화내지 않고 연민으로 바라봄이 뛰어난 사람의 특징이다.

(8) 자신이 지고 다른 사람들이 이기도록 허용함이 뛰어난 사람의 특징이다.

---

10) 가르침을 실천한 결과로서 수행자는 거친 몸을 이 책의 다른 문헌들에서 '무지개 몸'이라 부르는 찬란한 '영광의 몸'(pp.259, 273\50, 436\59, 476 참조)으로, 그릇되기 쉬운 인간의 말을 오류가 없는 신성한 말로, 깨닫지 못한 인간의 마음을 출세간적인 붓다의 마음으로 바꿀 수 있는 정신력을 달성해야 한다.

(9) 모든 생각과 행동에서 대중과 다름이 뛰어난 사람의 특징이다.

(10) 순결과 경건에 대한 자신의 서원을 자랑하지 않고 성실하게 지켜나감이 뛰어난 사람의 특징이다.

이상이 뛰어난 사람의 10가지 특징이다. 이들과 반대되는 것은 모자란 사람의 10가지 특징이다.

17. 무익한 것 10가지[11]

(1) 우리 몸은 환영이고 덧없으니 거기에 너무 많은 주의를 기울이는 것은 쓸데없는 짓이다.

(2) 우리가 죽을 때 빈손으로 떠나고 이내 집에서 쫓겨나는 것을 보면 이 세상에서 자신의 집을 갖기 위해 일하고 궁핍을 겪는 것은 쓸데없는 짓이다.

(3) 우리가 죽을 때 자손들이 〔정신적으로 깨닫지 못했을 경우〕 우리에게 아무런 도움이 되지 못함을 보면 아무리 사랑한다 해도 그들에게 '정신적이지 못한' 물질적 재산을 물려주는 것은 쓸데없는 짓이다.[12]

(4) 우리가 죽을 때 친척이나 친구 없이 혼자서 길을 가야 하는 것

---

11) 이들은 밀라레파가 정신적으로 무익한 속세의 일들에 인생을 낭비해서는 안 된다는 것을 깨닫고 말했던 그런 의미에서의 무익한 일들이다.(《히말라야의 성자 미라래빠》 pp.188~190, 192~194 참조) 이 중 제10절은 티벳어 원본 필기자가 무심결에 누락시켰으므로, 밀라레파가 선언한 세속적 행위들의 무익성(이 제17장은 그에 따른 것임)에 따라서 우리가 적당히 끼워넣었다.

　이 가르침은 부처나 그리스도의 가르침과 같아서 실제 적용할 경우 모든 이기적인 행위를 중지하게 만든다. 행위의 과보를 포기한다고 하는 마찬가지의 지고한 가르침이 《바가바드 기타》 전체의 기반을 이루고 있다.

12) 자신이나 가족을 위해 부패하기 쉬운 이승의 재보를 얻으려고 인생의 귀중한 시간을 낭

을 보면〔깨달음을 얻는 데 바쳐야 할〕시간을 그들의 호의와 아첨에, 또는 그들을 애지중지하는 일에 바치는 것은 쓸데없는 짓이다.[13]

(5) 우리의 자손도 죽고 그들에게 물려줄 세속적인 물건들도 어떻게든 결국 사라질 것임을 생각하면 이승의 것들로 이루어진 유산을 만드는 것은 쓸데없는 짓이다.

(6) 죽음이 닥쳐오고 자신의 가정까지도 포기해야 함을 보면 세속적인 것들을 얻는 데 인생을 바침은 쓸데없는 짓이다.

(7) 종교적 서원에 대한 불성실은 불행한 존재 상태로 떨어지게 만들 것임을 생각할 때 경건하게 살지 않으려면 승려가 되는 것은 쓸데없는 짓이다.

(8) 가르침을 실행치 않아 죽을 때 자신을 도울 정신력을 얻지 못한다면 그것을 듣고 생각함도 쓸데없는 짓이다.

(9) 겸양과 헌신이 부족하여 정신적으로 진보할 수 없다면 아무리 오래 살든 정신적 교훈을 지니고 사는 것도 쓸데없는 짓이다.

(10) 존재하는 모든 외부적 현상은 덧없고 불안정하며 항시 변화함을, 그리고 세속적인 삶은 실재가 아닐 뿐더러 아무것도 영원하

비하는 것은 바보 같은 짓이다. 지상에서의 시간들은 삶과 죽음으로부터 사람을 도울 수 있는 불후의 보배를 얻는 데 사용해야 한다. 부모가 자녀에게 물려주어야 하는 것은 이런 보배를 축적하는 기술이지 그들이 윤회계에 더 오랫동안 집착하게 만드는 세속적인 재보가 아니다. 이어지는 제5절과 6절은 이 교훈을 강조한다.

13) 친척이나 친구에게 할애하는 시간은 그들에게 단지 애정이나 친절을 보여주기 위해서가 아니라, 그들을 해탈(중생 하나하나가 자신의 친족임을 깨닫는)의 길로 향하게 하기 위해 사용해야 한다. 인간계에서의 모든 일상적 관계는 환영이므로 수행자는 그런 관계들을 위해서만 이승에서의 소중한 시간을 낭비해서는 안 된다.

지 않음을 보면 신성한 지혜를 구하지 않고 이승의 무익한 행위들에 자신을 바침은 쓸데없는 짓이다.

이상이 10가지 무익한 것이다.

18. 스스로 초래하는 고통 10가지

(1) 생계 수단 없이 가장이 되려 함은 바보가 백부자(白附子)를 먹음과 같이 스스로 고통을 초래한다.
(2) 가르침을 무시하고 철저히 악한 삶을 영위함은 미친 사람이 절벽에서 뛰어내림과 같이 스스로 고통을 초래한다.
(3) 위선적인 삶은 자신의 음식에 독을 넣음과 같이 스스로 고통을 초래한다.
(4) 견실하지 못한 마음으로 승원장이 되려 함은 허약한 노파가 소를 지킴과 같이 스스로 고통을 초래한다.
(5) 이기적 욕심에 눈이 멀어 타인의 입장을 생각지 않음은 소경이 사막에서 길을 잃음과 같이 스스로 고통을 초래한다.
(6) 수행할 능력 없이 어려운 일을 맡음은 힘없는 사람이 무거운 짐을 옮김과 같이 스스로 고통을 초래한다.
(7) 자만과 허영에 의해 붓다나 거룩한 스승의 계율을 어김은 그릇된 정책을 따르는 왕과 같이 스스로 고통을 초래한다.
(8) 명상하지 않고 도시와 촌락을 어슬렁거리며 시간을 보냄은 산속의 자기 집을 지키지 않고 골짜기로 내려가는 사슴과 같이 스스로 고통을 초래한다.
(9) 신성한 지혜를 확대하기보다 세속적인 일에 몰두함은 자신의 날개를 부러뜨리는 독수리와 같이 스스로 고통을 초래한다.

(10) 스승이나 삼보(三寶)[14]에게 헌납된 공물을 부끄럼없이 착복함은 불타는 석탄을 삼키는 아이와 같이 스스로 고통을 초래한다.[15]

이상이 10가지 스스로 초래하는 고통이다.

19. 자신에게 이로운 것 10가지

(1) 세속적 인습을 버리고 신성한 법에 헌신함은 자신에게 이롭다.

(2) 가족과 친척을 떠나 거룩한 품성의 스승을 가까이 함은 자신에게 이롭다.

(3) 세속적 행위를 버린 후〔선택한 가르침을〕듣고 숙고하며 명상하는 3가지 신앙 행위를 실천함은 자신에게 이롭다.

(4) 사회적 교제를 버리고 혼자서 거주함은 자신에게 이롭다.

(5) 사치와 안락을 포기하고 고난을 견딤은 자신에게 이롭다.

(6) 단순한 것들에 만족하면서 세속적 소유에 대한 갈망으로부터 자유로움은 자신에게 이롭다.

(7) 타인을 이용하지 않으려고 결심한 후 그 결심을 굳게 지킴은 자신에게 이롭다.

---

14) 불(佛)·법(法)·승(僧). 불교와 힌두교 집단에서 스승이나 사제는 자신의 종교 의례 수행에 대한 어떤 형태의 보상도 요구할 권리가 없지만, 그를 부양할 의무가 있는 제자나 신도들이 자발적으로 음식과 의복을 바친다든가 그의 암자(사찰, 승원)에 재물을 기증하는 등의 보시를 한다. 불교 승원의 원칙에 따르면 승가의 어떤 승려도 돈을 만질 수 없지만, 현대에 와서는 이 원칙이 항상 지켜지는 것은 아니다. 그리고 탑을 세우거나 경전을 출간하고 불상을 건조하며 법당을 짓거나 보수하는 등의 불사(佛事)에 쓰일 경비로 금전이 자주 공물에 포함된다.

15) 불경한 행위로부터 연유하는 악업은 실제로 아이가 불타는 석탄을 삼키는 것과 같은 정신적 고통을 수행자에게 선사한다.

(8) 이승의 덧없는 즐거움에 대한 갈망을 떠나 열반의 끝없는 지복을 실현하려고 노력함은 자신에게 이롭다.
(9) 〔덧없고 실체가 없는〕 물질적인 것들에 대한 집착을 끊고 실재를 체험함은 자신에게 이롭다.
(10) 〔몸과 입과 마음이라는〕 지식의 세 통로가 무질서하게 남아 있지 않도록 하면서 그들을 올바로 사용하여 두 가지 공덕을 쌓음은 자신에게 이롭다.
이상이 10가지 자신에게 이로운 것들이다.

20. 가장 좋은 것 10가지

(1) 지성이 모자란 사람에게 가장 좋은 것은 인과율을 믿는 일이다.
(2) 지성이 적당한 사람에게 가장 좋은 것은 상대성의 법칙이 자기 안팎에서 작용함을 깨닫는 일이다.[16]
(3) 지성이 발달한 사람에게 가장 좋은 것은 아는 자와 앎의 대상과 아는 일이 서로 분리될 수 없음을 철저히 이해하는 일이

---

16) 좀더 직접적인(티벳 형이상학의 심오한 사상에 익숙지 못한 독자는 이해하기 어려운) 문장으로 번역하면 다음과 같다. "보통의 지성을 갖는 사람에게 가장 좋은 것은 내외의 '현상을 현상과 본체를 결합한 4가지 관점'에서 인식하는 일이다." 이러한 인식은 우주의 현상을 요가적으로 분석하여 얻어지는 바, 여기서의 분석은 가시·불가시적 모든 현상이 한마음에서 비롯된다는 사실에 기반을 두고 있다. '현상과 본체를 결합한 4가지 관점'은 (1) 현상과 공성(空性), (2) 투명과 공성, (3) 축복과 공성, (4) 의식과 공성이다. 이들 4가지 관점은 여러 가지로 설명할 수 있는데, 여기서는 간단히 말해 현상과 투명과 축복과 의식이 그들의 짝으로서의 본체(공성)에 대한 현상의 4가지 관점을 나타낸다고 해두면 좋을 것이다. 모든 현상의 구극적 근원인 공성(空性), 즉 슈냐타 Shūnyatā 는 속성이나 특질이 없어서 인지(人智)를 초월한다. 대승불교의 철학에서 그것은 절대성(絶對性)을 상징하고, 베단타 학파의 진여(眞如)이며, 하나의 실재 One Reality 이고 마음 Mind 이다.

다.[17]

(4) 지성이 모자란 사람에게 가장 좋은 명상법은 단순한 대상에 마음을 집중하는 것이다.
(5) 지성이 적당한 사람에게 가장 좋은 명상법은 [현상과 본체, 의식과 마음의] 두 가지 이원적 개념에 지속적으로 마음을 집중하는 것이다.
(6) 지성이 발달한 사람에게 가장 좋은 명상법은 명상자와 명상 대상과 명상이 서로 분리될 수 없는 하나임을 알면서 모든 사고 작용이 사라진 정적 속에 머무는 것이다.
(7) 지성이 모자란 사람에게 가장 좋은 실천법은 엄정한 인과율에 따라서 사는 것이다.
(8) 지성이 적당한 사람에게 가장 좋은 실천법은 모든 객체를 꿈이나 마술에 의해 만들어진 상(像)으로 간주하면서 사는 것이다.
(9) 지성이 발달한 사람에게 가장 좋은 실천법은 [윤회계의 모든 것을 비존재로 간주하면서] 모든 세속적 욕망과 행위를 포기하고 사는 것이다.[18]
(10) 정신적 진화의 가장 좋은 징후는 번뇌와 이기심이 점차로 감소하는 것이며, 지성의 높이와는 관계가 없다.

이상이 10가지 가장 좋은 것들이다.

---

17) 서로 무관한 질문들을 계속해서 늘어놓는 식으로 스승이 제자에게 다음과 같이 문제를 던지는 일이 자주 있다. "앎의 대상 외에 아는 자가 있는가? 아는 일 외에 앎의 대상이 있는가? 앎 외에 아는 일이 있는가?" 이것은 선사(禪師)의 방식을 어느 정도 닮았다. 비슷한 일련의 질문들이 마하무드라를 설명하는 제2권의 78, 80, 98, 102절에 나온다.
18) 이것은 세속적 욕망으로부터 자유롭고 행위의 과보에 집착하지 않는 카르마 요가 수행자의 원칙을 다른 각도에서 말하는 것이다.

21. 10가지 큰 실책

(1) 가르침을 진지하게 실천하는 스승 아닌 위선적인 사기꾼을 따르는 것은 수행자의 큰 실책이다.

(2) 위대한 현인들의 비밀스런 가르침을 구하지 않고 헛된 물질 과학에 마음을 쏟는 것은 수행자의 큰 실책이다.

(3) 하루하루를 삶의 마지막 날처럼 생각지 않고 〔이 세상에서〕 영원히 살 것처럼 오래 뒤의 일까지 계획을 세우는 것은 수행자의 큰 실책이다.

(4) 가르침을 홀로 명상하지 않고 〔그리하여 그것의 진실성을 체험하지 않고〕 〔그것이 진실임을 깨닫기 전에〕 대중에게 설하는 것은 수행자의 큰 실책이다.

(5) 부(富)를 신앙과 보시에 바치지 않고 구두쇠처럼 축적하는 것은 수행자의 큰 실책이다.

(6) 〔순결과 금욕의〕 서원을 조심스레 지키지 않고 외설과 방탕에 몸과 입과 마음을 맡기는 것은 수행자의 큰 실책이다.

(7) 실재를 이해하지 못하고 세속적 희망과 염려 속에서 생활하는 것은 수행자의 큰 실책이다.

(8) 자기 스스로 개심하지 않고 남을 개심시키려 하는 것은 수행자의 큰 실책이다.

(9) 자신의 정신력을 연마하지 않고 세속적 힘을 얻으려고 분투하는 것은 수행자의 큰 실책이다.

(10) 정신 수양에 좋은 모든 환경이 갖추어졌는데도 노력하지 않고 게으름을 피우는 것은 수행자의 큰 실책이다.

이상이 10가지 큰 실책이다.

22. 필요한 것 10가지

(1) 〔수행의〕 시초에는 수사슴이 포획을 피해 달아나듯 스스로 달아나기를 원할 〔깨달음을 얻지 못한 모든 존재가 예속되어 있는〕 탄생과 죽음의 끝없는 연속에 대해 지독한 혐오감을 가져야 한다.

(2) 둘째로 필요한 것은 내일 죽는다 해도 오늘 자기 밭을 가꾼 것을 후회하지 않는 농부처럼 〔구도의 여정에서〕 목숨을 잃는다 해도 후회하지 않을 만큼의 끈기이다.

(3) 셋째로 필요한 것은 오래도록 효과가 있는 위대한 일을 성취한 사람처럼 즐거워하는 마음이다.

(4) 또한, 활에 맞아 치명상을 입은 사람처럼 한 순간도 낭비할 수 없음을 알아야 한다.

(5) 어머니가 잃어버린 자식만을 생각하듯이 한 가지 생각에 마음을 고정할 수 있는 능력이 필요하다.

(6) 또 하나 필요한 것은 적들에게 소를 도둑맞은 목동이 그것을 되찾기 위해 아무것도 할 수 없음을 알듯이, 세상에는 아무것도 할 필요가 없음을 아는 일이다.[19]

(7) 배고픈 사람이 음식을 갈망하듯 가르침을 갈망하는 것이 첫째로 필요하다.

(8) 강한 체력을 지닌 사람이 자기가 발견한 보석을 단단히 쥐듯이

---

19) 고대 요가의 잠언에 "침묵하라, 그리고 네가 그것That 임을 알라"고 하는 말이 있듯이, 수행자의 목표는 몸과 입과 마음의 완전한 휴식이다. 구약에도 우리가 잘 아는 똑같은 가르침이 있다. "너희는 가만히 있어 내가 하나님 됨을 알지어다.(Be still, and know that I am God.)"(시편 46장 10절)

자신의 정신적 능력을 확신할 필요가 있다.
(9) 거짓말쟁이의 거짓을 폭로하듯 이원성의 오류를 밝혀야 한다.
(10) 육지에서 먼 바다의 지친 까마귀가 자신이 앉아 쉬는 배의 돛대를 믿듯, 진여(眞如)만을 '단 하나의 안식처로' 믿어야 한다.
이상이 10가지 필요한 것들이다.

23. 불필요한 것 10가지

(1) 마음의 비어 있는 본질을 깨달으면 더 이상 종교적인 가르침을 듣거나 명상할 필요가 없다.[20]
(2) 지성의 오염되지 않는 성질을 깨달으면 더 이상 자기 죄의 사면을 구할 필요가 없다.[21]
(3) 정신적 침묵의 상태에 있는 사람은 속죄가 필요없다.
(4) 진정한 순결의 상태를 달성한 사람은 〔이미 목표를 달성했으므

---

20) 마음이 본래 비어 있음에 대한 깨달음은 단 하나의 실재인 마음Mind이 모든 현상의 근원임을 알게 하는 공성(空性)의 가르침을 체득함으로써 얻어진다. 비유회적인(객관적 외양이나 사념체 또는 사고 작용에 의존하지 않는) 그 마음은 아무런 속성도 특징도 없고, 따라서 텅 비어 있다. 일단 이런 깨달음에 도달하면 수행자는 종교적인 가르침을 듣거나 명상할 필요가 없다. 왜냐하면 그는 그런 가르침들의 궁극적 목표에 이미 도달했으므로.
21) 아쉬바고샤의 《대승기신론》에 의하면 "최초의 마음은 순수한 본성을 지니지만 유한한 견해에 물드는 유한한 측면이 있기 때문에 그것은 유한한 측면을 지닌다. 이런 오염성이 있긴 하지만 원래의 순수한 본성은 영원히 변치 않는다." 이어서 아쉬바고샤는, 이 신비를 이해하는 것은 원초적인 마음(지성)의 본질이 오염되지 않음을 깨달은 붓다 한 사람뿐이라고 덧붙인다.(Timothy Richard 번역의 *The Awakening of Faith*, Shanghai, 1907. p.13이나 1900년 시카고에서 간행된 Teitaro Suzuki 교수의 번역본 pp.79~80 참조) 따라서 세상의 오염이 세상 그 자체와 마찬가지로 거대한 환영의 일부이며 실체가 없음을 아는 사람은 속죄할 필요가 없다. 다음 절에서 가르치듯 깨달음의 상태인 '정신적 침묵의 상태에 있는 사람에게서는' 해가 뜬 후 아침 안개가 사라지듯이 죄와 속죄 따위 유한한 마음의 모든 헛된 개념이 사라진다.

로] 도(道)나 수도법(修道法)을 명상할 필요가 없다.

(5) 인식의 가공적〔또는 헛된〕 본성을 깨달으면 비인식의 상태를 명상할 필요가 없다.[22]

(6) 번뇌의 비실재적〔또는 헛된〕 본성을 깨달으면 그 해독제를 찾을 필요가 없다.

(7) 모든 현상이 환영임을 알면 무엇을 찾거나 거부할 필요가 없다.[23]

(8) 슬픔과 불행의 고마움을 인지하면 행복을 구할 필요가 없다.

(9) 자신의 의식이 본질적으로는 태어나지 않음〔또는 창조되지 않음〕을 깨달으면 의식의 전이를 실습할 필요가 없다.[24]

---

22) 이 구절을 올바로 이해하려면 〔마음의〕 공성(空性)을 다시 한 번 상기해야 한다. 비인식의 상태는 달리 말하면 참다운 〔마음의〕 상태이며, 고요하고 끝없는 대양과 같은 한정되지 않는 의식 상태이다. 소우주적이거나 유한한 측면의 마음과 같은 한정된 의식 상태에서는 이 대양이 물결치는 형상으로 나타나며 이것은 윤회적 존재가 낳은 가공의 개념들이다. 《대승기신론》(Richard 번역본 p.12)에서 아쉬바고샤는 다시 이렇게 말한다. "모든 현상은 유한한 마음의 불완전한 개념들에 의해 생겨난다. 그러므로 모든 존재는 거울에 비친 상과 같아서 실체가 없으며 단지 마음의 반영물일 뿐이다. 유한한 마음이 활동할 때 모든 것이 생겨나고 유한한 마음이 활동을 멈출 때 모든 것이 사라진다." 마음이 활동하지 않아 사고 작용이 없고 유한한 마음의 개념도 없는 참다운 상태를 깨달으면 수행자는 그와 함께 인식의 가공적 본성을 깨닫기 때문에 더 이상 비인식의 상태를 명상할 필요가 없어진다.

23) 마야Māyā의 가르침에 따르면 가공적(현상적)으로 존재하는 것들은 아무것도 사실이 아니다.(pp.248~252 참조)

24) 의식이나 마음은 원래 태어나지 않고 창조되지 않으므로 사실은 전이되지 않는다. 전이(轉移)라고 하는 말은 환영의 영역인 윤회계에 표현된 유한하거나 소우주적인 관점의 의식에 대해서만 사용될 뿐이다. 윤회계를 초월한 참 상태에서는 시간과 공간이 존재하지 않는다. 온 곳도 갈 곳도 관계할 일도 없는 태어나지 않은 것이 어떻게 전이될 수 있겠는가? 이처럼 본체는 현상으로 취급될 수 없음을 알면 의식 전이를 실습할 필요가 없다. 의식 전이의 가르침만을 다룬 제4권은 이 구절을 설명해줄 것이다.(p.381 17~21절 참조)

(10) 모든 행위 속에서 타인에게 이롭기를 구한다면 자신을 위해서는 이로움을 찾을 필요가 없다.[25]

이상이 10가지 불필요한 것들이다.

24. 더 값진 것 10가지

(1) 육도(六道)[26]의 비인간적 존재로 만 번 태어남보다 자유로운 인간으로 한 번 태어남이 더 값지다.
(2) 불경(不敬)하고 세속적인 마음의 여러 사람보다 한 사람의 현인이 더 값지다.
(3) 수많은 현교적 진리보다 하나의 밀교적 진리가 더 값지다.
(4) 가르침을 단지 듣고 생각하여 얻어진 많은 지식보다 명상을 통해 신성한 지혜를 일별하는 것이 더 값지다.
(5) 자신의 행복을 위한 많은 공덕보다 타인의 행복을 위한 적은 공덕이 더 값지다.
(6) 사고 작용이 아직 남아 있는 삼매를 지속적으로 체험함보다 모든 사고 작용이 멎은 삼매를 순간적으로 체험함이 더 값지다.
(7) 관능의 행복을 오래 누림보다 열반의 지복을 잠깐 누림이 더 값지다.
(8) 이기적인 수많은 선행보다 이타적인 아주 작은 선행이 더 값지다.

---

25) 인류는 한마음이 지상에 나타난 한 생명이므로 어떤 구성원이 다른 구성원에게 무슨 짓을 하든 그 행위가 선하든 악하든 모든 구성원에게 어쩔 수 없이 영향을 미친다. 그러므로 기독교적 관점에서도 역시 타인을 위한 선행은 자신을 위한 선행이다.
26) 윤회적 존재의 여섯 영역, 또는 윤회계의 6가지 존재 상태로, 지옥Naraka, 아귀Preta, 축생Triyak, 인간Nara, 아수라Asura, 천신Deva을 가리킨다.

(9) 엄청난 세속적 재산을 보시함보다 모든 세속적인 것들〔가정·가족·친구·재산·명예·수명·건강〕을 포기함이 더 값지다.
(10) 세속적 목표를 구하며 보낸 한 겁 동안의 모든 생애보다 깨달음을 구하며 보낸 한 생애가 더 값지다.

이상이 10가지 더 값진 것들이다.

25. 같은 것 10가지

(1) 신앙 생활에 충실한 사람은 세속적 행위를 포기하든 안 하든 마찬가지다.
(2) 마음의 초월적 본성을 깨달은 사람은 명상을 하든 안 하든 마찬가지다.[27]
(3) 세속적 호사에 집착하지 않는 사람은 고행을 실천하든 안 하든 마찬가지다.
(4) 실재를 깨달은 사람은 산꼭대기에 혼자 살든 〔탁발승처럼〕 이곳 저곳을 방랑하든 마찬가지다.
(5) 자기 마음을 완전히 통어할 수 있게 된 사람은 세속적 기쁨을 가까이 하든 멀리 하든 마찬가지다.
(6) 연민으로 가득찬 사람은 혼자서 명상하든 사회에서 다른 사람들을 위해 일하든 마찬가지다.
(7) 〔스승을 향한〕 겸양과 신뢰가 확고한 사람은 스승과 함께 살든 따로 살든 마찬가지다.

---

27) 마음만이 실재이며 참다운(원초적) 마음 상태는 어떤 사고 작용도 없는 상태(최고의 삼매 속에서 체험되는)임을 깨닫는 것이 명상의 목적이다. 이 목적이 일단 달성되면 명상은 더 이상 필요치 않다.

(8) 자신이 받은 가르침을 철저히 이해하는 사람은 행복을 만나든 불행을 만나든 마찬가지다.

(9) 세속 생활을 포기하고 정신적 진리에 전념하는 사람은 인습적 행동 규범을 준수하든 안 하든 마찬가지다.[28]

(10) 최고의 지혜를 달성한 사람은 기적을 행할 수 있든 없든 마찬가지다.

이상이 10가지 같은 것들이다.

26. 불법(佛法)[29]의 10가지 장점

(1) 사람들 사이에 십선(十善)[30], 육바라밀[31], 실재(實在)와 완성에 관한 여러 가르침, 사성제(四聖諦)[32], 사선(四禪)[33], 사공

---

28) 수행자는 자신과 사회 사이의 모든 관계에서 인습에 자유롭다. 일반인이 도덕적이라고 생각하는 일을 그는 부도덕하다고 생각할 수도 있고 그 반대일 수도 있다. (무엇이 부끄럽고 무엇이 부끄럽지 않은지에 관한 밀라레파의 노래를 보라.《히말라야의 성자 미라래빠》 pp.244~245 참조)

29) 달마, 또는 다르마 Dharma. 남방불교의 전통에 따르면 '달마'는 단지 경전만이 아니라 열반을 성취하기 위한 경전 공부와 실천까지를 포함한다.

30) 십악(十惡)의 반대. 몸으로 하는 불살생(不殺生)·불투도(不偸盜)·불사음(不邪婬), 입으로 하는 불망어(不妄語)·불양설(不兩舌)·불악구(不惡口)·불기어(不綺語), 마음으로 하는 불탐욕(不貪慾)·불진에(不瞋恚)·불사견(不邪見).

31) Sha -Pāramitā. 열반에 이르는 6가지 방편으로, 보시(布施)·지계(持戒)·인욕(忍辱)·정진(精進)·선정(禪定)·지혜(知慧)를 가리킨다. 팔리 경전에서는 다음과 같이 10바라밀을 언급한다. 보시·지계·출가(出家)·지혜·정진·관용(寬容)·정직(正直)·선의(善意)·자비(慈悲)·평정(平靜).

32) 붓다가 가르친 4가지 거룩한 진리. (1) 고(苦) : 윤회계의 존재는 고통과 슬픔에서 벗어날 수 없음, (2) 집(集) : 고통의 원인은 윤회계의 존재에 집착하는 데 있음, (3) 멸(滅) : 고통은 윤회계의 존재에 대한 집착을 끊음으로써 사라짐, (4) 도(道) : 집착을 끊는 길은 팔정도(八正道 ; p.65 참조)임.

33) p.450\30 참조.

처(四空處)[34], 정신적 발전과 해탈의 두 가지 신비한 길[35] 등이 알려져 있다는 사실은 불법의 장점을 보여주는 것이다.

(2) 윤회계에 정신적으로 눈을 뜬 군주와 바라문들[36], 사천왕천(四

---

34) Catasra-ārūpya-samāpattaya. 무형(無形)의 세계인 무색계 4천(天) 중 어딘가에 태어남은 그들과 하나가 됨이다. 이들 세계는 창조신 브라마의 지배하에 있는 가장 높은 천국으로 브라마로카Brahmaloka(브라마의 영역)라 불리며 그 이름은 다음과 같다. (1) 공무변처(空無邊處 ; Ākāshānantyāyatana) 의식이 무한 공간에 존재하는 영역, (2) 식무변처(識無邊處 ; Vijñānānantyāyatana) 의식이 무한 의식 상태에 존재하는 영역, (3) 무소유처(無所有處 ; Ākiñcanyāyatana) 의식이 무한 의식 상태로부터 자유로운 영역, (4) 비상비비상처(非想非非想處 ; Naiva-saṃjñān Saṃjñāyatana) 지각도 없고 지각 없음도 없는 영역. 이들 네 영역은 윤회계의 가장 미묘한 것들에 대해서까지 의식을 비우면서 열반에 들 준비를 하는 가장 높은 진화의 단계이다. 공무변처의 의식은 무한 공간 외에 집중할 어떤 대상도 갖지 않으며, 식무변처의 의식은 무한 공간을 초월한다. 무소유처의 의식은 앞의 두 단계를 초월하여 모든 사고와 사고 과정으로부터 자유로워지고, 비상비비상처의 의식은 지각하거나 지각하지 않음 없이 가장 깊은 삼매의 정적 속에 독존한다. 이들 네 가지 의식 상태는 윤회계에서 달성할 수 있는 가장 높은 단계로 너무나 초월적이어서 자칫하면 열반에 도달한 것으로 착각할 수 있다.(p.450\30 참조) 성불하기 전의 싯다르타 왕자는 알라라Ārlāra 와 우다카Uddaka 라는 두 스승 밑에서 4무색계에 이르는 요가를 수행한 뒤 이러한 요가를 통해서는 열반에 이를 수 없음을 알고 그것을 버렸다.(*Aryaparyesana Sutta*聖求經, *Majjhima Nikāyai*중니카야. pp.164~166.)
35) 대승불교에 의하면 무색계 4천(天)이나 다른 천국(아미타불의 극락과 같은)에 드는 보다 낮은 길과, 윤회계의 모든 상태를 초월하여 열반에 드는 보다 높은 길이 있다.
36) 인도의 거룩한 스승들 대부분이 고타마 붓다와 같은 왕가 출신이거나 아쉬바고샤 · 나가르쥬나 · 틸로파를 비롯한 많은 이들처럼 바라문 계급 출신이다. 불교에서는 역사적으로 실존했던 고타마 붓다가 그 이전에 출현했던 여러 붓다들 중의 하나이며, 그는 단지 무시 이래로 존재했던 가르침을 전했을 뿐이라고 설명한다. 따라서 눈을 뜬 인간이나 신인(神人)들이 존재하는 것은 무한한 과거세로부터 숭엄한 가르침을 실천해온 존재들이 있었기 때문이며, 이 점이 불전에 기록된 가르침들의 장점을 입증한다.

天王天)$^{37)}$, 육욕천(六欲天)$^{38)}$, 색계십칠천(色界十七天)$^{39)}$, 무색계사천(無色界四天)$^{40)}$의 존재들이 있다는 사실은 불법의 장점을 보여주는 것이다.

(3) 세상에 예류(預流)·일래(一來)·불래(不來)$^{41)}$·응공(應

---

37) 사천왕(四天王)은 파괴적인 악의 힘으로부터 세계를 지키는 사방의 왕들로, 인류와 불법을 수호한다. 백색의 지국천(持國天 ; Dhritarāshthra)은 동방을 수호하고, 녹색의 증장천(增長天 ; Virūdhhaka)은 남방을 수호하며, 적색의 광목천(廣目天 ; Virūpāksha)은 서방을, 노랑색의 다문천(多聞天 ; Vaishravaṇa)은 북방을 수호한다.
38) 삼계(三界 ; Trailokya)의 맨 아래 영역인 욕계(欲界 ; Kāmadhātu)의 여섯 천국으로 감각의 기쁨을 선사한다.
39) 색계(色界 ; Rupadhātu)를 이루는 브라마의 17천국에 사는 천신(天神)들로서 감각에 구애받지 않으며 형상을 지닌다.
40) 윤회계의 가장 높은 천국(p.354\10 참조)인 색구경천(色究竟天 ; Akaniṣṭha ; Tib. 'Og-min)과 함께 무색계(無色界 ; Ārūpadhātu)를 이루는 브라마의 가장 높은 4천국, 거기에 사는 천신(天神)들로서 형태와 감각에 구애받지 않는다. 이 너머에는 지옥과 천국과 윤회적 존재의 모든 세계를 넘어선 초우주적 상태인 태어나지 않고 만들어지지 않는 열반이 있다. 불교의 탑(Stūpa ; Tib. Ch'orten)은 삼계를 통과하여 열반에 이르는 길을 상징적으로 보여준다.(《티벳의 위대한 요기 밀라레파》제7장의 그림 참조)
41) 이들 세 존재는 완전한 성불의 예비 단계로서 소승불교의 이상인 아라한이 되기까지 수행자가 거치는 3단계를 나타낸다. 예류(預流)Srotapatti는 '흐름에 든다'는 뜻으로, 열반의 길을 지망하여 붓다의 가르침을 받아들인 초심자를 가리킨다. 일래(一來)Sakridāgāmin는 '한 번 더 태어난다'는 뜻으로 두 번째 단계에 해당하고, 불래(不來)Anāgāmin는 '돌아오지(다시 태어나) 않는다'는 뜻으로 세 번째 단계에 해당하며 흔히 열반으로 가버릴 아라한의 상태에 도달한 사람이다. 그러나 자신이 걸었던 숭고한 길을 다른 유정(有情)들이 무사히 나아갈 때까지 열반에 들지 않기로 맹세하고 보살(Bodhisattva ; '눈을 뜬 자')이 될 경우 그는 신성한 몸인 응신(應身 ; Nirmāṇakāya)으로 다시 태어난다. 보살로서의 그는 오랜 겁 동안 윤회계에 남아서 중생을 보호하고 그들의 해탈을 가능케 할 '〔정신력의〕 방벽'에 힘을 보탤 수 있다. 팔리 경전에 의하면 예류(預流)는 욕계의 일곱 상태로 최소한 한 번 태어나지만 일곱 번 이상 태어나지 않는다. 일래(一來)는 욕계의 어딘가에 오직 한 번만 태어나고, 불래(不來)는 욕계의 어디에도 다시 태어나지 않는다.

恭), 독각(獨覺)⁴²⁾과 정각(正覺)이 있다는 사실은 불법의 장점을 보여주는 것이다.

(4) 깨달음을 성취하고 신성한 몸으로 세상에 다시 와서 물질 우주가 사라질 때까지 중생의 해탈을 위해 일할 수 있는 이들이 있다는 사실은 불법의 장점을 보여주는 것이다.⁴³⁾

(5) 보살의 대자비로 인하여 중생의 해탈을 가능케 하는 정신적 보호막이 존재한다는 사실은 불법의 장점을 보여주는 것이다.⁴⁴⁾

(6) 인간계에 있는 동안 최소한의 자비를 베푼 결과로 불행한 존재계들에서도 행복의 순간을 체험한다는 것은 불법의 장점을 보여주는 것이다.⁴⁵⁾

(7) 악하게 산 사람들이 세속적 삶을 버린 후 세상이 존경할 만한 성자가 되는 사실은 불법의 장점을 보여주는 것이다.

(8) 사후에도 거의 끝없는 고통을 받게 될 만큼 악업이 무거운 자들이 신앙 생활로 돌아서 열반을 성취하는 사실은 불법의 장점

---

42) Pratyeka. 독각불(佛)은 공공연히 가르침을 펴지 않고 자신과 개인적으로 가까운 사람들에게만 선을 베푸는 반면, 정각불(고타마 붓다도 그 중 하나임)은 인간과 신들에게 가르침을 널리 설파한다.

43) 인류에게 깨달음의 길을 제시하고, 속세의 삶으로부터 자유로울 권리를 획득한 한 이들이 그 권리를 포기한 후 환생을 계속하며 자신의 지혜와 체험이 세상에서 잊혀지지 않도록, 그리하여 눈을 뜨지 못한 모든 존재들을 똑같은 해방으로 인도할 숭고한 목적에 사용되도록 하는 최상의 가르침을 보여주는 것은 불법뿐이다.

44) 대자비의 길을 선택한 보살은 중생을 보호하고 그들의 진화와 구극적 깨달음을 촉진하는 미묘한 파동을 윤회계에 발산한다. 세상에 이처럼 고무적으로 끌어올리는 힘이 없다면 인류는 정신적 안내 없이 감각적 혼돈과 정신적 암흑의 노예 상태로 남아 있을 것이다.

45) 이승에서 행한 자비행의 선한 과보는 사후의 불행한 상태에서도 도움이 된다고 하는 불교의 가르침은 체험에 의해 입증되며, 불법의 장점을 말해준다.

을 보여주는 것이다.
(9) 가르침을 단지 믿거나 명상하기만 해도, 또는 단지 승복을 걸치기만 해도 존경을 받는 것은 불법의 장점을 보여주는 것이다.
(10) 모든 세속적 소유물을 포기하고 신앙 생활을 선택하여 가장(家長)의 직책을 버리고 지극히 외로운 암자에 은거한 후에도 생활 필수품이 요구되고 공급된다는 사실은 불법의 장점을 보여주는 것이다.

이상이 불법의 10가지 장점이다.

27. 상징적 표현 10가지[46]

(1) 근본 진리는 〔삼매 속에서 깨달아야 할 뿐〕 설명할 수 없으므로 '근본 진리'라는 표현은 단지 상징이다.[47]
(2) 길을 건너는 행위도 건너는 자도 없으므로 '길'이라는 표현은 단지 상징이다.[48]
(3) 참 상태를 보는 행위도 보는 자도 없으므로 '참 상태'는 단지 상징이다.[49]

---

46) 진리를 부인하는 이 부분은 제7권의 기반인 반야바라밀다경과 관계가 있는 듯하다.
47) 법신(法身)의 동의어인 '근본 진리'는 원초적이거나 무한정한 관점에서의 일체법All-Truth이다. 마음(진리)의 과학인 요가는 근본 진리와 길(깨달음의 수단)과 결과(깨달음 그 자체)의 셋으로 이루어져 있다.
48) '길Path'은 단지 정신적 성장이나 진화의 과정을 나타내는 비유이다.
49) 최고의 삼매 속에서 깨닫는 '참 상태'는 소우주적 차원에서는 마음이 사고 과정에 의해 한정되지 않고 정지해 있어서 앞서도 언급했듯이 물결이 전혀 일지 않는 바다와 같다. 이때 모든 지각의 창구가 닫히고, 현상계의 물질 우주는 완전히 망각된다. 마음은 그 본래의 절대적 평온에 이르며, 소우주적인 마음은 대우주적인 마음에 동조한다. 그리하여 보는 행위도 보는 자도 없는 참다운 상태에서는 모든 유한한 개념들이 존재하지 않고 모든 이원성은 하나가 되며 오직 하나의 실재인 원초적 우주심만이 존재한다.

(4) 순수한 상태의 명상도 명상자도 없으므로 '순수한 상태'는 단지 상징이다.[50]

(5) 자연스런 기분을 즐김도 즐기는 자도 없으므로 '자연스런 기분'이란 표현은 단지 상징이다.[51]

(6) 서원을 준수함도 준수하는 자도 없으므로 그러한 표현들은 단지 상징이다.

(7) 공덕을 쌓음도 쌓는 자도 없으므로 '두 가지 공덕'이란 표현은 단지 상징이다.[52]

(8) 행위도 행위자도 없으므로 '두 가지 번뇌'라는 표현은 단지 상징이다.[53]

(9) 〔세속적 존재를〕 포기함도 포기하는 자도 없으므로 '세속적 존재'라는 표현은 단지 상징이다.

(10) 〔행위의 과보를〕 얻음도 얻는 자도 없으므로 '행위의 과보'라는 표현은 단지 상징이다.

---

50) '순수한 상태'는 '참 상태'가 강화된 측면이며, 그 원초적인 여건에서 마음은 어떤 말에 의해서도 오염되지 않은 상태로 존재한다. 삼매를 통해 그것을 깨달은 상태에서는 명상 행위도 명상자도 명상 대상도 구별되지 않는다.

51) '자연스런 기분'은 참다운 상태와 순수한 상태에 수반하는 가장 높은 삼매 속에서 도달한 마음의 상태를 가리킨다. 그 속에서는 향유도 향유자도 행위도 행위자도 전혀 없음을, 모든 객체가 꿈속에서처럼 비현실임을 깨닫는다. 그리하여 수행자는 환영을 좇는 대중의 길보다도 연민 가득찬 보살의 길을 선택하며, 무명의 굴레에 묶인 존재들의 해탈을 위해 일하게 된다.

52) 이것은 일시적 공덕이라고도 불리는 자비행의 결실로서의 원인 공덕과, 정신적 공덕이라 불리는 원인 공덕이 쌓여 생겨나는 결과 공덕이다.(p.432\48 참조)/전자를 공(功), 후자를 덕(德)으로 부르기도 한다 – 역자.

53) 이것은 그릇된 열정에서 비롯된 번뇌와, 개인 혼(자아)이 불멸한다거나 현상계가 실재한다고 믿는 등의 잘못된 믿음에서 비롯된 번뇌이다.(p.432\48 참조)

이상이 10가지 상징적 표현이다.[54]

28. 크고 즐거운 깨달음 10가지

(1) 일체 유정의 마음이 온마음[55]과 분리될 수 없음을 아는 것은 큰 기쁨이다.

(2) 근원적 실재가 무특성[56]임을 아는 것은 큰 기쁨이다.

(3) 사고를 넘어선 무한한 실재를 체험할 때 모든 윤회적 구분이 사라짐을 아는 것은 큰 기쁨이다.[57]

(4) 원초적인〔또는 창조되지 않은〕마음 상태에 혼란스런 사고 작용이 존재하지 않음을 아는 것은 큰 기쁨이다.[58]

(5) 마음과 물질이 하나인 법신(法身) 속에 어떤 이론가도 이론의

---

54) 모든 것을 부인하는 이들 구절은 개성이 덧없으며, 올바른 지혜를 성취한 자라면 개성(혼)의 불멸을 인정하지 않는다는 가르침과 통한다. 대우주적인 마음(이것만이 영원하다)의 반영인 소우주적인 마음은 최고의 삼매를 통해 얻어진 법열 속에서는 더 이상 소우주적이거나 한정되지 않는다. 그 속에서는 개성도 없고 얻는 자도 포기하는 자도 없으며, 행위자도 공덕을 쌓는 자도 서원을 지키는 자도 자연스런 기분을 즐기는 자도 순수한 상태를 명상하는 자도 참다운 상태를 보는 자도 길을 건너는 자도 없다. 그리고 마음의 모든 개념적 가공적 상태는 사라진다. 인간의 언어는 원래 물질계의 인간이 공유하는 체험을 기반으로 하여 서로 의사를 교환하기 위한 수단일 뿐이므로 초물질적 체험을 설명하기 위한 언어는 당연히 상징적일 수밖에 없다.

55) All-Mind, 또는 법신(法身 ; Dharma-Kāya).

56) 특성은 완전히 윤회적(현상계적)이다. 근원적 실재, 즉 진여(眞如)는 아무런 특성도 갖지 않는다. 그 속에서는 윤회적인 모든 것과 모든 특성, 모든 조건, 모든 이원성이 초월적 합일 상태로 존재한다.

57) 실재를 체험하는 순간 부분적이고 상관적인 모든 진실은 한 진리의 다른 부분들로 인지되며, 어떤 부분적 진리에 의해 독단적으로 파벌을 만들게 하는 구분은 있을 수 없다.

58) pp.159\22, 236\134 참조.

토대도 없음을 아는 것은 큰 기쁨이다.[59]

(6) 스스로 태어난 자비로운 보신(報身) 속에 어떤 탄생도 죽음도 이행도 변화도 없음을 아는 것은 큰 기쁨이다.[60]

(7) 스스로 태어난 신성한 응신(應身) 속에 어떤 이원성의 느낌도 존재하지 않음을 아는 것은 큰 기쁨이다.[61]

(8) 법륜(法輪) 속에 개아(個我) 사상의 어떤 토대도 없음을 아는 것은 큰 기쁨이다.[62]

---

[59] 물질 과학에 있어서든 정신 과학에 있어서든 진리를 구하는 사람에게는 이론이 필수적이지만, 일단 어떤 진리(사실)가 확인되면 그에 관련된 이론은 필요가 없다. 따라서 다르마카야Dharma-Kāya, 즉 법신(또는 근원적 진리) 속에서는 어떤 이론도 필요 없고 또 상상할 수도 없다. 그것은 완전한 깨달음의, 열반에 든 붓다의 상태이다.

[60] 삼보가카야Sambhoga-Kāya, 또는 완전한 자질의 신성한 몸. 보신은 육화되지 않은 모든 보살의 정신적 거주처이며, 성자들의 성체가 암시하는 것과 비슷하다. 스스로 태어난 최초의 방사물인 법신과 마찬가지로 보신도 탄생과 죽음과 이행과 변화를 초월한 상태에 존재한다.

[61] 니르마나카야Nirmāṇa-Kāya, 또는 육신을 입은 신성한 몸. 응신은 법신의 두 번째 방사물로, 지상에 태어난 모든 위대한 스승이나 보살들이 거주하는 몸이나 정신 상태이다. 윤회적 감각을 초월한 법신은 오관으로는 인지할 수 없다. 따라서 수행자가 법신을 깨닫는다는 것은 그가 법신과 분리된 유한한 마음 상태에 있지 않음을 의미한다. 달리 말하면, 법신을 깨닫는 법열의 경지에서는 유한한 마음이 자신의 근원인 법신과 하나가 된다는 뜻이다. 마찬가지로 응신의 상태에서는 신성과 유정, 마음과 물질, 본체와 현상이, 그리고 모든 이원성이 하나로 융화된다. 육화한 보살은 이것을 본능적으로 느끼며, 자기 자신도 어떤 유정이나 객체도 법신을 떠나서 독자적으로 존재하지 않음을 안다. 대승불교의 근본인 이 삼신(三身) 사상은 《티벳 사자의 서》 pp.62~69에 자세히 설명했다.

[62] 법륜(法輪 ; Dharma-Chakra)은 붓다가 가르친 진리를 상징하며, 그는 베나레스(바라나시) 근처의 녹야원에서 제자들에게 진리를 설파함으로써 이 법륜을 처음 굴렸다. 붓다의 시대와 그보다 훨씬 이전 시대의 인도 및 근동 지방에는 개아(個我)가 변함없이 영속한다고 보는 정령 신앙이 현대의 유럽과 아메리카에서처럼 퍼져 있었다. 붓다는 이런 신앙의 정당성을 부인했고 북방불교와 남방불교의 경전 어디에도 그런 신앙을 인정하는 문구는 없다.

(9) 〔보살의〕 거룩한 대자비 속에 어떤 단점도 편견도 없음을 아는 것은 큰 기쁨이다.

(10) 모든 붓다들이 걸어간 자유의 길은 항존 불변하며, 들어설 준비가 된 자에게 그 길이 항시 열려 있음을 아는 것은 큰 기쁨이다.

이상이 10가지 크고 즐거운 깨달음이다.

〔결론〕

타라Tārā를 위시한 여러 불보살과 신성한 지혜를 지닌 위대한 스승들, 그들의 순결한 말씀이 여기 있다. 그 위대한 스승들 중에는 거룩하게 빛나는 디팡카라[63]가 있으니, 그는 눈 덮인 북녘 땅에 이 가르침을 전하여 카담파 종의 정신적 아버지가 되었다. 또한 요기들 중의 요기 밀라레파가 있으니, 그는 로닥의 현인 마르파에게서 가르침을 얻었다. 그리고 고귀한 땅 인도의 해와 달처럼 빛나는 저 유명한 나로파와 마이트리파가 있으며, 이 모든 스승들의 제자들이 있다.

'위 없는 길, 귀중한 보배의 기도서'는 여기서 끝난다.

---

63) 디팡카라Dīpaṇkara〔쉬리즈냐나Shrī-jñāna〕는 이 책에서 말하듯이 라마교의 첫 번째 종교 개혁자 아티샤Atīsha의 인도 이름이다. 벵골에서 가우르Gaur의 왕족으로 980년에 태어난 그는 마가다의 비크라마쉴라 승원에서 철학을 가르쳤고 1038년 티벳으로 가서 요가와 탄트라의 새로운 지식을 전했다. 개혁자로서의 그는 승려의 도덕과 금욕을 강화했으며, 그로부터 카담파들Kahdampas이 생겨났다. 카담파들은 350년 뒤 두 번째 종교 개혁자 총카파Tsong-Khapa('양파 지방 출신'이라는 뜻, 중국 접경의 북동 티벳 암도Amdo 지방에서 태어남)를 통해 게룩파들Gelugpas이 되었고, 이들의 게룩파 종이 현재 티벳 국교로 되어 있다.

〔맺음말〕

이 글은 카담파와 착첸파들[64]의 교훈을 완전히 소지했던 디곰 쇠남 린첸[65]이 필사한 것이다. 〔닥포라제로도 알려진〕위대한 스승 감포파가 이 글을 편집한 후 다음의 충고와 함께 전했다고 믿어진다. "나의 유품을 받아들고 나와 직접 만나지 못함을 섭섭히 여길 아직 태어나지 않은 세대의 수행자들에게 다른 가르침과 더불어 이〈위 없는 길, 귀중한 보배의 기도서〉와〈해방의 귀중한 장신구〉를 공부하도록 당부한다. 그 결과는 나를 직접 만나는 것과 같으리라."

이 책이 신성한 덕을 방출하기를……, 그 덕의 상서로움이 알려지기를…….

망갈람.[66]

---

64) 착첸파들Chagchenpas : 착첸Chag-chen 철학의 교의를 따르는 자들. 착첸 철학은 이 책 제2권의 내용의 핵심이다.
65) Hbri-sgom Bsod-nams Rin-chen. '소와 야크의 동굴에서 귀중한 공덕을 명상하는 자'.
66) Mangalam. 원문의 티벳 산스크리트로, '축복'이나 '행운'의 의미. 이 책에서는 '그것에 축복이 있기를'이라는 뜻으로 이해할 수 있다.

제2권

열반의 길: 마하무드라의 요가

우리가 영역한 티벳 목판본에는 다음과 같은 제목이 붙어 있다. 착첸 기 진디 주소PHYAG-CHEN GYI ZIN-BRIS BZH GS-SO. "위대한 상징의 개요가 여기 있다". A. 데이비드-닐 여사도 《티벳의 비전과 비전가들Initiations and Initiates in Tibet》의 부록(pp.213~220)에 착첸의 가르침을 간단히 소개했다. 이 가르침을 유럽의 언어로 완전히 알리는 것은 본서가 처음이다.

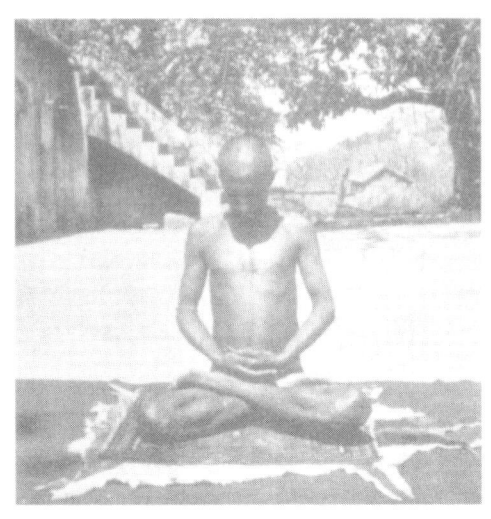

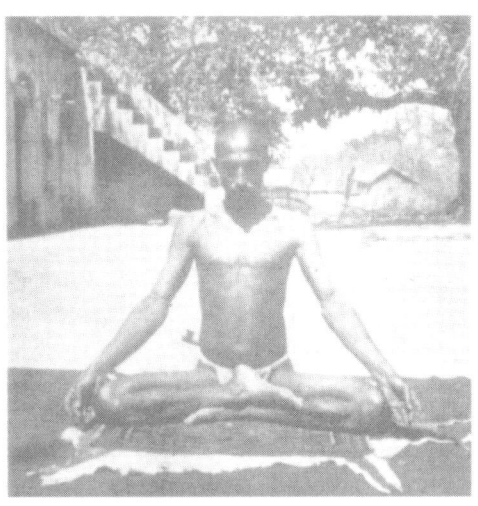

두 가지 중요한 요가 자세:편집자의 사진.(설명은 p.505)

서론

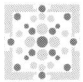

1. 마하무드라 행법의 역사

마음 통어 기술인 요가의 연구가들에게 이 마하무드라[1]의 가르침보다 더 가치 있고 두드러지는 동양으로부터의 선물은 철학과 종교 역사상 아마 없었을 것이다. 여기에는 동양의 가장 심오하고 비밀스런 몇 가지 가르침의 진수가 담겨 있다. 이들은 오래 전에 꽃피었다 사라진 문화의 잔재로부터 소생한 잊혀졌던 가르침이 아니라 비전가들을 통해 끊임없이 계승되어 우리에게까지 전해진 가르침이다.

〈마하무드라의 개요〉로 지금과 같이 구체화된 가르침은 기독교가 유럽에 전파되기 오래 전 고대 인도의 학식 있는 바라문과 불교도들

---

1) 영역본에는 Great Symbol(위대한 상징)로 되어 있지만, '마하무드라(Mahā-Mudrā ; 大印)'라는 어휘는 1980년에 이미 《마하무드라의 노래》(일지사)라는 책을 통해 우리 나라에 알려졌으므로 영어를 통한 중역(重譯)을 피하는 의미에서 이후 산스크리트 원어를 음사하여 적는다 – 역자.

중 선택된 극소수에게만 전수되었다. 인도로부터 유래한 티벳의 전통에 따르면, 기원전 1세기경에 훌륭한 불교학자인 사라하Saraha(정확한 생존 연대는 불확실함)가 그보다 훨씬 오래 전부터 있었던 이 가르침을 선포했다고 믿어지며, 따라서 그는 위대한 리쉬(Rish ; 仙)들로부터 이어진 오랜 스승 계보의 한 사람일 뿐이라고 한다.

이 가르침은 사라하의 수제자였던 저 유명한 스승 나가르쥬나(p.197 주해 28, pp.474~476 참조)와 그의 제자들을 통해 이어졌고, 그것은 아마 구전(口傳)을 통해서였을 것이다. 그러다가 11세기에 티벳 카귀파 종의 창시자인 마르파가 신성한 지혜를 찾아 그의 고국 티벳의 눈 덮인 땅으로부터 인도의 평원으로 내려가 인도의 불교학자 나로파에게서 이 가르침을 얻었다.

나로파에게 이 마하무드라의 가르침을 전한 것은 10세기 중엽에 살았던 틸로파이다. 카귀파 전통에 따르면(p.120 참조) 틸로파는 카귀파들이 도르제창Dorje-Chang이라 부르는 아디붓다(Ādi-Buddha ; 本初佛)에게서 텔레파시를 통해 이 가르침을 직접 전수받았다. 도르제창은 숨겨진 신성한 힘들을 상징하는 밀교적인 이름으로, '신들의 벼락을 지닌 자'란 뜻이다.

가르침이 틸로파의 시대보다 훨씬 전부터 인도에 존재했었던 것으로 보이긴 하지만, 이 전통은 사실상 틸로파가 카귀파들의 수호신인 도르제창으로부터 텔레파시적으로 영감을 받아 생겨나서, 티벳 카귀파 스승 계보의 근본 가르침으로 전해 내려왔다고 보는 것이 어쩌면 더 올바를 것이다. 라마 카지 다와삼둡도 이러한 이해 방식에 어느 정도 동조했다.

도르제창이 영적인 시조이고 지상에서는 틸로파가 그 첫번째인 카귀파 스승들의 계보는 《티벳의 위대한 요기 밀라레파》의 '개론 제4장'에서 그 역사를 어느 정도 자세히 설명했다. 그 책은 〈마하무드라의 개요〉 이해를 도와줄 가장 좋은 해설서이다. 마르파의 후계자였던 밀라레파는 마하무드라의 가르침을 실천한 결과 그의 전기가 말해주듯이 단 한 생애 동안에 붓다가 되었고, 오늘날 티벳의 수행자들은 자신의 종파에 관계없이 그를 역사상 알려진 최고의 요기로 간주하고 있다.

가장 믿을 만한 티벳 역사서 중 하나인 《청책(靑冊)》[2]에 의하면, 티벳의 마하무드라 철학 '고급 유파'는 인도판 필사본으로부터 마하무드라에 관한 세 권의 티벳어 번역본을 제작했다. 첫번째 것은 교사인 니루파Nirupa가 남긴 것이고, 두 번째 것은 '상급'과 '하급'의 두 부분으로 이루어져 있는데, '상급'은 인도 사람 챡 나(Tib. Phyagna)가 티벳을 방문했을 때 만든 것이며, '하급'은 아수Asū가 위Ü 지방에 머물 때 만든 것이다. 또 하나 좀더 늦은 것은 티벳인으로서 인도를 방문하여 거기서 챡 나를 만났던 가리Ngari의 낙포 셰르데Nagpo Sherdad가 번역한 것이다.

라마교 최초의 개혁자로 앞(p.170\63)에서 언급했던 아티샤Atīsha는 1038년 인도에서 티벳으로 왔고, 마하무드라 철학의 중요성을 강조한 티벳 최초의 스승이다. 따라서 우리는 그 다음 세기 초에 살았던 밀라레파와 마찬가지로 아티샤도 이 철학을 실천하여 그 효과를 몸소 체험한 사람이라고 보아도 좋다. 또다른 스승인 돔Dom은 독자적으로 티벳판 〈마하무드라〉를 만들었지만, 그 행법을 널리 보급하

---

2) 《텝테르괸포 Tep-ter-ngön-po》 vol. xi, folios 1-3.

지는 않은 것처럼 보인다. 마르파는 산스크리트로 쓰여진 것처럼 보이는 인도 문헌으로부터 직접 그 자신이 티벳어 판을 만들었다. 티벳판 〈마하무드라〉를 남긴 것으로 알려진 또다른 요기들은 바이로차나 락쉬타Vairochana-Rakshita 와 니루파, 그리고 밀라레파의 전기 작가인 레충Rechung이다. 요약하여 다음은 우리의 판본은 페마카르포 Padma-Karpo가 17세기 동안 티벳에 유포되어 있던 다소 변조된 여러 종류의 판본을 대조한 후 편집한 것이다. 이 책의 맺음말에 그는 다음과 같이 적었다. "원전의 여러 곳에서 인용했다고 하는 〔본문에 슬며시 끼어든〕 독단적인 삽입 어구들은 대부분 신뢰할 수 없다고 본 나 페마카르포〔는 그들을 삭제했다〕."

현재 〈마하무드라의 개요〉로 구체화된 가르침은 이와 같이하여 선사 시대로부터 전해온 것이며, 한 세대의 스승들에게서 그 다음 세대에, 그리하여 우리 세대에까지 이른 것으로 믿어진다.

2. 원전과 번역

이 책의 제2권에 번역하여 제시한 〈마하무드라의 개요〉는 신성 불가침의 오랜 전수 규정에 따라서, 부탄의 북사두아르Buxaduar에 은거했던 고(故) 노르부Norbu 라마가 그의 제자인 라마 카지 다와삼둡(1868~1922)에게 전한 것이다. 그것을 나의 스승 라마 카지 다와삼둡이 스스로 말했듯이, "티벳 바깥 세상 사람들을 위해" 유럽의 언어로 처음 옮겼고, 다시 편집자인 내가 물려받은 것이다.

맺음말에 씌어 있듯이, 카쉬미르 왕 젠펜 장포는 이 원본과 이것을 보완하는 실천 수행 체계인 〈육법(六法)의 요가〉를 편찬하기 위해 자신의 스승 페마카르포에게 20부셸bushel 이상의 사프란을 선물했다고 전한다. 80톨라tola가 1시르seer이고 4시르가 1부셸이라고 보면 왕의 선물은 6,400톨라가 넘는 셈이다. 현대의 싯가로 치면 1톨라의 최상급 사프란은 대략 1.5루피rupee이므로 왕의 선물은 9,600루피 이상의 가치가 있는 것이다. 1루피를 18펜스pence로 치면, 이 액수는 720파운드나 액면가 약 3,600달러가 된다.

우리가 번역한 것은 이처럼 카쉬미르 왕을 위해 만들어진 원전 〈마하무드라의 개요〉의 정확한 사본인데, 이 원전의 뒤이은 역사는 다음과 같다. 페마카르포[3)]는 자신보다 6세기 전에 티벳의 라마교를 개혁한 인도의 스승 아티샤와 마찬가지로 17세기에 티벳을 떠나 부탄으로 가서 부탄의 라마교를 개혁했다. 그는 〈마하무드라의 개요〉의 복사본을 부탄에 가져갔었는데, 그로부터 얼마 후(지금으로부터 약 115년 전) 최걀쇠남걀첸이(맺음말의 마지막 줄에 있듯이) "신앙의 선물을 복제하기 위한 목적으로" 목판 하나당 은화 한 닢씩을 기증하여 이것을 목판화했던 것이다.

우리의 티벳어 원본은 이 목판으로 인쇄한 것이다. 이 원본은 제목 페이지를 포함하여 각각 두 페이지로 이루어진 7개의 큰 지면이며, 페이지 하나에 목판 하나가 사용되었다. 따라서 시주(施主)는 이 목판을 만들기 위해 은화 14닢을 기증한 셈이다.

이들 목판은 부탄의 수도 푸나카Punakha에 있는 국립 승원에 보관되어 있다. 우리의 원본이 인쇄된 뒤 얼마 안 있어 그 목판은 보유

---

3) '전지(全知)의 흰 연꽃'이라는 뜻.

하고 있던 인쇄소가 부탄 내전(內戰)으로 인해 화재를 겪는 바람에 파손되었다.

우리의 원본이 어떻게 해서 번역자의 수중으로 들어오게 되었는지는 그 자신이 잘 설명하고 있다. "1887년 12월부터 1893년 10월까지 나는 영국 정부의 통역자로 인도 접경에 있는 부탄의 북사두아르에 머물렀으며, 그 기간의 초반부에 스승을 만났다. 그는 '은자 스승 노르부'(로푄참파 노르부Slob-dpon-Mtshams-pa-Nor-bu)라는 칭호로 불렸는데, 여기서 '노르부'는 '보석'을 의미한다. 입문시에 그가 받은 이름은 '좋은 평판〔의 사내〕'(냠다장포Snyan-grags-bzang-po)였다.

"스승은 나를 제자로 받아들인 후, 입문 의례와 몇 가지 지시를 덧붙여〈마하무드라의 개요〉에 담긴 가르침을 내게 전했다.

"당시에 스승은〈마하무드라의 개요〉의 목판본을 3권 갖고 있었는데, 이들 중 하나는 1893년 내가 그를 떠날 때 받았으나 잃어버렸다. 그것은 시킴 왕의 명령으로 내가 1906년 초부터 강톡의 시킴 주립 부티아Bhutia 기숙학교 교장직에 있는 동안 거기서 나도 모르게 사라진 것 같다. 1916년 2월 나는 스승을 찾아가 안부를 여쭙고 존 우드로프 경(아더 아발론이라는 필명으로《탄트라 선집》을 편집)을 위해〈뎀촉Dēmchog 탄트라〉의 번역 허가와 그에 필요한 도움을 얻었다.[4] 그와 함께 나는〈마하무드라의 개요〉를 포함하여 그와 비슷한 다른 문헌들(〈개요〉와 마찬가지로 너무 신성하고 귀중하여 인가 없이 세상에 알릴 수 없게 되어 있는)도 번역할 수 있는 허가를 받았다. 번역을 허락하면서 스승은 이렇게 말씀하셨다. '우리 민족의 후대(後

---

4) 이것은 1919년 런던과 캘커타에서 간행된 아더 아발론 편집의 『탄트라 선집 Tantrik Texts』 제7권에 들어 있다.

代)들은 정신적 진화를 갈구할 자들이 드물고, 이들 숭고한 진리는 유럽과 아메리카의 구도자들이 더 좋아할 것으로 보인다.'

"그것이 내가 스승과 나눈 마지막 대화였다. 8개월 후인 1916년 10월 대략 78세의 나이로 스승은 해박한 지식과 함께 이 세상을 떠났다.

"방문 기간이 끝나가고 스승에게 하직 인사를 드리려 하고 있을 즈음 그는 당신이 주었던 책을 내가 분실했음을 알고 스스로 지니고 있던 〈개요〉를 내게 고별 선물로 주었다. 그러나 이상하게 이 책마저도 사라져 버렸다. 우리가 번역한 것은 스승이 북사두아르에 사는 다른 제자에게 주었던 또 한 권의 〈개요〉이며, 이것은 그 제자가 우편으로 우리에게 보내준 것이다. 내가 아는 한 다른 책자는 없고 부탁에도 마찬가지다.

"내 스승의 삶에 관해서는 흥미 있는 얘기가 몇 가지 있다. 그는 오랫동안 불교를 열렬히 후원했던 부탄의 명문가에서 태어났다. 그의 외삼촌은 〈개요〉의 목판을 소장한 국립 승원의 대승원장이었다. 양친은 스승을 소년 시절에 승려로 만들었고, 그는 대승원장인 외삼촌 밑에서 행자 생활을 했으며 교육을 받았다.

"그는 외삼촌의 재산을 상속할 권리가 있었을 뿐만 아니라 스승인 외삼촌이 입적함에 따라서 대승원장직을 맡게 되었다. 그러나 당시의 부탄은 자치 단체의 분쟁이 잦아서 이기적인 속인들이 승려들의 합법적인 교권까지 침해하는 일이 빈번했고 노르부가 외삼촌의 재산을 상속할 권리에 대해서도 푸나카의 몇몇 유력한 속인들이 이의를 제기했다. 소년기와 청년기를 보냈던 승원이 지속적인 논쟁으로 해를 입지 않게 하기 위하여 그는 모든 재산과 대승원장직을 버리고 그곳을 떠나 북사두아르 근처의 암자로 갔고 거기서 나는 그를 알게 되었으며 스승으로 모셨다.

"노르부는 일생 동안 브라마챠리아brahmachārin였으며(그는 금욕의 서원을 지켰다), 완전한 비구승(인류에게 봉사하기 위해 속세를 포기하고 일정한 주거 없이 보시에 의하여 생계를 꾸려가는 불교 승려)이었다. 그는 다정하면서도 강한 인품과 열정적 신념을 갖고 있었으며, 일반인의 시야 너머를 내다보고 있었다. 그의 입적 이후 나는 스승 없이 남게 되었다."

라마 카지 다와삼둡과 시킴의 강톡에서 함께 지내며 『바르도 퇴돌 *Bardo Thödol*』(1927년 옥스퍼드 대학 출판부에서 《티벳 사자의 서 *The Tibetan Book of the Dead*》로 간행)과 다른 티벳 문헌들의 번역을 완료한 후, 그는 내게 마하무드라의 가르침을 소개하고 그것의 개요를 번역할 것이라고 시사했다. 우리는 1919년 7월 23일에 번역을 시작하여 이처럼 어려운 작업으로서는 상당히 빠르게 같은 달 31일에 초안을 완성했다. 이어진 교정을 거쳐 모든 것이 끝났을 때 라마는 번역자이자 스승으로서 내게 다음과 같이 말했다.

"나는 여러 번 〈마하무드라의 개요〉를 번역하려고 했었지만 이 책이 너무나 숭고하고 또 나 자신이 유럽식 표현력과 현 세대에 걸맞는 철학 지식이 부족하다고 생각하여 망설여왔다. 그러나 이제 당신의 도움을 통해 그 열망이 달성되었다. 이 귀중한 가르침을 세상에, 특히 교양과 사고력을 갖춘 유럽과 아메리카 사람들에게 전하라고 했던 내 스승의 지시를 수행할 수 있어서 정말 기쁘다."

3. 마하무드라 교의의 성격

티벳어로 착첸[5]이라 부르는 마하무드라[6]는 존재의 본성에 대한 신비로운 통찰력을 선사할 그런 정신집중(Skt. ekāgrata ; 一點) 상태에 도달하는 요가 행법을 기록한 안내서이다. 이것은 또한 붓다의 모든 가르침에 나타나듯이 금욕과 방종의 양 극단을 피하기 때문에 중도(中道 ; Tib. Ümai-Lam)라고도 불린다. 〈마하무드라의 개요〉가 설하는 가르침을 따름으로써 우리는 스스로 의식하면서 자연의 바퀴에 예속된 상태를 벗어나 사망과 출생의 끝없는 순환 고리로부터 해방되는 길, 즉 열반의 길에 들어설 수 있다.

구전(口傳)과 필사(筆寫)를 통해 여러 세대 동안 전해오면서 어느 정도 티벳 불교의 영향을 받긴 했지만, 이 가르침에 담긴 요가적 본성은 인도의 스승들이 지금까지 가르치고 있는 비슷한 요가들과 비교할 때 거의 그대로 남아 있다.

인도의 리쉬케쉬 부근 비르바다르Birbhaddar의 갠지스 강가에 위치한 작은 요가 학교의 교장으로 그 자신이 수행자인 스와미 사탸난다Satyānanda는 나의 부탁을 받고 우리의 번역물을 꼼꼼히 검토한 뒤, 마하무드라 체계의 몇 가지 중요치 않은 세부 사항에 의견 차이를 보였지만 본질적으로는 그것이 보통 이상의 가치를 지니는 것으로 평가했다. 그는 이렇게 말했다. "이것은 마음을 훈련하는 3가지 주요 방법을 가르친다. (1) 시각화, (2) 호흡 통어를 위한 금강Dorje 염송법, (3) 육체를 항아리화(化)하는 과정을 통해 마음을 호흡의 사슬로

---

5) 착갸첸포Phyag-rgya-ch'en-po. 보통 줄여서 착첸Phyag-ch'en이라 부름.
6) Mahā-Mudrā. '위대한 무드라', '위대한 태도(자세)', 또는 '위대한 상징'.

부터 분리시키는 법이 그것이다.

"이런 종류의 요가를 가르치는 것은 내가 알기로 〈마하무드라의 개요〉밖에 없다. 《아누부타 요가 성취법 Anubhūta Yoga Sādhan》 (캘커타, 1916)을 쓰기 전에 이것을 알았다면 올바른 조식법(調息法)[7]을 찾느라 소비한 많은 시간들을 줄일 수 있었을 것이다."

스와미도 바르게 관찰했듯이, 우리의 문헌은 마하무드라의 요가를 실천하려면 우선 자격을 갖춘 스승의 개인적 안내가 있을 것을 전제로 한다. 그리하여 원문은 스승 몫의 몇 가지 세부적인 가르침을 생략하고 있다. 이 점은 글로 쓰여진 모든 요가 체계가 대부분 그러하며, 파탄잘리의 《요가 수트라》는 그 대표적인 예이다. 어떤 요가 문헌이든 말로 전하는 가르침을 요약한 내용 이상의 것을 적지 않는다. 스승의 직접적 배려가 미치지 못할 때, 이를테면 가르침을 실습하기 위해 일시 스승을 떠나 독거(獨居)하게 된다든가 할 때 제자를 인도하기 위한 것으로서, 대개는 스승이 제자에게 지시하는 일련의 요점들로 이루어져 있다.

스와미의 비판은 다음과 같은 말로 끝났다. "이 책자는 정해진 방식으로 요가를 실천할 수 없는 사람들이 주목할 만하다. 마음의 평온에 관한 이론 부분은 그들에게 큰 도움을 줄 것이다. 몸의 부동과 입의 침묵을 실천하는가 어떤가, 호흡의 사슬로부터 마음이 분리되는가 어떤가 하는 점은 그리 중요치 않다. 그들은 마음이 평온해지는 과정을 쉽게 실습할 수 있으며, 충실히 따른다면 수행자는 이 과정만으로 커다란 평화를, 모든 세속적 상상을 넘어선 평화를 얻을 수 있다."

---

[7] 프라나야마 Prāṇāyāma. '프라나의 통어' 또는 '호흡이나 인체의 활력을 요가적으로 조절하는 법'.

4. 스승들의 계보

우리의 '귀의'문에서 '백색 왕조〔또는 계보〕'라 칭한 마하무드라 행법의 인도인 스승 계보는 이미 보았듯이 기원전 1세기로부터 마르파가 티벳 분파를 수립한 11세기 후반까지이다. 그러므로 이 가르침은 어떤 식으로든 약 2천 년 동안 끊이지 않고 이어져온 셈이다. 카귀파들의 전통에 따르면 이 역사는 기원전의 알 수 없는 시대들로 더욱 거슬러 올라간다.

이 계보의 첫번째 티벳 스승인 마르파는 인도에서 18년 동안 제자 생활을 했고, 100명 가량의 학식 있는 철학자들과 만났었다고 한다. 따라서 그가 만든 티벳판 〈마하무드라〉는 그 당시 얻을 수 있었던 가장 믿을 만한 문헌에 기반을 두고 있었음이 틀림없다.

인도에서는 마르파가 머물 때부터 현대에 이르기까지의 외국 침략과 그에 따른 사회적 종교적 변동을 겪으면서 마하무드라 유파의 스승 계보가 살아 남았는지 어떤지 우리는 단정할 수 없다. 마하무드라의 문헌은 다른 수많은 인도 문헌들과 마찬가지로 그 기원의 땅에서 사라져버리고 오직 티벳어 역본으로만 남아 있는 것인지도 모른다.

'백색 계보'의 티벳 분지(分枝)는 철학적 관점에서 티벳의 다른 모든 종파와 별개로 분류된다. 이 법맥은 보통 '사도적(使徒的) 계승을 따르는 자들'이란 뜻의 카귀파로 알려져 있다. 마하무드라 방식의 신비한 통찰(Tib. Ta-wa)은 마르파 시대로부터 오늘에 이르기까지 카귀파의 철학과 금욕적 수행 체계에 기반이 되어왔다.

마르파의 후계자인 밀라레파는 방랑하는 고행자로서 여러 해 동안 눈 덮인 높은 산의 인적 없는 바위 동굴들에서 고독하게 살았고, 거기서 마하무드라 요가에 통달하여 그의 전기에 나오는 것과 같은 경이로운 초능력을 성취했다. 인도의 가르침을 전한 학승 마르파보다 더 거룩하고 뛰어난 신비가인 밀라레파는 오늘날도 여전히 실천 수행을 중시하는 카귀파들이 자기 유파의 원점으로 생각하는 인물이다.

밀라레파는 닥포라제와 레충이라는 가장 뛰어난 두 제자 외에도 8명의 제자를 요가의 달인으로 만들었다고 전한다. 또다른 108명에게는 모든 카귀파 수행자들의 복장이 그렇듯이 면직물 한 장만으로 티벳의 혹독한 겨울 추위를 견딜 수 있도록 생명열(Tib. Tūmmō) 발생 기술을 터득시켰고, 수많은 남녀 제자들을 깨달음의 길로 들어서게 했다.

레충의 말을 빌면, "그의 큰 은덕과 호의가 하늘의 별처럼 많은 성도(聖徒)들을 남겼다. 윤회계에 다시 오지 않을 자들은 지상의 모래알 수와 같았고, 그 길에 들어선 남녀는 수를 헤아릴 수 없었다."[8]

닥포라제는 이 책 앞의 제1권에서 설명했듯이 밀라레파의 후계자가 되었고, 그리하여 카귀파 법맥의 3번째 인간 스승이다. '백색' 스승들의 법맥은 계속해서 이어졌고, 마르파의 직계 24대인 페마카르포가 〈마하무드라의 개요〉를 남겼다. 그는 카귀파 종의 기록 속에서는 법명인 각왕노르부Ngag-Dvang-Nor-bu(〔신성한〕 언변을 지닌 보석)로 더 잘 알려져 있다.

카귀파 계보로도 알려진 백색 계보 스승 조직의 당대 정상(頂上)으로서 페마카르포는 마르파 이후 6세기를 거치는 동안 축적된 마하무드라의 여러 가지 필사본을 그들의 수정본이나 주석서와 함께 마음대

---

8) 《히말라야의 성자 미라래빠》 p.340 참조.

로 접할 수 있었을 것이다. 그들로부터 페마카르포는 (우리 문헌의 맺음말에 보이듯이 제자인 카쉬미르 왕의 소망에 따라서) 요점을 뽑아 우리가 지닌 것과 같은 〈마하무드라의 개요〉를 편집했던 것이다.

믿을 만한 전통에 따르면 왕은 한 사람의 구도자로 페마카르포를 찾아갔고, 싯다르타 왕자가 그랬듯이 왕국과 속세를 모두 포기함으로써 제자의 자격을 얻었다. 고행을 자처한 왕은 스승 아래서 여러 해 동안 공부하고 요가를 실습한 뒤 불교 승려가 되어 카쉬미르로 돌아온 후 거기에 '백색 계보'의 카쉬미르 분파를 수립한 것처럼 보인다. 라마 카지 다와삼둡의 견해에 의하면, 부탄에서 발전한 다른 카귀파 분파들을 통하여 카귀파 종과 역사적으로 관계가 있는 라닥Ladāk 의 히미스Himis 승원은 카쉬미르 법맥과 같은 것에 대한 어떤 이야기가 담긴 기록을 소장하고 있을 수도 있다는 것이다.

우리의 문헌에 의하면, 페마카르포가 요가를 수행한 은거처는 부탄과 인접한 티벳의 최남단에 있었다. 왕은 사프란의 땅 카쉬미르에서 20부셀이 넘는 사프란, 그 값진 선물을 여기까지 가져왔으리라.

페마카르포는 오늘날의 카귀파 종 탄트라 행법과 관련하여 중요한 인물이다. 그의 저작들은 점성술·의학·문법·역사·의례·예술·철학·형이상학·밀교학의 기준이 되어 있다. 그는 약 52권에서 58권에 달하는 서적을 편집 저술한 것으로 믿어진다. 그는 또한 주목할 만한 시인이었으며, 그의 신비로운 서사시는 신성한 찬가의 기도서[9]라는 책을 통하여 부탄 전역에 잘 알려져 있다. 그는 1680년에 입적

---

9) 도제루텡Rdo-rje-glu-Hpreng. 티벳어서는 둘 이상의 자음으로 시작하는 단어나 음절은 그 첫번째 자음을 발음하지 않는다. 따라서 원서에 Dorje로 되어 있을 경우는 '도르제'로, 여기서의 Rdo-rje 와 같이 두 음절로 나뉘어 있을 경우 '도제'로 음역했다 – 역자.

한 제5대 달라이 라마와 같은 시대에 살았다.[10]

페마카르포의 시대에는 히말라야의 소왕국이었던 부탄은 티벳보다도 잘 알려지지 않은 나라였다. 원주민은 낮은 문화 여건 속에 살았으며 약탈과 내전을 자주 겪었다. 17세기 말경에 티벳의 랄룽Ralung 승원으로부터 '백색 계보'를 이은 한 스승이 부탄에 왔으니, 그는 페마카르포가 시작한 정신적 정화 사업을 이어받아 훌륭히 결말짓도록 운명지어진 자였으며, 그의 고결함은 어둠 속의 태양처럼 빛났다고 전한다. 지극한 신앙심에 의하여 그는 부탄인의 추앙을 받기에 이르렀고 그들의 첫번째 법왕으로 기꺼이 받아들여졌으며 '언변의 승리자', '맞설 수 없는 환영의 파괴자'[11]로 알려졌다. 마하무드라의 가르침은 그를 통해 이어져 은자 스승 노르부에게 전해졌다.

지금까지 설명한 내용이 '마하무드라'와 그 '개요' 및 그 가르침을 우리에게 전한 '백색 계보 스승들'의 흥미로운 역사이다. 이 책을 읽는 모든 독자가 책에 담긴 정신적 유산을 조금이라도 공유하여 해방의 길에 들고 결국 지고의 목표를 달성하도록 이 책이 거기에 도움이 될 수 있다면 하는 것이 번역자의 열렬한 소망이었다.

---

10) Sir Charles Bell, *Tibet Past and Present*, London, 1924. p.37.
11) 각왕남계뒤줌도제Ngag-dvang-Rnam-rgyal-Bdud-hjoms-Rdo-rje.

팔리 경전에 있는 붓다의 말씀들

대양에서처럼, 오 제자들이여, 거기에는 오직 한 가지 맛인 짠맛밖에 없으니, 그와 같이 오 제자들이여, 내가 그대들에게 설하는 가르침에는 오직 한 가지 맛인 해방의 맛 외엔 없다.

* * *

존재를 달성하여 자신을 구별하는 이 사람들은 존재 속으로 가라앉아 존재 속에서 찬탄한다.

* * *

쾌락에서 벗어나지 못하는 존재들로 가득찬 무명에 잠긴 이 잡다한 세계를 보라.

* * *

모든 경우에 노력하지 않고, 타인을 위해 존재하지 않고, 다른 이들을 위해 살지 않는 사람은 진정코, 신성한 삶을 살지 않는 것이다.

* * *

바퀴가 부서지고, 욕심 없음이 달성된다.
강바닥은 마르고, 물은 흐르지 않으며,
부서진 바퀴는 더 이상 구르지 않으리.
이것이 슬픔의 끝이다.

— 우다나(Udāna ; 自說)[12]에서

---

12) 소장Maj.-Gen. 스트롱D. M. Strong의 번역.

[열반의 길 : 마하무드라의 요가]

[귀의]

(1) 고귀한 백색 왕조[의 스승들]에게 절하나이다!

[서문]

(2) '아는 자'의 일상적 연속성을 순수 신성한 지혜[1]와 마주보게 하기 위한 '동시발생의 마하무드라 요가'[2]라 불리는 이 안내서

---

1) 이 글은 구도자가 열반에 완전히 눈떠 해방되도록 인도하기 때문에 '안내서'라 불린다. 낮은 자기가 높은 자기에 흡수 동화되기 전에는, 즉 '아는 자'의 연속성이 시작도 끝도 없고 영원히 전지(全知)와 하나임을 깨닫기 전에는 개성은 부서지지 않는다. 인간이 신이 되어 순수 신성한 지혜와 마주함은 그와 같다.
2) *The Yoga of the Simultaneous-born Great Symbol*. 명상을 통해 인간의 마음과 신성한 마음 사이에(일상적 인간의식과 초월적 우주의식 사이에) 교감이 생길 때, 인간은 자신의

의 해설은 '예비 학습'과 '필수 내용'과 '결론'으로 이루어졌다.

[제1부 : 예비 학습]

(3) 예비 학습은 현실적인 것과 정신적인 것이다.
(4) 앞에 나오는 현실적인 가르침은 다른 곳에서 분명해진다.[3]

[귀의, 발심, 스승들과의 교류]
(5) 뒤에 나오는 정신적인 가르침의 첫걸음은 귀의와 발심으로 시작하여 스승들과의 교류에 이른다.[4]

참 모습을 알게 된다. 그는 아는 자와 앎의 모든 대상(모든 앎)이 분리될 수 없는 하나임을 직관적으로 깨닫는다. 그리고 이런 깨달음과 동시에 정신적 조명(照明)을 의미하는 신비한 마하무드라가 생겨난다. '현자의 돌Philosopher's stone'과 마찬가지로 마하무드라는 마음속에서 무명(無明; Avidyā)을 몰아낸다. 그리고 요가의 연금술에 의해 인간은 신으로 변한다.

3) 현실적인 가르침은 속인들을 삶의 보다 높은 길로 인도하기 위한 교훈들을 담고 있다. 깨달음의 길에 첫발을 들여놓으려는 결심이 일단 서면, 제자는 현실적이거나 현교적(顯教的)인 가르침이 더 이상 필요없고 정신적 또는 밀교적(密教的)인 가르침을 얻기 시작한다. 정신적인 것을 이해할 수 없는 무지한 대중에게는 그것은 밀교적일 수밖에 없다.

4) 제자의 기질에 따라 필요하다면 이 부분은 조정해도 좋다. 예컨대 힌두교 수행자의 경우 여기서 보인 불교 의례를 자기 종파의 비슷한 의례로 대치할 것이다. 또는 내가 갠지스 강 상류의 리쉬케쉬에서 만나 약간의 요가 지도를 받았던 어떤 바라문 요기처럼 아예 이 부분을 무시해버릴 수도 있다. 불교에서는 당연히, 무상의 승리를 얻은 가장 귀중한 실례인 고타마 붓다를 의지처 내지 안내자로 간주하며, 붓다가 걸어간 길에 처음 들어선 제자는 그 붓다에게 믿음을 의지해야 한다. 초심자에게는 믿음이 가장 중요하다. 도달 가능한 목표가 있다는 믿음 없이는 길을 나아갈 수 없다. 따라서 예비적 규정은 구도 여행을 시작하는 초심자가 자신의 믿음을 적절한 형태로 표현해야 한다는 것이다. 이 규정을 따름에 있어 티벳 불교도들은 다음의 5가지 방식을 사용한다.

〔몸의 7가지 자세〕[5]

(6) 《비로자나의 이해》[6]에 씌어 있듯이, "몸을 똑바로 하여 금강 자세[7]를 취하라. 마음을 한 곳에 모으는 것이 마하무드라〔에 이르는 길〕이다."

(가) 티벳식의 기다란 귀의례. 이것의 첫번째는 그 핵심이 남방 불교의 짧은 삼귀의(三歸依)와 비슷하며, 다음과 같다.
"스승의 기도를 통하여 우리(중생)는 부처님께 귀의합니다.
우리는 불법(佛法)에 귀의합니다.
우리는 승가(僧家)에 귀의합니다."
(나) 짧은 형태의 발심.
"나는 일체 유정의 성불을 돕기 위해 부처가 되기를 원합니다."
(다) 선정불 금강살타(Vajra-Sattva ; Tib. Dorje-Sempa)에 대한 명상, 악업을 씻기 위한 '백자진언(百字眞言)' 염송.
(라) 비밀의 기도와 공물 헌납. 이것은 속세와 윤회계 전체를 떠남을 의미한다.
(마) 스승들과의 교류. 요가 자세로 앉은 스승들을 마음속에 그린다. 제자의 머리 바로 위에 인간 스승이 있고 서열에 따라 그 위에 수직으로 나타나며 맨 위에는 천상의 스승 바즈라다라(Vajra-Dhara ; Tib. Dorje-Chang ; 持金剛)가 있다.(pp.373\15, 382~385 참조)

5) 산스크리트로는 아사나āsana이다. 이들 자세는 육체에서 어떤 힘이나 기(氣)의 흐름을 차단하므로 요가 수행에 크게 이롭다. 또한 육체를 유연하게 하고 내구력을 선사하며 바람직하지 못한 여건을 제거하고 질병을 낫게 하며 생리 기관과 마음을 편안하게 만든다.
6) 원문은 남낭괸장Rnam-snang-ngön-byang. 모든 현상이 환영임을 이해하도록 인도하는 티벳의 요가서. 비로자나(Vairochana ; Tib. Nampar-nangzad)는 만다라의 중앙에 있는 선정불(禪定佛)이다.(p.465\1 참조) 그는 법계(法界 ; Dharma-Dhātu), 또는 근본적 지혜를 상징한다. 비로자나와 정신적으로 교감할 수 있을 때 존재의 본성이 이해된다.(p.308\8 참조)
7) Dorje-Posture. 금강저(金剛杵 ; dorje)는 라마의 권위를 상징한다. 금강 자세는 평형의 자세이며, 정신적으로나 육체적으로나 금강저의 균형잡힌 모습이 그것을 상징한다./금강 자세Vajrāsana는 인도의 요가에서는 원래 '무릎 꿇은 자세'이다. 그러나 다음 구절과 제1권의 제1장 49절 마지막 주해를 보면 이 책은 금강 자세와 붓다 자세와 연꽃 자세를 동일시하고 있는 것처럼 보인다 – 역자.

(7) 〔이어서〕 다리를 붓다 자세로 두고,[8] 양손을 배꼽 아래 수평으로 균형있게 놓은 후,[9] 등뼈를 곧게 세운다. 횡격막을 내밀고,[10] 턱끝이 후골(喉骨)[11]을 정확히 누르도록 목을 갈고리 모양으로 굽히며, 혀를 입천정에 붙인다.[12]

(8) 대체로 지성은 감각에 지배당한다. 그 중에서도 주로 시각(視覺)이 지성을 지배한다. 〔그러니〕 눈을 깜박이거나 움직이

---

8) 직역하면, "양 발을 금강dorje의 자세로 두어라." 이것은 티벳의 불상(佛像)에서 자주 보이는 다리를 교차시킨 자세로, 인도에서는 연꽃 자세Padmāsana라 부른다.(p.175 맞은편 도판 참조)
9) 이것은 명상을 위한 자세로, 양손을 펴서 배꼽 바로 밑에 손바닥이 위를 향하도록 수평으로 놓는다. 한쪽 손의 가운뎃손가락이 다른쪽 손의 그것과 끝이 맞닿게 하고, 엄지손가락들은 집게손가락의 뿌리에 둔다./이 주해의 뒷문장도 약간 이상하다. 영역본은 다음과 같다. "……, the middle finger of one hand touching that of the other hand at the tip and the thumbs folded at the base of index fingers." – 역자.
10) 또는, "양 어깨를 뒤로 하고 가슴을 앞으로 내밀어라."
11) 직역하면, '혹knot', 즉 '후골(喉骨; Adam's apple)'.
12) 서론에서 언급했던 스와미 샤탸난다는 이 문장이 불완전하다고 본다. 그는 다음과 같이 비판문을 적었다. "혀는 입천정에 그냥 댈 것이 아니라 혀 끝을 갈고리 모양으로 말아올려서 입 속의 비강(鼻腔)이 시작하는 부분을 눌러 그 구멍을 막는 식으로 해야 한다. 이 행법은 케차리 무드라Khecharī Mudrā라고 부른다. 이것을 행하지 않고는 아사나를 행하면서 평온한 상태에 이를 수 없다. 그러나 요가에 어느 정도 익숙해질 때까지 초심자는 케차리 무드라를 행할 수 없다." 케차리 무드라를 행하기 위해서는 혀 자체를 훈련해야 하며, 대개는 점차로 혀의 길이를 늘여나간다. 그 방법은 혀를 마사지하고 잡아늘이는 것이다. 또한 이 무드라를 실천하고자 하는 요기는 설소대(舌小帶; fraenum linguae)로 알려진, 혀 밑의 한가운데서 혀를 붙들고 있는 힘줄과 점막을 몇 달에 걸쳐서 조금씩 조금씩 잘라나가야 한다. 이 방법에 의해 요기는, 자신의 혀로 내비강의 입구를 막고 동면하는 짐승처럼, 육체의 생명 기능을 정지시킬 수 있다. 이것은 에너지와 수명을 보존하긴 하지만 이 행법 자체가 정신적 진화를 돕는 것은 아니다. 신체의 동물적 기능을 요가로 정지시키는 것은 '보다 낮은 자기'를 정복하는 데 도움이 될 경우에만 사용해야 한다.

말고 약 5.5피트 거리에[13] 시선을 고정하라.

(9) 이들〔즉 위에 적힌 7가지 자세〕은 '비로자나의 7가지 수단'〔즉 정신과 육체의 작용을 이해하기 위한 7가지 수단〕이라 불린다. 이들은 육체적 수단을 통해 깊은 명상에 드는 5가지 방법의 기반이 된다.[14]

〔7가지 몸 자세의 효능〕

(10) 다리를 교차시킨 자세는 영감(靈感)[15]을 조절한다. 평형의 자세는 몸의 생명열(熱)[16]을 균등하게 한다. 횡격막을 부풀리고 등뼈를 곧게 세움은 몸에 분포된 신경의 흐름[17]을 조절한다. 목을 굽힘은 내쉬는 숨[18]을 조절한다. 시선을 고정하고 혀를 입천장에 붙임은 생명력[19]이 중앙 신경[20]으로 들어가게 한다.

(11) 이리하여 5가지 '기운'이 중앙 신경 속으로 들어가면서 육체

---

13) 직역하면, '멍에의 거리에.' 멍에yoke는 한 쌍의 황소에 매는 멍에의 너비에 근거한 인도의 계량 단위로, 그 길이는 대략 5.5피트(165센티미터)이다.
14) 이 5가지 방법은 이어지는 제10절에서 설명한다. 그 다음의 제11절은 그로 인해 얻어지는 결과를 설명한다.
15) 직역하면, '아래로 움직이는 기운.'
16) 직역하면, '온기(溫氣)를 균등하게 하는 기운.'
17) 직역하면, '분포자라 불리는 기운.'
18) 직역하면, '위로 움직이는 기운.'
19) 직역하면, '생명을 유지하는 기운.' 지금까지의 다섯 주해에서 '기운'은 육체 기능을 통어하는 에너지이다. 유럽의 생리학 용어에는 정확히 그것에 해당하는 어휘가 없다. 산스크리트로는 그것을 프라나prāṇa라고 부른다. (《티벳 사자의 서》 p.489 참조) / 독자의 수고를 덜기 위해 간단히 적으면, 이들은 요가에서 아파나(吸氣)·사마나(等風)·비아나(介風)·우다나(上風)·프라나(呼氣)라 부르는 5가지 바유(vāyu ; 風)를 가리킨다 – 역자.
20) 이것은 생명력이 유입되는 가장 중요한 통로로서, 척추의 한가운데를 통과한다. 이것으로부터 부속 신경들이 갈라져나와 각각의 심령 중추chakra에 생명력(프라나)을 분배한다.

기능을 통어하는 다른 '기운들'[21]도 그 속으로 들어가고, 몸의 평온, 몸의 부동(不動), 또는 자연스런 상태에 머무는 몸이라고도 알려진 비인식의 지혜가 내려온다.[22]

[입의 평온]

(12) [내쉬는] 죽은 숨을 토해낸 뒤 침묵을 지킴은 입의 평온, 입의 부동, 또는 자연스런 상태에 머무는 입이라 불린다.

(13) 과거를 생각지 마라. 미래를 생각지 마라. 자신이 명상에 들어있다고 생각지 마라. 공(空)을 무(無)로 간주하지 마라.[23]

(14) 이 단계에서 오감(五感)으로 느껴지는 어떤 인상을 "이것은 ……이다, 이것은 ……이 아니다"라고 분석하려 하지 마라.[24]

정신과 육체의 모든 작용은 근본적으로 여기에 의지하고 있다.(《티벳 사자의 서》 pp.490~492 참조)
21) 이들은 소화·분비·순환·자극(욕구)의 전달·감각 등의 기능을 담당한다.(《티벳 사자의 서》 pp.489~490 참조)/이들은 요가에서 나가(龍風)·쿠룸마(龜風)·크리카라(鴨鵠風)·데바닷타(天授風)·다난자야(勝財風)라 부르는 5가지 종속적인 바유(vāyu ; 風)이며, 각각 5가지 기본적인 바유와 상응한다 - 역자.
22) 모든 것이 그렇듯 육체의 자연스런 상태 역시 완전한 평온의 상태이다.
23) 공(空 ; Void ; Tib. Tong-pa-nyid ; Skt. Shūnyatā)은 무(無 ; nothingness)가 아니라, 진여(眞如 ; Thatness)이며 존재의 표준norm이며 유한성을 구성하는 모든 것의 원인이자 근원을 나타내는 공(空 ; void)이다. 공(空)은 현상계(윤회계)의 언어로 표현될 수 없기 때문에 깨닫지 못한 사람들은 그것을 무(無)로 간주한다./Void는 공(空 ; Shūnya), Voidness는 공성(空性 ; Shūnyatā)으로 번역된다. 그에 따라 Void를 공(空)으로 옮기되, 이 주해의 첫머리에서 Void를 Shūnyatā로 표기한 것은 편집자의 뜻이므로 그냥 두었다. 또한 《티벳 해탈의 서》나 이 책에서 Voidness가 나올 때는 우리말 문맥에 따라 그냥 공(空)으로 번역한 경우도 있다 - 역자.
24) 깨달음의 길은 중도(中道)이며, 이들 두 주장이 의미하는 것과 같은 양 극단을 허용하지 않는다.(p223\104 참조)

몸은 잠자는 아기처럼 고요히 머물고 마음은 [모든 사고 작용을 떠나] 그 자신의 자연스런 상태에 머물면서 적어도 얼마 동안 명상을 지속하라.

[마음의 평온]

(15) 그것은 다음과 같이 말해진다.

사념과 정신적 심상(心像) 형성을 완전히 멀리함으로써,

잠자는 아기의 육체적 평온을 유지함으로써,

그리고 스승의 올바른 가르침을 유순하게 열심히 따름으로써,

'동시발생의 상태'[25]가 분명히 찾아올 것이다.

(16) 틸로파는 말했다.

상상하지 말고, 생각하지 말고, 분석하지 말고,

명상하지 말고, 숙고하지 마라.

마음을 자연스런 상태에 두어라.

(17) 가르침의 스승이자 달처럼 빛나는 젊은이[26]는 말했다. "산만하지 않음이 모든 붓다들의 길이다."

(18) 이것이 마음의 평온, 마음의 부동, 또는 자연스런 상태에 머무는[27] 마음이라 불리는 것이다.

---

25) 이것이 앞서 말했듯이 마하무드라 요가를 실천하는 목적이다.
26) 이 책에서 말하듯이, 밀라레파의 수제자로서 그를 계승하고 이 책의 제1권에 있는 교훈들을 편집한 닥포라제Dvagpo-Lharje, 즉 감포파Gampopa를 가리킨다.
27) 직역하면, '자신의 위치에 머무는.' 산만하지 않음은 몸과 입과 마음(마하무드라 요가에 의해 분리 불가능의 상태로 상호 의존하는)의 완전한 평온을 의미한다. 이런 점에서, 산스크리트의 요가yoga에 해당하는 티벳어 네조르rnal-byor는 요가와 달리 '합일'보다는 '완전한 정신적 평온'을, 그리하여 '정관(靜觀)에 숙달됨'을 의미한다는 것에 주목해야 한다.

〔4가지 기억〕

(19) 나가르쥬나[28]는 말했다.

> 오 강력한 자여,[29]
> 붓다들[30]이 걸어간 단 하나의 길은 4가지 기억[31]임을 알면
> 항시 그들을 자세히 관찰하소서.
> 여기서 주의하지 않으면 모든 정신적 노력이 물거품이 되나니.

(20) 이렇게 회상하는 마음 상태는 산만하지 않음이다. 그것은《아비달마》[32]에 이렇게 정의되어 있다. "기억한다는 것은 친숙해 온 것들을 잊지 않는다는 것이다."

〔여기서 '제1부 : 예비 학습'이 끝난다.〕

---

28) 라마교 전통에 의하면, 나가르쥬나(Nāgārjuna ; 龍樹)는 기원전 1세기이거나 붓다의 반열반 약 4세기 뒤에 태어나 6백 년을 살았다고 믿어진다. 속세에서의 그의 활동은 기원후 2~3세기이다. 그 후 남인도에서 은거에 들어갔고, 거기서 소중한 친구이자 후원자인 인도 왕을 이 구절에 보인 충고의 글로써 지도했다고 한다. 그는 티벳 불교에 큰 영향을 미쳤으며, 북방불교에서 반야부 경전으로 구체화된 중관(中觀 ; Mādhyamika) 철학의 가장 위대한 해설자이다.(제7권 참조)

29) 나가르쥬나는 인도의 우댜나국(國) 불교 왕 비크라마디탸(Vikramāditya ; Tib. Dechöd-Zangpo)를 향하여, 마음을 '4가지 기억'에 고정하는 일이 중요함을 역설하고 있다. '4가지 기억'은 다음 줄에서 설명함.

30) 직역하면, '행복으로 나아간 자들'. 선서(善逝 ; Skt. Sūgata ; Tib. Bde-gshe-gs).

31) 직역하면, '몸의 지식의 기억'. '4가지 기억'은 힌두교의 4억념Smriti과 비슷하며, (1)몸과 (2)감각과 (3)마음을 다스릴 필요 및 (4)'업(業)의 문'이라 불리는 이런 행위 수단들을 끊임없이 관찰할 필요에 대한 기억을 가리킨다.

32) Abhidharma ; Pal. Abidhamma.(p.473 참조)/불경을 경 · 율 · 논으로 나눈 가운데 논부(論部)의 총칭 - 역자.

〔제2부 : 필수 내용〕

(21) 이것은 '보통 수행'과 '특별 수행'의 두 부분으로 나뉜다.[33]

〔보통 수행〕

(22) 보통 〔가르침의〕 수행 역시 두 부분으로 나뉜다. 명상의 목표인 〔몸과 입과 마음의〕 정적(靜寂) 상태를 체험하려고 노력하는 '집중(集中)의 요가'[34], '이동(移動)'과 '부동(不動)'[35]의 본성을 분석하여 초세속적 의식[36]을 깨닫는 '자존(自存)의 요가'[37]가 그것이다.

〔보통 수행의 첫번째 : 집중의 요가〕

(23) 이 두 부분의 첫번째, 즉 '집중의 요가'에 의해 정적 상태를

---

33) 보통 수행의 목적은 윤회계 속에서 천국의 지복을 체험하는 것이고, 특별 수행의 목적은 천국과 속세와 모든 윤회적 존재 상태를 넘어선 열반을 체험하는 것이다.
34) 원문은 체칙Rtse-gchig(Skt. Ekāgrata). 이것은 한 가지 대상이나 사념에 대한 강렬한 정신 집중을 의미한다.
35) '부동(不動 ; Non-Moving)'은 '이동(移動 ; Moving)'과 무상(無常 ; Transitory)을 본질로 하는 자연 현상의 방관자이며 초세속적인 마음이다. 제2권의 뒷부분에 설명하듯이, 생겨나고 사라지는 사념들이 '이동'을 대변한다.
36) 달리 말하면, 열반적Nirvāṇic 또는 초윤회적Supra-sangsāric 의식.
37) 원문은 퇴데Spros-bral. '창조를 떠난'의 뜻. 즉 창조되지 않은 것, 또는 윤회(물질과 현상의 우주)와 대비되는 열반을 가리킨다. '자존(自存)의 요가'는 창조된 적 없는 열반을 깨닫는 법이다.

체험하려고 노력하는 일은 〔집중〕 대상의 유무와 관련하여 두 가지 방식으로 실습할 수 있다. 대상을 사용할 경우, 그것은 호흡하거나 호흡하지 않는 대상이다.

〔호흡하지 않는 대상의 사용〕
(24) 두 종류의 호흡하지 않는 대상을 설명한다. 작은 공이나 작은 나무토막[38]과 같은 평범한 대상, 그리고 붓다의 몸〔의 형상〕과 입〔또는 말〕과 마음〔또는 사상〕 같은 신성한 대상이 그것이다.

〔작은 공이나 나무토막에 대한 집중〕
(25) 앞의 부류, 즉 작은 공이나 작은 나무토막과 같은 평범한 대상을 사용하는 방법을 이제 설명한다.
(26) 사념을 집중할 대상으로서 작은 공이나 작은 나무토막을 앞에 놓으라.[39] '아는 자knower'[40]가 그것으로부터 떠나거나 그것과 자신을 동일시하도록 허용하지 말고, 대상에 시선을 집중 고정하라.
(27) 정수리 위에 〔앉아〕 있는 존재로서의 스승을 명상하라.[41] 그

---

38) 공은 나무나 뼈 · 금속 · 점토 · 유리 · 수정 등 어떤 재료든 상관없다. 나무토막 역시 어떤 형태든 좋다.
39) 이것은 흔히 나뭇가지의 뾰족한 끝을 명상 장소(동굴)의 바닥에 꽂는 식으로 행한다.
40) 원문은 쉐파Shes-pa. '마음', '아는 자', 즉 마음의 인식 기능.
41) 정수리 위에, 두정부(頭頂部)의 접합점에 브라마의 구멍Brahmarandhra이 있다. 요가의 가르침에 의하면 죽음의 순간이나 삼매 상태에서 의식체가 대개 여기를 통해 빠져나간다. 그리하여 정수리 위에 앉아 있는 스승을 상상함은 수행자에게 숨은 의미를 지닌다.(p.373\15 참조)

를 사실상의 붓다로 간주하라. 마남카마[42] 기도문을 사용하여 그에게 기원하라. 〔그리고 기도문에 다음 간청을 첨가하라.〕 "내가 마하무드라의 최고 혜택을 누릴 수 있도록 당신의 '은혜 파동'을 내려주소서."[43]

(28) '은혜 파동'의 혜택을 구하는 기도 후에 그것을 자신 속으로 흡수하라. 자신의 마음이 〔스승의〕 신성한 마음과 뒤섞임을 생각하라.[44] 그리고 가능한 한 저 〔정신적〕 합일의 상태에 머물도록 하라.

---

42) 원문은 Ma-nam-mkhah-ma. 이것은 무한 공간의 하늘들만큼이나 무수한 어머니들을 가리킨다. 일체 유정 하나하나가 출생과 사망을 수없이 반복하는 동안 언젠가는 어머니였었다는 믿음에서 어머니는 그렇게 간주된다.(p.135\1 참조) 기도문은 다음과 같다.
  무한 공간 속 무수효의 하늘과 같은 어머니들인 우리, 일체 유정은
  법신(法身)으로서의 붓다, 스승께 귀의하고,
  보신(報身)으로서의 스승께 귀의하며,
  자비로운 응신(應身)으로서의 스승께 귀의하며,
  고귀한 자인 붓다에게 귀의하나이다.
  일체 유정의 마음이 가르침을 향하고,
  그들 하나하나의 수행이 성공에 이르며,
  길에서의 실수가 사라지고,
  실수 그 자체는 지혜로 바뀌기를.
기도문에 나오는 '삼신(三身)'은 인간의 상태에서 신성한 상태로 나아가는 정신적 진화의 3단계를 나타낸다.(p.105 참조)
43) '은혜 파동gift-wave'은 정신적 진화를 촉진하고, 마하무드라 요가의 최고 혜택인 열반의 깨달음을 얻는 데 크게 도움이 되는 심령적 파동이다. 이 '은혜 파동'은 지상에 거주하거나 초인 영역에 존재하는 스승들로부터 텔레파시를 통해 찾아온다. 참다운 정신적 비전(秘傳)은 '힘을 부여받음'이라고도 알려진 이 '은혜 파동'을 하사받는 것이다.
44) 제자는 바른 길을 안전하게 성공적으로 나아가기 위하여 인간 스승뿐만 아니라 그를 통해, 그에게로 이어져 내려온 초인 스승들과도 합일되어야 한다. 인간적인 마음은 위대한 목적을 달성하기 위해 스승들의 영성과 함께 정화되면서 전체의식과 신비적 합일을 이루어야 한다.

(29) 마음이 순간 순간 어떤 체험을 하든 〔일정한 시간 간격을 두고〕 스승에게 보고하면서 명상을 계속하라.

(30) 〔졸음 때문에〕 힘들면 드넓은 대지가 바라보이는 장소에서 명상하며 시선을 고정하라. 마음이 나른하면 역시 이 방법을 사용하〔여 마음을 신선케 하〕고, 마음이 흐트러지지 않도록 훈련하라.[45] 마음이 불안정하〔거나 이리저리 떠돌〕면 암자에 앉아 시선을 낮추고 〔얼마 동안〕 주요 목표에 대한 〔몸과 마음의〕 긴장을 풀라.

〔붓다의 몸과 말과 마음에 대한 명상〕

(31) 호흡하지 않는 대상의 두 번째 종류로 사용되는 것들은 붓다의 몸과 말[46]과 마음이다. 몸으로는 〔붓다의〕 상(像)이, 말로는 음절이, 마음으로는 〔점(點)이나〕 씨앗 형상[47]이 사용된다.

(32) 이들 대상의 첫번째인 몸으로는 금속〔이나 다른 재료로 만든 붓다의〕 상(像)이나 그림을 사용할 수 있다. 또는 노랑색에서 잘 닦인 황금색까지 〔정신적 완성의〕 모든 징후와 덕으로 미화되어 승가의 삼의(三衣)[48]를 걸치고 후광을 방사하는 붓다의

---

45) 지속적인 명상은 몸과 마음의 피로를 가져와 졸음과 나른함을 선사할 수 있다. 기분 전환으로 이런 장해를 극복하기 위해 수행자는 고립된 언덕(작은 산) 꼭대기로 가도록 권하고 있다. 여기서 드넓은 풍경을 조망함으로써 시선이 고정되고 마음이 신선해져 명상을 계속할 수 있다.

46) 삼업(三業) 내지 삼밀(三密)은 몸과 입(말)과 마음(뜻)이다. 여기와 이후의 몇 구절에서는 문맥에 맞춰 '입' 아닌 '말'로 번역한다 – 역자.

47) 원문은 티글레(thiglē ; Skt. bīja.) 씨앗, 점(點), 물방울.

48) 가사(袈裟). 비구가 입는 3가지의 의복, 즉 중의(重衣)와 상의(上衣)와 내의(內衣) – 역주.

몸을 자신 앞에 항시 존재하듯이 관상할 수도 있다.[49]

(33) 이들 대상의 두 번째인 음절로는, 손톱 크기의 월륜(月輪)과 그 위에 그려진 머리카락만큼 정밀한 훔Hūṃ자를 〔붓다의〕 말의 원리를 나타내는 상징으로서 자신의 정면에 관상한다.[50]

(34) 이들 대상의 세 번째인 씨앗 형상으로는, 빛을 방사하는 신기한 완두콩 크기의 씨앗이나 타원을 '붓다의' 마음의 상징으로 관상하면서 거기에 정신을 집중한다.[51]

〔호흡하는 대상의 사용〕
(35) 호흡하는 대상을 사용하는 〔정신집중에 이르는〕 두 번째 방법에서는 금강 염송[52]과 항아리 형상[53]이 사용된다.

---

49) p.119의 맞은편 도판에 있는 것과 같은 붓다의 형상이 이런 관상법의 기준으로 사용될 수 있다.
50) 월륜은 차오르는 달빛이 밤의 어둠을 차츰 밝히듯이 무명의 어둠이 점차 사라짐을 상징한다. '훔Hūṃ' ཧཱུྃ 은 원래 마음의 원리를 상징하지만 이런 관상법은 초보적인 것이기 때문에, 여기서는 말의 원리의 상징으로 사용된다.(p.374 참조) 말의 원리는 원래 '아ཿ Āḥ' ཨཱཿ 이고, '훔'은 '그것이 있다' 또는 '그것이 존재한다'를 의미한다. 음절 관상법을 설하는 경우, 이 책의 많은 실례에서 그렇듯이, 이 요가를 실습하려는 서양의 연구가들은 원래의 티벳어 문자보다도 음역(音譯)된 문자를 사용하는 것이 좋다. 알맞은 정신집중법이 중요한데, 두 가지 형태의 음절 중 어느 하나를 사용하여 좋은 결과를 얻을 수 있다고 한다. 그러나 음역된 문자를 그것의 정확한 음가(音價)와 연결하는 것이, 즉 정확한 만트라 음(音)으로 바꾸는 일이 중요하다.
51) 이 씨앗은 위대한 요기를 화장한 후의 잿더미 속에서 발견되는 진주 모양의 물체가 그 원형(原型)이다.(《티벳 사자의 서》 p.320 참조) 이것은 보신과 응신을 통해서 반영된 법신이나 보리심의 위신력이 육체 속에서 굳어져 나타난 물질적 증거로 간주된다. 따라서 이렇게 관상한 씨앗은 신성한 광휘를 수반한다.
52) 원문은 도제이데파Rdo-rje-hi-bzlas-pa ; Skt. Vajra Japa. 금강 염송은 이어서 설명하듯 소리없이 호흡을 세는 것이다.
53) 원문은 붐첸Bum-chan. 복부(腹部)가 오지 그릇 형상을 취하도록 하는 티벳 고유의 요

〔금강 염송에 대한 집중〕

(36) 금강 염송을 사용함에 있어 첫단계는 다음과 같다.

심신의 평온이 유지되는 동안 모든 것을 잊고 호흡의 들숨과 날숨 하나하나에 마음을 집중하라. 하나 둘에서 시작하여 21,600번에 이를 때까지 〔소리내지 말고〕 호흡을 세어라. 이를 통해 〔하루 동안〕 쉬는 들숨과 날숨의 수를 알 수 있다.[54]

(37) 〔날숨 후 몇 초만에〕 호흡이 시작하는지와 어떤 식으로 숨이 들어가는지에 주목하라. 그리고 몸의 한 부분 이상에 숨이 들어가는지를 살펴라.

(38) 이 행법에 의해 마음은 들고 나는 숨을 따르게 된다. 〔그리고 호흡과 리듬을 같이하게 된다.〕 그리하여 수행자는 호흡 작용의 본성을 터득하게 된다.[55]

(39) 그처럼 호흡에 마음을 집중하면서 숨이 〔콧구멍의 입구를 통해〕 코 끝으로부터 허파 꽈리에 이르는 과정을, 그것이 어떻게 시작하여 〔또는 들어와서〕 〔날숨 때까지〕 얼마 동안 머무는지

가와 관련된다. 이 책의 뒷부분에서 설명함.
54) 해발 3,600~4,500미터 높이에 거주하는 티벳인들은 보통의 유럽인보다 훨씬 폐활량이 크다. 고지대의 공기는 산소가 부족하기 때문에 티벳인들은 필요한 산소를 흡입하기 위해 우리보다 더 많은 공기를 들이마신다. 자연이 그들을 환경에 적응시켰던 것이다. 주어진 시간 동안 그들이 호흡하는 횟수가 일반적으로 우리보다 많은지 적은지 알려면 실험을 해보아야 할 것이다. 티벳의 스승들은 인도의 스승들과 마찬가지로 정상적 환경이라면(들숨과 날숨을 합하여 한 호흡으로 볼 때) 일 분에 15번, 한 시간에 900번, 그리하여 하루 24시간 동안 대략 21,600번 호흡한다고 추정했다. 호흡을 세는 목적은 호흡을 규칙바르고 율동 있게 하여 요가적으로 몸을 조화시키려는 것이다.
55) 수행자는 대부분 호흡 작용이 어떻게 이루어지는지 아주 분명히 이해하지 못하기 때문에 그것을 분석하도록 과제가 주어진다.

를 관찰하라.[56]

(40) 이 행법에 의해, 각 호흡의 색깔과 지속 시간과 보유 시간 등을 사실 그대로 알게 된다.[57]

(41) 이때 서로 섞이지 않은 [몸 속의 지·수·화·풍·공] 5대 원소의 여건을 하나하나 관찰함으로써 들숨과 날숨의 수가 늘거나 줄거나 함을 알게 된다.[58]

(42) 이제 각각의 날숨을 흰색의 옴Aūṃ [또는 ōṃ] 자로, 각각의 들숨을 푸른색의 훔Hūṃ 자로, 그리고 숨이 안에 머무는 동안을 붉은색의 아ㅎ Āh 자로 관상함으로써 호흡 작용의 각 부분에 요구되는 시간을 [직관적으로, 또는 지적인 과정 없이] 알게 된다.[59]

---

56) 들이쉰 공기 중 우리 몸에 생기를 주는 것은 허파 기능을 통해 피 속으로 흡수되는 산소만이 아니라 모든 정신 신체 작용에 필수적이라고 앞서 말했던 '프라나'임을 기억해두는 것이 좋다.
57) 들이마시는 공기는 깨끗하고 투명하며 그 색깔은 순수하다고 한다. 내쉬는 공기는 더럽고 투명하지 않으며 불순물이 섞여 있다고 한다.
58) 여러 가지 육체 기관의 구조와 기능에 대해, 그리고 몸 속의 프라나를 비롯한 다른 생명력이 모여 어떤 징후로 나타나는가에 대해 관찰함으로써 5대 원소의 활동을 인식할 수 있다. 순수한 육체적 구성 성분은 흙의 원소에 의한 것이고, 체액은 물의 원소에 의한 것이며, 동물성의 열(熱)은 불의 원소, 기체 상태의 내용물은 공기의 원소, 그리고 가장 미묘한 심령적(또는 프라나의) 활력은 에테르 원소에 의한 것이다. 이 행법을 실습함에 있어 수행자는 각 육체 기관의 기능과 각 사념들의 발생·소멸이 기혈(氣血)의 순환과 어떻게 연결되는지 생생히 의식해야 한다. 지금까지 설명한 기초적인 수행만 보아도 서양의 독자는 요가는, 거기에 숙달되기 위해서는 단순히 마음과 영혼만이 아니라 육체에 대한 깊은 지식까지도 요구하는 과학이며, 그 목적은 인체의 모든 부분과 기능들을 현명하게 통어하여 바르게 사용하려는 것임을 알 수 있을 것이다.
59) 심장이나 허파가 의식적으로 노력하지 않아도 기능을 발휘하듯이 호흡 시간이 자동적으로 조절되어야 한다. 제40절까지는 예비적이거나 아직 철저하지는 않은 방법들이지만,

〔'항아리 형상'에 대한 집중〕

(43) 다음 '항아리 형상'을 사용함에 있어서는 몸 안의 죽은 숨을 완전히 토해내기 위해 세 가지 노력이 요구된다. 바깥의 공기를 콧구멍으로 부드럽게 들이마시라. 들이마신 공기를 '항아리 형상' 속으로 집어넣어 되도록 오랫동안 보유하라.

(44) 이 행법에 의해, 마음이라 불리는 것이 훈련되어 호흡으로부터 자유로워진다. 원래 호흡을 떠나서는 마음이 기능을 발휘할 수 없고, 마음은 호흡에 의해 한 사념에서 다른 사념으로 계속 옮겨가기 때문에 통제하기 어려운 것이다.[60]

그 모두가 지금의 좀더 나아간 과정에 초심자를 대비시키기 위한 것이다. 여기서 '옴 Aūṃ' ༀ 은 붓다의 정신력을, 그것의 흰색은 순수함을 상징한다. 그리하여 날숨은 신비한 '옴' 소리로 바뀌고 순수해지면서 자비와 선(善)에 공헌하는 힘으로 충전되어 세상에 퍼진다. 이런 이치에 의해 대부분의 티벳인들은 위대한 요기가 내쉰 숨을 들이마시면 질병이 낫고 악업도 정화된다고 믿는다. '훔 Hūṃ' ཧཱུྃ 은 불보살과 같은 신성한 존재들의 생명력이 구체화된 것을 나타내며, 고타마 붓다의 생명력으로 간주된다. '훔' 음절로 바뀐 들숨이 끝나고 숨이 몸 안에 머무는 동안 그 '훔'은 우주의 신성한 소리(진동)로서의 붓다의 말(목소리)의 원리를 나타내는 '아ᅙ Āḥ' ཨཱཿ 음절로 바뀐다. 그래서 수행자가 하는 모든 말은 무엇이든 그것을 듣는 사람에게 정신적 은덕과 진리의 힘을 전하게 된다. '훔'의 푸른색은 무한한 창공의 푸른색과 마찬가지로 영원 불변을, '아ᅙ'의 붉은색은 신성한 사랑을 상징한다.

60) 이 구절의 티벳어 원문은 매우 난해하며, 다음과 같이 이해할 수도 있다. 한 사념 thought의 지속 시간은 보통 한 호흡에 맞먹는다. 호흡이 변함에 따라 사념도 변한다. 그러나 이 행법을 통해 마음이 훈련되면 호흡에 의존하던 마음의 성질을 극복할 수 있다. 한 사념을 붙들어보려고 아무리 노력해도 호흡이 바뀜에 따라 대개는 사념도 조금이나마 변하며, 전혀 새로운 사념이 들어설 수도 있다. 이 행법의 목적은 마음이 호흡과 무관하게 기능을 발휘하도록, 그리하여 마음이 사고 작용에 영향받지 않도록 훈련하는 것이다. 마음속에서 개념 concept 들이 생겨나는 것은 자극 때문이다. 자극을 제거하거나 무효화하면 사고 작용이 멎고 마음은 그 본연의 상태에 도달한다. 마음과 호흡의 이런 상호 의존성에 관한 글이 《우파니샤드》에 많이 있다.

〔대상을 사용하지 않는 집중〕

(45) 어떤 대상도 사용하지 않는 두 번째 정신집중법에는 다음의 세 단계가 있다. 사념이 일어나는 즉시 섬광 속에서 행하듯 그 뿌리를 잘라버린다. 어떤 개념이나 관념이 생겨나든 무정형으로 남아 있다. 마음이 〔사념의 교란 효과에 흔들리지 않고 절대 정적(靜寂)인〕 그 본연의 상태에 있도록 놓아둔다.[61]

〔사고 작용의 억제〕

(46) 사념이 생겨나는 즉시 섬광 속에서 행하듯 그 뿌리를 잘라버리는 법은 다음과 같다.

위에 설명한 방식으로 명상하는 도중 수행자는 마음이 자극에 반응하기 때문에 사념이 생겨남을 발견한다. 단 하나의 관념도 허용하지 말아야 함을 알면 그는 정신적 경계심을 길러 사념이 계속해서 생겨나는 것을 막으려고 노력해야 한다. 그러므로 사념이 생겨나는 즉시 그것의 뿌리와 전체를 모두 잘라버리고 명상을 계속하도록 노력하라.

(47) 명상하는 동안 사념 발생을 막으려고 노력하는 시간이 길어질수록 수행자는 꼬리에 꼬리를 물고 일어나는 사념들이 너무 많아 그들이 끝없어 보임을 알게 된다. 이것은 사념들에 대한 인식이며, 적을 아는 것과 같다.[62] 그것은 '최초의 휴식 장소', 즉

---

61) 간단히 말하자면 이 세 단계는 사념thought을 즉각적으로 정지시킴, 관념idea들을 통제하지 않고 마음대로 움직이도록 허용함, 마음이 완전한 평온 속에서 휴식하도록 놓아둠이다.
62) 수행자의 적(敵)은 다루기 힘든 사념들이다.

정적(靜寂)의 첫번째 단계이며, 이때 수행자는 마치 자신이 강기슭에서 편안히 물이 흘러가는 것을 바라보듯 정신적 동요 없이 사념들의 끝없는 흐름을 관찰한다.[63]

(48) 아주 짧은 순간[64]이라도 일단 평온에 도달하면 마음은 사념의 발생과 정지를 이해한다. 이러한 이해를 통해 수행자는 사념이 더욱 불어나는 것처럼 느끼지만 사실상 사념들은 항시 생겨나고 있을 뿐 불어나거나 줄어드는 것이 아니다. 사념들은 끊임없이 생겨난다. 사념으로부터 떠나 있으며 사념들의 이러한 발생을 즉각적으로 저지할 수 있는 것이 실재(實在)[65]이다.

〔사념에 반응하지 않음〕

(49) 다음 행법은 어떤 개념이나 관념이 나타나든 그것이 형태를 취하지 않도록 버려두는 것으로, 사념에 영향받거나 사념을 막는 일 없이 그들이 저 좋을대로 하도록 내버려두고 거기에 관심을 갖지 않는 것이다.[66] 마음을 사념의 감시자〔또는 파수꾼〕가

---

63) 원본의 진정한 의미를 전하기 위해 여기서는 설명을 덧붙여 번역할 필요가 있었다. 원래의 구절을 직역하면 다음과 같다. "그것은 '최초의 휴식 장소'라 불리며, 물이 흘러가는 강의 기슭에 비유된다." 달리 말하면, 성공적으로 이 단계에 도달한 수행자는 사고 작용의 정신적 횡포로부터 자유로워진 것이며, 열반의 길에 가로놓인 좀더 큰 작업을 할 준비가 된 것이다.
64) 힌두 요기들은 이것(상상할 수 있는 가장 짧은 시간 단위)을 다음과 같이 서술한다. 300장의 바나나 잎을 겹쳐놓고 단칼로 벨 때 첫번째 잎과 두 번째 잎을 베는 시간의 간격.
65) 원문은 최니 Chös-nyid. 실재는 인간의 마음이 아니라 사념의 끊임없는 흐름을 인식하는 어떤 것이다. 참 상태에서만 실재를 깨달을 수 있으며, 수행자가 실재에(본체의 근원에) 동조될 때 사념의 발생을 막을 수 있다. 그것은 스위치로 전류를 끊거나 이을 수 있는 것과 같다.
66) 이 방법은 앞의 구절들(제46~48절)이 설하는 방법과 완전히 반대되는 것이다. 그러나

되게 하고 명상을 계속하라. 그러면 사념이 발생하지 않고 마음은 수동적 평온과 집중의 상태에 이를 것이다.

(50) 사념들은 〔아직 부서지지 않고 번쩍이며 하늘을 가로지르는〕 유성(流星)[67]처럼 또다시 활동하기 쉽다.

(51) 앞에서처럼 명상함으로써 정적 상태의 지속 시간이 길어진다. 이것은 '중간의 정적 상태'라 불리며, 〔그 흔들리지 않는 평온은〕 고요히 흐르는 강에 비유된다.

(52) 마음이 이런 느긋한 상황에 머물 때 마음속에서 침전물이 가라앉는다.[68]

(53) 가르침의 주인[69]은 말씀하셨다.

　　마음은 느긋이 머물면 평온해지고,

　　물은 잔잔히 머물면 맑아진다.

(54) 수행자들의 위대한 왕〔밀라레파〕은 말했다.

　　마음이 원초적이고 한정되지 않은 상태에 머물 때 지식은

　　마음을 훈련하기 위한 주요 수단들로서의 모든 예비 행법에 숙달된 사람은 여기서 모순을 느끼지 않는다. 그것은 라틴어 초급 과정을 공부하는 학생의 경우와 어느 정도 비슷하다. 이전의 행법에 의해 수행자는, 사념 형성이 호흡과 마찬가지로 자연스런 것이어서 심신이 정상적으로 활동하는 동안은 육신을 지닌 존재의 다른 모든 활동과 마찬가지로 저지할 수 없음을 알게 된다. 이 다음의 수행은 진짜 목표로 인도하는 바, 그 목표는 '아는 자'가 초세속적 의식을 향유하면서 한쪽으로 비켜서서 집착없이 사념의 자동적인 흐름을 방관하는 경지이다.

67) 원문은 큐르큐르Khyur-khyur. 번쩍이는 하늘을 가로지르는 유성(流星), 공기 중을 통과하는 화살, 연풍(軟風)에 몰리는 한 가닥의 증기 등을 나타내는 의성어.

68) 다음 구절이 부연 설명하듯이 침전물은 사념들이다.

69) 원문에는 고유 명사가 적혀 있지 않지만, 그는 감포파이거나 총카파이다. 이들은 '백색 왕조 스승'(귀의문에 적혀 있듯이 우리 문헌의 기원인) 계보의 탁월한 인물이다.(pp.119, 170\63 참조)

내려앉으며,
이 상태가 유지될 때 마음의 평온함이 고요히 흐르는 강과
같아서 지식은 완전해진다.
모든 사념 형성과 그 처방을 완전히 버리고
항시 마음의 정적을 유지하라, 오 수행자여.

(55) 위대한 사라하는 명상에 수반하는 이런 이원적 과정에 관한 가르침의 핵심을 다음 시구로 요약했다.
속박된〔또는 느긋하지 못한〕마음은 시방(十方)으로 헤매고
자유로운 마음은 단단히 고정된 상태로 머문다.
나는 마음이 낙타처럼 고집센 것임을 알았다.

〔마음 본연의 상태에 이르는 기술〕

(56) 마음이 그 본연의 상태를 취하게 하는 기술인 세 번째 단계는 네 부분으로 이루어져 있다.

〔브라만의 실을 잣는 일에 비유함〕

(57) 첫째 부분은, 브라만의 실을 꼬는 일이 균등하게 진행됨과 같이,[70] 마음의 균등성을 조심스레 유지하는 것이다. 실이 너무 팽팽하거나 헐겁지 않고 균등해야 하듯이 명상중인 수행자는 마음을 너무 긴장시키면 안 된다. 마음이 긴장되면 사념을 통제

---

70) 카스트의 상징으로 착용하는 브라만의 실은 전통에 따라서 처녀가 지극히 조심스럽게 자아야 한다. 왜냐하면 실이 잘못될 경우 불행을 초래하기 때문이다. 사라하(p.176 참조)는 브라만 계급에서 태어났으므로 이런 비유를 사용했다.

할 수 없게 될 것이다.[71]

(58) 지나친 이완은 나태로 이어진다. 따라서 수행자는 균등하게 명상해야 한다.

(59) 초심자는 즉각 절단 방식[72]을 사용함으로써 자기 마음을 긴장시키기 쉽다. 그러나 이 방식에 지치면 사념들이 저 좋을대로 하도록 내버려둠〔의 방식으로 전환함〕으로써 마음을 이완하라.[73]

(60) 긴장을 이완으로 바꾸는 우리 종파(宗派)의 이 방법을 지금 보았다. 마음의 긴장과 이완은, 브라만의 실을 잣는 동안 긴장과 이완이 반복됨과 같아서, '브라만의 실을 잣는 것과 같은 상태로 마음을 유지하기'라고 불리게 되었다.

〔새끼줄을 끊는 일에 비유함〕

(61) 둘째 부분은 새끼줄의 한쪽이 툭 끊어질 때 다른 쪽과 분리되듯이 마음을 사념들과 분리된 상태로 유지하는 기술이라 불리며, 이것은 경계심을 확고히 유지하려는 굳은 결심에 의존한다. 왜냐하면 사념 억제를 위한 앞서의 노력들이 사념을 창출했기 때문이다.[74]

---

71) 사념을 관찰하는 감시자와 같은 의식이 사념을 통제해야 한다.
72) 제46절 참조.
73) 제49절 참조.
74) 사념 발생을 막거나 그들을 통제하거나 또는 통제하지 않으려 했던 지금까지의 노력은 어쩔 수 없이 다른 사념들을 낳았다. 이제 목표는 보다 높은 평온 상태에 이르는 것이다. 새끼줄을 이루는 각 지푸라기는 하나씩의 사념을 나타낸다. 새끼줄은 잘라버려야 하는 사고 작용의 연속성을 나타낸다.

(62) 앞에서 설명한 사념 억제법들은 인식 기능을 사용함으로써 새로운 사념을 창출했기 때문에 명상이 훼손되었다.[75]

(63) 인식 기능과 인식자를 버리고 마음이 수동적 평온 상태에 머물게 하는 것은 마음을 모든 지적인 기능과 노력으로부터 분리된 상태로 유지하는 기술이라 알려져 있으며, 분리 과정은 새끼줄을 끊는 일에 비유된다.

〔지적으로 방심하지 않는 어린이에 비유함〕

(64) 셋째 부분은 '사원〔의 프레스코 벽화들〕을 〔방심하지 않고〕 바라보는 어린이와 같이 마음을 유지하기'라 불린다.

(65) 마음의 코끼리를 인식 기능과 인식자의 기둥에 묶음으로써 생기(生氣)들 하나하나는 그 자신의 경로를 유지한다.[76]

(66) 이 행법을 통해 생겨난 효과에 의하여 연기 같거나 영묘해 보이는 형상들과 졸도할 것 같은 황홀한 축복이 찾아온다.[77]

---

75) 이미 깨달았겠지만 수행자는 결국 별로 진보한 것이 없고 목표는 아직 멀다. 그러나 운동 선수가 발전하기 위해 근육 훈련이 필요하듯, 자신이 진보하기 위해 앞서의 행법들이 필요했음을 그는 알게 될 것이다.

76) 마음의 성마름과 완강함은 앞에서 낙타에 비유되었다. 여기서는 마음의 비대함과 주체스러움이 코끼리에 비유된다. 몸 속의 프라나(prāṇa ; 生命力)는 10가지 바유(vāyu ; 生氣)로 나뉜다. '숨쉬다to breath' 또는 '불다to blow'라는 뜻의 어근 vā에서 유래한 vāyu는 프라나의 기동력을 의미한다. 소극적인 프라나로 이루어진 이들 바유는 몸의 여러 가지 기능을 다스리며, 그들 각각은 자신만의 위치와 역할을 지닌다. 수행자에게 필수적인 건강은 각 생기들이 자신의 작용 경로를 정상적으로 유지하는가에 의지한다. 《티벳 사자의 서》 pp.489~490 참조)

77) 이런 결과들은 심령에너지를 유도하는 작인으로서의 '생기들'이 중앙 신경 sushumṇā-nāḍī 속으로 들어가는 데서 기인한다. 이러한 정신 신체적 원인은 별개로 하고 그에 맞

(67) 몸과 마음의 비인식 상태 속에서 공중에 뜨는 느낌을 체험하는 동안 어떤 심상(心像)이나 허깨비 같은 형상이 나타나더라도 거기 집착한다든가 혐오감으로 위축된다든가 하지 말아야 한다. 어떤 심상에 집착하지도 않고 그것을 억제하지도 않는 이런 자세는 '사원〔의 프레스코 벽화들〕을 〔방심하지 않고〕 바라보는 어린이와 같이 마음을 유지하기'라 불려왔다.[78)]

〔코끼리의 무관심에 비유함〕

(68) 넷째 부분은 가시에 찔린 코끼리의 마음과 같은 상태로 마음을 유지하는 것이다.[79)]

(69) 마음이 정지해 있는 동안 인식이 일어나면 인식이 일어남과 동시에 그에 대한 의식이 있다. '방지자'〔즉 강한 경계심으로 무장하고 사념을 통제하는 의식〕와 방지되는 것〔즉 사념 형성 과정〕이 서로 만나 한 사념이 다른 사념으로 넘어가지 못하게

먹는 영적인 원인이 있는데, 그것은 수행자가 사고 작용에 의해 한정되지 않은 마음 상태를 어렴풋이 일별하는 것이다. 이런 황홀 상태를 서양에서는 조명(照明 ; Illumination)이라 부른다. 완성된 명상의 첫결실인 이 상태를 체험하는 동안 수행자는 자연이나 자연의 근원과 하나 된 것을 직감하면서 법열로 가득찬 짙은 정적에 휩싸인다. 그는 더 이상 인간이 아니라 신과 같은 존재이며, '참 상태'와 조화를 이룬다. 그의 다음 목표는 이 상태에 자유로이 들어가 오랫동안 머물 수 있게 되는 것이다. 그의 궁극적 목표는 죽음에 임하여 영원히 그 상태에 들든가 또는 자신의 권리를 포기하고 보살의 높은 길을 선택하여 다른 존재들을 똑같은 자유로 인도하는 것이다.

78) 어린이는 먼저 한 벽화를 본 후 다른 벽화를 보며 그 중 어떤 것에 집착하지 않고, 다음에 어떤 그림을 보게 될지 모르므로 계속해서 방심하지 않는 상태를 유지한다. 현 단계에서 수행자가 실습해야 하는 것은 집착없이 기대하는 이런 종류의 지적 경계심이다.

79) 이것은 코끼리가 가죽이 두꺼워서 가시에 찔려도 반응하지 않듯이, '아는 자'가 끊임없이 생겨나고 사라져가는 사념들의 자극에 전혀 반응하지 않는 상태이다.

된다.[80]

(70) '방지자'는 굳이 거기에 노력을 기울일 필요가 없게 되었으므로 이 상태는 '자동적으로 활동하는 온전한 의식 흐름의 상태에 있음'이라 불린다.

(71) 사념이 인지될 때 그것을 억제하지도 그것에 반응하지도 않는 이 상태로 마음을 유지하는 기술은 코끼리가 가시에 찔렸을 때 보이는 무관심과 비슷하므로 그러한 이름이 주어졌다.[81]

[최후의 정적 상태]

(72) 이것은 최후의 정적 상태로 일컬어졌으며, [그 고요함은] 파도가 없는 대양에 비유된다.

(73) 이러한 정적 속에서, 발생하고 소멸하는 사념의 활동이 인지되더라도 마음은 본래의 평온한 휴식 상태에 도달하여 그런 활동에 무관심하며, 이 상태는 '휴식으로부터 활동을 갈라놓는 분할이 일어남의 상태'라 불린다.[82]

---

80) 마음이 정적 상태에 이른 후, 사념이 일어나면 그와 동시에 심장 박동처럼 자동적으로 활동하는 지각(의식)이 일어난다. 그 결과 사념은 발전을 저지당하여 다른 사념으로 바뀌지 못한다.
81) 이 기술은 자극의 정신적 육체적 효과에 대한 최고의 영적 무관심이라 할 수 있다. 이 것은 윤회계의 환영에 이끌리지 않고 참 상태를 깨달아가는 첫단계에 속한다. 이것은 최종 목표가 아니며, 궁극에 가서는 윤회와 열반이 서로 분리될 수 없는 하나임을 깨달아야 한다. 달리 말하면, 사념과 무사념은 이원성의 양극일 뿐이고, 그 둘은 마하무드라의 요가를 터득함으로써 하나가 된다.
82) 이후의 구절들이 보여주듯이, 수행자는 이제 큰 깨달음에 도달할 준비가 된 것이다. 거기서는 모든 이원성이 활동과 휴식을 하나로 묶는 단일성의 긍정적이고 부정적인 양 측면일 뿐이다.

(74) 여기서 마음이 한 곳에 모임을 깨닫는다.

(75) '이동'과 '부동'을〔또는 분리되지 않는 하나로서의 활동과 휴식을〕인지하는 힘은 올바로 이해될 때 '모든 것을 분별하는 지혜' 또는 '초세속적 지성'이라 불린다.[83]

(76) 《우아한 수트라》[84]에 있듯이,

이들 수행에 의해 몸과 마음의 수련이 출중해져 도달한 이 경지는 '분석과 숙고의 단계'라 불린다.[85]

〔보통 수행의 두 번째 : 자존의 요가〕

(77) 보통 수행의 두 번째 부분인, '이동'과 '부동'의 본성을 분석하여 초세속적 의식을 깨닫는 자존(自存)의 요가는 셋으로 나뉜다. '이동'과 '부동'의 분석, 초세속적 의식의 실감, 자존의 요가에 대한 명상이다.

〔'이동'과 '부동'의 분석〕

(78) '이동(移動)'과 '부동(不動)'을 분석하는 첫단계에서는 다음

---

83) 개인의 마음은 전체의 마음과 하나이다. 요가의 목적은 마음의 인간적인 면과 신성한 면이 하나가 되게 하는 것이다. 이것은 마음이 윤회계의 환영으로부터 자유로와져서 자신의 조건을 알게 될 때에만 가능하다. '모든 것을 분별하는 지혜'는 열반 상태에 있는 초세속적 의식(지성)의 지혜이다. 모든 것을 분별하면서도 그 모든 것이 하나임을 아는 힘이 거기서 나온다. (제3권 제4장 37절 참조)
84) 원문은 도데겐 Mdo-sde-rgyan. 이 경전은 우아한 수사법과 문학적 표현으로 인해 그렇게 불린다.
85) 색계(色界)의 사선(四禪) 중 초선(初禪)을 닦을 때 나타나는 마음 상태를 보인 것으로, 유심유사(有尋有伺)의 단계를 가리킨다 – 역주.

과정이 필요하다.

비인식의 정적(靜寂) 상태에서 생겨난, 모든 것을 분별하는 지혜로 수행자는 다음 사항을 관찰한다.

움직임 없는 '부동'〔또는 마음〕의 본성은 무엇인가.

어떻게 그것이 움직임 없이 머무는가.

어떻게 그것이 움직임 없음으로부터 움직이는가.

움직일 때 그것이 자신의 움직임 없는 평온을 유지하는가.

그것이 어디론가 움직이면서 움직임 없는 상태를 계속
　　유지하는가.

'이동'이 '부동' 아닌 어떤 것인가.

'이동'〔또는 사념〕의 본성이 무엇인가.

그리고 마지막으로,

어떻게 '이동'이 '부동'이 되는가.[86]

(79) 수행자는 '이동'이 '부동' 아닌 어떤 것이 아니고, '부동'이 '이동' 아닌 어떤 것이 아님을 알게 된다.

(80) 이러한 분석 과정을 통해 '이동'과 '부동'의 본성이 알려지지 않으면, 다음 사항을 관찰한다.

관찰하고 있는 지성이 '이동'과 '부동' 아닌 어떤 것인가.

그것은 '이동'과 '부동' 바로 그 자체가 아닌가.

(81) 자신을 아는 지성의 눈으로 분석할 때 아무것도 발견할 수 없다. 관찰자와 관찰 대상이 분리될 수 없음이 발견된다.

---

[86] 이 난해한 문제들은 일본의 선가(禪家)에서 초심자에게 주어지는 이상하고 어려운 문제와 비슷하다. 이들은 지성 단련에 사용되는 것이 아니라 초월적 지성을 일깨우는 데 도움이 된다.

(82) 그리고 이 분리될 수 없음의 본성이 인지되지 않으므로, 이렇게 도달한 경지는 '마음을 넘어선 목표'라 불린다. 그것은 또한 '모든 이론을 넘어선 목표'라고도 불린다.[87]

(83) 승리자들의 왕[88]은 말했다.

마음이 설정한 목표는 아무리 숭고하더라도 환멸로 끝난다.
따라서 마음을 넘어선 진여(眞如)는 목표[89]라고 불릴 수 없다.

---

87) 윤회와 열반의 궁극적 이원성까지도 분리 불가능한 단일성으로 파악되는 참 상태는 지적인 세계의 어떤 개념도 용납하지 않는다. 이 상태는 또한 모든 이론과 사상을 초월한다. 이 가르침은 《반야바라밀》에 담긴 심오한 가르침과 같은 뜻을 지닌다. 공성(空性 ; Shūnyatā ; 무정형, 비물질)은 형태가 아닌 무(無)이며, 물질은 공성으로부터 분리되어 있지 않다. 서양의 물리학자들이 이미 발견했듯이, 물질 분석에는 물질이 전자로 분해되고 전자가 전기 에너지로 변하는 어떤 단계가 있다. 그들은 결국 물질과 마음이 단일성의 양 측면일 뿐이라고 하는 고대 요가의 가정(假定)을 입증하게 될 것이다. 마찬가지로 생물학에서도 식물계로부터 동물계를 분리시키는 경계선이 없음을 알게 되었다. 왜냐하면 식물학자들은 식물로, 동물학자들은 동물로 분류하는 양쪽 공통의 성질을 지닌 생명 형태들이 있기 때문이다. 또한 화학에서도 모든 합성물이 하나의 비(非)합성 근본 원소로 변하는 단계가 있을지 모른다. 마찬가지로 정신적 육체적 탐구를 통하여 수행자는 마음의 본성이 이것도 저것도 아니고, 현상도 본체도 아니며, 그들 둘 다임을 알게 된다. 마음이나 정신 활동의 여러 측면들 중 어느 것도 다른 것과 분리되어 있다고 할 수 없으며, 생명과 물질의 모든 다양한 표현들과 마찬가지로 그들은 단일체를 이룬다. 스승은 제자에게 이렇게 말할 것이다. "등잔의 불꽃은 빛과 열을 발산하면서 기름을 소비한다. 불꽃과 빛, 열, 기름의 소비가 네 가지의 분리된 것이거나 또는 분리될 수 있는 것인가?" 이리하여 제자는, 마음의 무수한 모든 측면이 한마음에서 생겨난 것임을 차츰 깨닫게 된다. 그러나 이것은 궁극의 경지가 아니고 단지 마음의 미세한 성질을 아는 것일 뿐이다. 유한한 마음이 무한한 마음이 되기 전에는, 이슬 방울이 빛나는 대양에 합류하여 초세속적 의식의 상태에 이르기 전에는, 열반의 목표를 달성한 것이 아니다.

88) 원문은 계웨왕포Rgyal-vahi-dvang-po ; Skt. Jinendra. 이 이름은 마하무드라 요가의 티벳 거장들 중 하나를 가리킨다.

89) 원문은 타와lta-va ; Skt. drishti. '정점(頂點)', '통찰력의 극치', 따라서 '목표'로 번역한다. 윤회적인 마음의 인식을 넘어선 진여(眞如)는 윤회적인 마음이 만들어낸 어떤 것도 허용하지 않는다. 윤회적인 마음이 상상하는 목표들은 윤회를 넘어설 수 없으며, 따라서

보는 자는 보이는 것으로부터 영원히 분리될 수 없다.

제자가 이 진리를 얻는 것은 스승의 지도에 의해서이다.

(84) 〔앞에 설명한 것과 같은〕 분석 방법을 학승 샨티데바[90]는 이렇게 말했다.

아주 짧은 순간도 어떤 식으로든 흐트러지는 일 없이

〔완적한 정적의〕 삼매 상태가 지속되면서

마음의 분석력을 사용하는 동안

모든 지적인 작용이 개별적으로 검토된다.

(85) '가섭의 질문'이라는 경(經)[91]에 있는 불과 연료의 비유는 이렇다.

막대기 하나를 다른 막대기에 문지름으로써 불이 생겨나고,

그 불을 이용함으로써 두 막대기가 불탄다.

마찬가지로 '이동'과 '부동'의 결합에 의해 초지성(超知性)이

생겨나고,

그들이 탄생시킨 초지성에 의해 그 둘은 사라진다.

(86) 초지성에 의한 이 내관적 분석은 '은자(隱者)의 분석적 명상'으로 알려져 있다. 이것은 이지적인 사람의 분석적 명상과는 다르다. 왜냐하면 이지적인 사람의 분석은 외형적이기〔또는 감각적 체험에 의존하기〕 때문이다.[92]

달성된다 해도 환멸로 끝난다. 탐구하는 것은 초세속적이어서 사실상 목표라고 불릴 수 없는 열반이다. 그것은 이미 있는 것을 깨닫는 일이기 때문이다.

90) 원문은 쉬와라Zhi-va-lha(Skt. śāntideva ; 寂天). 인도 출신 마하무드라 철학의 해석자.
91) 원문은 외숭키쉬페도 Höd-srungs-kyis-zhüs-pahi-mdo(Skt. Kāshyapa-paripricchā Sūtra ; 迦葉請文經).
92) 달리 말하면, 은둔 수행자는 독서에 의해 분석하지 않으며, 자기 내부로부터의 앎을 추

〔초세속적 의식의 실감〕

(87) 초세속적 의식을 깨닫는 두 번째 수행은 이렇다.

어떤 사념이나 개념, 무모한〔또는 불온한〕열정이 솟아나든 그것을 기피하지도 허용하지도 마라. 그것을 지배하려〔또는 모양 지으려〕하지 말고 생겨나는 대로 내버려두라. 생겨나는 그들을 인식하는 외에 아무 힘도 가하지 않으면서[93] 그 상태를 유지하고 있으면 기피하지 않음을 통하여 그들의 참다운〔또는 허망한〕모습이 알려질〔또는 보이기 시작할〕것이다.[94]

(88) 정신적 성장의 장애물로 보일 수 있는 모든 것이 이 방법에 의해 성장을 돕는 보조물로 작용하게 만들 수 있다.[95]

구한다. 그러나 이지적인 사람은 내면의 영적인 생명을 알지 못하기 때문에 감각적이거나 외부적인 관점에서 체험을 평가한다. 따라서 이지적인 사람의 명상은 은자의 내부적 명상과 반대로 외부적 명상이라 불린다. 이에 대해 밀라레파는 다음과 같이 말했다. "나는 책에 담긴 지식의 궤변은 별로 높이 평가하지 않고 공부한 적도 없소 (……) 그것은 지적인 혼돈만 야기할 뿐 진리의 실제적 깨달음을 선사하는 그런 수행으로 인도하지는 않는다오."(《히말라야의 성자 미라래빠》p.276 참조)

93) 앞서 지시했던 것과 마찬가지로 여기서 다시 수행자는 사념이나 감정에 전혀 영향받는 일 없이 그들을 바라보아야 한다. 관객이 무대 위의 연기자를 보듯 그들로부터 초연하지만, 이 초연성은 요가적인 중립과 무관심의 초연성이어야 한다.

94) 양떼를 지키는 목동은 양들의 장난질에 집착하거나 영향받는 일 없이 그것을 지배하거나 모양지으려 하지 않고 그 장난을 바라볼 수 있다. 양들이 풀을 뜯는 동안 그들이 마음대로 움직이도록 허용하지만 그들을 피하거나 시야 밖으로 놓치는 일은 없다.

95) 여기에 숨은 기본 착상은 시련과 고난을 영적인 삶의 도구로 보는 기독교의 그것과 아주 비슷하지만, 이쪽은 좀더 복잡하고 수행자적이다. 이에 대해 다음과 같이 설명하는 스승을 상상해볼 수 있다. "한 여행자가 밤에 좁은 길을 따라 걷고 있다. 갑자기 그는 깜짝 놀라 걸음을 멈추고 길 옆으로 뛰어오르면서 '독사다! 독사야!'하고 외친다. 정신을 차리고 대나무 지팡이를 단단히 쥔 후 성냥불을 켜니 둘둘 감긴 밧줄이 보인다. '아! 이것이야말로 내게 필요한 허리띠 감이다.' 이렇게 말하고 그는 밧줄을 들어올려 허리에 묶은 후 무지했던 자신을 부끄러워하면서 길을 간다." 독사로 오인했던 것이 불빛 아래

(89) 단지 사념을 인지함으로써 기피자〔즉 마음〕와 기피당하는 것 〔즉 사념〕이 분리 불가능함을 알고 해방을 얻는 이 기술은 '무상도(無上道) 수행의 진수(眞髓)', 또는 '역전(逆轉) 명상법'이라 불린다.

(90) 해방을 얻은 후에는 자기 마음의 본성을 아직 알지 못하는 저 모든 유정(有情)에 대해 끝없는 연민이 솟아난다.[96]

(91) 일체 유정의 행복을 위해 언제나 몸과 말과 마음을 헌신해야 하지만, 어쨌든 앞서의 지적인 수행 덕분으로 사물의 실체에 대한 믿음이 바로 서면, 중화된 독(毒)이 유해하지 않듯이, 〔외관

(올바른 이해를 통해) 바라본 결과 무해한 것이었을 뿐만 아니라 아주 유용한 것이었다. 유한한 마음의 작용도 모두 이와 비슷하다. 실제로는 무해하고 유용한 것이 무명(無明; 올바른 지식의 결여)의 어둠 속에서 보면 전혀 그 반대로 보인다. 윤회적인 사념과 이들 사념에서 생겨나는 감정이 마하무드라의 연금술에 의해 변형되면 그들은 법신의 마음과 하나가 된다. 깨달음이 찾아올 때 수행자는 애당초 적대시했던 사념들이 현상계의 차원에서 우주적인 마음의 사념들과 분리 불가능하게 연결되어 존재하는 것들임을 안다. 회고(回顧)와 역전(逆轉)의 자세로 그는 모든 현상에 대한 집착을 버리고 심신을 이완하며, 최고 삼매의 완전한 정적 속에서, 끝없이 솟아나는 사념들이 방해받지 않고 자연스럽게 흐르도록 놓아둔다. 그러면 사념들은 현상계를 창조한 무한한 마음의 사념들과 자동적으로 조화를 이루어 율동하게 된다. 이와 같이 수행자는 장애로 보이는 사념들을 진리의 길을 나아가기 위한 도구로 이용할 수 있다. 다른 모든 장애도 마찬가지이다. 완전한 현인의 최종 분석에 의하면, 불가시의 사념이든 그것이 구체화된 객관적 물체이든 상상 가능한 자연계(현상계)의 모든 것이 한마음의 산물이기 때문이다. 다음 구절이 이것을 다시 언급한다.

96) 지금까지, 유한하고 개인적이며 세속적인 마음(의식)에서 시작하여 무한하고 비개인적이며 우주적인 마음으로 발전해왔다. 이제 역전의 단계에 이르렀다. 공평하고 비개인적이며 사심 없는 우주심(宇宙心)의 관점에서 수행자는 인간적인 마음을 분석한다. 대우주가 소우주를 평가하는 것이다. 그러면 자기 마음이 유한하고 미혹함을 알지 못하는 모든 유정(有情)에 대해 커다란 연민이 솟아난다.

상의 자기중심적 헌신에 의해서도〕 악영향을 입지 않는다.[97]

(92) 〔외관상의 자기중심적 헌신과 같은〕 이런 종류의 수행을 고려함으로써 다음과 같은 구절로 시작하는 기도문이 생겨났다. "길에 무엇이 보이기 시작하든 내가 그것을 기피하지도 허용하지도 않게 되기를."[98]

〔자존의 요가에 대한 명상〕

(93) 자존의 요가에 대한 명상인 세 번째 수행은 다시 셋으로 나뉜다. 〔과거 · 현재 · 미래〕 삼세의 관점에서의 분석, 물질과 비물

---

97) 헌신을 개아(個我)에서 비롯된 행위로 볼 경우 자기가 분리된 개체라고 하는 그릇된 개념이 생겨난다. 수행자는 일체 중생이 한몸이라는 사실을 결코 잊지 말아야 한다. 그와 반대되는 견해는 수행자가 피해야 하는 독이고, 그 독을 중화시키는 해독제는 올바른 견해이다. 헌신은 사심없이 하는 자연스런 것이어야 한다. 이런 철학적 관점은 별도로 하고, 모든 종류의 독이 몸 안에 들어가도 해롭지 않게 만드는 하타 요가의 특수 행법이 있는데, 이 경우 어떤 요가적 연금술에 의해 독 성분이 중화되어 독 아닌 것으로 변한다.(《히말라야의 성자 미라래빠》 p.281 참조)

98) 거룩한 스승에게 바치는 전체 기도문은 다음과 같다.
길에 무엇이 보이기 시작하든 내가 그것을 기피하지도 허용하지도 않게 되기를.
그러나 오 스승이시여, 당신의 '은혜 파동'을 내려주소서,
현상적으로 존재하는 것들이 전 우주의 3대 원리임을 알 수 있도록.
이 책의 다른 데서도 설명하듯이, '은혜 파동'은 신성한 보살 세계의 스승들로부터 텔레파시를 통하여 지상의 제자들에게 은밀히 주어지는 유익한 정신적(심령적) 영향력이다. 완전한 우주의 3대 원리(Tib. 쿠숨Skū-gsum ; Skt. Tri-Kāya ;)란 진리의 몸인 법신(法身 ; Dharma-Kāya)의 3가지 측면이다.(p.169\60-61 참조) 이 기도문에 사용된 관점에서 보면 이 3대 원리는 다음과 같이 풀이할 수도 있다. ① 우주신(身) : 가장 낮은 계층의 하등 생물이 지닌 몸에서부터 윤회계의 진화 과정을 모두 마친 붓다의 영광스런 신체에 이르기까지 형상으로 나타난 모든 것의 통합. ② 우주어(語) : 가장 단순한 소리에서부터 붓다들의 말에 이르기까지 소리로 나타난 모든 것의 통합. ③ 우주심(心) : 가장 단순한 생물체가 보여주는 본능의 작용 및 반응에서부터 완전히 눈을 뜬 자의 진화된 마음(의식)에 이르기까지 마음으로 나타난 모든 것의 통합.

질의 관점에서의 분석, 단수와 복수〔또는 하나와 여럿〕의 관점
에서의 분석이다.

〔과거·현재·미래에 대한 명상〕

(94) 삼세(三世)의 관점에서 본 첫번째 분석법은 〔이어지는 명상
에 따르면〕 다음과 같다.

과거의 사념은 사라졌다.

미래의 사념은 아직 태내에 있으며 생겨나지 않았다.

현재의 사념은 현존하는 것으로 고정될〔또는 간주될〕 수
없다.[99]

(95) 이런 식으로 관찰〔또는 명상〕을 계속하면 삼세의 성질과 마
찬가지로 〔윤회적인〕 모든 것의 성질이 밝혀진다.[100]

(96) 모든 것은 그 자체로는 존재하지 않는다. 그들을 존재케 하는
것은 마음이다.[101]

---

99) 현재의 사념은 순간적으로 존재할 뿐이며, 생겨나자마자 사라진다. 따라서 그것은 현재
의 상태로 고정되거나 확인될 수 없다. 현재의 사념은 사실 미래와 과거를 떠나서는 존
재할 수 없다. 현재의 사념은 미래를 향하고 과거 속으로 사라진다. 이 명상의 목적은 과
거·현재·미래가 분리 불가능한 하나이며 윤회계적 시간관(觀)은 잘못된 것이고 시간
그 자체도 다른 모든 윤회계적 사물 및 개념과 마찬가지로 환영임을 깨닫기 위한 것이다.
100) 눈을 뜨지 못한 마음은 모든 것의 비실재적이고 환영적인 측면만을 지각한다. 그러나
요가의 성취자는 전 우주와 분리되어 있지 않은 모든 것의 참모습을 본다. 다음 구절이
설명하듯이 사물은 마음이 그들에게 부여하는 존재와 특성으로 인하여 환영적으로 존재
한다.
101) 좀더 직역에 가깝게 표현하면, "모든 것은 그들이 존재한다고 생각하는 마음 없이는
존재하지 않는다." 달리 말하면 윤회적인 모든 것은 초세속적인 마음을 떠나서는 존재하
지 않는다. 우주는 한마음의 사념이 물질화된 것일 뿐이며, 힌두교에서는 우주가 브라마
Brahma의 꿈이라고 설명한다. 우주는 꿈을 만드는 재료일 뿐인 것이다. 모든 참다운 요

[출생·사망·시간의 비실재성]

(97) 출생과 사망과 시간[102]은 그 자체로는 존재하지 않는다는 깨달음을 사라하는 이렇게 말했다.

> 물질계에서의 출생은 하늘과 같이 중성으로 만들어졌음이니,
> 물질을 인정하지 않을 때 세상에 태어날 것이 무엇이랴![103]
> 무시(無始) 이래 자연스런 상태는 태어나지 않은 상태임을,
> 보호자인 내 스승이 설명했던 이러한 진실을 오늘 깨닫는도다.

[사라하의] 이 말에 따라서 명상적 분석을 계속해야 한다.

[마음과 물질에 관한 명상]

(98) 물질과 비물질의 관점에서 본 두 번째 분석법은 다음의 명상에 따른다.

> 내 마음은 물질로 이루어진 '존재하는' 어떤 것인가, 아니면
> 물질로 이루어지지 않은 '존재치 않는' 어떤 것인가?
> 만일 물질이라면 그것은 어떤 질료의 물질인가?

가의 목표가 그렇듯, 수행자가 윤회적인 꿈에서 깨어나게 만드는 것이 마하무드라 가르침의 목표이다.

102) 달리 번역하면, '출생birth과 중단cessation과 존속duration'. 여기서 우리는 동양의 위대한 마음들이 오래 전부터 상대성(출생과 죽음과 시간은 그것이 존재한다고 보는 마음과 관련해서만 존재한다)을 알고 있었음을 본다.

103) 여기서의 하늘은 이것도 아니고 저것도 아닌 것, 유한한 마음(감각적 대상을 향하는)과 같은 윤회적 성격을 갖지 않는 것을 가리키며, 그리하여 중성을 나타내기 위한 비유로 사용되었다. 물질은 그것을 실재로 간주하는 눈을 뜨지 못한 자들에게는 진실이지만 눈을 뜬 수행자에게는 환영이며, 물질이라 불리는 것이 실재한다고 하는 윤회적 개념은 물질적 형태가 있어야만 가능한 탄생과 함께 버려지거나 분화되지 않는 하늘과 같은 중성으로 변형된다. 그리하여 출생과 사망과 시간 같은 모든 개념은 철저히 윤회적이거나 그 자체로는 존재하지 않는다고 하는 경지에 도달한다.

만일 인식 기능이라면 그것은 하나의 사념과 같이 덧없는
단순한 것인가?
만일 비물질이라면 그것은 어떻게 다양한 관점을 갖는가?
그리고 누가 그것을 만들었는가?

(99) 마음이 만일 물질적인 것이라면 이런 식으로 명상한 후 수행자는 마음을 실질적인 어떤 것으로 간주할 수 있을 것이다. 그러나 초(超)지성의 관점에서 보면 마음은 어떤 것이라 불릴 수 없는 어떤 것임이 밝혀진다. 그래서 수행자는 마음을 물질로 이루어진 어떤 것이라 부를 수 없다. 초지성의 분석 주제로서 마음은 비물질이나 비존재로도 분류될 수 없다. 마음은 물질적인 것도 비물질적인 것도 아니기 때문에 양 극단의 어느 쪽에도 위치하지 않으며, 따라서 이 명상법은 '중도(中道)'[104]라 불린다.

(100) 이러한 확신〔또는 진실〕은 단순히 연역법과 귀납법에 의해 도달한 것이 아니라, 수행자로 하여금 그가 보지 못하는 귀중한 보석을 보게 만든 스승의 가르침에서 비롯되었다. 그리하여 이 가르침은 〔또한〕 '위대한 진실'이라고 불린다.[105]

---

104) 원문은 위메람Dvumahi-Lam ; Skt. Mādhyamika-Marga. 불교의 중관파(中觀派)는 '중도 Middle Path'를 따르며, '…이다'와 '…아니다'의 양 극단을 취하지 않는다. 팔리 경전인 《상응니카야Sanyutta-Nikāya》의 〈니다나Nidāna 상응〉 제15에는 이렇게 적혀 있다. "'무엇이 …이다'고 하는 것은 하나의 극단이고 '무엇이 …아니다'고 하는 것도 하나의 극단이다. 이들 양 극단을 피하도록 여래는 '중도(中道)'를 가르쳤다."

105) 이것을 스승 자신의 방식으로 약술하면 다음과 같다.
보는 자는 누구인가? 그것은 초지성이며 초세속적 의식이다.
그것은 무엇을 보는가? 평온과 비평온을, 부동(不動)과 이동(移動)을 본다.
초지성은 무엇으로부터 생겨나는가? 모든 마음을 합한 '한마음One Mind'으로부터 생겨난다.

(101) 그것은 이렇게 전한다. "스승의 가르침을 가슴에 새긴 사람은 스스로 보지 못하는 보물을 보도록 운명지어진 사람과 같다."[106]

〔여럿으로서의 하나에 관한 명상〕

(102) 단수와 복수의 관점에서 본 세 번째 분석법은 다음의 명상에 따른다.

마음은 하나인가?

아니면 마음은 여럿인가?

마음이 만일 하나라면, 어떻게 그것이 여러 가지로 나타난다고 보게 되는가?

마음이 만일 여럿이라면, 그들 모두가 원래 분리될 수 없는 하나로서 어떻게 그렇게 보일 수 있는가?[107]

마음Mind이 무엇인가? 그것은 눈에 보이는 질료적인 것이 아니다. 거기에는 유한한 마음의 어떤 개념도 적용될 수 없다. 마음은 어떤 특성도 갖지 않으며 태어나지 않고 만들어지지 않는다. 마음은 실재Reality이다. 이를 깨달은 붓다들도 마음을 보지 못했고 감관으로 지각하지 못했다. 마음은 윤회와 열반 양쪽의 기반이자 지주(支柱)이므로 비존재이다. 마음은 분리될 수 없으며, 합성물이 아니며 초월적 통일체이다. 이 통일체는 여기에 적힌 스승의 가르침을 실천함으로써 '중도(中道)'를 통하여 인식될 수 있다.

106) 세속적 삶에 사로잡힌 사람들은 모든 참다운 재보의 근원인 자신 속의 마음을 보지 못한다. 인간은 자기 자신을 모르고 무명에 갇혀서 환영적 존재의 한 상황에서 다른 상황으로 나아간다. 스승의 가르침을 통해 자유의 길이 발견된다. 보물은 오랫동안 간과되어 왔다. 스승은 보물을 보게 하며, 충실한 제자는 세속적인 것들에서 눈을 돌려 자유의 길로 들어서고 열반에 이른다.

107) 인간이 알고 있듯이 마음은 여러 가지 감각, 또는 느낌 · 지각 · 인식 · 이성 · 기억 · 의식으로 이루어진 복합물이다. 인간의 관점에서 볼 때 마음이나 정신의 이런 측면들이 분리되어 있거나 분리될 수 있는 것이라면, 공(空)의 성질을 지닌 실재의 관점에서 볼 때는 '한마음'과 연결된 분리될 수 없는 단일체이다. 달리 말하면, 소우주적인 마음은 모든

(103) 이렇게 관찰하면 수행자는 마음이 여러 개의 것이 아님을 알게 된다. 그리고 〔단수와 복수의〕 양극을 떠나 있기 때문에 마음은 '마하무드라'[108], 절대적 휴식〔또는 궁극〕에 머물지 않는 것[109]이라 불린다.

(104) 이처럼 깨달음을 이룬 수행자는 삼매의 정적 속에서 모든 것을 분별하는 초월적 지성의 지혜 오직 그것만을 체험하기 시작한다. 그리하여 실재(實在)의 마하무드라는 '특성이 없는 것'이라 불린다.

것이 합일 상태로 존재하는 대우주적인 마음의 반영물에 지나지 않는다.
108) Mahā-Mudra ; 大印. 영역본에 위대한 상징 Great Symbol으로 되어 있다 - 역자.
109) 원문은 랍투미네파 rabtu-mi-gnas-pa. '〔열반의 축복 속에서〕 절대적 휴식에 머물지 않음. 중관파의 해석에 따르면 마하무드라의 경지는 공성(空性 ; śūnyatā), 즉 실재(實在)의 최고 상태와 같다. 중관파는 공성이 비실재나 허무가 아니고 개별화된 존재의 상태도 아니며 그들 양쪽과 무관한 어떤 것, 언어로 설명할 수 없는 어떤 존재 상태라고 역설한다. 언어는 감각 우주의 경험에서 생겨난 개념들에 의존하지만 실재는 감각을 떠나 있기 때문이다. 마하무드라 유파의 스승들은 이런 중관파의 기본 입장을 받아들여, 열반을 자기 본위의 절대적 휴식과 축복 가득찬 최종 상태로 간주해서는 안 된다고 가르친다. 말하자면, 열반은 자기 혼자만의 행복이 아니라 각각의 유정이 누리게 될 보다 더 큰 행복을 위해서 달성되는 경지이다. 그리하여 티벳에서 신성한 지혜를 구하는 자, 열반으로 알려진 완전한 깨달음을 구하는 자는 보살(또는 위대한 교사)의 경지에 이르려는 서원을 세운다. 이 서원은 지구와 그 외의 행성들에 거주하는, 인간 이하의 존재로부터 가장 타락한 지옥 거주자들을 포함하여 여러 천국에 거주하는 아직 깨닫지 못한 신들의 최고 존재에 이르기까지가 윤회의 바다를 건너 안전하게 피안(彼岸)에 도달할 때까지 열반에 들지 않는다는 의미를 담고 있다. 남방불교도들은 독각불(獨覺佛 ; Pratyeka Buddha) - 가르치지 않는 붓다 - 이 달성하는 열반을 최종 상태로 간주하는 경향이 있다. 그러나 대승불교도들은, 열반이란 정신적으로 진화한 결과 도달하는 마음 상태인데 진화는 끝이 없고 영원하기 때문에 열반을 최종 상태로 간주할 수 없다고 말한다.

〔실재의 파악〕

(105) 이러한 명상에 의하여, 사물이 실재한다는 믿음에 대한 모든 집착이 사라지고, 모든 것이 주마등과 같은 환영으로 보이게 된다.

(106) 그와 같으니, 그것은 이렇게 전한다.
나의 앞과 뒤에서, 그리고 시방(十方) 세계에서,
바라보는 모든 곳에서, 나는 오직 진여(眞如)를 보누나.
오 보호자여〔또는 스승이여〕, 오늘 환영은 깨어졌다오.
이제부터 나는 어느 누구의 아무것도 찾지 않으리.

〔특별 수행〕

(107) 제2부의 두 번째 부분인 '특별 수행'은 다시 두 부분으로 이루어져 있다. 분리 불가능한 '모든 현상과 마음을 하나로〔또는 단일성으로〕 바꾸는 요가', 동시발생의 완전한 마음〔또는 마하무드라〕에 의해 모든 것이 법신으로 변하는 '무(無)명상의 요가'[110].

---

110) Yoga of Non-Meditation. 원문은 곰메키네조르sgom-med-kyi-rnal-hbyor. 이것은 요가의 보다 높은 경지로, 여기서는 명상을 통해 일깨워진 초월적 의식이 명상을 변형시킨다. 일단 이 직관적 통찰의 경지에 도달하면 그를 위한 수단이었던 명상은 이제 필요치 않다. 항구에 도달한 여행자가 자신을 거기까지 태워다준 배를 더 이상 필요로 하지 않음과 같다.

〔특별 수행의 첫번째 :
모든 현상과 마음을 하나로 바꾸는 요가〕

(108) 먼저, 모든 현상과 마음 — 그들은 분리될 수 없다 — 을 하나로〔또는 단일성으로〕 바꾸는 요가 행법이 있다.
잠과 꿈에 견주어 모든 현상을 꿈으로 인정하라. 물과 얼음에 견주어 본체와 현상을 하나로 인정하라. 물과 물결에 견주어 모든 것을 하나의 보편적 상태로 바꾸라.

〔잠과 꿈에 관한 명상〕
(109) 이들 셋 중 잠과 꿈에 견주어 모든 현상과 마음을 이해하는 첫번째 과정은 다음의 명상에 따른다.
잠자는 동안 보이는 것은 무엇이든 마음과 무관하지 않다.
마찬가지로, 깨어 있는 동안의 모든 현상은 몽롱하고 무지한 잠 속의 꿈을 이루는 내용물일 뿐이다.[111] 〔그들을 가공적으로 존재케 하는〕 마음이 없으면 그들은 존재하지 않는다.
(110) 무슨 생각〔또는 심상〕이 일어나든 이완된 마음을 거기 맡김으로써 모든 외부 현상과 〔모든 내부 현상을 간직한〕 자신의 마음이 서로 분리될 수 없음을 알게 되어 그들은 하나가 된다.

---

111) 윤회계에 사는 사람은 감각과 감각 우주의 체험에서 비롯된 지식에만 밝다. 그의 세속적인 모든 지식은 사실은 실재하지 않는 것이며, 자기중심적 성격을 갖기 때문에 참다운 지혜를 흐리게 한다. 수행자가 그것을 무명이라 부르는 것은 그런 이유에서다. 눈을 뜨지 못한 대다수 사람들은 깨달음의 길을 알지 못하고 열병 환자의 악몽과 같은 무명 속에서 살아간다.

(111) 수행자들의 왕〔밀라레파〕은 말했다.

어젯밤 꿈을 꾸었는데,

그 속에서 현상과 마음은 하나로 보여졌고, 스승이었다.

〔오 제자여〕 그대는 그것을 몰랐던가?

(112) 그것은 또한 이렇게 전한다. "삼계(三界)[112]를 하나의 위대한 열정의 진수(眞髓)로 〔우주를 포함하는 신성한 사랑으로〕 남김없이 다 바꾸라.[113]

〔물과 얼음에 관한 명상〕

(113) 물과 얼음에 견주어 현상을 본체에 동일시하는 두 번째 과정은 다음의 명상에 따른다.

일어나는 모든 현상〔또는 현상적으로 나타나는 것들〕은 그 자

---

112) 윤회적 존재의 세 가지 상황에 따라 나눈 우주의 세 영역.(p.164\38-40 참조)
113) 이러한 변형은 요가적으로 고양된 심상(心像)과 관계가 있는 신비한 행법이다. 이것은 수행자가 지적으로나 영적으로나 보살의 완전한 헌신을 깨닫도록 돕는다. 이 단계에 이른 수행자는 스승으로부터 대략 다음과 같이 지도를 받는다. "삼계(三界)로 이루어진 우주는 단일성 속의 이원성(二元性)으로 관상해야 한다. 우주의 역동적 측면은 우주부(宇宙父 ; Tib. Yab)로, 우주의 이지적 측면은 우주모(宇宙母 ; Tib. Yum)로 관상하라. 그들이 분리 불가능한 하나로 존재한다고 생각하라. 이 신성한 합일(Tib. Yab-Yum)의 경지를 깨닫는 것이 마하무드라이다."(우주의 역동적 측면과 이지적 측면은 밀교에서 각각 '방편'과 '반야'로 불린다 - 역자)

이 단계에서 스승은 제자에게 마하무드라의 가르침을 다음과 같이 요약하여 제시할 수 있다. "마음과 물질, 현상과 본체를 포함한 모든 이원성이 분리 불가능한 하나임을 알게 하는, 삶과 죽음 너머, 슬픔과 덧없음 저 너머의 참 상태를 앎으로써 인간은 완전한 깨달음의 축복에 이른다. 참 상태를 알게 되면 보살의 마음속에서 아직 무명에 사로잡혀 있는 일체 유정에 대한 끝없는 연민과 그들을 진리의 빛으로 인도하려는 커다란 의지가 솟아난다." 따라서 보다 높이 진화하기 위한 보살의 길로 들어설 때 하나의 위대한 열정, 신성한 사랑이 생겨난다.

체로는 실재를 보여주지 않기 때문에 본체성이라고 말해진다.[114] 그들은 무언가로 형태화되는 것이 아니라 모든 것에 형태를 부여한다. 그리하여 현상과 본체는 언제나 하나이며,[115] 한 성질이라고 말해진다. 이를테면 그들은 〔한 사물의 두 가지 측면인〕 얼음과 물에 유사하다.

(114) 이 방법에 의해 수행자는 축복과 공성(空性), 광명과 공성, 지혜와 공성의 세 가지 이원성이[116] 각각 단일성임을[117] 알게 된다. 그리고 이것은 '모든 영적인 체험의 동일성을 깨달음'이라 불린다.

(115) 그것은 이렇게 전한다.
완전히 이해한 사람에게는 모든 것이 진여이다.
진여 아닌 어떤 것을 아무도 찾지 못할 것이다.
읽히는 것이 진여이고, 기억되는 것이 진여이다.
그리고 명상되는 것 역시 진여이다.

〔물과 물결에 관한 명상〕
(116) 물과 물결에 견주어 모든 것을 합일의 한 가지 보편적 상태

---

114) 달리 말하면, 그들은 본체적 배경이라든가 현상계적 물질 우주의 근원으로 간주되는 공성(空性)이다.
115) 대승불교의 상징주의에서 부모 합환(合歡 ; Yab-Yum)의 상(像)은 유럽인들에게 가장 오해되어 왔다. 합환상은 윤회와 열반 같은 상상 가능한 모든 이원성의 단일화를 나타내기 때문에 원래는 현상과 본체의 합일을 상징하는 것이다.
116) 각각의 이원성 속에서 공성(空性)은 모든 영적인 체험을 선사하는 본체적 근원을 나타낸다. 축복은 깨달음의 축복이고, 광명은 내적인 조명이며, 지혜는 신성한 지혜이다.
117) 또는 합환상에서 보는 바와 같이 '하나로 존재함'을.

로 바꾸는 세 번째 과정은 다음의 명상에 따른다.

물 자체에서 물결이 생겨나듯이, 본질상 공성(空性)인 마음으로부터 모든 것이 생겨난다.

(117) 사라하는 말했다.

　　모든 것은 마음에서 생겨났으니,

　　마음 자체가 스승이라.[118]

(118) 이 가르침은 '진리의 세계에 편만한 하나의 진리'[119]라 불리며, 그리하여 다수로 표현된 하나라고 알려져 있다. 이를 터득한 수행자는 지식의 열매로서 모든 '의식' 상태에서 공성(空性)을 깨닫는다.

　　〔특별 수행의 두 번째 : 무(無)명상의 요가〕

(119) 다음, '동시발생의 완전한 마음'〔또는 마하무드라〕에 의해 모든 것이 법신(法身)〔또는 진리의 몸〕으로 바뀌는 무(無)명상의 요가 행법이 있다.

극복해야 할 무명이 사라졌을 때 그것을 극복하려는 노력이 끝나고, 길은 끝에 이르며 여행도 끝난다.

---

118) 인간 스승은 최고의 스승인 고타마 붓다가 그랬듯이 단지 안내자일 뿐이라는 게 모든 불교 유파의 기본적인 생각이다. 열반의 깨달음을 원하는 자는 스승이 아니라 그 자신이 길을 나아가야 하며, 스스로 자신의 음식을 먹어야 한다. 붓다가 가르쳤듯이 구도자는 자기가 자신의 등불이자 자기 자신에게 의지해야 한다. 열반은 스승이 아니라 자기 자신이 깨달아야 한다.

119) 또는 법계(法界 ; Dharma-Dhātu ; Tib. 쵀키잉Chös-kyi-dvyings). 티벳어를 직역하면 '진리의 씨앗(잠재력)'.

여행이 끝나면 탐구할 길의 끝 저편에는 어떤 장소도 없고 수행자는 마하무드라의 최고 혜택인 무주처열반(無住處涅槃)[120]을 얻는다.

[가르침의 요약]
(120) 《변성(變成)》[121]의 완역본에서, [나로파는 자신의 스승 틸로파를 이렇게 인용한다.]

---

120) 원문은 미네페망엔레데파Mignas-pahi-mya-ngan-las-hdas-pa. 미네페Mignas-pahi는 '무주(無住)'; 망엔레데파myangan-las-hdas-pa는 산스크리트인 열반Nirvāṇa의 티벳어 역(譯)으로 '슬픔을 넘어섬'의 뜻. 윤회를 통과하는 길은 열반에 이름으로써 끝난다. 열반은 어떤 장소가 아니라 마음의 어떤 경지이기 때문에 그 너머에는 탐구할 어떤 장소도 없다. 그러나 대승불교에 의하면 앞서도 얘기했듯이 영원히 끝나지 않는 진화의 길이 있다. 그래서 열반은 영원을 꿰뚫는 공로(公路)상의 정신적 휴식처 같은 것으로 간주된다. 완전히 눈을 뜬 자에겐 윤회와 열반 사이에 경계가 없다. 그는 두 상태에서 살며, 어떤 상태를 선택하든 거기에 고정되지 않는다. 만일 열반이 어떤 거주처라면, 다시 말해 유대교의 천국과 같은 어떤 유한한 상태라면 그 너머로의 진화는 불가능할 것이다.

위대한 자들Great Ones과 보살들은 앞서(p.225\109) 말했듯이 더욱 더 높이 진화할 기회를 포기하고 일체 유정의 이익을 위해 남는다. 우주 속에서 활동하는 이런 깨달음의 힘은 시대를 통과하면서 아직 개화되지 않은 것들의 조야함을 조금씩이라도 완화하고, 대자비에 의해 인류가 사회 질서의 완성으로 한 걸음씩 다가가게 만든다. 이런 힘들이 생존을 위한 괴로운 투쟁을 없애고 악을 정복하여 선으로 변형시키며 신성한 지혜의 빛으로 무지를 추방함으로써 우주는 변모하여 윤회와 열반이 하나가 되는 머나먼 미래를 우리는 상상해볼 수 있다. 그때는 일체 중생이 마하무드라의 경지에 있을 것이고, 우주를 관통하는 여행은 종지부를 찍을 것이며, 그들은 보다 높은 진화의 길에 들어 유한한 마음의 개념을 완전히 넘어선 목표로 인도될 것이다.

121) 이것은 의식의 원리에 따라 몸을 다른 차원의 존재로 변환 전이시키는 요가 행법에 관한 티벳 문헌을 가리킨다. 이 문헌의 완전한 제목은 《'변화와 전이의 안내서, 무상도(無上道)에 들기 위한 위대한 전차(戰車)'라 부르는 나로파 스승의 초월적 가르침》이다. 현재의 인용문은 마하무드라 요가를 완성한 수행자의 경지를 설명한다. 이 책의 제3, 제4권은 의식 전이에 관한 나로파의 이 가르침을 제시한다.

만세! 이것은 자신을 아는 지성인의 지혜이다.

이것은 말로 설명할 수 없으며, 마음으로 알 수 없다.

나 틸로파는 〔이 이상〕 아무것도 〔더〕 보여줄 수 없다.

……

너 자신의 마음속 상징들[122]에 의해 자신을 알도록 행동하라.

상상하지 말고, 계획하지 말고, 분석하지 말고,

명상하지 말고, 내성(內省)하지 말고,

마음을 자연 상태에 유지하면서.

위에서 인용한 구절에는 지금까지 설명한 모든 것의 핵심이 들어 있다.

〔여기서 '제2부 : 필수 내용'이 끝난다.〕

---

122) 이것은 상징을 통해 전수받은 가르침, 그래서 그의 정신적 내용물의 일부가 되어버린 가르침들을 의미한다. 이슬람의 수피즘에서도 비슷한 전통이 발달했다. "처음에 신비한 카자Khaja를 읊고, 신호를 통해 타사우프Tasawwuf의 행법을 배운다. 그것의 은밀한 부분은 지금도 비슷하게 진행된다. 대가들은 말없이 신호를 통해서 얘기할 수 있다."(Sirdar Ikbal Ali Shah, *Islamic Sufism*, London, 1993. p.20.) 타사우프는 이슬람 정전(正典)인 《샤리아트*Shariat*》의 가르침을 읽고 관찰한 후 그것을 명상하는 두 과정으로 이루어져 있으며, 불교 수행에서 불법을 듣거나 읽고 그것을 숙고하는 처음의 두 과정에 상응한다.

〔제3부 : 결론〕

(121) 결론은 마하무드라를 인식하고 그 쪽을 향함,[123] 길을 나아가면서 장애〔또는 방해〕와 실수〔또는 진리에서 옆으로 벗어남〕를 분석함, 이론적 지식〔또는 언어적 의미의 지적 이해〕으로부터 체험과 실제적 지식〔또는 요가 수행을 통한 확신〕을 분별함, 이 세 과정으로 이루어져 있다.

〔마하무드라의 인식과 4가지 성취〕

(122) 마하무드라를 인식하고 그 쪽을 향하는 첫번째 과정은〔4중(四重)이며〕정적에 도달하기,[124] 체험들을 길에서 이용하기, 여러 체험과 열정의 등급과 길에서 도달한 단계들을 분별하기,[125] 이렇게 도달하여 얻은 지식을 보유하기이다.

이들이 4가지의 성취이다.

---

123) 여기서는 가르침에 대한 지적 이해만이 아니라 초월적 깨달음이 실제로 있어야 한다.
124) 직역하면, '기반을 확립하기'이다. 수행자가 성취하는 것은 정적(靜寂)을 기반으로 해야 한다.
125) 요가의 어떤 단계에서 수행자는 '열기 Warmth'와 '절정 Climax', '불요 불굴 Fortitude', '최고의 진리 Best of Truth'라고 하는 4가지 등급의 열정을 체험한다. 첫등급인 '열기'는 현상이나 마음에 관한 세속적 개념들을 태워버림으로써 수행자가 진리를 깨닫도록 돕는다. 이것은 실재를 처음으로 일별하는 체험과 동시에 일어난다. 둘째 등급인 '절정'은 실재가 그 모습을 좀더 완전히 드러내기 전에 나타나는 섬광의 절정을 가리킨다. 진여(眞如)의 빛은 무지 가득찬 밤의 어둠을 쫓아버린다. 이 단계가 지나면 신성한 지혜로 조명된 길에 대해 어떤 의심이나 동요도 생기지 않는다. 그와 같은 '불요 불굴'의 정신으로 '최고의 진리'인 열반을 향해 나아가는 것이다.

〔길을 나아가면서 장애와 실수를 분석함〕

(123) 길을 나아가면서 장애[126]와 실수를 분석하는 두 번째 과정은 이렇다.

적대감을 품게〔또는 마음을 혼란케〕 만드는 현상들에 의한 장애는 현상과 마음이 하나임을 앎으로써 사라진다. 적대감을 품게 만드는 사념들에 의한 장애는 사념과 법신(法身)이 하나임을 앎으로써 사라진다.[127] 적대감을 품게 만드는 본체들에 의한 장애는 본체와 현상이 하나임을 앎으로써 사라진다.

(124) 명상을 통해 얻어진 정적에 탐닉함으로써 생겨나는 3가지 실수[128]는 초월적 시각[129]을 체험하는 쪽으로 자신의 정신적 진화를 방향 조정함으로써 극복할〔또는 피할〕 수 있다.

(125) 길에서 탈락할 수 있는 4가지 상태가 있으니 그것은 다음과 같다.

---

126) 장애란 단지 마음이 그것을 장애로 생각할 때의 장애이다. 무언가가 심신의 평화에 해로운 것은 초심자의 아직 눈을 뜨지 못한 마음이 그것을 제거해야 할 장애로 간주하기 때문이다.

127) 법신(또는 참 상태, 실재)을 앎으로써, 사념의 발생과 소멸은 모든 것이 율동하는 자연의 법칙에 의한 것이며 진리의 한몸(모든 것이 신성한 합일의 경지에 있는)으로부터 분리될 수 없다고 하는 직관적 확신이 생겨난다.

128) 3가지 실수는 사념과 사고 작용의 분석에 탐닉하는 일, 분석 내용의 숙고에 탐닉하는 일, 마음의 정적(靜寂) 상태에 탐닉하는 일이다.(p.450\30 참조) 이들 중의 어느 하나에 길들여져 집착하게 되면 수행자는 거기서 발전할 수 없다. 마음의 정적 상태를 너무 좋아하여 현명한 스승이 나타날 때까지는 더 이상 발전하려고 노력하지 않게 된 수행자들이(특히 하타요가의 수행자들 중에) 있으며, 그들은 자신이 목표를 달성했다고 착각하는 경우가 많다. 이런 이유로 인하여 스승은 가르침을 전할 뿐만 아니라, 제자가 구극의 경지에 이를 때까지 그 길에는 많은 함정과 수행자를 오도(誤導)하는 감각의 도깨비불들이 있음을 그에게 주지시킬 의무가 있다.

129) 실재(實在)를 가리킨다. 명상 속에서와 달리 실재 속에는 실수가 존재하지 않는다.

공(空)의 상태에서 탈락하는 것은 연민으로서의 공성(空性)을 명상함으로써 극복된다.[130] 날인(捺印)[131]의 상태에서 탈락하는 것은 있는 그대로의 사물의 본성을 앎으로써 극복된다. [사념 발생을 방지하려고 노력하는] '방지자'의 상태에서 탈락하는 것은 '방지자'와 방지하려는 대상이 분리 불가능한 하나임을 깨달음으로써 극복된다.[132] 길 자체에서 탈락하는 것은 동시발생의 마하무드라[133]를 깨닫고 자유를 얻음으로써 극복된다.

[이론적 지식으로부터 체험과 실제적 지식을 분별함]
(126) 이론적 지식으로부터 체험과 실제적 지식을 분별하는 세 번

---

130) 공(空)의 상태에서 길을 잘못드는 일은 다음과 같은 자기중심적 생각에서 비롯된다. 즉, '나는 이번 생이 지상에서의 마지막 삶이다, 나는 윤회적 존재를 영원히 벗어날 것이다, 나는 목표에 도달했다, 나는 열반을 실현했다.' 등등이다. 모든 종류의 자기의식이 완전히 사라지고 무아(無我)로 변하지 않으면, 그리하여 자기 생각이 전혀 없이 모든 것을 포용할 수 있는 이타주의로 변하지 않으면 마하무드라의 목표인 보살의 경지에 들지 못한다.
131) 원문은 계뎁rgyas-hdebs='도장 찍기'. 이것은 자기중심적 독단주의의 아주 심각한 오류이거나 자신의 이해와 성취가 완전하고 절대 확실하다는 착각이다. 새로운 진실에 대하여 이렇게 마음의 문을 닫아버림으로써 정신적 성장은 스스로 정지한다. 이것은 학자나 지식인들의 막다른 골목cul-de-sac이며, 교회 조직의 커다란 실책으로, 경전(완전하고 궁극적인 진리가 담겨 있다고 인정된)에 기반을 둔 종교들의 부패 원인으로 일찍이 판명되었다.
132) 처음에 수행자는 사념 발생을 방지하도록 요구되었고, 사념은 억제될 수 없을 뿐만 아니라 그러려는 노력이 오히려 더 많은 사념을 야기한다는 것을 깨닫게 되었다. 다음 단계는 사념 억제를 위한 모든 노력을 중단하는 것이다. '방지자'의 상태에 머무는 수행자는 초등학생 이상의 나이로 유치원에 머무는 소년과 비슷하다.
133) 동시발생의 마하무드라는 '원초적이고 완전한 마음'이 항존하는 상태이며, 이 상태를 깨달을 때 해방을 얻는다. 보통 사람의 마음은 이 상태를 잘 잊어버리지만, 일단 해방을 얻으면 길에서 실수가 발생하지 않는다. 그러나 어떤 수행자들에게서는 목표 달성 이후

째 과정은 이렇다.

참 상태의 마음에 관해 듣고 숙고하는 지적인 이해는 이론적 지식이다. 동일성의 관점에서 그 마음을 이해하는 것은 체험이다.[134] 창조되지 않는 그 마음을 터득하는 것은 확신이다.[135] 그러나 완전한 지식이라는 말은 그 마음의 완전한 실현과 다르지 않다.

〔〈마하무드라의 개요〉의 원본은 여기서 끝난다.〕

〔맺음말〕

〔목판본의 7번째 마지막 지면 후반부에는 원본의 기원에 관해 다음과 같은 흥미 있는 이야기가 적혀 있다.〕

젠펜 장포[136]라는 이름의 장카르[137] 왕은 마하무드라에 관한 이 글

걸어온 길을 재음미하거나 다시 따라가는 성향이 나타난다. 이것은 요가 수행 그 자체를 특별히 좋아하는 데 원인이 있으며, '자유의 상태'에 항시 머무름으로써 극복된다.

134) 자연스럽고 참다운 상태의 소우주적인 마음은 오염되지 않고 교란당하지 않으며 창조되거나 파괴당하지 않는 꾸준한 의식의 흐름이며, 그 마음의 출발지이자 귀착지는 원초적인 '한마음'이다.

135) 초월 상태를 체험하고 내면에서 목표 의식이 생겨나기 시작할 때 수행자는 해뜨기 전의 새벽 빛 속에서 태양의 존재를 확신하는 사람과 마찬가지의 완전한 확신을 갖게 된다. 달리 말하면, 성실한 수행자는 창조된 적 없는 열반인 최종 목표 달성 훨씬 이전에, 그런 열반의 경지가 있고 거기 도달할 수 있다는 절대적 확신에 도달한다.

136) Gzhan-phan Bzang-po. '타인들의 훌륭한 조력자'라는 뜻이며, 원래는 산스크리트 고유의 이름이 티벳어로 번역된 것인 듯하다.

137) Zangs-dkar.(p.355\14 참조)

과 〈여섯 가르침〉[138]의 표준판을 만들고자 원하여 20 부셸 이상의 사프란을 〔그의 스승인 나 페마 카르포, 편집자에게〕 선물했다. 원전의 여러 곳에서 인용했다고 하는 〔본문에 슬며시 끼어든〕 독단적인 삽입 어구들은 대부분 신뢰할 수 없다고 본 나 페마카르포는 〔그들을 삭제했으며〕, 〔이 작업의 결과로〕 미래의 수행자들을 위해 이 책을 여기 남긴다. 나는 남쪽 카르추[139] 산간 지방의 '완벽의 실체'[140]로 알려진 곳에서 경건한 수행의 날을 보내며 이것을 편집했다.

이 책의 상서로움과 유익함이 알려지기를.

〔맺음말의 끝에 다음의 문장이 붙어 있다.〕

신앙의 선물을 복제하기 위해 최걀쇠남걀첸[141]이 〔이 책의〕 목판 하나당 은화 한 닢을 기증했다.[142]

〔책은 여기서 끝난다.〕

---

138) 이 책의 제3권은 페마 카르포 비구가 편집한 '육법(六法)의 요가'를 설명한다.
139) Mkar-chu. 이 산간 지역은 라사의 정남쪽 남부 티벳 로닥 창포Lhobrag Tsangpo강이 흐르는 로닥 창포 지역에 위치하며 부탄의 동부에 인접해 있다.
140) 원문은 창춥닝포Byang-chub-snying-po. 마을에 떨어진 어떤 장소나 암자의 이름인 듯.(p.355 참조)
141) Chös-rgyal-bsod-nams-rgyal-mtshan. '정의의 왕, 행운의 기(旗)'라는 뜻으로, 어떤 경건한 귀족의 존칭인 듯하다.
142) 목판본은 7개의 지면folio으로 되어 있고, 각 지면은 길이와 너비가 50 × 10 센티미터이다. 한 지면은 좌우쪽으로 되어 있어 총 14쪽이므로 목판 14개가 필요했으며, 따라서 이 경건한 귀족은 은화 14닢을 기증한 것이다.

제3권

지식의 길: 육법(六法)의 요가

제3권의 기반이 되어준 티벳 목판본은 다음과 같은 제목이 붙어 있다. 최 둑 뒤페 진디 주소 *CHÖS DRUG BSDÜS-PAHI ZIN-BRIS BZHÜGS-SO*. "6가지 행법을 요약한 내용이 여기 있다."

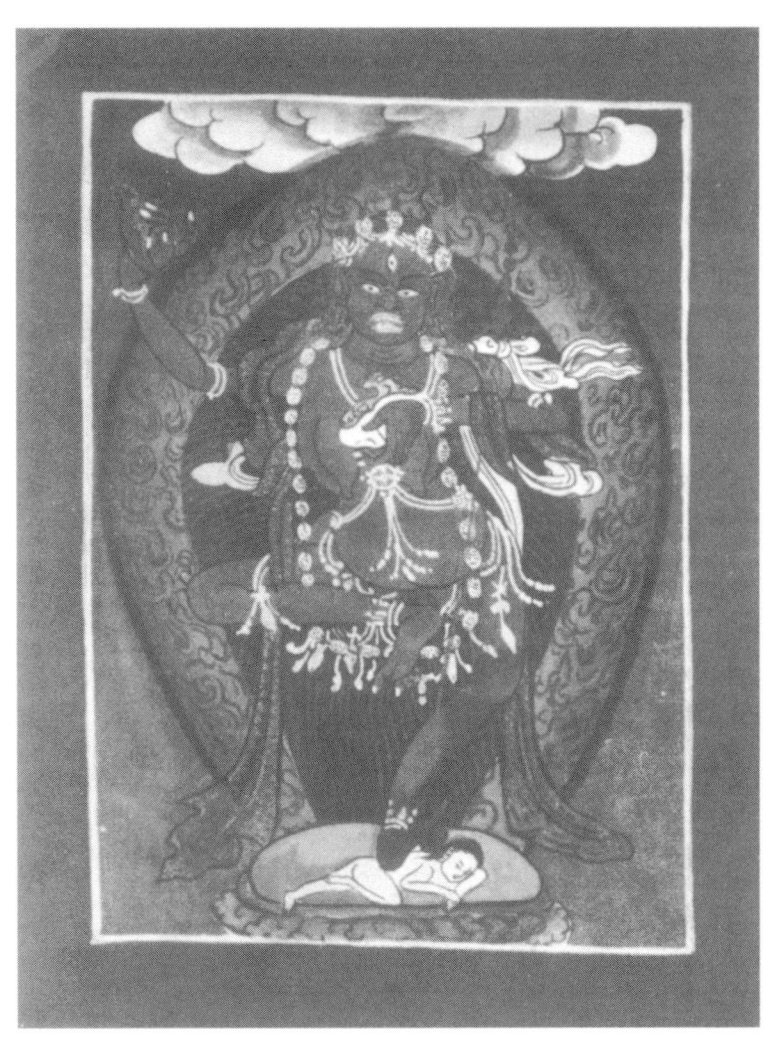

신성한 다키니, 바즈라요기니:티벳 화가 텐둡 라의 그림.(설명은 p.505)

서론

1. 4종 탄트라

이 제3권과 다음 제4권의 내용은 거의가 밀교적이며, 시각화와 명상에 관련된 부분은 특히 그렇다. 따라서 이들의 역사적 종교적 기원에 관심이 있는 사람은 라마들이 인정하는 4종류의 요가 탄트라를 알아둘 필요가 있으며, 이를 간략히 설명하면 다음과 같다. (1) 진여(眞如), 또는 구극적 진리의 해설 (2) 밀교 과학의 해설 (3) 요기니(샥티) 탄트라 (4) 칼라챠크라 탄트라.

라마교의 전통에 따르면, (1)은 서기 원년 이전에 번성했다는 랍세 Rab-gsal 왕 시대에 '동쪽'(동뱅골을 가리키는 듯)으로부터 유래했다. (2)는 나가르주나와 그의 제자들에 의하여 2~3세기에 '남쪽'에서(남인도를 가리킴) 생겨났다. 이 제3권과 다음 제4권의 내용을 포함하는 (3)은 현대 인도의 '서쪽' 아프가니스탄 지역에 속하는 우갠 Urgyan(또는 오댜나 Odyana) 출신 라와파 Lawapa라는 박학한 스승으로 거슬러 올라간다. 이 탄트라를 티벳에 처음 소개 보급한 것도 역시 우겐 출신의 파드마삼바바였다. 신봉자들이 '귀중한 스승'이란 뜻으로 구루 림포체Rinpoch'e라 부르는 파드마삼바바는 여덟 불교 유파에 속하는 여덟 스승으로부터 배웠다고 전한다. 그는 이들 다양한 가르침을 취사 선택하여 절충적 사상 체계를 만들었다고 하며, 이것이 티벳에서 구파(舊派) 또는 홍모파(紅帽派)라고도 불리는 닝마파 종을 이루었다. 이 체계의 기원이 되어준 자료에 대해 유럽의 학자들은 아는 바가 별로 없다. 왜냐하면 지금까지 그 경전의 내용과 정확한 특징이 닝마 종 승원 밖으로 거의 알려지지 않았기 때문이다. 그리하여 여기에 또한 처녀지나 다름없는 연구 분야가 펼쳐지고, 불교 역사상 커다란 가치를 지닌 자료들이 여기 잠자고 있는 것이다. (4)의 칼라챠크라Kālachakra 탄트라는 '북쪽'의 샴발라Sambhala에서 유래했다고 하며, 서기 600년 경 인도에 소개되었다.

여기 제3권과 제4권을 채색하는 탄트라적 요소들은 '귀중한 스승'의 유산이긴 하지만, 문헌 자체는 구파(舊派)에서 분리된 카귀파 종의 편집에 의한 것이다. 카귀파 종은 마르파와 밀라레파의 개혁 운동으로 12세기에 분리되었으며, 오늘날 티벳 국교로 변형된 카담파 종과 같이 독립적으로 이어져오고 있다. 《티벳의 위대한 요기 밀라레파》의 서론은 카귀파 종의 특징과 카귀파들만의 가르침을 설명하고 있다.

이 책의 제2권에 나오는 가르침은 마음의 본성과 현상계 우주에 관해 올바른 지식을 얻는다고 하는 최고의 목표를 지향하지만, 이 제3권에서는 요가 철학의 수행법, 그 중에서도 특히 밀교적 행법(인도에서 쿤달리니 요가라고 부르는)이 어느 정도 티벳의 색채가 가미된 여섯 가지 교의를 통해 나타난다.

2. 생명열(熱) 요가

여섯 가지 요가의 첫번째는 티벳에서 툼모Tūmmō라 부르는 것으로, 요가에 의해 발생시키는 특수한 신열(身熱) — 심신 상관성의 온기(溫氣) — 을 의미한다. 은밀히 전하는 바로는 '툼모'라는 단어가, 자연계의 무한한 프라나(prāṇa ; Tib. Shugs ; 氣)를 채취하여 체내에 축적한 뒤 그것을 사용해 정액을 신비한 불의 에너지로 바꾸는 법을 가리킨다고 한다. 이로 인하여 체내에 심신 상관성의 열이 생겨나서 정신 신경 계통의 통로를 타고 흐르게 된다.

투시력을 지닌 사람 외에 아무도 볼 수 없는 이 정신 신경 계통은 육체 신경 계통과 짝을 이루는 것이며, 그 통로는 티벳어로 체tsas, 산스크리트로 나디nāḍī라 불린다. 이 통로들 중에서 중요한 세 가지는 척추 한가운데를 통과하는 중앙 신경과 그 좌우 신경이다.[1] 좌우 신경은 두 마리 뱀과 같이 중앙 신경 주위를 휘감고 있다. 몸 속에 들어온 프라나, 즉 정신 신경 에너지(프라나)는 이 세 신경에서 갈라져 나온 수많은 보조 신경들을 타고 각 정신 신경 중추(chakra ; Tib. khorlo)로 운반 저장되었다가 신체 각 기관과 부위에 분배된다. 이 신경 체계에 관해서는 《티벳 사자의 서》 pp.489~492에 좀더 자세히

---

1) 중앙과 좌·우 통로는 티벳어로 위마차Ūma-tsa · 캬응마차Kyangma-tsa · 로마차Roma-tsa 이고, 산스크리트로는 수슘나나디Sushuṃṇā-nāḍī · 이다나디Idā-nāḍī · 핑갈라나디 Pingalā-nāḍī이다.

설명되어 있다.

이 제3권의 내용에 따르면 툼모의 기법을 실습하려는 수행자에게는 상당히 정교한 시각화 · 명상 · 자세 · 호흡 · 사념 통어 · 정신 신경 계통과 육체의 훈련 등이 요구된다. 이 책의 주해는 원문을 풍부하고 상세하게 보충하므로 독자의 실제 수행을 인도할 수 있다. 그러나 티벳의 스승들이 강조하듯, 초심자라면 툼모를 시작하기 전에 숙달자로부터 예비 지식을 얻고 개인 지도를 받는 것이 바람직하다.

수행자가 성공을 확신할 수 있기 위해서는 대체로 긴 견습 기간이 필요하다. 우선 그는 옷을 가능한 한 적게 입고 불을 가까이하지 말아야 한다. 이 기법의 달인들이 자신의 경지를 인정받는 이유는 모피나 모직 옷을 착용하지 않으며 외부에서 열을 찾는 일이 전혀 없기 때문이다. 수행자는 또한 성욕을 엄격히 통제해야 한다. 왜냐하면 툼모를 성취하는 것은 주로 요가에 의한 성에너지의 변환을 통해서이기 때문이다.

수행 장소는 집의 내부나 근처가 아니라 마을의 탁한 기운으로 오염되지 않은 먼 산의 동굴 같은 곳이 좋다. 이 기법을 체득하려는 수행자는 그런 은둔처에 오랫동안 머물면서 이따금 나타나 지도해줄 스승 외에는 사람들을 전혀 보지 않게 될 수도 있다. 초심자는 자연계와 지구의 기운이 가장 평화로운 해뜨기 전의 시각에 요가를 실천해야 한다. 일단 기법에 숙달되면 언제 어디서든 명상을 할 수 있다.

육체적 정신적 심령적 에너지를 보존하고 지배하는 이 기술이 진보하면 은둔 수행자는 차츰 심신 상관성의 온기가 강화되어 간다. 신비한 불의 에너지가 기분 좋은 온기와 함께 몸의 각 세포 속으로 스며들기 시작하고, 무명 천 한 장을 걸치거나 거의 벌거벗은 몸으로도 극심한 추위를 차츰 편안히 견딜 수 있게 된다.《티벳의 위대한 요기 밀라레파》는 이에 관해 다음과 같이 노래하고 있다.[2]

천신(天神)들의 따스한 숨결
그대의 깨끗하고 부드러운 옷처럼

초심자의 견습 기간이 끝나고 성공이 확실하다고 느끼게 되면 얼마나 진보했는지 알기 위해 스승은 자주 그를 시험한다. 동양에서 특히 티벳 신비가들에 대해 흥미로운 사실들을 탐구하고 체험했던 데이비드 닐 여사는 이러한 시험에 대해 다음과 같이 설명하고 있으며, 이점은 여러 가지로 편집자의 경우와 비슷하다.[3]

"추운 겨울밤, 스스로 이 시험을 견딜 수 있다고 자부하는 사람들은 강이나 호수의 물가로 인도된다. 지역 내의 모든 물이 얼어붙었으면 얼음에 구멍을 낸다. 강풍을 동반한 달밤이 선택된다. 티벳의 겨울은 이런 밤이 드물지 않다. 지망자는 벌거벗은 몸으로 다리를 포개고 바닥에 앉는다. 여러 장의 천 조각이 얼음 물에 적셔진다. 각각의 지망자는 한 장의 천을 몸에 두르고 그것을 자기 몸으로 말려야 한다. 천이 마르면 다시 물에 적신 후 전과 같은 방식으로 몸에 두르고 말려야 한다. 날이 밝을 때까지 이런 과정은 계속된다. 여기서 가장 여러 번 천을 말린 사람이 승리자로 인정된다."

---

2) 《히말라야의 성자 미라래빠》 p.180 참조./ 이것은 명상을 위해 은둔처로 떠나는 밀라레파에게 스승 마르파의 아내가 불러주는 노래이다. '깨끗하고 부드러운 옷'은 생명열(熱)을 가리킨다는 주해가 붙어 있다 – 역주.

3) A. David-Neel, *With Mystics and Magicians in Tibet*, London, 1931. pp.227~229.

천의 크기는 다양하다. 어떤 것은 보통의 낯수건보다 거의 크지 않을 정도로 아주 작고, 또 어떤 것은 어깨걸이의 큰 숄만큼 크다. 수행자가 툼모에 숙달되었음을 나타내는 표식을 얻으려면 최소한 세 장의 젖은 천을 말려야 한다는 게 규칙이다. 숙달의 표식은 대개 단순한 흰색 무명 상의나 겉옷을 걸치는 것이다. 이것은 그가 레파Repa(무명옷을 걸친 자)라는 호칭으로 불리게 됨을 의미한다. 마르파 스승의 지도 아래 툼모의 기술을 체득했던 밀라레파 역시 그 이름을 풀면 '무명옷을 걸친 자, 밀라'이다. 밀라레파의 전기 제1장에 언급했듯이 그의 특출한 제자들 중 여덟 역시 '레파'였다. 다른 '레파'들의 이름은 전기의 부록에 있다.[4] 몸으로 젖은 천을 말리는 일 외에, 발생하는 열의 온도를 확인하기 위한 또 다른 시험에서는 벌거벗고 눈밭에 앉은 수행자의 아래와 주변에서 녹은 눈의 양을 측정한다.

티벳의 외진 곳에 툼모의 대가들이 지금도 건재하고 있다는 이야기는 분명한 사실이며, 그들 대다수가 밀라레파의 후계자로서 '무명옷을 걸친 자' 교단에 속해 있다. 이런 수행자를 일별한 유럽인들이 이따금 있었고, 티벳의 겨울 혹한을 견디는 수행자들에 관해서는 충분히 입증된 이야기가 히말라야 고지대의 여기저기에 지금도 널리 퍼져 있다.

하타 요가의 일종인 툼모는 힌두교도들에게도 알려져 있는 듯하다. 나는 1918년 여름 몇 주일 동안 나와 마찬가지로 작열하는 인도의 평야 지대에서 온 한 무리의 힌두 나체 고행자들과 여행한 적이 있었

---

4) *Tibet's Great Yogī Milarepa*, pp.41, 305./앞의 여덟 제자는 쉬와외레파, 젠종레파, 세벤레파, 키라레파, 디곰레파, 렌곰레파, 상계캅레파, 쉔곰레파임. 부록은 《히말라야의 성자 미라래빠》 p.361 참조 - 역자.

다. 우리는 스리나가르에서 만났다. 인도 각지에서 온 각계 각층의 남녀 순례자 수천 명이 떼를 지어 빙하로 뒤덮인 카쉬미르의 히말라야 고지대를 향해 출발했다. 이 여행은 오래 전부터 신성시되어온 순례 여행이었으며, 얼음으로 이루어진 쉬바 신의 천연 링감lingam(남근)[5]이 있다고 하는 아마르나트Amar-Nath의 동굴을 목표로 하고 있었다. 밤에 얼음이 얼고 빙하와 눈덮인 산봉우리들이 냉기를 발산하는 해발 3,000미터 높이에 도달했을 때에도 고행자들 중 얼마 정도는 허리에 간단한 천 조각만을 둘렀을 뿐 옷을 입지 않았다. 그 중의 몇몇은 빙하를 건널 때에도 여전히 옷을 입지 않았고 순례 여행을 하는 동안 줄곧 그대로였다. 다른 이들은 동굴에 도달하기 조금 전이나 후에 얇은 무명 천으로 몸을 감쌌고, 그만 못한 이들은 얼마 안 되는 먹을 것을 담았던 모포를 사용했다.

그때 나는 보통 이상의 체열을 발생시키는 티벳의 기법을 알지 못했으므로, 그들이 극심한 냉기와 열기를 견딜 수 있는 하타 요가의 달인이어서(분명히 몇몇은 그랬다) 그런 놀라운 강건함을 지니는 것으로만 생각하고 그들에게 아무것도 묻지 않았다.

나는 갠지스 강 상류의 리쉬케쉬에서 극심한 열기를 견디는 요가를 본 적이 있다. 여름 한낮에 벌거벗은 어떤 요기가 강가의 반짝이는 모래 위에 앉아 있었고, 그의 몸으로부터 불과 몇 미터 떨어진 사방에 장작더미와 말린 쇠똥을 태우는 불길이 동서남북으로 그를 둘러싸고 있었다. 구름 한 점 가리지 않은 한 여름의 태양이 노출된 그의 머리를 비추고 있었는데 이것은 다섯 번째 불길이었다. 그러고 보면 이 요

---

[5] 자연의 파괴력을 다스리는 쉬바Shiva는 재탄생의 신이기도 하며 그의 상징은 남근(男根)이다. 이집트 신화에서는 인간의 수정(授精) 능력을 나타내는 오시리스가 그에 상응한다.

기는 판차두니 Pancha-Dhūni(다섯 화염)라 불리는 요가를 행하고 있었던 것이다. '불 건너기' 의식에서 보는 바와 같이 열기와 불 그 자체를 견디는 여러 가지 묘기를 유럽인들은 인도와 실론(스리랑카의 옛 이름)만이 아니라 남양 군도라든가 그 외의 지역에서도 목격하고 증언했다. 그리고 실론의 토빌Tovil(악마 춤) 의식 중 어떤 것에서는 악마로 화한 무용수가 '불을 식히는 만트라(싱할라 말로 기니시실 gini-sisil)'를 외우면 불 위를 걷고 불을 거머쥐어도 아무런 손상을 입지 않는다.

3. 환신(幻身)의 요가

두 번째 '환신의 요가'는 인도에서 비롯된 '마야 사상'이 티벳화한 것이다. 마야(Māyā ; 幻影)는 힌두교 베단타 학파와 모든 불교 유파의 가장 기본적인 개념이다.

마야 사상은 온 세상과 주관적이거나 객관적인 창조물들이 모두 허상이고 오직 마음만이 실재(實在)라고 하는 관점을 취한다. 감각 대상, 육체 기관, 지적 인식, 추론, 일반론들은 모두 환상일 뿐이다. 과학자들은 다양한 형태의 유기·무기물을 분류하고 라틴어나 그리스어로 그럴 듯한 이름을 붙이지만 물질 그 자체가 참다운 존재가 아니다. 색깔과 소리를 비롯하여 눈에 보이거나 감관을 통해 인식되는 모든 것이 공간이나 차원과 함께 모두 똑같이 사람을 현혹시키는 헛된 현상이다.

마야는 자연계(위대한 어머니 이시스Isis)에 드리워져 실재를 덮어

가리는 마법의 장막이다. 이 장막을 찢고 자각과 자기 초극을 달성하여 환영으로부터 벗어날 수 있게 하는 것은 오직 요가뿐이다. 구극적 진리는 착각 속에서 항시 오류를 낳지만 요가의 달인은 정신의 연금술사와 같이 무명(無明)이라고 하는 광재(鑛滓)로부터 올바른 지식의 황금을 추출한다. 그리하여 자연을 바르게 알고 현상계의 노예 상태에서 벗어나는 것이다.

마야 사상을 학술적으로 검토한 샤스트리 교수[6]는 이 사상이 베다 문명 후기에 이미 존재했으며, 오랜 발전 과정을 거치면서 마야라는 단어 자체가(몇 가지 문법 양식에 의해) 다양하면서도 기본적으로는 서로 연관된 개념들을 암시하게 되었다고 결론지었다.

마야는 원래 지성·에너지·힘(샥티)·속임수 등에 의한 어떤 형상을 가리킨다. 마야는 주로 브라만(Brahman ; 梵)의 불가해한 의지력을, 그리고 형상이 마야로서 나타남을 암시했다. 속임수로서 나타난 마야는 아직 깨닫지 못한 자에겐 이원성과 다양성을 사실로 느껴지게 만드는 마법적 매력을 지닌 현상계이다. 그리하여 최고 마법사로서의 마야는 현상계 우주라고 하는 광대무변한 환영을 직조한다.

mā라는 어근에서 생겨난 마야māyā의 기본적 의미는 '측정to measure'이다. 그리하여 마야는 측정될 수 없는 브라만이 마치 측정되는 것처럼 보이는 저 우주의 환상(幻想)인 것이다. 같은 어근으로부터 '건설to build'이라는 의미도 유도되는데, 이것은 브라만이(대승 불교적 관점에서는 마음Mind이) 건설한 '마법적 구조물로서의 현상계 우주'라는 개념으로 발전한다.

---

6) Prabha Dutt Shāstrī, *The Doctrine of Māyā*, London, 1911. 내용이 약간 부족하면서 비슷한 같은 제목의 책이 앱트L. N. Apte에 의해 1896년 봄베이에서 출간되었다.

초기 베다 시대의 산물인 마야 사상은 브라마나[7]와 우파니샤드에서도 그 흔적을 자주 볼 수 있는데, 거의가 '환영(幻影)'이라는 의미로 사용되었으며 샹카라Shankara의 시대에 와서 결국 이 의미가 굳어졌다. 역사적으로 보면 마야는 보통 다음의 두 가지 관점에서 이해되어 왔다.

(1) 원인으로서의 마야, 즉 창조적 원리(샥티)의 관점에서

(2) 결과로서의 마야, 즉 창조된 현상계(환영·외관 등)의 관점에서[8]

소우주적인 마음이 대우주적인 마음과 다르거나 분리되어 있지 않음을 예증했던 인도의 사상가들은 결국 진실을 보여주었다. 그들은 이렇게 말한다. 밀봉된 항아리 속의 공기는 그 주변의 공기와 다르지 않다. 왜냐하면 항아리가 깨어질 때 내부의 공기는 감금 상태에서 풀려나기 때문이다. 마찬가지로 마야의 그릇이 깨어질 때 소우주적인 마음은 항시 그 자신이었고 항시 그 자신일 것인 대우주적인 마음이 된다.

마야를 낳는 원초적인 마음은 영원히 태어나지 않고 한정되지 않는다. 그 마음은 자신이 창조한 것들을 초월한 상태에 있다. 크리쉬나 신은 《바가바드 기타》에서, 자신의 일부분으로 가시적 우주를 창조한 후 자신은 이 우주와 여전히 별개로 존재한다고 선언한다.

모든 세계와 모든 우주는 마음의 산물이며 그들은 꿈의 질료로 이루어져 있으니, 그들의 비(非)실체성이 곧 마야이다. 외관을 지닌 사물들은 마음이 그들을 그렇게 만드는 것이다. 마음을 떠나서는 그들

---

[7] Brāhmanas. 바라문교의 신앙과 의식 내용에 관한 해석서들의 통칭 - 역주.
[8] 샤스트리의 앞의 책 p.31 참조.

은 존재하지 않는다. 요가에 의해 마음의 소우주적 측면이 유한한 존재의 안개와 신기루로부터 벗어날 때 마음은 마야의 모든 환혹(幻惑)에서, 다양성과 이원성의 모든 개념에서, 자연계의 모든 마술에서 해방된 전일자(全一者)로서의 자신을 본다.

마야는 빛과 열과 전자 운동 속에 존재하는 경이로운 힘이자 본질적인 에너지이며, 생명의 강력한 율동이며, 환상의 창조물들을 토해 내는 자궁으로서의 자연계이며, 위대한 샥티이자 태초의 봉오리 내지 알을 내장한 창조의 어머니이며, 비실체적 질료를 통해 현상으로 인식되는 전(全)우주를 끌어안은 아버지 마음의 집단적 사념체이다. 마음Mind은 무수한 형체들을 통해, 생물체의 무수한 눈과 감각 기관들을 통해, 무수한 소우주들을 통해 자신이 마야 왕국의 꿈꾸는 자임을 안다. 그러나 깨달음에 눈떠 존재의 신기루가 사라지지 않는 한 여럿은 하나를 알지 못한다.

마야 사상은 '여럿으로 오인되는 하나'에 관한 가르침, '모든 소우주들의 총화로서의 대우주'에 관한 가르침의 철학적 기반이다. 이것은 그리스 철학에서 "모든 것은 하나All is One"라고 하는 크세노파네스[9]의 공리로 알려졌다. 파르메니데스[10]는 그 뒤 존재와 사념이 하나임을 가르쳤고, 플라톤은 그의 훌륭한 후배 플로티누스[11]와 마찬가

---

9) Xenophanes(c.560~c.478 B.C.). 그리스의 철학자. 소아시아의 콜로폰에서 태어나 B.C. 546년경 그리스에서 추방됨. 지중해 연안을 방랑하다 이탈리아 남부의 엘레아에 정착. 신인동성동형론(神人同性同形論)과 올림푸스 신들의 불멸성을 공격하는 시를 썼음. 엘레아 학파의 선구자 - 역주.
10) Parmenides(c.515~B.C.) 엘레아 학파의 창립자. 자신의 가르침을 담은 교훈적인 시집 《자연Nature》의 저자.
11) Plotinus(205~270 A.D.) 로마의 신플라톤주의 철학자. 로마인 혈통으로 이집트에서 태

지로 사실상 똑같은 결론인 '이데아Idea 사상'에 도달했다. 플라톤 학파로부터 영향을 받았다고 생각되는 칸트Kant 역시 세상은 추상적으로가 아니라 순수하게 경험적으로 또는 환상적으로 존재한다고 가정했다. 쇼펜하우어는 자신이 《우파니샤드》로부터 영향받았음을 기꺼이 인정했다. 우주가 그 자신을 창조한 마음Mind과 함께 상대적으로 존재한다고 보면, 상대성 이론은 고색 창연한 마야 사상이 서양 과학의 입장에서 현대적으로 각색된 것일 뿐이다.

그리하여 마야 사상에 입각해서 보면,(힌두 철학의 마야비루파 māyāvi-rūpa에 해당하는) 환신(幻身)은 자신을 포함한 전 우주와 마찬가지로 단지 하나의 허상이고 자연계의 모든 허망한 사물과 같은 일시적 사념 형태일 뿐이다. 환신은 자신을 낳은 지구나 우주와 마찬가지로 실체적 존재가 아니라 상대적 존재이다. 인간의 환신은 마법적 환영과 비슷한 어떤 형체이며, 육화한 응신(應身)을 나타내는 티벳어의 툴쿠tulku와 같은 의미에서 마음의 방사물일 뿐이다. 그것은 생존 의지가 낳은 환상이며, 욕망의 결과이며, 마음의 윤회적 건조물(建造物)일 뿐이다.

4. 몽환(夢幻)의 요가

이어지는 '몽환(夢幻)의 요가'에서는 마야 사상이 더 발전한다. 각성과 몽환의 두 상태는 인간적 의식의 양극을 이루는 것이지만, 깨어

어나 알렉산드리아에서 공부함(223~234). 고르디아누스 3세의 페르샤 원정에 수행한 후 244년부터 로마에서 철학을 강의함. 《티벳 해탈의 서》에 자주 등장한다 - 역주.

있을 때의 모든 감각이 환영이듯이 꿈 속에서의 모든 감각도 환영이라고 가르친다. 달리 말하면, 자연계 전체는 한마음의 꿈이며 자연계를 초월하여 마야에서 벗어나기 전의 인간은 무명(無明)의 꿈을 꾸면서 잠자고 있다는 것이다. 이승에서든 중유(中有)의 어떤 상태에서든 윤회적으로(또는 카르마에 의해) 제약된 모든 체험은 꿈일 뿐이다.

우리는 잠에서 깨어날 때 비로소 꿈의 비현실성을 깨닫는다. 마찬가지로 무명의 꿈을 꾸는 자가 그 꿈에서 깨어날 때 비로소, 잠도 없고 꿈도 없으며 어떤 제약도 없는 참 상태에 이르러 윤회계의 비실체성을 깨닫는다.

꿈꾸는 상태는 비현실이고 깨어 있는 상태는 현실이라고 우리는 말한다. 그러나 엄밀히 말하면 두 상태가 다 비현실이다. 왜냐하면 꿈꿀 때의 인식은 내부적이고 깨어 있을 때의 인식은 외부적이라는 점만 다를 뿐 두 상태는 똑같이 객관적·감각적 인식 법칙에 의존하기 때문이다. 결국 마음만이 감각적 인상을 수취하며, 외부적으로 인식되든 내부적으로 인식되든 마음은 그들을 구별하지 않는다. 내부적이고 외부적인 감각 대상들은 거울에 비치듯 마음에 비치며 마음을 떠나서는 존재하지 않는다. 마야 사상에서 말하듯 그들은 단지 '감각적 인상'일 뿐이다.

수행자는 자신을 주제로하여 꿈을 신중히 분석하고 심리학적으로 연구함으로써 몽환 상태와 각성 상태의 모든 것이 사실은 환영임을 그저 믿는 것이 아니라 실제로 알게 된다.

힌두교가 브라마Brahma로 신격화한 온마음All-Mind은, 거미가 자신의 몸에서 실을 뽑아 거미줄을 치고 그것을 다시 몸 속으로 거둬들이듯, 자신으로부터 우주를 창조하고 다시 그것을 흡수한다. 이 브라마의 피륙이 마야이며 유정(有情)들은 거기에 걸려 윤회적 속박 아래 갇혀 있다. 그것은 유정들을 카르마로 묶는 생명의 바퀴이며, 욕망의 독수리의 먹이로서의 인간이 사슬에 묶여 있는 프로메테우스의 바위이다.

브라마는 잠들고 깨어난다. 그가 잠잘 때 그의 꿈은 우주적 창조이고, 그가 깨어날 때 그의 꿈은 끝난다. 그의 꿈은 윤회이고, 그의 깨어남은 열반이다. 창조된 것과 창조되지 않은 것인 윤회와 열반은 '온마음'에서 유래하며, 이 '온마음'의 구극적 포용 속에서 둘은 하나이다.[12]

'꿈의 요가'의 목적은 수행자를 자극하여 그가 환상으로 가득찬 존재의 악몽에서 깨어나도록 하고, 그리하여 무시 이래 자신을 속박해 온 마야의 족쇄를 부수고 정신적 평화와 자유의 기쁨을 얻도록 하는 것이다.

---

12) 제임스 진스 경 Sir James Jeans이 《우리 주변의 우주 The Universe Around Us》(Cambridge, 1933) pp.294, 354~355에 기록한 것을 보면 서양 과학이 동양 현인들의 이런 견해와 비슷한 경지에 얼마나 접근했는지 알 수 있다. 그는 "자연계의 구조가 곧 시공 연속체의 구조이므로 자연계 전체를 지적 개념으로" 환원할 수 있다고 말하면서, 다음과 같이 제의한다. "우주의 현재 질료가 항시 존재했을 수는 없음을 이 모든 것이 분명히 해준다. 우리는 어쩌면 그것의 나이에 이를테면 200,000,000,000,000년과 같은 대략의 숫자로 상한선을 그을 수 있을 것이다. …… 우주는 이제 일정량의 공간과 일정량의 시간을 차원으로 하는 어떤 한정된 모습이 되었다. 양자와 전자는 시공을 배경으로 하여 우주의 모습을 규정짓는 페인트의 줄무늬들이다. 가능한 만큼 시간을 거슬러 여행하면 우주의 모습이 창조되는 시점이 아니라 그 경계에 이를 것이다. 그 모습의 창조는 화가가 캔버스 밖에 있듯이 그 모습을 넘어선 곳에 있다. 이렇게 생각하면 시공의 차원에서 우주 창조를 논하는 것이 그림의 가장자리에 이르러 화가와 그의 그림 그리는 행위를 발견하려는 것과 같다. 이리하여 우리는 우주를 창조주의 마음속 한 사념으로 간주하는 그런 철학 체계들에 아주 가까이 다가갈 수 있다."

5. 정광명(淨光明)의 요가

원초적 광명은 제약이 없는 순수한 열반 의식을, 무상정등각자(無上正等覺者)의 초월적이고 초세속적인 의식을 상징한다. 그것은 모든 윤회적 어둠을 초월한 법신(法身)의 비밀스런 빛이다. 그것은 설명할 수 없고, 오직 알 수 있을 뿐이며, 그것을 앎은 모든 것의 본성을 아는 것이다. 그것은 무색 무특성의 투명한 빛이며, 제약 없이 모든 곳에 스며드는 지성이며, 윤회적 관점에서 알 수 없는 무형(無形)의 공(空)이다.

모든 인간이 죽음의 순간에 잠시 경험하는 이 빛을 요가의 달인은 최고의 삼매 속에서 자유로이 향유하고 붓다들은 끊임없이 누린다. 육화해 있는 동안 이 빛과 의식적으로 함께할 수 있다는 것은 성불했다는 것과 같은 말이다. 죽음이라 불리는 과정 이후에 이 빛을 깨닫는 것은 《티벳 사자의 서》가 가르치듯이 훨씬 더 어렵다. 그래서 인간으로 태어난 희귀한 기회를 낭비하지 말고 위대한 보물을 찾도록 이 책의 제1권과 제2권은 역설하고 있는 것이다.

영적인 통찰과 위대한 티벳의 지혜가 약동하는 문장에서 그 투명한 빛은 다음과 같이 나타난다.

"무형(無形)의 지식을 달성하기는 어렵다. 카르마와 재탄생에서 해방되기도, 보석과 불과 달과 해가 결합된 듯이 밝은 저 투명한 빛을 파악하기도 역시 어렵다. 그 투명한 빛으로부터 어둠 속에 반짝이는 유사한 빛들이 생겨난다. 그들로부터 햇빛의 광휘와 온기가 생겨나고, 햇빛으로부터 달빛이 생겨나며, 서늘함의 화현인 달빛으로부터 모든 곳에 스며드는 지혜의 빛이 생겨난다. 그리하여 자연계의 현상들을 조명하는 저 근본적 공성(空性)에 의해 세상의 모든 것이 명백해진다."[13]

6. 중유(中有)의 요가

다섯 번째 '중유의 요가'는 『바르도 퇴돌 Bardo-Thödol』을 요약한 것이다. '바르도 Bardo'란 죽어서 다시 태어날 때까지의 중간 상태를, '바르도 퇴돌'은 '사후세계에서의 청취에 의한 해방'을 가리키는 말이다. 원래 두 권으로 이루어졌으며, 《티벳 사자의 서》에 번역하여 자세히 해설했다.

독자는 중유의 요가가 정광명의 요가와 그 앞의 마야에 관한 요가를 보충하고 있음을 알게 될 것이다. 왜냐하면 이 요가는 사후의 상태가 꿈의 상태 — 살아 있는 상태라 불리는 똑같이 비실재적인 상태로 이어지면서 거기 의존하는 — 의 연속이라고 보기 때문이다.

《티벳 사자의 서》가 계속해서 강조하듯이, 망자(亡者)가 투명한 빛이 밝아오는 사후의 상황을 인식하지 못할 때 그의 의식은 차츰 아래로 가라앉으면서 실재의 정광명(淨光明)으로부터 멀어진다. 그때 죽음 뒤의 죽음인 두 번째 죽음이 찾아오고 그는 진짜로 바르도를 경험하기 시작한다.

여기서 그는 자신의 카르마가 결정하는 기간 동안 마야로부터 생겨나는 환각들을 살아 있을(또는 깨어 있을) 때보다 더 깊이 경험한다.

---

13) 셰포Bsre-hpho('융합과 변성'의 의미)라 부르는 티벳 문헌의 pp.60~61로부터 라마 카지 다와삼둡이 번역했다. 좀더 자세한 내용은 p.330\27 참조.

그리고 시간이 되면 여전히 무명에 지배당하는 욕망의 노예로서 자궁 속으로 들어가 새 삶을 시작한다.

한편 망자가 이미 요가를 성취한 사람이라면 숨을 거둘 때 자유의 지로 최고의 삼매에 들어 저 투명한 빛과 하나가 되며, 죽음은 의식의 연속 상태가 끊어지는 일 없이 진행된다. 그리하여 보통 사람들 같으면 죽음의 순간에 육체로부터 의식체가 분리되면서 기절(氣絶)과 함께 무의식 상태가 찾아오지만 그는 그와 같은 상황을 극복한다. 요가의 달인은 어쩌다 예기치 않게 갑자기 죽임을 당하지 않는 한, 보통 사람들과 같은 방식으로 죽지 않는 것이다. 그는 저 투명한 빛이 선사하는 법열(法悅)에 젖어 명료한 의식 상태에서 단지 육체를 떠날 뿐이다. 그에게 있어서는 육체란 원할 때 입거나 벗는 의복과 같은 것이다. 보살은 상서로운 시간을 택하여 의식적으로 재탄생의 길에 들며, 붓다가 가르치듯이 등각자(等覺者)로서 "의식하면서 모태에 들고, 의식하면서 거기 머물며, 의식하면서 출생한다."[14]

대우주적인 마음과 조화를 이룬 신성한 합일 상태의 소우주적인 마음으로 의식의 연속성이 끊어지는 일 없이 윤회계의 모든 상태를 자유로이 유랑하는 이 막강한 능력이 불법의 목표이다. 마야를 정복한 사람은 삶과 죽음의 지배자이고 어둠 속의 빛이며 중생의 인도자이고 노예 해방자이다. 대승(大乘)의 탁월한 지론에 의하면, 그에겐 윤회

---

14) 팔리 경전 《장니카야 Dīgha-Nikāya》의 〈상기티 경 Saṃgīti Sūtra〉 참조./인간이 육화하는 방식에 4가지가 있으니, 첫번째는 모태에 들어가 머물다 태어나는 세 과정이 모두 무의식 상태에서 이루어짐(일반 중생)이고, 두 번째는 모태에 들 때만 의식이 깨어 있음(큰 성인)이며, 세 번째는 모태에 들어가 머무는 두 과정에서만 의식이 깨어 있음(깨닫기 전의 붓다. 독각승, 보살)이고, 네 번째는 세 과정 모두에서 의식이 깨어 있음(일생보처의 보살)이다 – 역주.

와 열반의 구분이 더 이상 존재하지 않는다.[15] 굴레에 묶이지 않은 사자가 산들 사이로 자유로이 거닐듯이 그는 모든 존재계를 마음대로 배회한다.[16]

티벳의 스승들은 밀교적 상징주의를 통해 죽음의 과정을 기름이 다하여 꺼져가는 등불에 비유한다. 그리고 죽어가는 사람이나 사후의 상태에 있는 사람이 느끼는 빛·소리·형태 따위의 여러 가지 환각을 밀교적으로 설명한다.

《티벳 사자의 서》에서 가르치듯이, 망자가 보는 허깨비 같은 장면들은 모두가 환영이며, 죽음의 과정에 반응하면서 자극받은 마음으로부터 생겨나는 사념체들의 환각일 뿐이다. 달리 말하면, 그의 정신적 충동들이 사후의 꿈 속에서 구체적 형태를 취하여 나타나는 것이다.

죽음의 과정이 거꾸로 진행되는 재탄생의 과정에서도 마찬가지의 현상이 뒤집혀 일어난다. 티벳에는 의식체가 육신을 버리고 취하는 법에 관한 방대한 문헌이 있으며, 이 제3권도 거기에 속해 있다. 그들 문헌에는 의식(意識)이 자궁 속 태아의 성장을 보호 감독하는 기간에 대한 자세한 설명도 있다.

7. 의식 전이(意識轉移)의 요가

마지막 여섯 번째는 의식[17]을 전이시키는 법에 관한 것으로, 티벳

---

15) 제5권의 기반을 이루는 것이 바로 이 주제이다.
16) 《히말라야의 성자 미라래빠》 중 '래충의 서언' pp.3~4 참조.
17) 남파르쉐파rnampar-shes-pa ; Skt. vijñāna-skandha.

에서 포와Pho-wa라 불린다. 포와는 인도와 티벳에서 가장 조심스럽게 수호되는 비밀 요가의 하나이며, 살아 있는 수행자가 실습하는 경우에는 특히 그렇다. 제4권의 서론은 이 점을 자세히 설명할 것이다. 여기 제3권의 6장에서는 주로 수행자 자신의 실천과 관련해서 이 기법을 설명하고, 좀더 자세한 내용으로 되어 있는 제4권의 2부는 최근에 죽었거나 곧 죽게 될 사람을 위한 의식(儀式) 집행자의 관점에서 설명한다. 따라서 포와는 두 가지 경우를 함께 공부하면 좋다.

의식체 전이에 성공하는가는 쿤달리니 요가의 숙달 여부에 의존한다. 밀라레파 전기에서는 그 과정 자체가 "열린 창공으로 날아오르는 한 마리 새"에 비유된다.[18] 여기서 '창공'은 포와에 의해 열리는 브라마의 구멍(틈새), 즉 두정부(頭頂部)의 시상봉합(矢狀縫合)을 암시하고, 그를 통해 밖으로 날아오르는 새는 육체를 떠나는 ― 죽음에 의해 영구적으로, 또는 실습을 통해 일시적으로 ― 의식체를 가리킨다. 위대한 요기가 보통의 죽음과 재탄생에 묶이지 않고 의식의 연속성을 유지하면서 자발적으로 낡은 몸을 버리고 새 몸을 취할 수 있음은 포와의 성취에 의해서이다. 무덤은 그 독니를 잃고 죽음은 그 승리를 잃는다고 했던 사도 바울의 말이 암시하는 바와 같이 위대한 요기는 실제로 삶과 죽음의 정복자가 되는 것이다.

---

18) 《히말라야의 성자 미라래빠》 p.156 참조.

[지식의 길 : 육법(六法)의 요가]

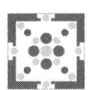

[귀의]

(1) 거룩하고 영광스런 스승들의 발 아래 절하나이다!

[서문]

(2) 미세신(微細身)[1]의 마음과 호흡을 통어하여 '동시발생의 지

---

1) 원문은 도제이뤼Rdo-rje-hi-lüs ; Skt. Vajra-Kāya(金剛身). 아름답고 잘 균형 잡힌 건강한 인체와 관련한 '정묘한 신체'. 만일 수행자의 몸이 병약하고 순수하지 못하다면 그는 우선 적당한 요가에 의해 몸을 바로잡아야 한다. 인도와 티벳의 많은 스승들은 하타 요가(건강 요가)가 몸의 질병과 약점과 불순한 요소들을 제거하기 때문에 깨달음의 길을 나아가기 위한 예비 수행으로 적합하다고 말한다. 육체적 정신적 덕성을 고루 갖춘 몸으로 태어났던 고타마 붓다는 하타 요가와 육체적 고행을 실천한 후 자신에게는 이런 것들이 필요치 않음을 확인했었다.

혜'²⁾가 저절로 생겨나게 만드는 경이로운 방법을 다룬 이 안내서는 '이어져 온 스승들의 전통'과 '그 계보를 통해 전해온 가르침'의 두 부분으로 이루어져 있다.

(3) 이 둘 중 앞의 것은 계보에 대한 기도이다.³⁾

(4) 뒤의 것은 두 부분으로 이루어져 있다. 탄트라에 의한 계통적 가르침과, 정신 감응에 의한 스승들의 구전적 가르침이다.⁴⁾

(5) 여기에 구전의 가르침을 설하나니, 그것은 정신 감응에 의해 가르침을 전하는 스승 교단의 것이다.

(6) 이 가르침은 두 부분으로 이루어져 있다. 예비적인 부분과 이 문헌을 이루는 부분이다.

(7) 예비적인 부분은 다른 곳에서 찾을 수 있다.⁵⁾

(8) 이 문헌을 이루는 부분은 생명열(熱)과 환신(幻身), 몽환(夢

---

2) 수행자가 현상적(윤회적) 존재의 모든 상태와 여건이 비실재임을 깨달음과 동시에 그의 마음속에서 참다운 지혜가 생겨난다. p.190\1 참조.
3) 이 기도의 한 실례가 제4권의 p.369에 나온다.
4) 전자는 일정 양식에 따라 계통적으로 공부할 수 있도록 문자화된 가르침이다(여기서는 '탄트라'라는 말이 '의궤경儀軌經'을 가리키는 듯함 - 역자). 구전(口傳)으로 전하는 세부적인 가르침은 밀교적인 것이며 문자화되지 않는다. 천상의 스승들은 우리의 문헌이 '은혜 파동'이나 '심령적 방사물'(말하자면 텔레파시이다)이라 부르는 수단을 통하여 인간 스승들에게 은밀히 가르침을 전하고,(p.200\43 참조) 인간 스승들은 이 은밀한 가르침을 다시 선별된 제자에게 전수한다. 구전적 가르침의 기반이 되어주는 본 문헌은 따라서 세부 설명이 없다. 의도적이긴 하지만 불완전한 문장과 어구들의 나열에 그치는 경우가 많아서 지도를 받지 않은 독자에게는 무의미하게 느껴지든가 불가해하게 보일 수 있으나 구전을 얻은 제자에게는 그것이 완전한 가르침이 되어준다. 이런 성격의 요약된 문헌은 교수의 강의 내용을 요약한 것과 비슷하며, 파탄잘리의 《요가 수트라》도 그와 같은 책이다. 스승은 불가해한 문장들을 해석하고 말을 덧붙여 좀더 자세히 설명한다.
5) 예비적인 가르침은 초심자가 입문하기 위한 준비 단계의 일반적이고 현교적인 가르침이다. 이것은 대부분의 현교적 가르침과 마찬가지로 일반에 잘 알려진 종교 서적이나 경전

幻), 정광명(淨光明), 중유(中有), 의식 전이(轉移)이다.[6]

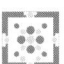

〔제1장 : 생명열 요가〕

(9) 생명열(生命熱) 행법은 예비 과정 · 근본 수행 · 실제 적용의 3부로 이루어져 있다.

들에서 얼마든지 찾을 수 있는 관계상 본 문헌은 그것을 간단히 언급하는 데 그친다. 지금까지 '밀교적' 또는 '구전적'이었던 본 문헌의 가르침도 출판되면 역시 많은 부분이 현교화(顯敎化)할 것임은 당연하다.

6) 이 여섯 가지 비밀 행법의 티벳어 제목은 다음과 같다. (1) 툼모Gtūm-mō : '심령의(생명의, 비밀의) 열(온기)'이란 뜻으로, 영적인 진화를 구하는 수행자에게 필요 불가결한 추진력이며 눈 덮인 티벳의 혹심한 추위 속에서 난로 없이 홀로 살아가기 위한 수단이다. (2) 규뤼Sgyu-lüs : '환영의 몸(몸의 환영성)'이란 뜻으로, 이에 의해 자신의 육체와 모든 구성 요소가 본질적으로는 덧없고 허망함을 깨닫는다. (3) 미람Rmi-lam : 꿈이란 뜻으로, 이에 의해 꿈 속의 체험이 비현실이듯이 깨어 있을 때의 모든 체험도 비실재임을 깨닫는다. (4) 외셀Höd-gsal : '투명한 빛'의 뜻으로, 실재를 체험할 때의 시각 효과이다. (5) 바르도Bar-do : '중간 상태'의 뜻으로, 죽음과 재탄생 사이에 존재하는 상태를 가리킨다. (6) 포와Pho-va : 요가에서와 같은 '(의식의) 전이(轉移)'를 뜻한다.

〔제1부: 5단계의 예비 과정〕

(10) 예비 과정은 5단계로 이루어져 있다. 육체가 비어 있음을 관상하기, 심령 신경계가 비어 있음을 관상하기, 보호막을 관상하기, 심령 신경 통로를 정화하기, 심령 신경 중추[7]에 '은혜 파동'을 수여하기이다.

〔1단계 ─ 육체가 비어 있음을 관상하기〕[8]

(11) 육체가 비어 있음을 관상하는 제1단계는 다음과 같다.
(12) 맨 먼저 신성한 스승과의 교류를 위한 기도문을 읊는다.[9]
(13) 그 다음 자신이 홍옥과 같이 광채가 나는 붉은 빛[10]의 신성한 귀의자 바즈라요기니[11]라고 상상한다. 그녀는 하나의 얼굴과

---

7) 심령 신경 통로Psychic Nerve-Path 와 심령 신경 중추Psychic Nerve-Center 는 나디Nāḍī 와 챠크라Chakra 로 우리 나라에도 이미 잘 알려져 있으나, 원서의 편집자 역시 후자들을 알고 있었음에도 불구하고 전자를 사용했음을 감안하여, 그리고 혼란을 피하는 의미에서 (또한 역자의 권한을 넘어서는 일이라 생각되므로) 영역본의 내용을 그대로 옮긴다. 뒤에 나오는 중앙 신경Median-nerve 도 수슘나 나디Sushumṇā Nāḍī 를 가리킴은 물론이다 – 역자.
8) 외부적인 육체와 육체 내부의 심령 신경계가 비어 있음을 관상하는 이 요가는 자연계의 모든 것이 그렇듯 인체 조직도 완전히 공허하고 허망함을 깨닫기 위한 준비 과정이다.
9) 이 기도의 한 예가 p.369에 나온다. (pp.191\4, 273~275 참조)
10) 이 색깔과 광채는 현상계라든가 개성이나 에고(에고 그 자체가 물질 우주에 의거한 정신적 집괴이다)가 실재한다는 믿음 따위를 포함한 모든 무명(無明 ; Avidyā)을 불살라 없애는 지혜의 광휘를 상징한다. 여기서 무명을 불살라 없애는 바즈라요기니는 다음과 같은 진리가 의인화(신격화)된 것이다. 즉 실재(實在)는 비윤회적이며 에고의 모든 개념들(지구·우주·천국·지옥·유정(有情) 등으로 한정되는 에고의 본성에서 비롯된)을 초월한다는 사실이다. 실재는 태어나지 않고 창조되지 않으며, 열반이라 불린다.
11) 원문은 도제네조르마Rdo-rje-rnal-hbyor-ma ; Skt. Vajra-Yoginī. 영적인 에너지와 깨달

두 개의 손과 세 개의 눈[12]을 지니며, 머리 위로 높이 들어올린 오른손은 눈부시게 빛나는 반원형의 도끼날을 휘둘러 마음을 어지럽게 하는 모든 사고 작용을 끊는다.[13] 가슴 앞의 왼손은 피를 가득 채운 인간의 두개골을 들고 있으며[14] 끝없는 지복과 만족을 수여한다.[15] 다섯 개의 두개골로 장식된 관(冠)을 쓰고,[16] 피가 뚝뚝 떨어지는 50개 인간의 머리를 목에 걸었다.[17] 여섯 가지 상징적 장식물 중 다섯을 착용하고 묘지의 재로 만든 연고는 바르지 않았다.[18] 팔에는 신성한 아버지 헤루카를 상징

음의 밀교적 현현(顯現). 그녀를 시각화하여 명상함으로써 수행자는 싯디(Siddhi ; 成就)를 얻는다. p.241 맞은 편의 도관은 다음 구절의 설명에 의거한 그녀의 모습이다.

12) 불상(佛像)에서도 보이는, 양 눈썹 가운데 위치한 제3의 눈은 깨달음을 지닌 혜안(慧眼)이다. 아직 개화되지 않은 일반인에게 있어 육체의 송과선에 해당하는 이것이 요가를 통해 기능을 발휘하게 될 경우 그 주인공은 투시력을 얻는다고 한다.

13) 요가를 통해 생겨난 분별력은 예리한 칼과 같이 마음의 방자함을 다스리거나 잘라버린다. 파탄잘리가 《요가 수트라》 제1장 2절에서 정의했듯이 요가는 '사고 원리의 변환을 억제하는 일' 또는 '마음의 변덕을 제지하는 일'이다.

14) 피를 채운 두개골은 속세의 포기를 상징하며, 그것을 통해 그녀는 요가적 성취를 약속한다.

15) 쿤달리니 요가의 성격을 지닌 이 행법을 달성할 경우 황홀한 지복이 찾아온다.

16) 인간의 두개골로 장식된 관은 그녀를 명상함으로써 얻게 될 최고의 영적 통찰력이 속세를 포기해야만 가능함을 나타낸다.

17) 이것은 인간의 몸에서 갓 잘라낸 머리들이며, 신성한 바즈라요기니로 다시 태어난 수행자가 죽음과 재탄생의 순환고리인 윤회계와의 인연을 완전히 끊은 것을 의미한다. 또한 바즈라요기니가 부여한 힘을 통하여 윤회계적 존재의 괴로움에 대한 잊지 못할 기억이 되살아남을 의미한다. 그리하여 목을 잘린 몸에서 생명이 사라지듯 윤회계로 다시 들어가고픈 욕망이 영원히 사라지게 된다. 중생 구제를 위한 보살의 경우는 다르지만……. 50개의 머리는 p.271에 있는 50음이 시각화된 것이다.

18) 바즈라요기니의 여섯 가지 상징적 장식물 중 다섯은 다음이다. (1) 인간의 두개골로 만든 관(冠), (2) 인간의 머리를 이은 목걸이, (3) 팔목과 팔 윗부분의 장식, (4) 발목 장식, (5) 가슴에 걸린 카르마의 거울(양 어깨로부터 늘어져 허리를 감은 두 가닥의 인골 염주에

하는 기다란 지팡이를 끼었다.[19] 그녀는 열여섯 살의 만개(滿開)한 벌거벗은 처녀로서,[20] 엎드린 인간 형상의 가슴을 왼발로 밟고[21] 오른발을 들어올려 춤을 춘다. 지혜의 불길이 훈륜(暈輪)을 이루어 그녀를 두르고 있다.[22]

(14) 〔그녀를 그대 자신으로 관상하라〕, 외부적으로는 신의 형상으로, 내부적으로는 속이 빈 칼집과 같은 존재로, 맑고 투명하게 빛나는, 속이 텅 빈 붉은 비단 텐트와 같이, 또는 호흡으로 부풀려진 얇은 막의 튜브와 같이.[23]

(15) 처음에는 이 심상(心像)의 크기를 그대 자신의 몸과 같게 하라. 그 다음엔 집채만한 크기로, 그 다음엔 언덕만한 크기로, 그리고 마지막에는 우주를 포함할 정도의 크기가 된다. 그런 다

의해 고정됨). 이들 장식은 《티벳의 위대한 요기 밀라레파》의 권두화 해설에서 설명한다. 화장터의 재로 만든 연고(여섯 번째 장식)를 온몸에 바르는데 여기서는 바르지 않았다. 이 연고는 속세를 철저히 포기하고 죽음의 두려움을 극복함을 상징하며, 인도의 요기들이 몸에 재를 바르는 것과 같은 의미이다. 여섯 가지 상징적 장식은 성불에 필요한 여섯 가지 수단, 즉 육바라밀을 나타낸다.(pp.162\31, 485 참조)

19) 헤루카Heruka 와 그의 배우자인 바즈라요기니는 교화력의 남성적(양성적) 측면과 여성적(음성적) 측면을 나타낸다. 헤루카의 상징인 기다란 지팡이를 팔에 끼고 있음은 교화력의 양 측면인 이들 한 쌍이 분리될 수 없는 하나임을 암시한다.(p.229\115-117 참조)

20) 신성한 어머니는 벌거벗었다. 왜냐하면 윤회계의 모든 것을 스스로 벗어던졌으며, 그리하여 신성한 아버지와 함께 '벌거벗은 자' 헤루카족(族)의 일원이기 때문이다. 속세의 때가 묻지 않은 그녀는 열여섯 살의 아름다운 처녀, 그 처녀성의 꽃으로 묘사된다.

21) 인간 형상을 밟은 것은 무지나 환영과 같은 윤회계의 모든 것을 정복함을 나타낸다. 왜냐하면, '형상'은 윤회계의 소산이기 때문이다.

22) 그녀의 오라aura를 이루는 지혜의 불길은 진리의 길에서 무명과 모든 불확실성 및 오류를 쫓아버린다. 왜냐하면 불길은 진리에 대한 명상의 성과이며 모든 잘못된 지식을 태우기 때문이다.

23) 이러한 서술들은 그 하나하나가 요가적 의미를 지닌다. 그 의미는 가르침이 나아가면서 차츰 밝혀질 것이다.

음 거기에 마음을 집중한다.

(16) 이어서 그것을 조금씩 축소시켜 참깨씨[24] 크기가 되게 한다. 그리하여 가장자리와 모든 부분들이 선명한 윤곽을 지닌 아주 작은 참깨씨 크기가 되게 한 후, 여기에 마음을 집중한다.[25]

〔2단계 ─ 심령 신경계가 비어 있음을 관상하기〕

(17) 심령 신경계가 비어 있음을 관상하는 제2단계는 다음과 같다.
(18) 보통 크기의 신성한 요기니의 몸으로 시각화된 자기 몸, 〔회음으로부터 정수리에 있는 브라마의 구멍에 이르기까지〕[26] 그 몸의 중심을 통과하는 중앙 신경은 다음의 네 가지 성질을 지닌다. 랙[27] 용액과 같이 붉고, 참기름 등잔의 불꽃처럼 밝으며, 플랜튼 나무[28]의 속처럼 곧고, 종이 대롱처럼 비어 있다. 이 심상(心像)이 중간 정도의 화살 크기가 되게 하라.
(19) 그런 다음 이 심상을 지팡이 크기로, 그 다음엔 기둥 크기로, 그 다음엔 집채 크기로, 그 다음엔 언덕 크기로, 그리고 마지막

---

24) 참깨씨(Skt. til)는 겨자씨만큼 작다. 이 가르침이 인도에서 유래했다는 내부적 증거의 하나로, 우리의 문헌으로는 번역되지 않은 산스크리트 단어 til을 사용하고 있다.
25) 이런 연습은 다수가 하나이고 하나가 다수임을 깨닫기 위한 준비 과정으로서, 수행자의 마음이 최소와 최대, 무한소와 우주대, 한정과 무한정 등 크기의 양 극단에 익숙해지게 만든다. 또한 다음 단계에서 보듯이, 심령에너지나 활력의 통로를 정화함에 있어 특별한 가치를 지닌다.
26) 이것은 인체의 심령에너지가 순환하는 주요 통로이다.(pp.243, 259 참조)
27) lac. 동양 여러 나라에서 빛나는 붉은색 염료를 만드는 데 사용하는 어두운 붉은색의 수지(樹脂).
28) plantain plant. 바나나와 비슷한 열대 식물로 줄기 속이 곧아서 척추 속의 중앙 신경에 비유된다.

에는 우주를 포함할 정도의 크기로 되게 하라.

(20) 시각화된 몸의 각 부분으로 손가락 끝까지 퍼져가는 중앙 신경을 명상하라.[29]

(21) 이 심상이 참깨씨 크기로 되었을 때, 그 속으로 퍼져가는 중앙 신경을 머리카락 한 올의 1/100 굵기로 〔비어 있다고〕 명상하라.

(22) 그것은 이렇게 전한다.

〔너무 작아서〕 윤곽이 분명하지 않는 그것 안의 진공을
만들라〔또는 관상하라〕.

〔눈에 보이지 않아서〕 알 수 없는 그것 안의 진공을 만들라.

존재하지 않는〔또는 덧없는〕 그것 안의 진공을 만들라.[30]

〔3단계 — 보호막을 관상하기〕

(23) 보호막을 관상하는〔또는 명상하는〕 제3단계는 자세 · 호흡 · 사념〔또는 심상〕 관리의 세 부분으로 이루어져 있다.[31]

---

29) 중앙 신경은 사실상 이런 식으로 몸에 퍼지지는 않는다. 이런 연습은 초심자가, 인간 형상을 포함하여 이승에 존재하는 모든 것, 덧없는 현상계의 산물인 모든 것이 공허하고 허울 뿐이며 비실재임을 이해하도록 돕기 위한 것이다.
30) 진공을 만드는(관상하는) 첫단계는 현미경을 사용하지 않고 육안으로 간신히 볼 수 있을 정도의 크기에서이다. 두 번째는 보이지 않을 정도의 크기에서이고, 세 번째는 상상 가능한 가장 작은 시간(時間) 입자의 크기에서이다. (p.207\64 참조)
31) 수행자는 요가의 자세āsana 와 호흡prāṇāyāma 과 집중dhāraṇa 에 의해 속세의 혼란이나 바람직하지 못한 영향으로부터 자신을 보호하고, 몸과 마음과 영혼의 건강을 얻을 수 있다. 따라서 이들 3가지는 현 단계의 마지막 구절에서 좀더 분명해지듯이 '보호막'이라 불린다.

(24) 이들 셋 중의 첫번째인 자세법은 모든 정신물리학적 과정〔또는 사물〕을 표현하는 7가지 수단으로 이루어져 있다.[32]

(25) 호흡법에서는 죽은 숨을 세 번 토하고 새 공기를 〔허파 밑바닥까지〕 채워 횡격막을 부풀린 후 넓어진 가슴이 〔항아리와 같은〕 닫힌 용기 모양이 되게 하여 가능한 만큼 머문다.[33]

(26) 사념〔또는 심상〕 관리법에서는 숨을 내쉴 때 몸의 모든 털구멍으로부터 오색 광선이 무수히 방사되어 온 세상을 가득 채우고, 숨을 들이쉴 때 그들이 다시 털구멍을 통해 들어와 몸을 채운다고 상상한다.

(27) 〔서로 보충하는〕 이들 각각을 일곱 번 행한다.[34]

(28) 그 다음, 각 광선이 다채로운 색깔의 '훔Hūṃ' 자로 변한다고 상상하라. 숨을 내쉴 때는 세상이 이런 '훔'들로 가득차고 들이쉴 때는 그들이 자신의 몸을 채운다. 이것을 일곱 번 행한다.

(29) '훔'은 이제 분노존(尊)으로 변한다.[35] 그들은 얼굴 하나와 두

---

32) 〈마하무드라의 개요〉 제6~9절은 이 7가지 수단을 '비로자나의 7가지 수단'으로 부른다. 이 구절에서는 그것을 설명하는 일이 스승의 몫이지만, '근본 수행'을 다룬 뒤의 제49~50절에서 다시 설명한다.

33) 〈마하무드라의 개요〉 제43절의 '항아리 형상' 이용법과 비교하라. 공기를 채운 가슴이 항아리 형상이 되게 함은 횡격막을 끌어당기고 아랫배의 힘살을 조임으로써 가능하다. 마하무드라 수행에서처럼 명상시 마음을 고정하기 위한 수단으로 '항아리 형상'을 이용하고 있다.

34) 이런 연습은 텔레파시에서와 같은 사념 전달력이라든가 텔레비전에서와 같은 시각화 능력을 얻는 데 사용된다. 밀교 과학의 대가들은 오래 전부터 이런 능력을 구사해 왔으며, 거기에는 유럽의 과학자들이 사용하는 번거롭고 값비싼 물리 기구들의 도움이 필요 없었다.

35) 이들은 보호적인 선한 정신력의 상징이며 악을 위협하기 위해 분노하는 모습으로 나타난다. 그들의 위협적인 자세는 현교적으로는 악을 '경계하라!'는 뜻이고, 밀교적으로는

손을 지닌다.[36] 오른손을 높이 들어 머리 위에서 금강저를 휘두르고,[37] 왼손은 가슴 앞에서 위협적인 형세를 취한다.[38] 오른쪽 다리는 굽히고 왼쪽 다리는 옆으로 쭉 뻗었다.[39] 맹렬하게 성난 모습이고 오색이며[40] 참깨씨보다 크지 않다.

(30) 숨을 내쉴 때 그들이 숨과 함께 나가서 세상을 가득 채운다고 상상하라.

(31) 숨을 들이마셔 보유할 때 그들이 숨과 함께 들어와 몸을 가득 채운다고 상상하라.

(32) 서로 보충하는 이 실습들을 각각 일곱 번씩 행하면 모두 합하여 21회가 된다.[41]

그들이 보호하는 수행자에게 '항시 깨어있으라!'는 뜻이다.

36) 다른 때 같으면 이들은 힌두교의 신들처럼 여러 개의 얼굴과 팔을 지닌 모습으로 나타나기도 한다.

37) 금강저는 여기서 전능을 상징한다. 또한 바즈라요기니가 머리 위에서 휘두르는 반원형의 도끼날과 대응한다.

38) 이 형세는 심장 심령 중추에서 생겨나는 사념이 통제되어야 함을, 그리하여 악하거나 파괴적인 사념이 생겨나지 않음을 암시한다. 위협적인 모습은 바람직하지 못한 영향을 거부함을 암시한다./이것은 수인(手印)의 하나로 탄지인(彈指印)이라 불린다 - 역자.

39) 이 견고한 자세는 수행자를 보호하는 힘이 불변함을 의미한다./산스크리트의 '훔'자는 이 분노존의 모습과 닮았다 - 역자.

40) 다섯 색깔은 (《티벳 사자의 서》에서 시종일관하는) 5대 원소의 색깔로, 파랑(에테르) · 초록(공기) · 빨강(불) · 하양(물) · 노랑(흙)이다. 본 문헌에서는 자연계의 5가지 원초적 생명 원소를 상징한다.

41) 수행해 보면 알겠지만 날숨에는 실제로(심령적이거나 프라나와 관련된) 미묘한 힘이 존재한다. 현 단계에서는 단지 시각화를 연습하는 것이라고 생각될지 모르지만, 이런 심상은 해로운 정령이나 불가시적 존재들이 접근하지 못하도록 주위에 '보호막'(심령적 방어벽)을 형성한다. 또한 들숨과 함께 미묘한 힘이 몸속으로 들어와 심령 신경 중추(연꽃)에 축적되고 이것이 수행자를 내면적으로 보호한다. 안팎으로 생겨난 이런 '보호막'은 모든 요가를 성취하는 데 필수적이다. 시각화된 신들은 여기서는 단지 이런 보호적인 힘들의 표

(33) 그 다음, 자기 몸의 모든 털구멍이 얼굴을 밖으로 향한 이들 분노존 하나하나로 채워져, 그들이 그물처럼 엮인 갑옷을 형성한다고 상상하라.[42]

〔4단계 — 심령 신경 통로를 수련하기〕

(34) 심령 신경 통로를 수련하는 제4단계는 다음과 같다.
(35) 중앙 신경의 오른쪽에 몸 오른쪽의 심령 신경을, 왼쪽에 몸 왼쪽의 심령 신경을 관상하라. 이들은 코 끝에서 시작하여 위로 올라가 머리 양쪽을 돌아서 몸의 양쪽으로 내려간 후 생식기의 뿌리(회음)에서 끝난다.
(36) 이들 양 신경이 비어 있음을 관상하고, 왼쪽 신경에 다음 문자들을 배당한다.

현이며, 의식적 사고 작용에 의해 생겨나고 통어된다.
42) 초심자는 서서히, 쇠미늘 갑옷과 같은 보호막을 형성해 나간다. 그는 시각화의 수단에 의해 수호신들이 사차원 세계(심령계)에서 구체적 형태를 취하도록 한다. 그들은 마음의 산물이지만 수행자를 실제로 보호한다. 왜냐하면 이처럼 선한 심령적 잠재력을 지닌 사념은 그와 대등한 힘을 지닌 악한 사념들을 막을 수 있기 때문이다. 요가 수행의 첫단계에서는 구도의 길에 항시 존재하는 모든 예상밖의 위험을 최대한 막기 위해 이런 류의 보호막이 반드시 필요하다고 스승들은 가르친다. 평상시 잠자고 있던 어떤 기능들이 요가 수행에 의해 활동하게 될 때 흑마술에서처럼 의도적으로 오용되거나 부지중 남용될 수 있다. 이런 위험에 대비하여 스승은 제자를 주의깊게 관찰한다. 보호막은 초심자의 사고와 행위를 항시 지켜보는 수호천사와 같이 스승의 보좌역이 되어준다. 그러나 이 모든 심리 역학을 떠나서 수행자는 자기 목표가 생명열을 발생시키는 일임을, 그리고 각 단계의 시각화 훈련이 정신적 육체적 성취에 직접적으로 관계가 있음을 항시 잊지 말아야 한다.

A, Ā, I, Ī, U, Ū, RI, RĪ, LI, LĪ, E, EĪ, O, OŪ, ANG, Ȧ[43]

(37) 오른쪽 신경에는 다음 문자들을 배당한다.

KA, KHA, GA, GHA, NGA ; CHA, CHHA, JA, JHA, NYA ; TA, THA, DA, DHA, NA 〔치음으로 세게〕 ; TA, THA, DA, DHA, NA 〔구개음으로 부드럽게〕 ; PA, PHA, BA, BHA, MA ; YA, RA, LA, VA ; SHA, KSHA, SA, HA, KSHYA.[44]

---

[43] 시각화에 사용되는 이들 16개의 모음 상징은 다음과 같이 발음된다. a는 but의 u, ā는 father의 a, i는 it의 i, ī는 seen의 ee, u는 put의 u, ū는 boon의 oo, ri는 rim의 ri, rī는 reel의 ree, li는 lit의 li, lī는 lee, e는 elm의 e, eī는 aim의 ai, o는 on의 o, oū는 out의 ou, ang은 hung의 ung, 는 ah이다. 비슷한 관상법을 사용하는 산스크리트의 탄트라에서는 16모음이 다음과 같다. a, ā, i, ī, u, ū, ri, rī, lri, lrī, e, ai, o, au, am, ah.(Arthur Avalon, *Tantrik Texts*, vii, p.16, London, 1919.)

[44] 이들 34개의 자음 상징은 앞의 열여섯 모음 상징과 합하여 산스크리트 자모(티벳어 자모가 유래한)의 티벳어 음소(音素)를 이룬다. 이들 중 마지막 다섯 개는 산스크리트 탄트라 문헌에서는 Sa, Sha, Sha(세게), Ha, Ksha이다.(Arthur Avalon, 앞의 책, p.16.) 힌두 전통에 따르면, 산스크리트 자모의 문자들은 창조신 브라마가 학문의 신 가네샤Ganesha에게 처음 가르쳤고, 가네샤가 인류에게 전했다. 이런 신성한 기원을 갖는 관계상, 이들 문자는 힘의 언어인 만트라로 적절히 읊조려질 때 천상의 심령적 영향력을 '은혜 파동'의 형태로 전달한다고 믿어진다. 시각화된 이 50개의 음성은 피가 뚝뚝 떨어지는 50개의 인간의 머리가 되어 신성한 어머니이자 위대한 샤크티인 바즈라요기니의 신비로운 목걸이를 이룬다.

　밀교 과학의 대가인 인도인들과 마찬가지로 티벳인들도 형태와 소리의 관계를 잘 알고 있다.(《티벳 사자의 서》 pp.497~499 참조) 본 문헌에서, 수행자는 자신이 발달시켜 관리해야 하는 심령 능력들이 결국은 만트라와 관계가 있음을 알아야 한다. 이를테면 마르파는 제자인 밀라레파에게 소리와 형태와 색깔과 신들 사이의 비밀스런 상관 관계를 보여주었고(《히말라야의 성자 미라래빠》 p.171 참조), 밀라레파는 그것을 응용할 수 있었다고 한다. 그리하여 유럽에서 물질과학이 흥기하기 오래 전부터 인도와 티벳의 요기들은 파동의 기본 법칙을 알고 있었으며, 유럽인들이 아직도 거의 모르고 있는 방법으로 그것을 응용했던 듯하다. 말이 나온 김에, 고대 핀란드의 국민 서사시인《칼레발라 *Kaleva-lā*》역시 이런 종류의 능력을 자주 언급하고 있음도 알아둘 만하다.

(38) 이들 문자의 윤곽을 연꽃의 섬유질처럼 가늘게, 그들 전부를 붉은색으로 관상하고, 하나가 다른 하나 위에 오도록 수직으로 정돈한다. 그 다음, 숨을 내쉬고 들이쉬면서 이들 문자가 숨과 함께 나가고 들어오되 생식기의 구멍을 통해서 몸속으로 들어옴을 명상한다.

(39) 요정들의 불꽃처럼 이어진 이들 문자에 마음을 집중하고 명상을 계속하면서, 〔오른쪽과 왼쪽 콧구멍을 번갈아가며〕 이중으로 호흡한다.

(40) 이 수행은 물이 흐르게 될 수로를 만드는 작업과 같아서 매우 중요한 기술이다.[45]

〔5단계 — 심령 신경 중추에 '은혜 파동'을 수여받기〕

(41) 심령 신경 중추에 '은혜 파동'을 수여받는 제5단계는 다음과 같다.

(42) 중앙 신경(중간 정도 밀짚 길이)의 심장 중추[46]에 〔요가 자세로 앉은〕 근본 스승[47]을 관상하라. 그의 머리 위에 〔마찬가지

---

45) 이들 예비 과정에서 개발하려는 수로는 심령 신경 통로이다. 수로가 만들어지면 물(심령이나 프라나에 관련된 힘)이 의도에 따라 통어되면서 그를 통해 흐른다.
46) 심장 중추는 아나하타Anāhata 챠크라이다. (p.283, 68절 참조)
47) root-guru. 여기서는 이어지는 스승들의 심상(心像) 중에서 맨 아래에 위치한 인간 스승이 근본 스승이다. 제자는 한 그루 나무와 같이 그에게서 정신적 성장을 위한 최초의 도움과 양분을 얻으므로 그렇게 불린다. 그리고 인간인 자신과 초인 스승들 사이에 신성한 연결이 유지되는 것도 이 근본 스승을 통해서이다. (pp.373~375를 포함한) 다른 곳에서는 근본 스승이 최고의 스승인 바즈라다라(Vajra-Dhāra ; 持金剛)이고 인간 스승은 지상에서 그의 대리자 역할을 하는 것으로 되어 있다.

요가 자세로 앉은〕 스승이 있고, 또 그 위로 이 육법(六法)을 전한 스승들이 계보에 따라 이어진다.

(43) 아주 작은 진주로 만든 염주와 같이 〔바즈라다라(Vajra-Dhāra ; 持金剛)가 맨 위에, 인간 스승이 맨 아래에 오도록〕 정교하게 배열된 스승들을 명상하라.

(44) 그런 다음 육법(六法)의 요가의 기도문 양식에 따라 그들에게 기도하라.[48]

> 오 스승이시여, 내 마음에 네 가지 힘을 수여할 당신의 '은혜 파동'을 허락하소서.[49]
> 보이고 존재하는 모든 것이 신의 형상으로 다가오도록 당신의 '은혜 파동'을 허락하소서.
> 생명력이 중앙 신경 속으로 들어오도록 당신의 '은혜 파동'을 허락하소서.
> 생명열의 황홀한 불이 타오르도록 당신의 '은혜 파동'을 허락하소서.
> 불순한 환신이 변환되도록 당신의 '은혜 파동'을 허락하소서.
> 순수한 환신이 생겨나도록 당신의 '은혜 파동'을 허락하소서.[50]

---

48) 아래 기도문은 구전(口傳)용으로 제작된 희귀 필사본에서 발췌한 것이다. 번역자는 부탄에서의 수행 시절에 이 필사본을 얻었다.

49) 앞서(p.200\43에서) 설명했듯이 '은혜 파동'은 신성한 스승들이 방사하는 유익한 심령적(정신적) 영향력이다. 기독교도들도 하늘의 은총과 인도를 구하여 비슷한 방식으로 기도한다.

50) 구전에 의하면, 여기까지의 여섯 행은 수행자의 점진적 발전을 나타낸다. 제1행에 나타난 네 가지 힘(몸과 입과 마음과 신성을 바르게 사용하는 힘)의 수여는 파종(播種)을 의미한다. 제2행은 비와 햇살과 계절 변화에 의한 종자의 각성(覺醒)을, 이어지는 제3 · 제4 ·

허황된 꿈 속의 영상들[51]이 사라지도록 당신의 '은혜 파동'을 허락하소서.

광명이 내 안의[52] 존재로 인식되도록 당신의 '은혜 파동'을 허락하소서.

의식 전이를 통해 순수한 낙원에 이를 수 있도록 당신의 '은혜 파동'을 허락하소서.[53]

이번 생에서 그대로 성불할 수 있도록 당신의 '은혜 파동'을 허락하소서.

최고의 혜택인 열반에 이를 수 있도록 당신의 '은혜 파동'을 허락하소서.[54]

제5·제6행은 각각 발아(發芽)·성장(成長)·개화(開花)·결실(結實)을 나타낸다.
　불순한 환신(幻身)은 요가로 단련되지 않은 거친 몸이고, 순수한 환신은 시각화된 몸이다. '변환'은 거친 몸의 요가적 변환을 의미하며, 깨달음을 성취한 수행자는(밀라레파 전기에 나타난 것처럼) 그에 의해 엘리야가 체험했던 것과 같은 방식으로 죽음이나 육체적 손실을 겪지 않고도 물질계를 빠져나갈 수 있다. 유대교의 예언자 엘리야는(열왕기하 2장 11절에서) 회오리바람을 타고 승천하려 할 때 그의 앞에 불수레(변환된 형상의 찬란한 영광을 상징함)가 나타났다고 한다.

51) 이것은 다음에 나오는 꿈의 요가에서 밝혀지듯이 비실재로 간주된다.
52) 또는 '자신의'. 이것은 사도 요한의 그노시스적 가르침과 비교할 수 있다. "빛이 어둠에 비치되 어둠이 깨닫지 못하더라. …… 참빛 곧 세상에 와서 각 사람에게 비치는 빛 있었나니."(요 1:5~9.)
53) 인간의 의식을 윤회계의 한 존재 상태에서 다른 존재 상태로 전이시키는 요가는 육법(六法)의 요가의 마지막에 나온다. 순수한 낙원들은 브라마의 여러 천국들 중에서 가장 높은 4개의 천국으로, 요가의 달인들은 거기를 통해 열반에 든다.(p.163\34 참조)
54) 역시 구전에 의하면, 이들 후반부의 다섯 행은 인간계의 보다 낮은 영역에서 무상정등각의 신성한 영역으로 차츰 발전하는 것을 나타낸다. 평상시의 각성 상태가 몽환 상태와 마찬가지로 비실재임을 알 때 수행자는 자기 내부에서 정광명(淨光明)을 발견하게 되고 그 광명에 인도되어 결국 최고의 혜택을 얻는다.

(45) 또는 이렇게 기도하라.

> 오 스승이시여, 현상계의 모든 것을 내가 생명열로 느낄 수 있도록 당신의 '은혜 파동'을 허락하소서.[55]
> 현상계의 모든 것이 환영임을 알게 되도록 당신의 '은혜 파동'을 허락하소서.
> 현상계의 모든 것이 광명임을 알게 되도록 당신의 '은혜 파동'을 허락하소서.
> 현상계의 모든 것이 삼신[56]임을 알게 되도록 당신의 '은혜 파동'을 허락하소서.
> 내가 점점 더 높이 전이될 수 있도록 당신의 '은혜 파동'을 허락하소서.
> 내가 최고의 목표를 달성할 수 있게 되도록 당신의 '은혜 파동'을 허락하소서.[57]

(46) 이렇게 기도한 뒤 계보의 모든 스승들이 근본 스승의 몸 속으로 녹아드는 모습을 관상하라. 근본 스승은 다시 끝없는 지복의 실재 속으로 녹아들고, 그것이 그대의 온몸을 채운다.

〔제2부: 3단계의 근본 수행〕

(47) 근본 수행은 3단계로 이루어져 있다. 생명열의 발생, 생명열

---

55) 이것은 자연계의 현상이 환영이나 요술 환등과 같아서 실체가 없음을 나타낸다.
56) Skt. Tri-Kāya ; 三身. p.169\61 참조.
57) 이 기도문은(44절의 삽입 기도문과 달리 - 역자) 우리의 티벳 원본에 있는 것으로, 44절의 긴 기도문 대신 사용할 수 있다.

의 체험, 초월적 생명열이다.

〔1단계 — 생명열의 발생〕

(48) 생명열의 발생은 몸의 자세, 고요한〔또는 부드러운〕호흡과 맹렬한〔또는 강제적인〕호흡, 명상적 심상의 세 부분으로 이루어져 있다.

〔몸의 자세〕
(49) 생명열 발생의 첫째 부분인 몸의 자세는 기본 문헌에서 인용하면 다음과 같다.

붓다 자세로 앉아서 동전을 수직으로 쌓아놓은 것처럼 척추를 똑바로 세운다. 횡격막을 최대로 부풀리고, 목젖을 〔턱 끝으로 눌러〕보이지 않게 한다. 혀를 입천정에 댄다.[58] 평형 자세로 앉은 넓적다리에 손목이 닿도록 하여 양손을 배꼽 바로 밑에 놓는다.[59] 〔이런 자세를 취함으로써〕시각이나 사념의 흐름을 변화시키지 말고 사고 작용을 호흡에 연결하여 마음을 단단히 통제한다.[60]

---

58) p.193\12 참조.
59) p.193\9 참조.
60) 호흡이 바뀌면 대개 다른 사념이 생겨난다. 여기서 말하는 것은 한 번 호흡하는 동안 마음이 강하게 통제되어야 한다는 뜻이며, 그것은 호흡 작용이 사고 작용과 연결되어 있음을 암시한다. 수행해보면 알겠지만, 사고 작용은 한 번 호흡하는 시간 이상 제어할 수 없다. 〈마하무드라의 개요〉에도 나오듯이, 사고 작용과 호흡 작용은 상호 의존적이며, 호흡을 통어하면 사념도 통어됨을 여기서 다시 발견한다. 호흡이 리드미컬하게 조정될 때 사념의 생성과 소멸은 그 호흡 리듬에 동조함을 알게 된다.

붓다 자세는 완전한 깨달음〔또는 불성(佛性)〕에 이르는 수단
이다. 또한 싯다 자세로 다리를 교차시켜 앉아도 좋다.[61]

(50) 위에 인용한 지침은 다음과 같이 대치되어도 좋다.

오른쪽 다리를 왼쪽 다리 위로 교차시켜 붓다 자세로 앉는다.[62]
〔넓적다리를 누른〕 양 손목이 몸 윗부분을 떠받치도록 양손을
배꼽 바로 밑에 평형 자세로 둔다. 중국의 동전(놋쇠로 만든)을
수직으로 쌓아놓은 것처럼 척추를 똑바로 세운다.[63] 횡격막을
최대로 부풀린다. 턱끝으로 목젖을 누른다. 혀를 입천장에 대고
시선을 코끝이나 정면의 지평선〔또는 하늘〕에 고정한다.

그 밖의 모든 것은 앞서 지시한 대로 하되, 지금은 〔변형 자세
인〕 싯다 자세로 앉는다. 자기 머리 둘레의 4배 가량 되는 명
상용 띠를 준비하여, 그것을 무릎 밑에 두고 몸을 감아〔단단히

---

61) 티벳인들이 금강 자세(Tib. Dorje-Posture ; Skt. Vajrāsana)라 부르는 붓다 자세 Buddhā-
sana는 두 발이 양 허벅지 위에 놓이고 발바닥이 위를 향하도록 오른쪽 다리를 바깥쪽으
로 하여 다리를 교차시키는 자세이다. 현대 인도의 요기들이 자주 사용하는 싯다 자세
Siddhāsana는 좀더 쉬우며 다음과 같다. 즉, 왼발 뒤꿈치로 회음부를 누르고 오른발을 왼
쪽 다리의 접힌 부분 사이 그 위에 두는 식으로 다리를 교차시키는 것이다. 이 두 자세
가 여러 가지 자세들 중에서 가장 애용되고 있으며, 산스크리트 요가 문헌에도 가장 자
주 등장한다. 본 문헌에서 말하고 있듯이 수행자는 이들 두 자세 중 어느 쪽을 사용해도
좋다. p.175 맞은편의 도판에 보이는 것은 이들 자세를 취한 힌두 수행자이다. 어느 쪽
이든, 해방 달성을 목표로 하는 수행자가 여러 가지 프라나의 흐름을 통어하는 데 효과
가 있다고 한다.
62) 위에 인용한 지침은 부연 설명이 필요하다. 왜냐하면 티벳의 여러 불상(佛像)들은 오른
쪽 다리를 왼쪽 다리 위로 교차시킨 자세이지만, 힌두교에서 붓다-파드마사나 Buddha-
Padmāsana라고 부르는 비슷한 자세는 왼쪽 다리를 오른쪽 다리의 위로 교차시키기 때문
이다.
63) 중국의 동전은 가운데 구멍이 뚫려 있어서 염주처럼 끈을 꿸 수 있도록 되어 있다. 동
전 하나하나는 중앙 신경이 통과하는 척추의 각 마디를 상징한다.

안정시켜] 몸통을 지탱하도록 한다.[64] 또한, 네 손가락[65] 두께에 사방 50센티미터 안팎의, 속을 잘 채운 명상용 방석을 준비한다.[66]

[고요한 호흡과 맹렬한 호흡]
(51) 생명열 발생의 둘째 부분은 고요한[또는 부드러운] 호흡과 맹렬한[또는 강제적인] 호흡의 둘로 나뉜다.

---

64) 명상용 띠는 요가 자세로 앉은 양 다리와 양 어깨를 감싸는 방식으로 몸에 착용한다. 이 띠는 깊은 명상에 들어 육체의식이 사라질 때 다리가 풀어지는 것을 막는다. 띠의 길이는 자신의 몸 여건에 맞게 조정할 수 있으며, 적절히 고정되지 않을 경우 그것을 몸에 묶어도 좋다.
65) 여기서 말하는 '네 손가락'이란 치수는 제4권 1부 11절을 보면 7.5~10센티미터이다. 이후로도 '손가락'의 단위가 자주 등장하니 기억해 둘 것 - 역주.
66) 인도의 전통적인 수행자들은 고대의 방식에 따라 쿠샤kusha 풀로 만든 방석을 사용한다. 그들의 주장에 의하면, 이 방석은 땅에서 나오는 자력(磁力)을 중화하거나 어떤 식으로 변화시킨다고 한다. 다른 이들은 뭔가 부드러운 재료로 만들어진 보통 방석을 사용한다. 원래 동물의 몸에서 취한 재료는 사용하지 않지만, 특별한 예외가 있으니 머리 달린 호랑이나 표범의 가죽이 그것이다. 호랑이와 표범은 고대 이집트에서도 그랬듯이 신성한 동물이다. 나일강을 따라 늘어선 여러 고대 사원들의 벽화에 최고 사제가 표범 가죽을 걸친 모습으로 그려져 있음을 상기해보아도 좋을 것이다. 나는 고대 이집트의 사제처럼 표범 가죽을(드물게는 호랑이 가죽을) 걸치고 홀로 생활하는 요기들을 인도에서 마주친 적이 자주 있다. 그 가죽은 쉬바신(그는 요가의 수호신이다)의 상징으로서 요기들의 아주 훌륭한 소지품이며, 이를테면 명상용 방석으로 사용될 뿐만 아니라 낮에는 몸을 덮어주고 밤에는 잠자리가 되어준다. 또한 인도 영양의 가죽도 사용할 수 있다. 티벳인들은 명상용 방석의 속을 채우기 위해 인도의 밀림 지역(특히 갠지스 강가에)에 흔한 쿠샤 풀 대신으로 여러 가지 부드러운 재료들을 사용한다.(영양 종에 속하는) 티벳 사향 노루의 깃 모양 작은 털을 선호하는데 이것은 값이 상당히 비싸다.

〔고요한 호흡〕

(52) 고요한 호흡은 두 가지로 이루어져 있다. 숨을 풀무처럼 내쉬는 9회의 예비 행법과, 조합해서 내쉬는 4회의 근본 행법이다

(53) 풀무처럼 내쉬는 9회의 예비 행법은 머리를 오른쪽에서 왼쪽으로 서서히 돌리면서 〔오른쪽 콧구멍만으로〕세 번 숨쉬고, 머리를 왼쪽에서 오른쪽으로 서서히 돌리면서 〔왼쪽 콧구멍만으로〕세 번 숨쉰 후, 정면을 향해 머리를 고정하고 〔양쪽 콧구멍으로〕세 번 숨쉰다. 이들 호흡은 지각 할 수 없을 정도로 미세하고 조용하다. 다음에 좀더 강하게 〔같은 방향 같은 방식으로〕세 번씩 행한다. 다음에 몸을 뒤틀며 내뿜는 식으로 〔앞서와 똑같이〕세 번씩 행한다.

(54) 이 행법은 세 번씩 반복하여 모두 아홉 번이다.[67]

(55) 조합해서 내쉬는 4회의 근본 행법은 다음과 같다.

---

(67) 이 행법은 아래와 같이 열거하면 좀더 쉬울 것이다.
   오른쪽에서 왼쪽으로 향하면서 오른쪽 콧구멍으로 세 번 조용히
   왼쪽에서 오른쪽으로 향하면서 왼쪽 콧구멍으로 세 번 조용히
   정면을 똑바로 바라보고 양쪽 콧구멍으로 세 번 조용히

   오른쪽에서 왼쪽으로 향하면서 오른쪽 콧구멍으로 세 번 좀더 강하게
   왼쪽에서 오른쪽으로 향하면서 왼쪽 콧구멍으로 세 번 좀더 강하게
   정면을 똑바로 바라보고 양쪽 콧구멍으로 세 번 좀더 강하게

   오른쪽에서 왼쪽으로 향하면서 오른쪽 콧구멍으로 세 번 몸을 뒤틀어 내뿜으며
   왼쪽에서 오른쪽으로 향하면서 왼쪽 콧구멍으로 세 번 몸을 뒤틀어 내뿜으며
   정면을 똑바로 바라보고 양쪽 콧구멍으로 세 번 몸을 뒤틀어 내뿜으며
이것은 총계 27회의 호흡, 또는 9회의 행법이다. 몸을 뒤틀면서 숨을 내뿜으면 근육의 회전 운동에 의해 복부가 요동하면서 호흡이 거세어져 들숨과 날숨을 반복할 때마다 허파가 완전히 비었다가 가득 채워진다.

목을 굽혀서 쇠갈고리 형상이 되게 하라.

흉곽을 부풀려 항아리 형상이 되게 하라.

숨을 나비 매듭으로 결박하라.[68]

화살처럼 숨을 앞으로 쏘아내라.

(56) 그것은 이렇게도 전한다.

숨을 들이마시고, 채우고, 균형을 잡고,

내뿜는 것이 4회의 행법이다.

이들 넷의 결합을 이해하지 못하면

효과를 그르칠 위험이 있다.

(57) 위의 인용문을 다음에 설명한다.

(58) 자기 앞의 열여섯 손가락 거리로부터 양쪽 콧구멍으로 소리없이 숨을 들이마심은 '들이마시기'라 불린다.

(59) 들이마신 공기를 허파 맨 밑바닥으로 내리누르고 흉곽이 불어나도록 횡격막을 수축시켜 가슴이 항아리 형상이 되게 한 후 그 상태를 유지함은 '채우기'라 불린다.

(60) 이 항아리 형상을 더 이상 유지할 수 없을 때 짧은 숨을 들이켜 공기를 좌우로 밀어넣음으로써 허파가 균등히 팽창되도록 한다. 이것은 '균형잡기'라 불린다.

(61) 이 균형잡기를 계속할 수 없다고 느낄 때 양쪽 콧구멍을 통해 처음과 끝은 부드럽고 중간은 좀더 세게 숨을 내쉼은 '화살처럼 숨을 앞으로 쏘아내기'라 불린다.

---

68) 압착된 배와 함께 수축된 횡격막의 양쪽은 '항아리 형상Pot-shaped'을 만들 때처럼 '나비 매듭Bow-knot'을 이룬다.

〔맹렬한 호흡〕

(62) 맹렬한 호흡은 다섯 가지로 이루어져 있다. 숨을 풀무처럼 내쉬어 호흡의 반동을 막는 법,[69] 공기가 모든 본래의 통로에 들도록 들이쉬는 법, 〔심령에너지를 발생시키기 위해〕 허파를 최대로 확대하여 호흡을 다스리는 법, 호흡에 완전히 숙달되어 〔들숨에서 추출한〕 심령에너지가 심령 신경의 통로로 들어가게 하는 법, 호흡을 이완하여 외부와 내부의 심령에너지를 뒤섞는 법이다.[70]

〔명상적 심상(心像)〕

(63) 생명열 발생의 셋째 부분인 명상적 심상은 다시 '외부적 생명열'과 '내부적 생명열' 그리고 '비밀의〔또는 감춰진〕 생명열'로

---

69) 여기서 말하는 방법은, 앞에서 풀무를 사용하여 설명했듯이, 날숨을 강제로 배출하여 허파가 밑바닥까지 완전히 비게 한 뒤 서서히 숨을 들이마셔 다시 밑바닥까지 가득 채움을 가리킨다. 이 방법은 숨을 내쉬자마자 짧은 숨으로 새 공기를 들이마시는 평상시의 호흡(이것은 '호흡의 반동'이라 불린다)을 막는다. 이 방법은 들숨을 완전하고 깊게 하기 위한 것이다. 고대 인도의 선인(仙人)들이 가르친 바에 따르면, 각 개인의 수명이 호흡의 수(數)로 정해져 있어서 한 번의 호흡에 걸리는 시간이 길어질수록 그 사람의 수명도 그만큼 길어진다고 한다.
70) 이들 5가지 방법의 목적은 각각 다음과 같다. 첫째 방법은 '호흡의 반동'을 막는 것이고, 둘째 방법은 심호흡의 습관을 기르는 것이며, 셋째 방법은 심령에너지가 생겨나도록 심호흡을 하는 것이다. 넷째 방법은 심령에너지를 실제로 발생시키는 것이며, 다섯째 방법은 들숨에서 심령에너지를 추출하여 심령 중추(챠크라)에 저장하는 것이다. 이렇게 저장된 심령에너지는 내부적 심령에너지라 불리고, 추출하여 아직 저장되지 않은 에너지는 다음 구절들에서 설명하듯 외부적 심령에너지라 불린다. 이들 행법을 실천함에 있어서는 각 행법의 목적과 그들이 함께 지향하는 최종 목적에 마음을 집중해야 한다. 또한, 대기(大氣) 속에는 무진장의 심령에너지가 들어 있으며 수행자는 호흡에 의해 스스로 이것을 취하여 자기 몸의 생명력으로 바꾸어야 함을 확실히 알 필요가 있다.

나뉜다.

〔외부적 생명열〕

(64) 외부적 생명열에 대해서는 이렇게 전한다.
즉석에서 만들어진 수호신의
환신(幻身)을 명상하라.[71]

(65) 다시 말하면, 바즈라요기니의 빈 몸의 생생한 심상을 앞서 설명했듯이 보통 인간의 크기로 창조하라.

〔내부적 생명열〕

(66) 내부적 생명열에 대해서는 이렇게 전한다.
네 개의 바퀴를 명상하라.
그들의 형상은 우산이나
수레바퀴와 같다.[72]

(67) 다시 말하면, 속이 비고 투명한 몸의 한가운데에 〔공성(空性)인〕 실재의 상징으로서 속이 빈 중앙 신경을 관상하라. 그것은 지복을 나타내는 붉은 색으로 투명하게 빛나면서 심령 기능을 통해 무명의 암흑을 소산시킨다. 생명 나무의 근본 줄기와 같이

---

71) 즉석에서 만들어진 바즈라요기니의 심상은 그것을 만들어낸 마음이 없으면 어떤 실체도 없는 순전한 환영이다. 외부적 생명열은 시각화를 통해 생명열 제조소가 외부에 생겨나므로 '외부적'이라 불린다. 대기는 생명열이나 심령에너지를 추출하기 위한 재료이다. 요가의 호흡법에 의해 심령에너지는 중앙 신경의 통로로 들어와 심령 신경 중추(챠크라)에 저장되며, 이렇게 저장되었을 때 그것을 내부적 생명열이라 부른다. 바즈라요기니의 환영을 관상함은 생명열 제조소를 건립하기 위한 예비 단계에 지나지 않는다.
72) 다음 구절에 설명하듯이, 이들 바퀴는 4개의 주요 챠크라(심령 신경 중추)이다.

그것은 수직으로 곧게 서 있다.[73] 이들 4가지 성질[74]을 지닌 그것을 관상하라. 그것은 〔정수리에 있는〕 브라마의 구멍으로부터 배꼽 아래 네 손가락 지점〔즉 물라다라 챠크라〕까지 뻗어 있고, 양끝은 단순하고 평평하며, 그 좌우로 두 개의 심령 신경〔즉 이다īdā와 핑갈라piṅgalā 나디nāḍī의〕이 야윈 양의 창자와 같이 뻗어 머리 위를 지나서 얼굴로 내려와 양 콧구멍에서 끝난다. 이들 두 보조 신경의 아래쪽 끝이 '차cha ঊ'자의 아랫부분과 같이 두 개의 고리가 되어 중앙 신경의 아래쪽 끝으로 들어감을 관상한다.

(68) 〔브라마의 구멍이 있는〕 정수리의 이들 세 심령 신경이 만나는 지점〔사하스라라 챠크라〕으로부터 32개의 보조적인 심령 신경이 아래쪽으로 방사됨을 관상하라. 목구멍 심령 중추〔비슛다 챠크라〕에서 16개가 위쪽으로 방사됨을 관상하라. 심장 심령 중추〔아나하타 챠크라〕에서 8개가 아래쪽으로 방사됨을 관상하라. 배꼽 심령 중추〔마니푸라 챠크라〕에서 64개가 위쪽으로 방사됨을 관상하라. 이들 각 보조 신경 그룹은 바퀴나 양산의 살과 같은 모습으로, 그들의 연결 부분이 중앙 신경 및 좌우 신경과 만나도록 시각화해야 한다.[75]

---

73) 중앙 신경은 첫번째 심령 중추인 회음부의 물라다라Mūlādhāra 챠크라에 뿌리를 갖는 생명 나무의 근본 줄기이며, 그 가지에서 수행자는 해방의 열매를 딴다.
74) 4가지 성질은 속이 비어 있음, 색이 붉음, 투명하게 빛남, 수직임을 가리킨다.
75) 이 설명에서 위쪽에 있는 두 심령 중추는 수레바퀴 하나의 양쪽 볼록한 측면이고, 아래쪽에 있는 두 중추는 또다른 바퀴 하나의 양쪽 볼록한 측면처럼 된다. 그리하여 중앙 신경은 네 개의 중추를 뚫고 달리는 굴대가 되고 좌우 신경은 수레의 채와 같이 된다. 이 비유는 완전하진 않지만 비슷하게나마 사실을 설명한다.

(69) 이런 식으로 명상을 진행한다.

〔비밀의 생명열〕

(70) 비밀의 생명열에 대해서는 이렇게 전한다.

명상할 대상으로

'아A'자의 절반을 사용함에[76]

생명열 발생의 기법이 숨어 있다.

(71) 따라서 배꼽 아래 네 손가락 부위, 좌우의 신경이 중앙 신경과 만나는 지점에 머리카락 굵기와 반 손가락 크기로 떠있는 '절반의 아'자를 관상하라. 그것은 불그스름한 갈색으로 뜨거우며 바람에 의해 움직이는 가는 끈과 같이 굽이치며 '펨! 펨!' 하는 소리를 낸다.[77]

(72) 중앙 신경의 정수리 부위에, 〔천 개의 꽃잎이 달린 연꽃 속에서〕 흰색의 함Haṃ 자[78]를, 거기서 감로가 방울져 떨어지려 하

---

76) 티벳 '아A'자의 첫 절반 부분을 시각화에 이용하는 티벳의 요기나 신비가들은 그것을 '짧은 아'로 부른다. '아'자 전체는 ཨ 이고 그것의 절반은 ཨ 이다.

77) 여기서 '펨Phem! 펨!' 하는 소리는 초가 탈 때 나는 소리이기도 하다. 배꼽 아래 네 손가락 부위의 심령 중추는 인체에 잠재된 신비한 불 에너지, 또는 뱀 에너지를 나타내는 쿤달리니 여신이 숨어 잠자는 곳이다. '짧은 아'는 여성적인 오컬트 파워의 상징이다. 이 관상법의 목적은 잠자는 여신을 깨우기 위한 것으로서, 여기에는 4가지의 심상(心像)이 있으니('짧은 아'의) 형태와(불그스름한 갈색의) 색깔, (뜨거운)촉감, (굽이치는)운동이 그것이다.

78) 이것은 인칭대명사 '나'를 나타내는 티벳 문자 ཧ 과 같이 쓰여지며, '함Haṃ'으로 음역되고 '홈Hum'으로 발음된다. 이것은 정액(精液)의 색깔인 흰색이며, 시각화에 의해 심령적 활력을 얻는다. 두뇌 심령 중추는 성 기능을 지배한다고 하며, 그리하여 '함'은 천 개의 꽃잎이 달린 연꽃, 또는 사하스라라 파드마라고 불리는 챠크라에서 시각화된다.

는 모습을 명료하게 관상하라.

(73) 숨을 들이마심에 의해 생명력이 좌우의 심령 신경 속으로 들어온다.

(74) 이들은 공기로 팽창하여 확대되고, 생명력은 중앙 신경 속으로 들어가 머리카락 같은 '짧은 아[또는 절반의 아]'에 부딪친 후 그것을 가득 채워 완전한 붉은 형상으로 만든다.

(75) 이처럼 '채우기'와 '균형잡기'가 진행되는 동안 그 과정에 마음을 집중하라.

(76) 내쉬는 동안 숨이 푸르스름한 흐름을 이루어 중앙 신경으로부터 나간다고 상상하라.[79) 그러나 숨은 실제로는 콧구멍으로 나간다.

(77) 이러한 관상법에 숙달되었으면, 두 번째 과정을 진행한다. 같은 방식으로 호흡을 유지하면서 머리카락 같은 '짧은 아'에서 반 손가락 길이의, 끝이 매우 예리한 불길 하나가 타오름을 관상하라.

(78) [중앙 신경을 관상하던 때와 같이, 수직이고 투명하게 빛나며

'함'은 신비로운 불 에너지의 남성적 측면을 상징하며, '짧은 아'가 상징하는 여성적 측면의 불 에너지와 결합함으로써 비밀의 생명열이 생겨난다. 쿤달리니 여신은 오랜 잠에서 깨어나 천 개의 꽃잎이 달린 연꽃 한가운데에 있는 자신의 주인을 향해 올라간다. 그녀는 우선 불길과 같이 배꼽 근처에 있는 마니푸라 챠크라에 오르고, 이때 몸의 아래 절반은 신비로운 불로 채워진다. 그런 다음 그녀가 계속 상승하여 신성한 자신의 주인과 결합하면서 온몸이 손끝 발끝까지 비밀의 생명열로 채워진다. 이어지는 구절들이 그 과정을 자세히 설명한다.

79) 푸르스름한 흐름은 심령에너지와는 다른 유익한 심령적 영향력을 상징한다. 여기서 이것을 관상함은 초보적인 실습에 속하지만, 높은 경지에 이른 수행자에게 있어서는 커다란 실제적 중요성을 지닌다.

붉은 색이고 속이 비어 있는) 4가지 성질을 지닌, 회전하는 물레가락과 닮은 그 불길을 관상하라.[80]

(79) 호흡과 함께 불길은 반 손가락 정도씩 위로 올라가서, 8번 호흡함에 따라 배꼽의 신경 중추에 도달한다.

(80) 10번 호흡함에 따라 배꼽 신경 중추의 심령 신경들의 모든 꽃잎이 생명열로 채워질 것이다.

(81) 10번 더 호흡함에 따라 불은 아래로 움직여 몸의 아랫부분을 발가락 끝까지 모두 채운다.

(82) 여기서 10번 더 호흡함에 따라 불은 위로 타올라 심장 심령 중추까지 온몸을 채운다.

(83) 10번 더 호흡함에 따라 불은 목구멍 심령 중추까지 올라간다.

(84) 10번 더 호흡함에 따라 불은 정수리[즉 천 개의 꽃잎이 달린 연꽃]에 도달한다.

(85) 이런 식으로 명상하라.

(86) 그것은 이렇게 전한다.

천국의 암소[81]로부터 젖을 조금씩 짜모으라.

(87) [달리 말하면] 10번의 호흡을 통해 정수리에 관상한 '함'자가, 변환된 '달의 유액'[82]의 비밀스런 생명력 속으로 심령의 불에 의하여 녹아들고, 이것이 뇌의 심령 신경 중추[즉 사하스라

---

80) 이 비유는 뱀의 힘(쿤달리니 여신)에서 깨어난 불길의 신비로운 운동을 이해하는 데 도움이 된다.
81) 원문은 남케바Nam-mkhahi-ba='천국의 암소'. 이것은 여성적인 '절반 아A'의 남성적 보완물로 관상하는 티벳어 '함Haṃ'자에 주어진 비밀스런 이름이다. 이것은 암소가 젖을 내듯이 불사의 감로amrita를 주기 때문에 그렇게 불린다.
82) 원문은 창춥셈byang-chub-hems='보살심Bodhisattvic-mind'. 남성의 정액에 대한 경칭(敬

라 챠크라, 또는 천 개의 꽃잎이 달린 연꽃)를 채운다.

(88) 10번을 더 호흡함에 따라 그것은 목구멍의 심령 신경 중추를 채운다.

(89) 10번을 더 호흡함에 따라 그것은 심장의 심령 신경 중추를 채운다.

(90) 10번을 더 호흡함에 따라 그것은 배꼽의 심령 신경 중추를 채운다.

(91) 10번을 더 호흡함에 따라 손가락과 발가락 끝까지 온몸을 채운다.

(92) 이처럼 '우유 짜는 법'을 배워 108번의 호흡으로 한 과정의 수행이 끝난다.

(93) 처음에는 이것을 하루 낮과 밤 동안 6번 반복한다.

(94) 나중에는 호흡을 길게 하면서 반복 횟수를 4번으로 줄인다.[83]

(95) 음식을 먹거나 몸을 회복하기 위해 잠들 때가 아니면 끊임없이 명상을 행한다.

(96) 생명열을 발생시키기 위한 몸과 마음과 활력 통어법이 담긴 이 과정들은 '실제적 생명열 과정'이라 불린다.[84]

稱). 현 시점에서의 이것은 모든 심령 능력의 원천인, 생명열로 바뀌기 직전의 성 에너지를 나타낸다. 정액은 바르게 사용되면 육체적 건강과 수명을 약속한다. 요가로 단련된 건강한 몸과 마음이 없다면 참다운 행복과 중생 제도를 위한 보살 정신도 있을 수 없다는 생각이 티벳 특유의 이런 어휘를 낳았다.

83) 약 30일 뒤에는(어떤 수행자들은 좀더 일찍) 심호흡에 의해 허파가 확대되어 호흡 지속 시간이 거의 50퍼센트까지 증가한다. 꾸준히 실습하면 약 일주일 안에도 이만큼 길어질 수 있다. 호흡 횟수가 이처럼 줄어들면 행법을 반복하는 횟수도 따라서 줄어든다.

84) 생명열은 기능상 실제적 위치를 점하는 것으로 간주된다. 왜냐하면 정신과 육체의 통어

〔2단계 — 생명열의 체험〕

(97) 생명열의 체험은 일상적 체험과 초월적 체험의 두 부분으로 이루어져 있다.

〔일상적 체험〕

(98) 일상적 체험에 관해서는 이렇게 전한다.
　　심령 중추에 생명력을 보유〔또는 저장〕함으로써
　　처음에 열과 같은 어떤 것이 생겨나고
　　두 번째로 지복감이 느껴지며
　　세 번째로 마음이 자연스러운 상태가 된다.
　　그러면 사념 형성이 자동적으로 중단되고
　　연기와 신기루와 개똥벌레처럼 보이는 현상들,
　　새벽 빛을 닮은 어떤 것,
　　구름없는 하늘을 닮은 어떤 것이 보인다.

(99) 이 인용문에 대한 해설은 다음과 같다.

(100) 의식적 노력으로 날숨이 지연되면서 심령에너지가 그 자신의 장소〔즉 심령 중추〕에 머무름은 '보유'라 불린다.

(101) '보유'에 의해 호흡 횟수가 줄어듦은 〔호흡〕 '활동의 보유'라 불린다.

(102) 날숨의 단축은 '길이의 보유'라 불린다.

(103) 날숨의 세력을 줄임은 '세력의 보유'라 불린다.

를 목적으로 하는 밀교 수행은 생명열의 작용에 의해 실제 효과가 나타나기 때문이다.

(104) 호흡의 색깔을 앎은 '색깔의 보유'라 불린다.[85]

(105) 다른 원소들의 힘을 흡수함은 '능력의 보유'라 불린다.[86]

(106) 생명력은 이처럼 보유되고, 생명열의 파동은 안정된다.

(107) 그리하여 마음과 생명력은 안정되고 [또는 원초적 정적의 자연스런 상태를 취하게 되고], 열이 생겨난다.

(108) 그리하여 심령 신경들의 구멍이 열리고, 그 속으로 심령에너지가 '달의 유액'[87]을 끌어넣으며, 그 결과 심령 신경들에 고통이 발생한다.

(109) 그 다음, 정액의 고통이 발생한다.

(110) 그 다음, 육도(六道)의 존재 여건에 대한 체험이 시작된다.[88] 정액 변환의 첫단계에서 찾아오는 이 체험은 '고통의 시

---

85) 색깔은 들숨의 맑음과 날숨의 탁함을 나타낸다. 〈마하무드라의 개요〉에서처럼 이것(색깔을 앎)은 호흡 작용을 조절하여 사고의 흐름을 안정시키려는 목적을 갖는다.(pp.203~204, 39~40절 참조)

86) '초월적 체험'의 pp.291~293 본문에 설명하듯이 수행자는 5대 원소로부터 특수한 힘을 끌어낸다. 간단히 말해, 흙의 원소의 본질적 특성은 고체성이고, 물은 유동성이며, 불은 뜨거움이고, 공기는 투명성과 운동성이며, 에테르는 무저항성이다. 이들 각각의 특성은 요가에 의해 변환될 때 그들의 초월적 측면(힘)을 보여준다./93절의 '세력'과 여기서의 '능력'은 각각 Force와 Power의 역어이다. 그들은 또한 '에너지'와 '힘'으로 구별될 수도 있다-역자.

87) 원문은 여기서 남성의 정액을 가리키는 통상의 티벳어 티글레thiglē를 사용한다. 이것은 '종자(種子)'를 뜻하는 산스크리트의 dhātu에 해당한다.

88) 수행자는 자신이 몸을 빠져나와 인간계를 제외한 윤회의 나머지 다섯 세계를 하나하나 통과하고 있는 듯한 느낌을 받는다. 그는 인과율에 의해 사후세계의 여러 가지 고통을 겪는다. 그는 인간 이하의 존재들이 겪는 불행을 체험하면서 연민을 느낀다. 그는 아귀들의 고통을 몸소 겪고, 천신(天神)들이 누리는 환희, 신앙심 없는 아수라들의 가혹함과 슬픔을 깨닫는다. 요가 수련으로 무한히 민감해진 그의 정신은 육도(六道)의 모든 고락을 체험하면서 인간계를 좀더 깊이 이해하게 된다. 달리 말하면 그는 모든 존재 속에서 맥박치는 하나의 생명에 동조하게 된 것이다.

간', 또는 '온기(溫氣)의 시간'이라 불린다.

(111) 그 다음, 위축된 심령 신경들이 〔변환 여건에서〕 지속적으로 증가하고 무르익는 정액과 심령에너지에 의해 원기를 회복할 때 수행자는 유한한 지복감[89]의 무수한 상태를 체험한다. 이것은 '두 번째 단계' 또는 '지복의 시간'이라 불린다.

(112) 그 다음, 수행자는 내면적 지복에 동조하는 마음과 환희의 눈으로 외부 세계를 바라본다. 이것은 '지복의 체험'이라고 불린다.

(113) 사념 형성의 끊임없는 흐름이 사라지고 마음은 본래의 상태, 또는 '지속적 정적의 참 상태', 또는 삼매의 평온한 상태에 도달한다. 이것은 '세 번째 단계' 또는 '외부적 현상에 대한' '비인식의 상태'라 불리며, 수련을 통해 도달하는 세 번째 단계이다.

(114) 이처럼 도달한 정적 상태는 모든 감각이 사라진 상태가 아니다. 왜냐하면 연기와 신기루와 개똥벌레, 등잔이나 황혼의 깜박임 같은 흐릿한 빛과 같은 현상들, 맑게 갠 하늘, 그리고 너무 많아 열거할 수 없는 다른 현상들이 초월적 방식으로 그것을 조명하기 때문이다.

(115) 정액을 변환시키는 이 세 번째 단계에서 위와 같은 현상들을 체험하는 수행자는 그 속에서 나타날지 모르는 어떤 징후나 전조를 무시하면 안 된다. 그는 나타나지 않는 것을 찾아서도 안 되며, 평상시와 마찬가지로 계속해서 '실제적 생명열'을 생산해야 한다.

---

89) 심신 상관성의 이런 지복감은 그것을 느끼는 육체가 허망한 존재이듯이 일시적이다. 심신 상관성이 아닌 열반의 지복감은 순수한 정신적 체험이며 육체와 무관하고 무한하다.

(116) 생명력이 효과를 발휘하게 되면 수행자는 질병이나 노쇠를 비롯한 육체적 악화의 다른 원인들에도 면역이 생긴다. 그는 다섯 가지 유한한 초능력을 비롯하여 여러 가지 다른 능력을 얻는다.[90]

[초월적 체험]

(117) 생명열 체험의 두 번째 부분인 초월적 체험에 관해서는, 이렇게 전한다.
저 두 번째 원인에 의해,
세 개의 주요 심령 신경이 만나는 곳에서
생명력은 들어간다.
(118) 그것은 또한 이렇게 전한다.
나아가 다섯 징후와 여덟 덕목이 시작된다.
(119) 이런 문구들에 대한 설명은 다음과 같다.
(120) 일상적 체험의 시간 동안 생명력이 중앙 신경 속으로 들어가는 것은 활발한 노력에 의해 생명력이 중앙 신경 속으로 들어가는 것이라고 말해진다.
(121) 따라서 생명력이 중앙 신경 속으로 들어가는 것은 수행자 자신의 힘에 의한 것으로 알려져 있다. 달리 말하면, 외부와 내부의 생명력이 결합하여 튜브 비슷한 형태로 하나의 생명력이 되

---

90) 5가지 초능력이란 과거·현재·미래의 사건을 알고, 타인의 마음을 읽으며, 자신의 숨겨진 한계나 단점을 아는 것이다. 이들은 육체와 관련되므로 윤회적이고 덧없으며, 속세의 피조물에 대한 다른 모든 지식과 같이 유한하다.

는 것이다.[91]

(122) 중앙 신경 속으로 들어간 생명력은 회음부로부터 배꼽 신경 중추에 이르러 네 개의 심령 신경 중추 한가운데를 통과하면서 생명열의 지혜로 넘치는 불 에너지가 되어 모든 성(性) 신경 통로로 스며들고 그리하여 모든 신경 중추를 해방한다.[92]

(123) 이 해방에 의해 다섯 가지 초월적 징후가 나타난다.

(124) 이 징후는 번쩍임, 달, 태양, 토성, 번개이다.

(125) 번쩍임은 노랑색, 달은 흰색, 태양은 붉은색, 토성은 파랑색, 번개는 핑크색, 이들 각각의 광채로 나타날 것이다.

(126) 이들 각각의 광채 속에서 이제 자신의 몸은 후광을 두를 것이다.[93]

(127) 여덟 덕목을 획득했다는 가시적 징후는 다음과 같이 나타날 것이다.

(128) 〔몸의〕 흙의 원소에 의해 나라야나[94]와 같은 체력을 얻는다.

(129) 〔몸의〕 물의 원소에 의해 몸의 유연함과 부드러움을 얻고

---

91) 날숨 이후 좌우의 심령 신경 속에 머무는 프라나(심령에너지)와 들숨에 의해 그 속으로 들어온 프라나는 결합하여 하나의 생명력으로서 중앙 신경 속으로 들어간다. 이 과정이 내부와 외부 생명력의 결합이다. 세 개의 주요 심령 신경이 만나는 곳(심령에너지가 들어가는 구멍) 아래 안쪽으로 약 10센티미터 지점에 심령에너지(생명력)가 모이는 공간이 있다고 한다. 다음 구절이 이 점을 설명하고, 생명력이 모든 심령 신경 중추에 어떻게 전달되는지를 보여준다.

92) 여기서 '해방한다'는 말은 심령 신경 중추들의 기능을 활성화시킨다. 또는 잠자던 상태로부터 일깨운다는 뜻이다.

93) 후광처럼 나타나는 이런 광채의 영상은 심령적 진보의 여러 단계와 상응한다. 번개의 핑크빛 광채는 정액이 변환되어 퍼지는 결과이고, 다른 것들은 네 개의 주요 심령 중추와 관련된다.

94) Skt. Nārāyaṇa ; Tib. 세메키부Sred-med-kyi-bu ; 那羅延 = '무욕(無慾)의 아들', '또는 욕

불에 의해 해를 입지 않게 된다.

(130) 〔몸의〕 불의 원소에 의해 모든 물질을 변환 소산시키는 힘을 얻고 물에 가라앉지 않게 된다.

(131) 〔몸의〕 공기의 원소에 의해 발의 쾌속성과 몸의 민첩성을 얻고 솜털처럼 가볍게 된다.

(132) 〔몸의〕 에테르의 원소에 의해 비행 능력을 얻고 흙과 물에 방해받지 않게 된다.

(133) 〔심령에너지의〕 달의 통로[95]에 의해 몸이 투명해지고 그림자가 생기지 않게 된다.

(134) 태양의 통로에 의해 몸의 모든 거친 요소가 순수해지고, 수행자의 육체는 무지개와 같은 여러 가지 색깔로 빛나게 되며 타인의 눈에 보이지 않게 된다.

(135) 이 모든 능력이 나타나면서 몸의 아홉 문[96]이 닫히고, 말의

심없는 자'. 유지신(神) 비슈누Vishnu의 한 형태. 나라야나의 초인적인 힘은 신화에서 다음과 같이 설명한다. 힘의 크기에 있어서 사람 열 명은 말 한 마리와 같고, 말 열 마리는 코끼리 한 마리와 같으며, 코끼리 열 마리는 대지를 수호하는 신성한 코끼리 한 마리와 같다. 대지를 수호하는 신성한 코끼리 열 마리는 향기나는 신성한 코끼리 한 마리와 같고, 향기나는 신성한 코끼리 열 마리는 인드라Indra의 코끼리 한 마리와 같으며, 인드라의 코끼리 열 마리가 나라야나와 같다. 그리하여 이 구절의 의미는 생명열 요가가 초인적 체력의 싯디(성취)를 선사한다는 것이다. 다음 129절은 영원한 젊음의 싯디를, 130절은 고체를 액체나 기체로 바꾸고 그 반대도 가능한 물질 변환 능력을, 131절은 공중부양 능력을, 132절은 아스트랄체의 상태로 에테르나 단단한 물체를 통과하는 능력을 언급한다. 133절과 134절은 자체적으로 설명한다.

95) 달(또는 '달의 유액')의 통로는 '함Haṃ'자가 상징한다. 남성 신격인 '함'은 꽃잎이 천 개 달린 연꽃의 한가운데에 앉아서 '절반 아'자나 태양의 통로가 상징하는 쿤달리니 여신(육체의 신성한 여성적 측면)과 신비로운 합일의 경지에 든다.

96) 두 눈, 두 콧구멍, 두 귀, 입, 항문, 생식기를 가리킨다. 이들은 모두 외부 자극에 대해 문을 닫고 안정되어야 한다.

네 문$^{97)}$이 닫히며, 마음의 두 문$^{98)}$이 열린다. 이리하여 커다란 지복감이 내면에서 솟아난다.

(136) 그로부터 모든 여건을 의식하면서 '황홀한 정적'이라 불리는 삼매를 지속적으로 체험한다.$^{99)}$

〔3단계 — 초월적 생명열〕

(137) 초월적 생명열에 관해서는, 이렇게 전한다.
동시발생의 원초적이고 창조되지 않은 마음이
끝없는 삼매의 주처(住處)이다.
(138) 이 말에는 다음과 같은 설명을 첨가할 수 있다.
(139) 오온(五蘊)$^{100)}$의 생명력은 본질적으로 왼쪽 심령 신경을 통해 표현되는 불성(佛性)의 남성적 측면에 속한다.
(140) 오대(五大)$^{101)}$의 생명력은 본질적으로 오른쪽 심령 신경을 통해 표현되는 불성(佛性)의 여성적 측면에 속한다.
(141) 결합된 두 측면을 지닌 생명력이 중앙 신경 속으로 모일 때 차츰 '동시발생의 지혜'$^{102)}$가 나타난다. 그것은 공성(空性)으로

---

97) 목구멍과 혀, 입천장, 양 입술을 가리킨다. 이들은 문이라기보다는 소리내어 말하기 위한 4개의 인체 조직이며, 몸·마음과 함께 삼매의 정적 속에서 안정되어야 한다.
98) 의지(意志)와 기억(記憶)을 가리킨다.
99) 이 말은 몸과 입과 마음이 완전히 안정된다는(요가적으로 다스려진다) 뜻을 내포한다. 이후 달과 태양의 에너지를 완성하는 토성 에너지가 각성되어 중앙 신경으로 들어가면서 생명열 발생으로부터 연유하는 초월적 체험이 절정에 이른다.
100) 원문은 풍포Phung-po ; Skt. Skandha. 색(色)·수(受)·상(想)·행(行)·식(識).
101) 지(地)·수(水)·화(火)·풍(風)·공(空)의 다섯 원소.
102) 이 어휘는 제2권 2절과 125절의 주해에서 설명했다.

부터 분리될 수 없는 순수한 마음의 원초적 상태이며 다함없는 위대한 지복으로 항시 가득차 있다.

(142) 행위에 따라 결과를 만드는 카르마의 원리가 배꼽 심령 중추 속에 있다. 과보를 무르익게 만드는 카르마의 원리가 심장 심령 중추 속에 있다. 습벽(襲癖)을 강화하는 원리가 목구멍 심령 중추 속에 있다. 모든 카르마의 결과로부터 자유로워지는 카르마의 원리가 두뇌 심령 중추 속에 있다.

(143) '달의 유액'은 신경 중추들을 통과하여 위쪽으로 흐르면서 카르마의 원리를 활성화하고, 중앙 신경의 위쪽 맨 끝에서 저항할 수 없는 '지복의' 파동을 선사한다.

(144) 그리하여 머리 꼭대기에 불가시의 심령적 융기가 생겨난다.[103]

(145) 변환된 정액의 생명력이 융기부를 채울 때 마하무드라의 초월적 혜택을 얻고 위대한 바즈라다라[104]의 경지를 깨닫는다.

(146) 이 깨달음과 동시에 회음부로부터 흰 유액이 강하게 분출하여 위로 흘러 머리 속으로 가득 스며든다. 그리고 머리 꼭대기에서 붉은 유액이 강하게 분출하여 아래로 흘러 발가락 끝까지

---

103) 나중에 생겨난 이 불가시의 두뇌 심령 중추는 불상(佛像)에 흔히 보이는 육계(肉髻; 정수리의 융기부)와 관계가 있다.(p.119 맞은편 참조) 보통 두뇌가 심령적 육체적으로 발전하여, 또는 요가에 의해 높이 진화하여 생겨나는 이 심령 기관을 통해 신성한(깨달음의) 의식은 기능을 발휘한다. 골상학에서도 같은 부위의 융기가 숭고한 힘을 의미한다는 점은 흥미롭다. 그리하여 골상학의 관점에서 말하더라도 붓다의 머리 위에 있는 혹은 충분히 진화한 인간의 숭고함을 나타낸다고 할 수 있다.

104) Vajra-Dhāra ; Tib. 도르제창Dorje-Chang ; 持金剛. 여기서는 마하무드라와 육법(六法)의 요가를 닦는 수행자가 그에게서 텔레파시적으로 수여받는 신비한 힘을 상징한다.

온몸에 스며든다.[105]

〔제3부: 실제 적용〕

(147) 실제 적용은 두 부분으로 이루어져 있다. '온기의 이득을 얻기'와 '지복의 이득을 얻기'이다.

〔적용 수행 1 : 온기의 이득을 얻기〕

(148) 온기의 이득을 얻기는 세 부분으로 나뉜다. 자세법과 호흡법과 관상법이다.

〔자세를 통해 온기를 얻는 법〕
(149) 자세를 통해 온기의 이득을 얻는 법은 다음과 같다.
〔종아리와 허벅지가 양발 위에 놓이고 무릎이 발가락 위에 있으며 왼쪽 다리가 안쪽에 오도록〕 책상다리를 하고 앉는다. 굽힌 다리 사이의 우묵한 곳 속으로 양손을 통과시킨 후, 팔이 길면 양팔을 교차시켜 〔허벅지 아래 부분을〕 잡고, 만일 팔이 짧으면 적당한 방법으로 잡는다.[106] 그 다음 위(胃)를 오른쪽에서 왼쪽으로 세 번 빙빙 돌리고, 다시 왼쪽에서 오른쪽으로 세 번

---

105) '함'자와 '절반 아'자로 관상했던 남성적인 흰 유액(달의 용액)과 여성적인 붉은 유액, 이 두 가지 측면의 생명력이 변환되는 모습을 보여준다.
106) 허벅지를 잡는 것은 이어지는 튀어오르기 실습에 대비하여 상체를 떠받치기 위함이다. 따라서 팔이 짧은 사람은 팔을 교차시키지 않고 종아리를 잡음으로써 같은 효과를 얻을 수도 있다.

반복한다. 그 다음 가능한 한 세게 위를 요동시킨다. 끝으로 생기에 넘친 말이 몸을 흔들어 털을 진동시키듯 몸을 흔든다. 그와 동시에 〔교차시킨 다리로 몸을 일으켰다가 다시 방석에 몸을 떨굼으로써〕 조금 튀어오르기를 한 번 행한다.

(150) 이 행법을 세 번 반복한 후 힘차게 튀어오르기를 한 번 함으로써 자세법의 한 과정이 끝난다.

〔호흡을 통해 온기를 얻는 법〕

(151) 호흡을 통해 온기의 이득을 얻기 위해서는 들숨을 허파 밑바닥까지 밀어넣고 횡격막을 수축시켜 '항아리 형상'을 만들어야 한다.

〔관상을 통해 온기를 얻는 법〕

(152) 관상을 통해 온기의 이득을 얻는 법은 다음과 같다.

(153) 자신을 속이 빈 바즈라요기니로 관상한 후 그 속에 세 개의 주요 심령 신경과 네 개의 주요 신경 중추와 '절반 아'를 선명히 시각화하라.

(154) 이 상태에서 양 손바닥과 양 발바닥 각각의 중심에 태양을 상상하고, 이들 태양이 서로 마주보게 안치한다.

(155) 그 다음 〔배꼽 신경 중추 아래, 회음부에 있는〕 주요 심령 신경의 접합점에 태양을 관상한다.

(156) 손과 발의 태양들을 서로 문지름으로써 불이 타오른다.

(157) 이 불이 배꼽 아래〔접합점〕의 태양에 미친다.

(158) 여기서 불이 타올라 '절반 아'자에 미친다.

(159) '절반 아'자에서 불이 타올라 몸으로 퍼진다.

(160) 그 다음 숨을 내쉴 때 〔불가시적인 생명열로서의〕 본성을 지닌 불이 온 세상에 퍼짐을 관상하라.

(161) 이 관상법을 행하는 한 과정 동안 21번 힘차게 튀어오르기를 행한다.[107]

(162) 7일 동안 이렇게 명상함으로써 몸에 무명 천 한 장만을 걸치고 〔가장 극심한 추위도〕 견딜 수 있게 된다.

〔적용 수행 2 : 지복의 이득을 얻기〕

(163) 지복의 이득을 얻기는 세 부분으로 나뉜다. '자기 마음의 정신적 배우자[108] 관상'의 예비 수행과, '불살라 떨어뜨리는 과정'의 근본 수행과, '육체 단련'의 결말이다.

〔자기 마음의 정신적 배우자 관상〕

(164) 자기 마음의 정신적 배우자를 관상하는 예비 수행은 다음과 같다.

완전한 아름다움을 갖추어 자신을 홀릴 정도로 매력적인 인간 여성의 형상을 정면에 관상한다.[109]

---

107) 이 관상법을 행하는 동안 위의 150절에 지시한 자세법을 21회 행하면서, 교차시킨 다리와 '항아리 형상' 및 손바닥과 발바닥에 태양을 위치시켜 서로 문지르는 데 필요한 동작을 그대로 유지한다.
108) 원문은 이릭Yid-rig=이키릭마Yid-kyi-rig-ma ; '마음의 정신적 배우자', 즉 바즈라요기니로 나타나는 마음의 음성적(여성적) 측면.
109) 이 관상법은 성욕을 자극하여 '달의 유액'을 분비시키기 위한 것이다. 그리하여 '함'자

〔불살라 떨어뜨리는 과정〕

(165) 불살라 떨어뜨리는 과정인 근본 수행은 생명열 발생을 위한 6가지 육체 운동법, 호흡법이 결합된 4가지 과정, 관상법에 의거한다.[110]

(166) 이제 앞서와 같이 선명하게 자신을 삼바라챠크라[111]로 관상하라. 그는 푸르고 엷은 비단 텐트와 같이 속이 비었으며, 그 속에 세 개의 주요 심령 신경과 네 개의 주요 심령 신경 중추〔또는 챠크라〕가 있고, '절반 아'자와 '함'자가 위에서처럼 분명하다.

(167) 생명력이 '절반 아'를 불타게 하고, 생겨난 열에 의해 '함'자가 녹아 '절반 아' 위로 방울져 떨어진다.

(168) 우지직 우지직 소리와 함께 불길은 아래로 빠르게 움직이고, 화력이 증가하여 불길이 배꼽 신경 중추에 도달한다.

(169) '함'자가 아주 많이 녹아 방울져 떨어지면서 불길은 강도를 더하여 심장 신경 중추에 도달하고, 그 다음 목구멍 신경 중추에, 그 다음 두뇌 신경 중추에 이른다.

(170) 끝으로, 완전히 녹은 '함'자의 흐름이 목구멍 신경 중추로 내

(마음의 남성적 측면의 상징)의 신비로운 융해가 가속화된다.

110) 이 단계에 성공하려면 생명열 발생에 관한 앞서의 모든 행법을 터득해야 함은 물론이다. 특히, 뒤에 나오는 180절의 육체 단련에 관한 설명을 비롯하여 51~96절의 호흡법과 관상법을 참고하도록.

111) 원문은 콜로돔파 Hkhor-lo-Sdom-pa ; Skt. Sambhāra-chakra ; '모든 것이 자제된(결합된) 바퀴'. 우리 문헌의 바즈라요기니는 마음의 여성적 측면이고, 그는 마음의 남성적 측면이다. 그의 푸른색은 하늘의 불변성(영원성)을 상징한다. 이 만다라(방법)에 의하면 삼바라챠크라는 불성(佛性)의 밀교적 형상이다.

려와 완전히 스며들면서 '환희의 지복'이나 육체적 지복감을 체험한다.[112]

(171) 그 다음 순간적으로 여러 가지 체험이 시작된다.[113]

(172) 공성(空性)의 평형에 안주하라.

(173) '함'자가 녹아 떨어져서 심장 신경 중추로 스며드는 이 감로에 의해서 수행자는 '초월적 지복'을 체험하고, 카르마가 무르익게 만드는[114] 기능을 의식하며 광대한 공(空)의 상태[115]를

---

112) 이 상태는 삼매의 초육체적 지복감과는 다르다. 수행자가 체험하는 지복감의 정도는 다음과 같이 넷으로 분류된다. 환희의 지복, 초월적 지복, 경이로운 지복, 동시발생의 지복. 이 중에서 앞의 셋(이들은 심신 상관성이며, 동시발생적 열반 상태의 순수한 지복과는 다르다)은 순서대로 보통의 지복, 황홀한 지복, 최상의 지복으로 불리기도 한다.
113) 이것은 잠시 동안만 지속되는 일종의 파노라마식 영상을 가리키는 듯하다. 이 영상 속에서는 익사했다가 소생한 사람이 물에 빠져 죽는 순간 일생 동안의 사건들이 파노라마식으로 떠올랐다고 말하는 것과 비슷한 상황이 벌어진다. 이 영상 속에서 수행자는 순간적으로 한 쌍의 상반된 육체적 정신적 상태를 연달아 체험한다. 고통과 환희가 뒤섞이고, 사랑과 미움이, 동요와 정적이 연달아 서로 뒤섞이면서 상대성이 통일성으로 인식되고 그들 모두가 하나임을 깨닫게 된다.
114) 142절 참조.
115) 원문은 신투통파Shin-tu-stong-pa='광대한 공(空)'. 북방불교는 공성(空性 ; Shūnyatā)을 18등급으로 나눈다. (1) 내공(內空) : 자극에 대한 지각적 응답 (2) 외공(外空) : 외부적 자극 (3) 내외공(內外空) : 내외 공성의 결합 (4) 공공(空空) : 공허 그 자체의 공성 (5) 대공(大空) : 공간 (6) 제일의공(第一義空) : 열반의 깨달음 (7) 유위공(有爲空) : 우주 또는 윤회계 (8) 무위공(無爲空) : 창조되지 않고 구체화되지 않는 열반 (9) 필경공(畢竟空) : 무한성 (10) 무시공(無始空) : 영원성 (11) 산공(散空) : 수학적 영(零) (12) 성공(性空) : 모든 객관적 사물 (13) 자상공(自相空) : 현상의 공성 (14) 제법공(諸法空) : 술어적 공성 (15) 불가득공(不可得空) : 무념의 공성 (16) 무법공(無法空) : 비물질성의 공성 (17) 유법공(有法空) : 현실의 공성 (18) 무법유법공(無法有法空) : 현실의 비실재성의 공성. 이들 18등급의 공성을 설명하는 티벳어 저술과 주석서들이 많이 있으나 이것을 자세히 논하는 것은 이 책의 한계를 넘어서는 일이므로 여기서는 이들 공성이 실재를 보는 여러 관점을 분류하기 위한 것임을 알리는 데 그친다. '광대한 공'은 다음 절에서 언급하는 5번째 등급의 공성인 '대 공성'의 깨달음이 변형된 것으로 보인다.

깨닫는다.

(174) 배꼽 신경 중추로 스며드는 감로에 의해 수행자는 온몸에서 전율이나 진동감과 '경이로운 지복'을 체험하고, '대공성(大空性)'을 깨닫는다.

(175) 마침내 〔뱀의 힘의 자리인 물라다라 챠크라의〕 회음부로 하강하는 이 생명력에 의하여 수행자는 '동시발생적 지복'을 체험한다.

(176) 그 다음 보통의 의식 상태에서는 인식 불가능한 상상할 수 있는 최소 시간의 단편을 인식할 수 있게 된다.

(177) 그리고 일체공(一切空)[116]의 정광명을 깨달으면서 모든 세속적〔또는 외부적〕 자극에 영향받지 않는 의식 상태가 찾아온다.[117]

(178) 생명의 불이 두뇌와 목구멍과 심장과 배꼽의 신경 중추로 스며들면서 보통의 육체적 지복으로부터 '동시발생적 지복'에 이르기까지 이러한 등급의 지복들이 찾아옴을 인지하며 수행하라.

〔육체 단련〕

(179) 육체 단련은 '나로파의 운동 6 · 20 · 50'이라 불리는 기본

---

116) '일체공'은 모든 구성 요소의 허망한 본성을 꿰뚫는 투시력과 상응하며, 그 속에서 실재의 정광명을 깨닫는다. 그것은 13번째 공성에 해당한다.

117) 공성(空性)과 극공(極空)과 대공(大空)은 3가지 지혜, 또는 3가지 의식 상태이다. 이들이 서로 인과(因果)를 이루며, 그것이 인(因)으로 되어 일체공(一切空)의 과(果)로 나아간다. 일체공은 정광명(淨光明)이다. 좀더 설명하면, '공성'은 지혜이고 '극공'은 방편이며 '대공'은 지혜와 방편이 평등 화합한 경지이다. 이것이 다시 '일체공'의 광명으로 나아간다는 것이다 – 역주.

적 육체 단련이다.[118)

[나로파의 기본 육체 운동 6가지]
나모 마하무드라야![119)

(180) 나로파의 기본 육체 운동 6가지는 다음과 같다.
 1) 양발을 보살의〔또는 붓다〕 자세로 하고 양 무릎 위에 양 주먹을 놓는다. 그 다음 허리를 오른쪽에서 왼쪽으로, 그리고 왼쪽에서 오른쪽으로 둥글게 회전시킨다.[120) 이 동작은 배꼽 부분

---

118) 생명열 행법은 여기서 끝난다. 환신(幻身) 행법 바로 앞까지 이어지는 구절은 번역자가 부탄의 스승 노르부Norbu에게서 받은 아주 비밀스런 티벳 문헌으로부터 발췌한 것이다. 이 원본의 제목은 도제 뤼 키 튀코르 데첸 녜람 레 옌락 가종 소 차치기 중가 주소 Rdo-rje lüs kyi hkhrül-hkhor bde-chen nye-lam las yan-lag lnga-sbyong sogs rtsa-tshig-gi gzhyung-hgah bzhūgs-so이며, 그 뜻은 다음과 같다. "금강신(身)의〔을 얻기 위한〕육체 운동들 : 여기에 '위대한 지복의 지름길'에서 뽑은, 오지(五肢) 단련에 관한 기본 지시의 보통 수행 약간이 들어있다". 이 번역 제목 속의 '기본 지시'는 '오지(五肢) 단련'을 위해 고안된 핵심적인 가르침이란 뜻이고, 여기서 '오지(五肢)'는 양팔과 다리 및 몸통(머리와 목 포함)을 가리킨다. 원본으로부터 여기에 영역(英譯)된 내용은 나로파의 운동법 중 가장 핵심적인 6가지를 담았으며, 라마 카지 다와삼둡(그 자신이 이 운동법을 관장하는 카규파 종의 비전가였다)의 허락 하에 진지한 연구가들에게 제공하는 것이다. 그는 지금까지 비밀히 보존되어온 이 운동법이 그것을 창시했던 위대한 스승에 대한 경의와 함께 오직 원래의 목적을 위해서만 사용되기를 열렬히 원했다.
119) Namo Mahā-Mūdrāya! 마하무드라를 향한 이 인사말은 다음에 설명하는 6가지 운동이 '육법(六法)의 요가'와 함께 마하무드라 유파에 전하는 가르침의 일부임을 암시한다.
120) 양 무릎 위에 놓은 손으로 온몸을 단단히 고정시킨 후 위(胃)를 포함한 허리 부분을 우유 젓기식으로 회전시킨다. 나로파의 이 6가지 운동은 그 하나하나가, 대체로 여기 설명한 것 같은 한 번의 동작과 그 다음 두 번의 교차된 동작을 합한 세 동작으로 이루어진다. 한 운동의 세 동작을 행하는 동안 그 운동이 한 동작으로 이루어져 있든 두 동작으로 이루어져 있든 생명열 행법에서 지시한 대로 한 번 힘차게 뛰어오르기를 행한다.

의 장애를 없애고 배꼽 신경총(심령 중추)을 해방한다〔즉 건강하게 기능을 발휘하도록 한다〕.

2) 그 다음 〔같은 자세로〕 목을 돌리고 앞뒤로 굽힌다. 그럼으로써 정수리와 목구멍의 신경총이 해방된다.

3) 〔손바닥을 아래로하여 양 무릎을 짚고 그 외는 모두 첫번째 동작과 같은 몸 자세를 한 후〕 몸 윗부분을 오른쪽에서 왼쪽으로, 그리고 왼쪽에서 오른쪽으로 번갈아가면서 비틀어 돌린다.[121] 이에 따라 몸 윗부분의 질병이 사라지고 신경총들이 해방된다.

4) 사지(四肢)〔즉 양팔과 손, 양 다리와 발〕를 뻗었다 수축시키는 동작은 사지의 질병을 없애고 신경총들을 해방한다〔또는 연결한다〕. 이것은 양손과 팔을 먼저 행한다.[122] 그 다음 양손

---

121) 허리 밑의 몸 아랫부분은 단단히 고정시키고 윗부분을 비트는 식으로 돌리되 머리와 목과 몸통은 한 세트로 굳게 유지해야 한다.

122) 원본은 이 부분의 자세한 설명은 스승의 몫으로 남겨두고 간단히 암시하는 데 그친다. 편집자의 스승 역할을 했던 번역자는 이 부분을 다음과 같이 설명했다.

"이 운동의 첫부분인 뻗기 운동은 다음 동작들로 이루어진다. 오른손의 손가락들을 붙이고 손바닥은 펴서 아래로 향한 후 팔을 정면으로 곧게 뻗는다. 그 다음 손바닥을 펴서 아래로 향한 왼손이 쭉 뻗은 오른팔의 어깨에서 손가락 끝까지 그 위쪽 표면 위로 빠르게 통과한 후 손바닥 아래쪽으로부터 팔의 표면을 따라서 겨드랑이를 세게 친다. 이 동작을 두 번 더 반복하고, 그 다음 좌우를 바꿔 똑같은 방식으로 세 번 한다. 그리고 한 번 힘차게 뛰어오른다. 그 다음 좌우의 손을 사용하여 좌우의 다리에 대해서도 비슷한 방식으로 세 번씩 행하고 다시 한 번 힘차게 뛰어오른다. 이로써 뻗기 운동의 한 과정이 끝난다.

"수축 운동은 다음과 같다. 각 팔의 팔꿈치를 굽혀 팔뚝의 아랫부분을 가슴 앞에 두고 윗부분은 양옆에 밀착시킨 후 손은 주먹을 쥔다. 늑골 앞에서 힘차게 세 번 두 팔을 펴 덕거린다. 한 번 힘차게 뛰어오른다. 이것으로 수축 운동의 한 과정이 끝난다. 남은 부분은 설명이 없어도 알 수 있다."

으로 뒤쪽의 바닥[또는 방석]을 짚고 엉덩이를 바닥[또는 방석]에 둔 후 양 다리를 뻗어 공중에서 양발을 맹렬히 흔든다.

5) [다리를 교차시킨 상태에서 양손은 무릎에 두고 몸을 일으켰다가 방석 위로 힘차게 떨구는]$^{123)}$ 튀어오름과 떨어짐에 의해 온몸의 신경총들이 하나로 연결된다. 그리고 튀어오를 때마다 몸을 좌우로 비틀라. 그리고 양손은 무릎에 둔 채 몸을 맹렬히 흔들라[또는 진동하라].

6) [방석 위에서 손으로 몸을 떠받쳐 웅크린 자세로] 몸을 흔들라[또는 진동하라]. 그 다음 '우ㅎ Uh' 소리를 내고$^{124)}$ 몸 전체를 문지르면서 주무른다. 그럼으로써 모든 신경이 잠잠해지고 각자 제자리를 지킨다.

'생명열의 가르침은 여기서 끝난다.'

---

123) 비슷한 자세와 운동을 149절에서 설명했다.
124) '우ㅎ' 소리를 내는 것은 숨을 강제로 뿜어내는 것이다.

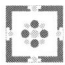

〔제2장: 환신의 요가〕

(1) 환신(幻身) 행법은 '불순한 환신을 마야로 인식하기', '순수한 환신을 마야로 인식하기', '모든 것을 마야[1]로 인식하기'의 3부로 이루어져 있다.

〔제1부: 불순한 환신을 마야로 인식하기〕

(2) '불순한 환신을 마야로 인식하기'에 관해서는 이렇게 전한다. 무르익은 카르마 속에서 환신은 태어난다.
(3) 자기 앞의 어떤 말뚝이나 다른 지지물에 붙어서서 거울 속에 자신의 몸을 비추라.
(4) 반영된 몸에 명예 · 인기 · 아첨과 같은 즐거운 것들을 적용함은 그 몸을 흐뭇하게 하고, 그런 성질들을 제거한 그 몸에 비판

---

1) 원문은 규마Sgyūma ; Skt. Māyā ; 幻影. 사실인 듯하지만 단지 마술사의 마음속에 시각화된 것이 최면당한 관객들에게 이심전심으로 전해진 이상의 아무것도 아닌 존재 – 자연계의 모든 것은 그와 같다는 점에서 사용하는 어휘이다. '불순한 환신'은 인체(人體)이고, '순수한 환신'은 시각화된 존상(尊像)을 가리킨다.

적인 불쾌한 수식어들을 적용함은 반대 효과를 가져온다. 자신과 거울 사이에 그 몸이 존재한다고 관상하면서 거기에 이런 유쾌하고 불쾌한 것들을 적용하라.[2]

(5) 그 다음 반영된 형상과 자신이 전혀 다르지 않다고 생각하면서 그 형상에 16가지 비유를 적용하라.[3] 그럼으로써 자기 몸을 마야로, 비실재로 간주하도록 마음을 길들이라.

[제2부: 순수한 환신을 마야로 인식하기]

(6) '순수한 환신을 마야로 인식하기'는 두 부분으로 이루어져 있다. '시각화 상태의 마야'와 '완성된 상태의 마야'이다.

[시각화 상태의 마야]

(7) 시각화 상태의 마야에 관해서는 이렇게 전한다.
그것은, 비밀의 힘을 수여하는 동안
깨끗한 거울 표면에 보이는 금강살타,

---

2) 원본의 이 구절은 어느 정도 반어적이며, 수행자가 자기 육체 형상의 근원인 에고이즘의 어리석음을 스스로 깨닫게 하기 위한 것이다. 거울 속에서 그는 다른 사람들이 자신을 보듯이 자신을 볼 수 있으며, 자신의 표정에 나타나는 여러 가지 유쾌하고 불쾌한 사념들의 각기 다른 응답 효과를 남모르게 관찰할 수 있다. 만일 이 수행을 진지하게 명상한다면 오직 한 가지 결과가 있을 수 있으니 그것은 자신의 자만심(그릇된 자부심)에 대한 혐오감이다. 자신이 남보다 현명하고 신성하며 어떤 점에서든 다른 모든 사람들과 구별될 만하다는 생각을 '무아(無我)의 길'은 용납하지 않는다.
3) 이것은 육체의 본성이 덧없음을 나타내는 16가지 비유이다. 이를테면 육체는 이런 것과 같다. 즉, 신기루, 구름, 수면에 비친 달, 마술에 의한 환영, 꿈속의 물체, 거울에 비친 상(像) 등등.

그의 잘 그려진 초상화가

　　거울에 비친 모습을 닮았다.[4]

(8) 그러므로 금강살타나 다른 수호존의 그림이 거울에 비치도록 하라.[5]

(9) 마음과 시선을 고정하고 반영된 형상을 바라보면서 명상하면 그 상이 살아있는 것처럼 보이게 될 것이다.

(10) 거울과 자신 사이에 그것이 존재하는 것으로 관상하라.

(11) 다음에 자신의 몸이 그 존(尊)의 반영된 몸과 같음을 관상하라. 이때의 상은 손으로 만질 수 있을 만큼 생생해야 한다.[6] 행

---

4) 비밀의 힘을 수여받는 전수(傳授) 의례에서는 '카르마의 거울'을 상징하는 거울이 사용되며, 이 거울 속에 입문자의 선악업(業)이 나타난다고 한다. 그리고 금강살타(Vajra-Sattva)의 정교한 채색화도 사용되는데, 그는 대원경지(大圓鏡智 ; 거울 같은 지혜)를 나타내는 선정불 아촉(阿閦 ; Akṣhobhya)의 권속이다. 4행으로 된 이 구절은 첫번째 비전(秘傳) – 여기에는 여러 날이 소요된다 – 을 얻으려는 수행자를 위한 것이며, 새로운 탄생의 신성한 의례에 앞서 그는 이 환신(幻身)의 요가를 수행해야 한다.

5) 앉아 명상하면서 거울에 반영된 그림을 볼 수 있도록 그것을 손에 들거나 말뚝에 매달아야 한다.

6) 이것은 시각화의 요가에서 사용하는 표준이다. 만일 성공한다면 수행자는 심상(心像)이 실제로 존재하는 것처럼, 또는 살아 있는 것처럼 보일 것이다. 티벳에는, 요가를 통해 만들어진 심상이 너무나 명료하고 객관적이어서 마치 의식과 의지력을 지니고 활동하는 것처럼 개별적으로 존재하게 된 사례들이 알려져 있다. 서양의 영매들은 그런 종류의 물질화가 자신과 무관한 에너지에 의한 것으로 생각한다. 물질화된 존재가 의식적으로든 무의식적으로든 자신의 생각이 시각화된 사념이거나 또는 텔레파시를 통해 다른 원천으로부터 수신된 힘에 대한 응답으로 자신이 투사한 사념임을 그들은 알지 못하는 것이다. 현대에 와서는 무선 통신과 같은 의도적 사념 전달의 가능성을 인정하고 있지만 동양의 요기들에게는 자연 상태에서의(서양 과학의 성가신 장치가 필요없는) 텔레파시나 사념 전달이 오래 전부터 당연한 것이었다. 물리학자들에게는 아직, 사념을 물질화하는(요기들이 천연의 수단에 의해 하는 것과 같은) 기계적 수단을 발견하는 일이 남겨져 있다. 과학의 그 다음 단계는 어떤 사념 원형 주위로 질료를 응집할 뿐만 아니라 물질을 해체하여 불가시의 전자 형태로 다른 곳에 전송한 후 원 상태로 되돌리는 기술일 것이다.

여 보게 되는 다른 어떤 몸도 역시 그 존의 몸으로 관상하며, 이 상도 살아있는 것처럼 되어야 한다. 그 다음 모든 가시적 형상들을 그 수호존의 몸으로 관상한다.

(12) 그럼으로써, 현상적으로 나타난 모든 것이 그 존(尊)의 변종〔즉 갖가지로 구체화된 모습〕임을 알게 된다.

(13) 이것은 '존(尊)의 본성을 깨달음'이라 불린다. 또는 '환영의 시각화', '모든 객체를 한 쌍의 부모존으로 인식함'이다.[7]

〔완성된 상태의 마야〕

(14) 완성된 상태의 마야에 관해서는 이렇게 전한다.

모든 지식의 근원이 그것이니,

그 속으로 들어갈 때 목표가 가깝다.

(15) 비로자나의 일곱 자세[8]를 취하라. 그를 통해 심신 상관성의 모든 작용을 이해하게 된다.

(16) 마음이 과거의 자취를 분석하도록 허용치 말고, 미래를 예상하지 말며, 현재를 형상화하지 말라. 하늘의 빈 공간 한 곳에 시선을 고정하라.

---

7) 남·여 존(尊)은 진여(眞如) - 항시 합일(Tib. yab-yum)의 경지에 있는 - 의 양(陽)과 음(陰) 두 측면을 상징한다. 달리 말하면 수행자는 여기서 모든 것의 통일성을, '하나의 실재', '원초적인 마음'을 일별하는 것이다.(pp.228\113, 229\115 참조)

8) 이들 자세는 제2권의 6~7절에 설명했다. 좀더 자세한 설명은 생명열 요가의 49~50절에 나온다. 그들은 심신 상관성의 모든 영적인 것을 깨닫기 위한 7가지 자세이다. 그래서 그들은 다섯 선정불의 중심이자 명시자(明示者; 형태를 통해서 '물질 우주'를 가시화시키는 자)인 비로자나불(佛)과 관련되는 것이다. 비로자나불은 모든 곳에 내재하는 지혜, 또는 공성(空性)으로부터 생겨나는 모든 지식을 상징한다. 이 7가지 자세를 통하여 모든 직관이 생겨나고, 목표에 가까워진다.

(17) 그러면 마음의 힘은 생명력과 함께 중앙 신경에 들고, 사고 작용은 안정된다.

(18) 이때 수행자는 〔'생명열 요가'의 123절에 있는〕 다섯 징후, 즉 허망한 연기를 비롯한 다른 현상들을 보게 된다.

(19) 나아가, 물 속에 달의 영상이 보이듯, 맑은 하늘에 붓다 형태의 상이 나타날 것이다.[9]

(20) 또는 거울에 비친 상을 보듯이, 품위와 미를 완전히 갖춘 명료하게 빛나는 응신(應身)〔즉 지상에 태어난 붓다의 순수한 육체, 그것의 환영〕을 본다.[10]

(21) 그 다음 보신(報身)〔즉 붓다의 정신적 속성을 완비한 불가시의 초물질적 육체 구성물〕이 소리로 들리기 시작한다.[11]

(22) 이에 관해 아르야데바[12]는 말했다.

모든 불제자들이 말하듯
눈에 보이는 모든 현상은 꿈이고 환상이라.

---

9) 이것은 시각화의 요가에서 더욱 진보한 상태를 가늠하는 표준이다. 이런 영상을 볼 수 없다면 수행이 완전치 못한 것이다. 이런 영상은 바르도 상태(사후 상태)에서 보는 영상과 어느 정도 비슷하다. 바르도 상태에서 보는 것은 주인공의 마음 작용에 따라 다르며, 마음을 떠나서는 존재하지 않는다. 불교도가 아닌 수행자라면 먼저 자신의 일상적인 마음속에 붓다의 상을 각인해 두어야 할 것이다.

10) 이 역시 시각화 능력의 높은 표준일 뿐만 아니라, 수행자의 미(美)의식 발달 정도를 보여주는 기준이기도 하다.(p.119 맞은편의 도판 '영광스런 붓다' 참조)

11) 이 체험은 지극히 내밀한 것이다. 이 소리는 브라마나 붓다의 60가지 완전한 음성으로부터 생겨나는 최상의 가락과 같은 것이다. 보신(報身)의 형상은 인지(人智)를 초월하지만 그의 소리까지도 지적인 이해가 완전히 불가능한 것은 아니다.

12) Ārya-Deva ; 聖天. 대승 철학을 창시하고 확립한 여섯 주요 인물 중 한 사람으로 나가르주나를 사사(師事)함.

그러나 '은혜 파동'을 유도하는 수행[13]을 반대하는 〔남방불교의〕 사람들은
꿈같이 허망한 사물의 본성을 깨닫지 못하는구나.

---

13) 이것은 티벳・중국・몽고・일본의 북방불교도들에게 공통된 수행이며, 실론(스리랑카)・버마(미얀마)・시암(태국)의 남방불교도들이 반대하는 것이다. 불보살들이 이 책의 여러 문헌들에 보이는 시각화 수행에서처럼 상상의 존재로 간주되든 또는 법신과 같은 신성한 비개성적 실체로 간주되든, 어쨌거나 여기서는 그들에게 직접 간청하고 기도하는 의식을 치른다. 이 점에 대해서는 남방의 견해를 지지하는 북방불교도들도 있지만 그 수는 극히 적다. 이 '은혜 파동'(정신적 힘)은 텔레파시를 통해 초인 스승들로부터 지상의 스승들에게 전해지고 다시 수행자에게 도달하며, 자기 암시 비슷한 요가 행법에 의해 이루어진다. 달리 말하면, 수행자는 거룩한 안내를 바라는 자신의 마음을 알리기 위해 더 이상 육화하지 않을 위대한 스승들이 거주하는 초인 영역으로 심령적 파동을 보내는 것이다. 이를 위해 그는 의례에 마음을 쏟으면서 상상의 존재로든 사실적 존재로든 불보살들을 관상한다. 유럽의 비판자들은 이런 수행을 일종의 자기 최면과 같은 것으로 생각했다. 그러나 이런 생각을 어느 정도 인정하더라도 최면술이 개인의 노력 여하에 따라 타인에 의한 최면과 전혀 다른 결과를 낳는다는 사실이 있다. 타인 최면에서는 피술자가 자신을 다스리지 못하고 어느 정도 시술자의 노예와 같이 되며, 깨어나서도 최면 당시 있었던 일이나 외부 자극에 대한 마음의 응답 효과를 거의 기억하지 못하지만, 자기 최면 상태의 수행자는 완전히 자신의 주인으로서 존재한다. 그는 자신이 하고 있는 일을 명료히 의식하면서 그 상태에 들고, 그 속에 있는 동안 지각하고 체험한 것들이 기억되도록 마음을 훈련한다. 최면 그 자체는 심리학적으로 아직 거의 연구되지 않은 광활한 영역이며, 요기들이 구미(歐美)의 아마추어 심리학자들보다 최면에 관해 가치있는 것들을 훨씬 많이 알고 있음은 다행한 일이다. 심리학자들은 요기들처럼 자신의 심신으로 실험하고 직접 체험에 의해 사실을 알기보다는 병리학자들처럼 짐승이나 타인의 심신을 사용하여 실험하고 전해 들은 바에 의하여 이론을 세운다. 아르야데바의 말에 의하면 북방의 이런 행법을 반대하는 남방불교도들은 자기 내면으로부터보다도 전해 들은 바나 외부로부터 지식을 구하는 심리학자들과 크게 닮았다. 신성한 지혜나 지식은 본유적이고 내면적이라고 하는 것이 대승불교의 입장인 바, 이를 기독교적 어휘로 표현하면, 하늘의 궁전은 자기 안에 있다는 것이다.

〔제3부: 모든 것을 마야로 인식하기〕

(23) '모든 것을 마야로 인식하기'에 관해서는 이렇게 전한다.
이동(移動)과 부동(不動),[14] 삼계(三界)[15]의 모든 것이 완전함 속에서는 통일체로 인식된다.

(24) 이 말의 의미는 다음과 같이 설명할 수 있다.
삼매의 평온한 상태에 도달할 때, 이미 도달한 이해에 공성(空性)의 깨달음이 더해져 모든 것이 ― 서로 분리되어 있는 것처럼 보이는 윤회와 열반이 ― 함께 비이원성(非二元性)의 지혜로 변환될 때, '겉으로 드러난 진실들'은 삼매의 환영임을 이해할 수 있다.[16]

(25) 이러한 사실에 마음을 집중하고 완전한 정적을 유지함으로써 그처럼 얻어진 지혜는 〔구극적〕 진실을 완전히 깨닫게 하는 저

---

14) '이동(移動 ; Moving)'은 깨닫지 못한 상태에서 우리에게 보이는 것과 같은 윤회의 세계이고, '부동(不動 ; Non-Moving)'은 우리가 상상하는 것과 같은 열반의 세계이다. 그러나 완전히 눈을 뜬 자에게 있어서는 양자(兩者)가 분리 불가능한 하나이다. 양자 간의 차이는 그들을 두 개의 다른 의식 상태로 이해하는 완전히 눈을 뜨지 못한 수행자의 마음속에만 존재한다.
15) 욕계(欲界) · 색계(色界) · 무색계(無色界).
16) '겉으로 드러난 진실들'은 거의 최고의 삼매 상태에서 얻어지는 어느 정도 환영에 가려져 아주 완벽하지는 않은 깨달음을 나타낸다. 예를 들면, 해와 별의 존재나 뜨거움과 차가움과 같은 자연계의 현상들은 최종적 진실인 것처럼 보이지만 그들은 근원적이고 본질적인 원인에서 유래한 것이기 때문에 실제로는 겉으로 드러난(현상적) 진실일 뿐이다. 마찬가지로 자연계에서 보이는 이원성의 법칙은 궁극적이지 못한 외관상의 진실이다. 이원성은 모든 것의 근저를 이루는 통일성의 양(兩) 관점일 뿐임을 아는 것이 궁극적 진실이다.

'투명한 빛' 속으로 깊어진다.[17]

〔환신의 가르침은 여기서 끝난다.〕

---

17) 커다란 문제를 푸는 순간 그로부터 연유한 지식은 가장 완전한 만족감으로 차츰 바뀌어가고, 여기서 모든 현상적 자태는 허상이라고 하는 깨달음이 정광명(淨光明)의 상태 - 수행자가 진실을 명료히 깨닫는 시각적 상황 - 로 깊어진다. 달리 말하면, 겉으로 드러난 진실들이 모두 허상임을 알게 될 때 최고의 평온한 삼매 속에서 마음은 그 깨달음에 고정되고, 상대적 진실은 절대적(궁극적) 진실로 바뀐다.

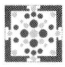

[제3장: 몽환의 요가]

(1) 몽환(夢幻) 행법은 이해, 변환, 몽환 상태를 마야로 인식하기, 몽환 상태의 본질에 대한 명상 — 이렇게 4부로 이루어져 있다.

[제1부: 몽환 상태의 본질을 이해하기]

(2) [몽환 상태의 본질] 이해는 3단계로 이루어져 있다. '발심에 의한 이해'와 '호흡에 의한 이해'와 '시각화에 의한 이해'이다.

[1단계 — 발심에 의한 이해]

(3) '꿈에 관한 최초의 이해'라 불려온 '발심(發心)에 의한 이해'는 [깨어 있을 때와 꿈꿀 때의 양쪽에서] 의식의 연속성을 유지하려고 결심함으로써 이해하는 일을 가리킨다.

(4) 달리 말하면, 낮[또는 깨어 있는] 동안의 모든 상황에서, 모든 것이 꿈의 재료로 이루어져 있으며 그들의 본성을 깨달아야 한다는 생각을 고수하라.

(5) 그 다음, 밤에 잠들려 할 때 꿈의 상태를 이해할 수 있도록 스승에게 기도하고 자신이 그것을 이해하게 될 것이라고 굳게 다짐하라. 이렇게 명상함으로써 수행자는 반드시 그것을 이해하게 된다.

(6) 나아가 그것은 〔덧붙여〕 이렇게 전한다.
모든 것은 원인의 결과이니
그들은 전적으로 발심〔또는 동기〕에 의존한다.

〔2단계 ― 호흡에 의한 이해〕

(7) '호흡에 의한 이해'의 방법은 이렇다. 사자가 하듯이 오른쪽으로 누워 잠들라. 오른손의 엄지와 무명지로 목동맥의 맥박을 누르라. 왼손의 손가락으로 양쪽 콧구멍을 막으라. 그리고 목구멍에 침이 고이게 하라.[1]

---

1) 이 방법에 의해 수행자는 꿈 속에서도 깨어 있을 때와 같은 명료한 의식을 유지할 수 있으며, 한 상태에서 다른 상태로 넘어갈 때의 체험이 지속적으로 기억된다. 그럼으로써 꿈 속의 체험이 깨어 있을 때의 체험과 똑같음을, 모든 것이 현상적이고 허망함을 알게 된다. 인간과 신들의 모습을 포함한, 자연계에 존재하는 무기·유기적인 모든 모습들이 모두가 현상적이며 그 자체로서는 실재하지 않음을 알게 된다. 그리하여 꿈 속의 체험과 깨어 있을 때의 체험이 모두 신기루 같고 물 속에 비쳐보이는 달과 같음을 알게 된다. 수행의 목표는 실재의 깨달음만이 있는 원인적(본체적) 상태에 도달하는 것이다. 그럴 때 모든 구성물이 허망하다고 하는 황홀한 인식이 찾아온다. 장난감을 갖고 놀 나이가 지난 어린이와 마찬가지로 그는 더 이상 세속적인 것들에 매력을 느끼지 않게 되면서 이후로는 창조되지 않고 태어나지 않으며 만들어지지 않는 참 상태만을 구하게 된다.

〔3단계 — 시각화에 의한 이해〕

(8) '시각화에 의한 이해'는 이들 과정으로 이루어진다. '시각화 그 자체', '시각화에 의해 가장 큰 이득을 얻기', '꿈의 내용이 분산됨을 방지하기'[2]이다.

〔시각화 그 자체〕

(9) 시각화 그 자체의 방법은 다음과 같다.
자기 자신을 바즈라요기니로 생각하고, 목구멍 심령 중추 안에 '신성한 말씀'의 화현으로서 선명히 빛나는 붉은 색의 '아ㅎ Āh' 음절을 관상한다.[3]

(10) '아ㅎ Āh'자의 광휘에 마음을 집중하고, 현상계의 모든 것은 눈에 보이긴 하지만 그들 자체로서는 실재하지 않는 거울 속 형상과 본질적으로 똑같다고 인식함으로써 꿈을 이해하게 된다.[4]

〔시각화에 의해 가장 큰 이득을 얻기〕

(11) 시각화에 의해 가장 큰 이득을 얻는 법은 다음과 같다.

---

[2] 이 마지막 과정은 꿈의 내용이 대체로 일관성 없을 뿐만 아니라 깨어날 때 잊혀지기 쉬운 성질을 극복하자는 것이다.
[3] 심장 심령 중추와 목구멍 심령 중추 사이의 중간쯤에 약 10센티미터 길이의 공간이 있고 그 속에 튜브처럼 생긴 심령 기관이 존재한다고 한다. 생명력이 그 안에서 활동하지 않으면 잠이 이어지고 활동하면 꿈이 생겨난다. 따라서 이 구절의 관상법은 목구멍 심령 중추와 관련된다.(p.204\59 참조)
[4] 빛을 방사하는 '아ㅎ Āh' 음절을 관상할 때, 수행자는 그 광휘가 현상계의 모든 것을 조명하여 가시화시키면서 그들의 본질적인 허망함과 비실재성을 보여준다고 상상한다. 그리하여 그는 꿈 속의 현상 역시 같은 성질로 이루어져 있음을 이해하게 된다.

해질녘에, 방금 설명한 관상법을 통하여 몽환 상태의 본질을 이해하〔려고 노력하〕라. 동틀녘에 '항아리 형상' 호흡을 7번 행하라. 몽환 상태의 본질을 이해하려고 11번 결심하라〔또는 시도하라〕. 그 다음 마음을 미간에 위치한 흰색의 뼈 같은 물질 비슷한 한 점에 집중한다.[5]

(12) 다혈질이면 이 점이 붉은 색으로, 신경질이면 초록색으로 보일 것이다.

(13) 이 방법에 의해 몽환 상태의 본질을 이해할 수 없으면 다음과 같이 행한다.

해질녘에 이 점을 명상하고, 아침에 '항아리 형상' 호흡을 21번 행하라. 몽환 상태의 본질을 이해하려고 21번 결심〔또는 노력〕하라. 그 다음 회음부에 위치한 보통 알약 크기의 검은 점에 마음을 집중함으로써 몽환 상태의 본질을 이해할 수 있게 될 것이다.[6]

〔꿈의 내용이 분산됨을 방지하기〕

(14) 꿈의 내용이 분산되는 경우는 네 가지가 있다. 각성 상태 속으로의 분산, 〔운동에 따른〕 피로로 인한 분산, 육체적 정신적 고통으로 인한 분산, 소극성 속으로의 분산이다.

(15) '각성 상태 속으로의 분산'은 주인공이 꿈을 이해하려고 할

---

5) 이것은 바즈라요기니의 제3의 눈에 해당한다.(p.264\12 참조) 이 행법에서 점(點; Tib. thiglē)을 관상하는 것은 주로 정신 집중을 위한 것이다.
6) 수행자가 신경의 자극이나 별나지 않은 어떤 이유로 마음을 집중할 수 없을 경우 스승은 제자의 마음을 안정시키기 위해 흔히 이 색깔을 관상하도록 한다.

때 그것이 이해되어야 한다고 생각하는 효과로 발생하며, 그 다음 꿈에서 깨어난다.[7)]

(16) 이를 위한 해결책은 영양가 있는 음식을 먹고 피로할 때까지 육체 노동〔또는 운동〕을 하는 것이다. 그러면 잠이 깊어지고 문제가 사라진다.

(17) '피로로 인한 분산'은 꿈이 내용의 어떤 변화 없이 자주 반복될 때 발생한다.

(18) 여기서의 해결책은 그 꿈에 대해 자주 명상하면서 그 꿈의 본성을 이해하려고 굳게 다짐하는 일이다. 그리고 여기에 미간의 점(點) 관상과 '항아리 형상' 호흡 수련을 병행한다.[8)]

(19) '육체적 정신적 고통으로 인한 분산'은 많은 꿈을 꾸고도 깨어나서 그 내용을 전혀 기억할 수 없을 때 발생한다.

(20) 여기서 해결책은 오염과 불결[9)]을 피하고 삼매의 입문 의례[10)]를 치르며, 회음부 안쪽에 점(點)을 관상하는 일이다. 그럼으로써 이처럼 분산되는 것을 막을 수 있다.

---

7) 다시 말하면, 꿈의 성질을 이해하려고 시도하는 동안 잠에서 깨어나는 것은 '꿈의 내용이 각성 상태 속으로 분산됨'이라 불린다.
8) 수련을 병행함은 마음을 좀더 잘 통어하기 위한 것이다. 왜냐하면 마음을 강력히 통어할 수 있을 때 꿈의 내용이 여러 가지로 분산되는 것을 막고 치유할 수 있기 때문이다.
9) 여기서 말하는 오염과 불결은 사망·탄생·전쟁·살인이 일어나는 장소, 소송이 진행중이며 악한 감정을 유발하는 장소, 칼·화살·창·화기 등의 살상용 무기를 만드는 장소에 있거나 자신을 해치고자 하는 사람의 음식을 먹음으로써 생겨나는 종류의 것이다.
10) 티벳인들이 '능력 부여'라든가 '입문 자격 허용'(릭페체왕Rig-Pahi-rtsal-dvang)이라 부르는 이 의례는 지성을 좀더 높이기 위한 것이다. 이것은 오랜 견습 기간을 거쳐 자격이 있다고 인정된 제자들에게만 기회가 주어진다. 현대의 티벳에서는, 고대 그리스에서 그랬듯이, "지팡이를 소지하는 자는 많고 선택되는 자는 적다."

(21) '소극성 속으로의 분산'은 꿈이 꾸어지기 싫음이다.

(22) 이를 극복하기 위해서는 '항아리 형상'을 명상하는 동안 회음부의 점을 관상하고, 특히 비라와 다키니들[11]에게 공물을 바치며 기도한다.

〔제2부: 꿈의 내용을 변환하기〕

(23) 〔꿈의 내용의〕 변환 과정은 다음과 같다.
예컨대 꿈의 내용이 불에 관한 것이라면, "꿈 속에서 일어나는 불이 무엇이 두려우랴!" 하고 생각하면서 불을 짓밟는다. 같은 방식으로 무엇을 꿈꾸든 발로 밟아버린다.

(24) 여기에 숙달된 뒤 불국토(佛國土)로 〔거기에 도달할 수 있다고 생각하고〕 생각을 향한다.

---

11) 박학한 스승들이 주장하는 바에 의하면, 이 단계나 이런 상황에서는 중세 신비가들이 생각했던 것과 유사한 정령이라든가 그 비슷한 존재들이 이 요가에 필요한 초능력을 얻지 못하도록 방해한다고 한다. 따라서 수행자가 아스트랄 계(astral plane ; 欲界)에 들어가 이런 방해를 받지 않으려면 거기 거주하는 비라(Vīra ; 영웅)나 다키니(Ḍākinī ; 요정)들과 친해져야 한다. 먼 나라에서 온 여행자가 야만인들의 영토에 들어갈 때 먼저 간단한 선물로 그들의 비위를 맞추듯이 수행자는 자신이 들어가 탐험하고자 하는 미지의 세계 거주자들을 달래야 한다. 의례에 사용하는 공물은 음식인 바, 여기서 비라와 다키니들은 불가시의 정기(精氣)를 취한다. 현대 티벳과 인도의 이런 관례는 높은 문화를 지녔던 고대 그리스에서 다이몬daimon들이 공물을 태우는 향기를 즐긴다고 믿고 그들을 공양했던 사실과 비슷하다. 현대 기독교 의례에서도 받아들인 향(香) 사용은 원래 동양에서 귀신을 쫓거나 달래기 위한 것이었고 지금도 역시 그렇다. 게일(Gael ; 스코틀랜드 고지나 아일랜드의 켈트 사람)의 농부들은, 브르타뉴의 농부들이 죽은 영들에게 하듯이, 지금도 11월 밤에 '굿 피플good people'이나 '퍽puck', '레프러콘leprechaun'을 비롯한 다른 요정들에게 음식을 바친다. 켈트족의 저승 거주자인 이들은 해롭다기보다는 친근감이 있으며, 그래서 가정과 가족을 지켜주고 다음 해에 가축의 수를 늘려주거나 풍작을 약속한다.

(25) 그리하여 잠들려 할 때 목구멍 심령 중추 안에 붉은 점을 관상하고, 그것에 의해 자신이 보고자 원하는 불국토의 어느 곳이든 그곳의 모든 속성을 구비한 모습으로 생생히 보게 된다고 굳게 믿는다.

(26) 이처럼 마음을 집중함으로써 자신이 원했던 불국토를 — 도솔천[12]이나 극락[13]·묘희세계[14] 등을 비롯한 어느 영토를 — 보게 된다.

(27) 이 수행은 〔꿈을 변환시키는〕 능력 평가의 기준이다.[15]

---

12) 원문은 각덴Dgah-ldan ; Skt. Tuṣhita. 붓다가 되기 직전 지상에 마지막으로 태어날 보살들이 사는 낙원. 미래불 마이트레야Maitreya는 인간으로 태어나도록 예정된 시간을 기다리며 지금 이 도솔천에 있다.
13) 원문은 데바찬Bdeva-chān ; Skt. Sukhāvatī. 선정불 아미타바Amitābha의 서방 정토. (p.466\9 참조)
14) 원문은 공파르각와Mngon-par-dgah-va. 이곳은 만다라의 동쪽에 배정된 선정불 아촉 Akṣhobhya의 밀교적 표현인 금강살타Vajra-Sattva의 낙원이다.
15) 이들 감각의 낙원(이들은 욕계·색계·무색계에 속하는 세계이며, 그 안의 존재들은 유대교의 천국에서와 마찬가지로 아직 개성을 지닌다)까지도 인체나 각성시나 몽환시의 내용들과 마찬가지로 마야임을 깨닫게 하려는 것이 이 수행의 목적이다. 일단 이 중대한 사실을 알게 되면 수행자는 더 나아갈 준비가 된 것이며, 이때의 목표는(깨어 있거나 잠잘 때의 환영으로부터 자유로운) 꿈 없는 상태 – 욕망과 형상과 무형상을 넘어선 상태 – 인 열반이다. 완전히 눈을 뜬 자의 최종 분석에 의하면, 형상과 장소를 지니는 일체 유정과 마찬가지로 신들의 천국과 신들 그 자체 역시 꿈을 이루는 재료로 이루어져 있다. 수행자가 마음을 집중하여 어떤 세계를 볼 수 있음은 이 수행에서 얻은 자신의 능력과 성과를 입증하는 것이다. 붉은 점은 정신적 망원경의 접안 렌즈와 같은 역할을 하며, 그를 통해 관상함으로써 잠자는 동안 육체 밖의 어떤 세계들이 실제로 보이거나 체험된다고 한다. 이런 점에서 이 수행은 육법(六法)의 요가 맨 마지막에 설명하고 제4권에서 다시 설명하는 의식전이(한 영역에서 다른 영역으로, 존재의 이런 상태에서 저런 상태로 의식을 바꿈)의 가르침과 어느 정도 취지를 같이한다.

[제3부: 몽환 상태, 또는 꿈의 내용을 마야로 인식하기]

(28) 몽환 상태[또는 꿈의 내용]를 마야로 인식하기는 다음과 같이 설명된다.

그것을 마야로 인식하기 위해 우선 공포감을 모두 버리라.

만일 불에 관한 꿈이면 불을 불의 천적인 물로 바꾸라.

만일 작은 물건에 관한 꿈이면 그것을 큰 물건으로 바꾸고,

큰 물건에 관한 꿈이면 그것을 작은 물건으로 바꾸라.

그럼으로써 차원의 본질을 이해하게 된다.

만일 한 물건에 관한 꿈이면 그것을 많은 물건으로 바꾸고,

많은 물건에 관한 꿈이면 그들을 한 물건으로 바꾸라.

[그럼으로써 다수와 단수의 본질을 알게 된다.]

이런 수행을 완전히 익숙해질 때까지 계속하라.[16]

---

16) 이런 행법을 통해 정신력이 충분히 발달할 때 수행자는 크기와 수효의 관점에서 물질이나 형상이 완전히 자신의 의지에 지배당함을 알게 된다. 달리 말하면, 그는 심령적 실험에서 비롯된 실제 체험에 의하여 의지력으로 꿈의 성격을 바꾸거나 변환시킬 수 있음을 배우는 것이다. 한 걸음 더 나아가 그는 꿈 속의 다양한 형상과 내용들이 단지 마음의 작용일 뿐이며 따라서 신기루처럼 불안정하다는 것도 배운다. 여기서 더 나아가면 그는 깨어 있을 때 인식하는 모든 것도 꿈 속에 반영된 그들과 마찬가지로 비실재적이며 두 상태가 모두 윤회적임을 안다. 마지막 단계는 윤회계의 그 어떤 것도 꿈의 비현실과 다르지 않으며 다를 수도 없다고 하는 위대한 깨달음이다. 가장 윤회계의 낮은 영역에서 붓다들의 최고 낙원에 이르기까지 수많은 거주처를 지닌 창조된 우주와, 유기·무기의 기체·고체·더위·추위·방사물·색깔·에너지·전자 요소 등 수많은 물리적 관점을 지닌 물질이나 형태를 지닌 그 안의 모든 현상은 단지 '지고한 꿈'의 내용물일 뿐이다. 이 신성한 지혜가 밝아오면서 대우주의 소우주적 관점이 철저히 밝혀지고, 이슬 방울은 빛나는 대양으로, 열반의 지복과 합일로, '한마음'-모든 소유물을 소유하고 모든 앎을 알며 모든 창조물을 창조한 실재 그 자체-속으로 흘러 들어간다.

(29) 그 다음 꿈 속에서 보는 자신의 몸과 그 비슷하게 보이는 다른 모든 몸들을 신들의 환영 같은 몸으로 관상함으로써 그들도 그와 같음을 깨닫는다.[17]

〔제4부: 몽환 상태의 본질에 대한 명상〕

(30) 몽환 상태의 본질에 대한 명상은 진리의 정수를 명상하는 것이다. 꿈 속에서 신들의 여러 가지 외양을 야기하는 그 꿈 속의 버릇들이 그를 통해 순화된다.

(31) 꿈 속에서 보이는 신들의 형상에 마음을 집중하면서 지속적으로 사념에 물들지 않을 때 그 사념 없는 마음에 신들의 형상이 동조하게 되고 공성(空性)을 본질로 하는 정광명(淨光明)이 생겨난다.

(32) 이 과정에 숙달되면 수면 상태에서든 각성 상태에서든 〔그들의 내용에 관한 한〕 두 상태가 환영임을 깨달으며, 모든 현상은 〔마야를 뒷받침하는 본체적 실재인〕 정광명에서 생겨남을 알게

---

17) 독자는 여기서 환신의 요가 제2부 11~13절로 되돌아간다. 수행자는 신과 인간이 실제로 하나임을 배운다. 왜냐하면 본질 속에서 그 둘은 공통되기 때문이다. 그들이 분리되어 객관적으로 존재하는 것은 양자(兩者)가 일시적으로 그들 나름의 가공적 형상을 취하기 때문이다. 그리고 행성들의 신이나 인드라와 같은 신적인 존재들의 형상도 거울에 비친 상과 마찬가지로 비실재이다. 그러나 모든 형상 너머에, 모든 현상적 자태 너머에, 마야 저 너머에 실재가 있다. 요가 수행을 통해 이것을 깨달았다는 것은 모든 것의 본질을 이해하고 자신을 알아 윤회계에 있으면서도 열반의 깨달음에 도달했다는 것을 의미한다.

되고, 현상과 마음[또는 본체]¹⁸⁾이 뒤섞일 것이다.

[몽환의 가르침은 여기서 끝난다.]

---

18) 여기서 본체noumena는 현상phenomena의 반대말로 사용되었음 - 역자./본체적 근원으로서의 마음(의식)이 없다면 인간으로서 체험하는 현상도 환영도 있을 수 없다. 눈을 뜨지 못한 마음은 자연계의 현상을 자기 자신과 다른 어떤 것으로 바라본다. 평상심의 근원인 인간의 무의식은 거울에 비친 몸이나 꿈 속에서 보는 몸과 마찬가지로 우주심의 한 줄기 광선이다. 우주심 속에는 객관적으로 존재하는 모든 것에 통일성을 부여하면서 중생을 조명하는 실재의 저 '투명한 빛'이 번쩍인다. 그것은 신비가들의 '내면적인 빛'이며, 그리스도의 탄생을 전하도록 동방박사들을 이끌었던 별빛이다.

〔제4장 : 정광명의 요가〕

(1) 정광명(淨光明) 행법은 '근본 정광명'[1], '과정 정광명'[2], '결과 정광명'[3] ― 이렇게 3부로 이루어져 있다.

〔제1부: 근본 정광명〕

(2) 근본 정광명은 이렇게 전한다.
정광명 인식을 위한 이 가르침이
기반이고 길이고 결실임을 명심하라, 오 제자여.[4]

(3) 상상을 넘어선 지복과 함께 체험하는 참다운 마음 상태, 모든 것의 본질, 현상계를 초월함, 공성(空性)과 분리될 수 없음, 이것이 원초적〔또는 근본〕정광명이다.[5]

---

1) 원문은 지이외세gzhi-hi-höd-gsal=근본〔원초적〕정광명.
2) 원문은 람기외세lam-gyi-höd-gsal=길 위의(과정의) 정광명.
3) 원문은 데부이외세hbras-bu-hi-höd-gsal=결과의 정광명.
4) 온마음All-Mind을 비추면서 일체 중생의 가슴 속에서 작열하는, 편만(遍滿)하고 불가해하며 경험을 넘어선 신성한 광휘가 정광명이다. 깨달음의 길은 이 빛의 영광으로 끝난다.
5) 근본 정광명은 윤회적 사고 작용으로 오염되지(혼란스럽지) 않은 원초적인 마음의 시각

[제2부: 과정 정광명]

(4) 과정의 정광명은 3단계로 이루어져 있다. '낮[즉 깨어 있는] 동안 정광명의 본질을 과정에 융합하기', '밤[즉 잠자는] 동안 정광명의 본질을 과정에 융합하기', '죽은 후[즉 죽음과 재탄생 사이의 중유(中有)를 체험하는 동안] 정광명의 본질을 과정에 융합하기'이다.[6]

[1단계 — 낮 동안 정광명의 본질을 과정에 융합하기]

(5) '낮 동안 정광명의 본질을 과정에 융합하기'는 '5공식'으로 알려져 있다. 본질에 대한 지식이 어느 단계에 이르든 잘 정화된 '3지혜'의 힘으로 수행자는 사실상 진보하여 완성의 경지에 들게 된다.[7]

효과를 의미한다. 그 마음은 요가 수행의 당연한 결과로 지복을 체험하는 바, 이는 모든 것의 본질인 공성(空性)의 깨달음과 직결된다.
6) 스승은 이들 세 가지 수행에 대해 이렇게 설명한다. "융합의 시각에 따라 낮에는 점화(點火), 밤에는 광명(光明), 해질녘이나 나머지 시간은 달성(達成), 여명(黎明)은 정광명(淨光明)으로 결실을 이룬다. 그리고 모든 시각은 진여(眞如)에 대한 지식이나 과정을 나아가게 하는 지식으로 귀착된다."(이어지는 제5, 제8절 참조)
7) 수행중인 제자가 얼마나 진보했는지 알고 싶을 경우 스승은 정광명 인식의 어떤 단계에 도달했는지, 또는 진여의 지식을 얼마나 깨달았는지 그에게 묻는다. '3지혜'는(틸로파의 6원칙 - 제10절 참조 - 을 통해 얻어지는) '자(子) 정광명', (두 사고 작용 사이의 틈새에 얻어지는)근본 정광명인 '모(母) 정광명', 자·모 정광명의 인식에서 얻어지는 지혜인 '결합 정광명'이다. '5공식'은 따라서 다음과 같다. (1) 진여의 지식, (2) 정광명의 등급, (3) 3지혜, (4) 완성을 향한 진보, (5) 진보의 이해.

(6) 취해야 할 첫 단계는 무엇인가? 스승과 관계를 맺는 일이다.[8)]

(7) 〔밟아야 할 요가의 순서를 설명함에는〕 어머니의 자궁에서 갓 태어난 아이가 비유로 사용된다.[9)]

(8) 무엇이 한도(限度)를 결정하는가? 광명·점화·달성 — 이들이 그것을 결정한다.[10)]

(9) 확인〔또는 정광명의 인식〕은 한 생각이 멎고 다음 생각이 태어나기 전 그 사이에 이루어진다.

(10) 과정 정광명에는 틸로파의 6원칙이 적용된다. 그것은 이렇다.

상상하지 말고, 생각하지 말고, 분석하지 말고,

명상하지 말고, 숙고하지 말고, 마음을 자연스러운 상태에 두어라.

'미노 미삼 미체칭/미곰 미셈 랑밥작'[11)]

(11) 이렇게 명상함으로써 자(子) 정광명이 공성(空性)과 현상적

---

8) 직역하면 이 문장은 이렇다. "무엇이 첫째로 가는가? 스승이 첫째로 간다." 직역하면 너무 애매해지는 다른 실례들에서와 마찬가지로, 여기서도 라마 카지 다와삼둡은 원래의 의미를 좀더 확실히 전할 수 있는 표현을 택했다.

9) 뒤에 말하듯, 먼저 체험한 모(母) 정광명이 자(子) 정광명을 낳으며, 이 과정을 설명하기 위해 비유를 사용한다.

10) 광명은 정광명을 체험하는 황홀한 순간이고, 점화는 그 체험으로부터 유래하는 정신적 조명이며, 달성은 그 체험에서 비롯된 영구적 지식이다. 함께 고려할 때 이들은 정광명 인식의 한도(등급)를 결정한다.

11) 카귀파 종의 근본 가르침인 이것을 원래의 티벳어 발음에 따라 여기 삽입했다. 원문을 음역한 내용은 다음과 같다. "Mi-mno, mib-sam, mid-pyad-ching,/Mib-sgom, mi-sems, rang-babs-bzhag." 이 절은 티벳에서 가장 널리 사용되는 7음절(2, 7번째 음절에 강세가 붙음) 시 형태의 본보기가 되어준다. 신성한 수 7에 기반을 둔 이 7음절 문구는 종교적인 가르침을 담는 데 알맞다고 한다. 우리는 이 두 행의 또 다른 번역을 제2권의 16절(120절)에서 보았다.

외양〔본성은 하나인 이원성의 양 측면〕으로 이해되어 온다.

(12) 한 생각이 멎고 다음 생각이 태어나기 전 그 사이에 빛나는 명료한 원초적인 상태의 마음이 모(母) 정광명이다.

(13) 그것의 인식은 모·자 정광명의 융합이며, 정광명의 본질을 과정에 융합하기라 불린다.

〔2단계 ― 밤 동안 정광명의 본질을 과정에 융합하기〕

(14) '밤 동안 정광명의 본질을 과정에 융합하기'는 다음과 같이 전한다.
　심장의 연꽃을 열고
　네 개의 꽃잎과 그 중심에
　아ㅎ Āh, 누NǓ, 타TĀ, 라RĂ, 훔HŪM 음절을 관상하라.[12]

(15) 또한 다음과 같이도 전한다.
　오온(五蘊)[13]과 육체[14]와 감각 기능에
　이중으로 '아는 자'[15]의 모든 힘을 집중하라.

---

12) 본문에서 이어 설명하겠지만, 이 다섯 음절 중 '훔'은 연꽃 중심에, 나머지 넷은 네 꽃잎 하나하나에 관상한다. 이 다섯 음절은 티벳어로 다음과 같다. ᚾ ᚵ ᚦ ᚱ ᚺ 이들을 붙여 읽으면 앞의 네 음절은 '무상(無上 ; 위 없는)'을 의미하는 산스크리트 단어 아누타라Anuttara가 된다. 상황이나 용도에 따라 여러 가지 의미를 지닌 '훔' 자는 이 경우, 수행자가 갈망하는 '참 상태', 사고 작용으로 한정되지 않는 원초적인 마음 상태를 나타낸다.

13) p.489\6 참조.

14) 지·수·화·풍·공의 다섯 원소로 이루어진 육체를 가리킨다.(p.204\58 참조)

15) 이중으로 '아는 자'는 각성 상태와 몽환 상태의 두 가지 윤회적 상황에서 인식하는 마음을 가리킨다.

그들을 대공성(大空性)[16]으로 변환시킨 후, 잠자는 그에게 호흡 수련의 결과로 꿈이 찾아온다.

(16) 처음 잠들 때 그는 깊이 잠든다. 이 상태는 물결이 일지 않는 대양에 비유된다. 그것의 한도(限度)는 광명·점화·달성에 의해 결정된다.[17]

(17) 정광명 인식은 각성 상태가 멎고 수면 상태가 시작되기 전 그 사이에 이루어진다.

(18) 정광명은 디아나(dhyāna ; 禪, 靜慮)와 수면의 융합법을 통해 과정에서 사용된다.

(19) 이〔즉 디아나와 수면을 융합하는 과정〕속에서 정광명을 인식하기 위해 스승에게 기도한 후, 스스로 그것을 인식할 수 있다고 굳게 다짐한다.

(20) 잠자리에 누울 때 사자가 눕듯이 오른쪽이 아래가 되도록 눕는다.

(21) 그 다음 자신의 몸을 수호신의 몸으로 상상하면서 심장 안에 꽃잎이 넷인 연꽃을 관상하라. 그 중심에 '훔'자가 있고, 앞쪽·오른쪽·뒤쪽·왼쪽 꽃잎의 윗면에 각각 '아·누·타·라'의 네 문자가 선명하게 새겨져 있다.[18]

---

16) 이것은 p.300의 주해 115의 범주에 보인 바와 같은 5번째 등급의 공성(空性)이다.
17) 원문은 낭Snang='광명', 체Mched='점화', 톱Thob='달성(결과)'. 여기서의 광명은 정광명이 아니다. 이들 세 용어는 정신적 진보의 3단계를 가리킨다. 광명은 황홀한 체험의 시작이고, 점화는 이 체험의 지속과 조명 효과이며, 달성은 이 체험으로부터 얻어진 결과들의 총화이다.
18) 관상한 연꽃이 올바르면 수행자가 북쪽을 보고 앉았을 때 '훔'은 중앙에 있고 '아·누·타·라'는 각각 북·동·남·서를 향하게 된다.

(22) 그 다음 잠 속으로 가라앉는 동안 보이고 들리는 모든 것이 자신 속으로 가라앉도록 한다.

(23) 그 다음 꽃잎이 넷인 연꽃 속으로 자기 자신이 가라앉는다.

(24) 그 다음 잠이 쏟아질 때 이 모든 체험이 앞쪽의 '아' 속으로 가라앉게 한다. 그 다음엔 그것이 오른쪽의 '누' 속으로, 그것이 뒤쪽의 '타' 속으로, 그것이 왼쪽의 '라' 속으로, 그것이 중앙의 '훔' 속으로, 그 다음엔 '훔'의 모음 기호가 '훔'의 '하' 부분 속으로, 그 다음엔 이들이 '훔'의 위쪽 초승달 모양 기호 속으로, 그 다음엔 그것이 그 위의 원〔또는 점〕속으로, 그리고 그 다음엔 그것이 원〔또는 점〕위쪽의 불길 모습 속으로 들어간다.[19]

(25) 이러한 심상(心像) 인식이 사라져갈 때 자신이 정광명의 상태에서 깊이 잠들어 있다고 생각하라. 그럼으로써 회고적 분석〔또는 명상〕의 상태로 들어간다.[20]

(26) 또는 '완전한 인식'이라 불리는 일련의 조합된 음절들 — '아·누·타·라·훔' — 에 마음을 집중해도 좋다.

(27) 이렇게 명상하는 동안 수행자는 각성 상태와 수면 상태의 사

---

19) 이러한 지시를 제대로 이해하려면 티벳어로 쓰여진 '훔Hūm'자의 형상을 분석해야 한다.(14절의 주해 및 p.461 맞은편 도판 참조) 맨 밑에 왼쪽으로 약간 누운 듯한 '6'자 모양의 모음 기호가 있고, 이것과 위쪽 초승달 모양의 기호 사이에 '하' 부분이 있다. 초승달 모양 위에 불길을 너울거리는 작은 원(점)이 있고, 이를 통해 관상(觀想)은 공(空) 속으로 녹아든다. '훔'을 이렇게 나눈 부분들은 각기 다른 밀교적 원리와 가르침을 상징하며, 제6권이 그것을 설명한다. 이 행법은 수행자를 고양된 마음 상태에서 꿈꾸게 하기 위한 것이다.

20) 각성 상태에서 수면 상태로, 또는 그 반대로, 의식의 단절 없이 이행해가려는 것이다. 그럼으로써 깨어 있든 잠자든 양 상태에서 보고 체험하는 모든 것을 자각·향수하면서 그 기억을 보유할 수 있다.

이에서 광명을 체험한다.[21]

(28) 잠을 극복한 상태는 '점화'로 알려져 있다.

(29) 잠든 상태는 '달성'으로 알려져 있다.[22]

(30) 깊은 잠 속에서의 정광명의 시작은 모(母) 정광명이다.

(31) 잠 속으로의 점진적 하강 과정을 〔수행의〕 근거로 삼고, 그 과정에서 점진적 하강이 공성(空性)으로 느껴지는 무념의 마음 상태를 유지할 때 자(子) 정광명이 시작된다.[23]

(32) 근본〔또는 모(母)〕 정광명을 인식함은 옛 지인(知人)을 알아 봄과 같으며, 모·자 정광명의 융합이라 불린다.[24]

〔3단계 ─ 죽은 후 정광명의 본질을 과정에 융합하기〕

(33) '죽은 후 정광명의 본질을 과정에 융합하기'는 다음 장에 나오는 중유(中有)의 행법에서 설명한다.

---

21) 이 구절도 직역하면 "그런 식으로 비(非)수면 상태는 빛〔이다〕"인데, 원문에 대한 스승의 설명을 듣지 못하는 일반 독자들은 이 말을 이해하기 어렵다. 이 비수면 상태는 수면(몽환)의 세계로부터 각성의 세계를 분리시킨 상태이며, 이 상태에서 명상에 성공하면 수행자는 광명이라 불리는 황홀하고 명료한 인식을 얻는다. 이것은 각성과 수면과 그 사이에서 의식의 연속성을 유지할 수 있을 때에만 시작된다.
22) 광명은 꿈의 시작이고, 점화는 꿈의 지속이며, 달성은 달성된 결과 내지 꿈이다.
23) 윗구절과 비교하면 이 구절은 순서가 뒤바뀌었으며, 자(子) 정광명의 시작이 모(母) 정광명의 시작보다 선행한다. 자(子) 정광명을 깨닫는 것은 차츰 잠들고 있을 때이며 모(母) 정광명은 윗구절에서 말했듯이 주인공이 깊은 잠 속으로 몰입해 있을 때 시작된다.
24) 이 인식은 도달해야 할 세 번째 단계이며, 다음 장에 나오는 중유(中有)의 행법에서는 그것이 보통 사망 후의 네 번째 상태(4차원)에서 보이기 시작하므로 네 번째 정광명으로 분류된다.

[제3부: 결과 정광명]

(34) 결과의 정광명은 이렇게 전한다.

"물에서 튀어오르는 물고기처럼 정광명의 상태에서 튀어나오는 정광명의 지식을 지닌 순수한 환신(幻身),[25] 또는 잠에서 깰 때 일어나듯 일어나는 바즈라다라[26]는, 가르침과 그 가르침을 따르는 자의 수행으로부터 비롯된, 모·자 정광명의 융합을 상징한다.[27]

---

25) 이 순수한 환신은 수호존이다. 수행자는 자신을 보호하기 위해 다수의 수호존을 가질 수 있지만, 원칙에 따라 자기 종파에 속하는 어느 하나를 골랐을 것이다. 이집트의 사막에 살면서 수호 천사와 같이 영적인 보호자가 되어줄 어떤 성인을 선택하여 그에게 의지했던 초기 기독교 수행자들처럼.

26) Vajra-Dhāra ; 持金剛. 이 육법(六法)의 요가에 담긴 밀교 전통의 기원으로 믿어지는 신성한 스승, 또는 천상의 붓다. 그는 이따금 수호신으로 선택되며, 특히 최고의 목표를 지향하는 수행자들이 그를 선택한다.

27) 이 구절의 이해를 돕는 비슷한 문장이《세포 Bsre-bpho》라는 제목의 티벳 밀교 문헌에 있다. 라마 카지 다와삼둡이 소유한 그것의 지면 60 후반부는 다음과 같다.

　맑은 연못의 수면에서
　한 마리 물고기가 튀어오르듯,
　일체 공성(空性)의 투명함으로부터
　기적과 같은 환영의 그물이 나타나니,
　이를 이해함이 열반이며
　수행자의 소망은 이러한 이해를 달성함이라.

티벳의 몇몇 밀교 전통에서는 인체를 오지 그릇에 비유한다. 그리고 내면의 영원한 빛이자 본유의 실재 의식이며 세상에 와서 각 사람을 비추는 참빛인 길 위의(과정의) 빛을 정광명이라 부른다. 그리고 스승의 노력은 항아리를 부수어 공성(空性) 속에 오직 빛나는 정광명만이 존재하도록 제자를 인도하는 것이다. 이 책에서 말하는 것과 같은 모·자 정광명의 의식적 구현은 지시에 따라 바르게 디야나를 달성한 결과이다. 튀어나와 인식하는 지성, 즉 깨어난 '아는 자'는 두 광명의 융합을 가리키며, 이 과정을 성공적으로 통과한 결과이다.

(35) 이를 구체화한 상태는 정신적 완성의 이른바 12등급 중 어느 경지에 이르렀는지를 보여준다. 그 중 '극환희'[28]에 대해서는 이렇게 전한다.

환영의 형태들이 무형태와 만날 때[29] 지식이 생겨나고,
편만(遍滿)과 실재(實在)[30]를 이해하게 되며,
매우 밝은 것과 지속하는 것[31]을 다스리고 변환의 싯디[32]를 얻으며,

---

28) 원문은 사랍투가와 Sa-rab-tu-dgah-va ; Skt. Pramudita. '극환희(極歡喜)'는 실재의 본성에 관한 정신적 조명으로부터 연유하는 지복 상태를 의미하며, 일단 여기 도달하면 인간과 우주에 관한 잘못된 견해로 되돌아가는 일은 없다. 마음과 물질에 관한 모든 그릇된 지식을 영원히 벗어났으므로 '극환희'라 불린다. 불교 경전에 의하면 10등급의 완성이 있다고 하며, 붓다 샤캬무니는 그들 모두를 넘어섰다고 한다. 그러나 밀교 경전에 의하면 6등급이 더 많은 16등급이 있으며, 붓다 샤캬무니는 현재 16번째 등급에 있다고 한다. 닝마파(紅帽) 종의 본초불인 사만타바드라(Samanta-Bhadra ; Tib. Künto-zang-po ; 普賢) 역시 16번째 등급에 있고, 바즈라다라(Vajra-Dhāra ; 持金剛)는 13번째 등급에 있다. 이들 등급 중 앞의 10등급을 초우마 데 쾨뢰스가 그의 산스크리트-티벳-영어 어휘집에 다음과 같이 열거했다.(이것은 보살이 수행하는 52계위 중 제41위에서 제50위까지의 십지十地를 가리키는 것으로, 이미 정립된 전문 한자 어휘가 있으니 어색한 영문보다는 그것을 적고 원서에 나오는 산스크리트만을 취하여 병기한다 – 역자.) (1) 극환희(極歡喜 ; Pramudita) (2) 이구(離垢 ; Vimala) (3) 발광(發光 ; Prabhākara) (4) 염혜(焰慧 ; Archishmatī) (5) 극난승(極難勝 ; Sudurjaya) (6) 현전(現前 ; Abhimukhin) (7) 원행(遠行 ; Dūrangama) (8) 부동(不動 ; Achala) (9) 선혜(善慧 ; Sādhumati) (10) 법운(法雲 ; Dharma-megha).

29) 환영의 형태들이 무형태로 됨을 가리킨다. 즉 색(色 ; Rūpa)이 무색(無色 ; Arūpa)으로 변하면서 수행자는 형성되고 형상화되는 모든 것의 비실체성을 분명히 깨달아 올바른 지식의 첫등급에 도달하는 것이다.

30) 편만(遍滿)은 카르마를 가리킨다. 카르마가 존재계의 여섯 상태에 두루 침투해 있으며 그들을 다스리기 때문이다. 또한 실재(實在)는 참다운 지식 내지 열반을 가리킨다. 그것은 모든 윤회적 존재 상태로부터, 재탄생의 원인인 모든 카르마적 성향과 집착으로부터 인간을 해방한다.

31) 매우 밝은 것은 정광명이고, 지속하는 것은 영원 또는 마음이다.

32) Siddhi. 원래는 '성취' 또는 '요가 명상의 결과'를 의미한다. 그러나 여기서는 특히 요

이들은 여덟 가지 최상의 재능으로 알려져 있다.[33]

(36) 이 속에 위대한 도르제창〔또는 바즈라다라〕의 완전한 불성(佛性)이 있으며, 그것은 무학(無學)의 지혜로부터 연유하니, 여기서 가르침과 배움은 끝난다〔목표는 달성된다〕.

(37) 이에 관해서는 이렇게 전한다.

신성한 몸과 신성한 말과 신성한 마음의 원리,
그리고 변환의 싯디의 완전한 힘을 향유함은,
그들이 모두 함께 이동(移動)과 부동(不動) 속에서 표현될 때
모든 욕망을 충족하고 모든 덕을 수여하며
요가의 결실인 여덟 가지 전능한 힘을 이룬다.[34]

〔정광명의 가르침은 여기서 끝난다.〕

가를 통해서 얻어진, 대·소·가시·불가시의 형태를 취할 수 있는 초능력과 더 관계가 있다.

33) 이 모호한 4행 시구를 분석하면 8가지 최상의 재능은 다음과 같다. (1) 환영의 형태들을 무형태에 연결함으로써 색(色)을 무색(無色)에 합병함, (2) 객관성의 비실재라고 하는 결과적 지식, (3) 편만(遍滿) 또는 카르마의 이해와 그를 통해 얻어지는 세속적 존재로부터의 자유, (4) 실재 또는 열반의 이해, (5) 매우 밝은 것 또는 정광명의 깨달음, (6) 지속하는 것 또는 영원한 마음의 깨달음, (7) 이러한 깨달음의 상태를 다스림, (8) 변환의 싯디.

34) 티벳어로 된 이 5행의 원문은 너무나 생략되어 있고 의미가 불가해하여 아주 융통성 있는 번역이 필요했다. 바로 앞의 35절도 난해하기는 마찬가지. 이들을 이해 가능한 문장으로 만들기 위해 《세포》의 비슷한 문장들을 참고했다.

여기에서 다시 문장을 분석해 보면, 요가의 결실인 '8가지 전능한 힘'은 다음과 같다. (1) 신성한(깨달음의) 몸과 (2) 신성한 말과 (3) 마음과 (4) 변환의 싯디의 힘, (5) 이들을 윤회계의 움직이는 힘인 '이동(移動)' 속에서 표현하고 (6) 그 반대인 열반 또는 '부동(不動)' 속에서 표현하는 힘, (7) 모든 윤회적 욕망의 충족(소멸), (8) 신성한 모든 덕의 부여.

[제5장: 중유의 요가]

(1) 중유(中有)의 행법은 '바르도에서 법신(또는 진리의 신성한 몸)의 정광명 상태를 깨닫기'[1], '바르도에서 보신(또는 완전한 자질의 신성한 몸) 상태를 깨닫기', '바르도에서(또는 툴쿠[2]로 태어나면서) 응신(의 신성한 몸) 상태를 깨닫기'[3] — 이렇게 3부로 이루어져 있다.

---

1) 여기서 말하는 '깨닫기'는 평소의 의미에 더하여, 고인(故人)이 죽기 전에 인간계에서 접했을 수도 있는 이러한 요가 행법을 바르게 사용한다는 뜻을 내포하고 있다.
2) 원문은 툴쿠Bsprul-sku, 즉 '신성한 육신을 갖춘 자'. 예를 들면 달라이 라마는 연민의 화신인 첸레지(Chenräzi ; Skt. Avalokiteshvara ; 觀自在)의 툴쿠이고, 타쉬 라마는 외팍메(Wodpagmed ; Skt. Amitābha ; 無量光)의 툴쿠이다. 첸레지, 즉 관자재Avalokiteshvara의 내밀한 의미에 대해 나의 친구 스터디E. T. Sturdy 씨는 다음과 같이 풀이했다. "Avalokita=seen, shvara=Lord, 따라서 Avalokiteshvara는 '내부에 보이는 신(神)'이다. 이러한 뜻풀이는 위에 보인 일반적인 번역(연민의 화신 - 역자)보다는 산스크리트의 뜻에 충실한 번역이다." 이런 의미에서 아발로키테쉬바라는 '내면의 크리스트'와 비슷하다.
3) 완전히 눈을 뜨지 못한 일반 수행자에게는 이런 사후세계의 깨달음 중 첫번째 것은 구극적 진실의 황홀한 섬광으로 느껴지고, 두 번째 것은 보살의 지복을 얼마간 체험함이며, 세 번째 것은 지상에 신성한 몸으로 다시 태어남을 의미한다.

[제1부: 바르도에서 법신의 정광명 상태를 깨닫기]

(2) '바르도에서 법신(法身)의 정광명 상태를 깨닫기'는 다음과 같이 전한다.

> 빛이 가라앉고 거친 것이 가라앉으며,[4]
> 사념이 가라앉고 정묘한 것[5]도 가라앉으니,
> 가라앉음 뒤에는 편안함이 온다.
> 그 다음 원초적 정광명(淨光明)이 나타나고,
> 그 후 두 몸이 하나로 나타난다.[6]
>
> 유학(有學)과 무학(無學)의 지식 속에서
> 유학이 무학 속으로 융합함은
> '결실을 이룸'이라 불린다.

(3) 죽음이 바르도보다 선행한다.
(4) 가을의 맑게 갠 하늘은 바르도를 나타낸다.
(5) 죽음의 순간에 광명·점화·달성이 바르도의 경계를 결정한

---

4) 여기서 빛은 물질계의 보통 빛으로 죽음의 순간에 의식으로부터 사라져간다. 거친 것은 육체와 호흡이다.
5) 정묘한 것은, 요가 수행을 하지 않은 일반인의 경우에, 죽은 후 약 3.5~4일간 지속되는 무의식 상태에서 기능을 발휘하지 않게 되는 인간적 의식을 가리킨다.
6) 완전한 자질의 신성한 몸인 보신(報身) 속에서 모·자 정광명이 하나로 융합되며, 이것은 그들이 하나임을 나타낸다.

다.[7]

(6) 정광명 인식은 이승에서의 의식이 멎고 사후의 의식이 깨어나기 전 그 사이에 이루어진다. 정광명은 과정과 참다운 마음 상태를 하나로 결합하는 최상의 가르침을 적용함으로써 길 위에서(과정에서) 사용된다.[8]

〔죽는 순간의 바르도〕

(7) 달리 말하면, 시각을 포함한 다섯 감각의 생명력이 내부로 가라앉을 때 그와 함께 형태와 모든 객관적인 것들에 대한 인식도 내부로 가라앉는다. 이것은 '빛'[9]의 침몰'〔또는 이승의 빛 속에

---

7) '광명'은 사후세계에서 맨 먼저 나타나는 투명한 초월적 시력을 가리킨다. 이때 천부적으로 지니고 있던 신성한 의식이 일깨워지므로 이 첫체험이 지속되는 기간은 '점화'라고 부른다. '달성'은 죽음의 체험에 의해 얻어진 정신적 이득을 가리킨다. 달성의 등급은 전적으로 망자(亡者)의 카르마에 의존한다. 이 문헌에 관해 포괄적이고 믿을 만한 설명을 제공하는 《티벳 사자의 서》를 참고하라.

8) 죽음의 순간에 수행자가 요가 능력을 지니고 의식의 연속성이 끊어지는 일 없이 사후세계로 이행해갈 수 있도록 스승은 최상의 가르침에 의해 그의 정신을 인도해야 한다. 그럼으로써 그는 요가 수행 없이 죽는 사람의 무의식 상태가 아닌 삼매의 정적(생전에 익숙해 있었고 죽을 때 역시 젖어든) 속에서 체험하는 참다운 마음 상태를, 요가의 달인이 바르도에서 정광명을 인식할 때와 같은 참다운 마음 상태에 결합할 수 있다. 이 위대한 성취의 결과, 그는 초월적 깨달음의 내용으로서 다음과 같은 것들을 알게 된다. 즉 인간계의 육체적 존재와 바르도의 비육체적 존재 양쪽이 근본적으로는 똑같이 덧없고 환영적이지만, 양 세계로부터 자유로운 참다운 마음 상태는 그들과 달리 덧없거나 환영적이지 않으며, 그것은 영원한 실재이고 만들어지지 않는 열반이다. 이 최상의 깨달음에 도달함이 성불(成佛)이다.

9) 원문은 낭와snang-va='빛' 또는 '빛 속에 보이는 것'. 티벳어에는 '보통 의미에서의 빛'이나 '빛에 의해 보이는 것들' 또는 '마음의 눈으로 볼 수 있는 정신적인 것들'과 같은, 비슷하면서도 다른 개념들을 표현하는 말이 이것밖에 없다. 빛의 전달 매체인 대기(大氣) 역시 '낭와'로 불린다. '정광명'은 전문 용어로 외세Hod-gsal라 불린다.

보이는 것들의 지각이 침몰함〕로 알려져 있다.

(8) 그 다음 땅이 물 속으로 가라앉고, 몸은 자신의 기반〔또는 단위 유기물로서의 응집력〕을 잃는다.

(9) 그 다음에 물이 불 속으로 가라앉고, 입과 코가 말라서 건조해진다.

(10) 그 다음 불이 〔생명력으로서의〕 공기 속으로 가라앉고, 〔몸에서〕 온기가 사라진다.

(11) 그 다음 〔생명력으로서의〕 공기가 의식〔또는 에테르〕 속으로 가라앉는다.[10]

(12) 그 결과 악업(惡業)은 죽는 순간의 고통을 체험한다.

(13) 그리고 선행자들은 천신(天神)과 스승과 다키니들의 환영을 받는다.[11]

(14) 마지막 날숨과 함께 거친 것이 침몰한다.

(15) 그 다음 내부 호흡이〔또는 생기가〕 지속되는 동안〔즉 호흡의 정지와 의식의 소멸 사이〕의 전반부에 인식력이 침몰하는 단계가 온다. 〔죽는 사람이〕 외부적으로 지각하는 것들은 달빛과 유사하고, 내부적으로 지각하는 것들은 〔마음을 흐리게 하는〕 그을음과 비슷하다. 이것은 〔죽는 순간의〕 광명이 시작되는 때

---

10) 이 구절은 고대 그리스에서와 마찬가지로 인도에서도 잘 알려진, 인체가 다섯 원소로 이루어져 있다는 개념을 보여준다. 여기서 흙은 몸의 뼈와 살로 이루어진 부분을 나타내고, 물은 피를 비롯한 체액을 나타내며, 불은 몸의 열기를, 공기는 생명력을, 에테르는 의식을 나타낸다.(pp.204\58, 477 참조)

11) 신성한 스승들은 스스로 나아갈 수 있을 만큼 충분히 진보하지 못한 수행자가 죽을 경우, 그가 수행을 계속할 수 있게끔 적절한 여건을 제공할 가정에 지체없이 환생하도록 그를 인도할 수 있는 힘이 있다.

이다.[12]

(16) 이런 징후들은 점화〔즉 죽음의 체험이 지속되는 기간〕 속으로 융합된다. 분노의 33가지 충동[13]이 사라지니, 이에 관한 외부적 징후는 햇빛과 비슷하고 내부적 징후는 개똥벌레들의 환상과 유사하다. 이것은 점화의 시간이다.

(17) 점화의 시간은 이어지는 달성의 시간 속으로 가라앉는다. 욕망의 40가지 충동이 사라지니, 이에 관한 외부적 징후는 어둠이나 〔태양을 가리는〕 라후[14]의 느낌과 비슷하고, 내부적 징후는 반투명의 그릇으로 가려진 등잔 빛과 유사하다. 이런 환영은 달성〔으로 알려진 죽음의 단계〕이 이어짐을 나타낸다.

(18) 이어지는 달성의 상태는 정광명의 상태 속으로 융합된다. 무명(無明)의 7가지 충동이 사라지고, 그 다음 정묘한 것이 가라앉는다. 외부적 징후는 어스름한 빛을, 내부적 징후는 맑게 갠 가을 하늘을 닮았다. 이것은 정광명의 네 번째 시간이다.[15]

---

12) 죽는 사람은 외부 상황을 자기 주변에서 창백한 달빛이 감싸듯 지각한다. 보통 이상의 영성을 지닌 몇몇 유럽인들은 죽음이 끝나기 전에 "빛이다!" "더 밝은 빛이다!" "이제 빛이 시작된다!"라고 황홀하게 외쳤다고 하며, 그래서 어떤 이들은 그 빛의 본질을 알지 못하고 자신이 천국으로 들어간다고 생각했다. 이런 현상은 죽는 순간 찾아오는 심신 상관성의 시각 기능 변화에서 기인한다. 마음을 흐리게 하거나 그을린 듯한 영상들로 나타나는 내부 상황 역시 똑같은 심신 상관성의 변화가 마음에 영향을 미치기 때문이다.
13) 이것과 다음 구절의 40가지 욕망은 파드마삼바바가 수립한 대완성파의 철학에서 분노와 욕망을 여럿으로 나누어 설명하는 것과 관련된다.
14) Rāhu ; 龍頭. 일식을 일으킬 때의 달을 신화적으로 나타낸 것./라후는 엄밀히 말하면 하늘에서 황도(黃道 ; 태양의 궤도)와 백도(白道 ; 달의 궤도)가 만나는 두 지점 중 달이 북상하면서 만나는 '지점'을 가리킨다. 이 라후나 케투(Ketu ; 龍尾, 달이 남하하면서 황도와 만나는 지점) 근처에서 해와 달이 만날 때 일식이 된다 - 역자.
15) 4단계를 거쳐 조금씩 정광명에 가까워졌다. 이것은 중유(中有) 요가가 정광명 요가의 연속임을 보이는 증거이다.

(19) 죽음과 함께 찾아오는 첫 체험은 바르도의 시작에서 겪는 최초의 체험이며, 최상의 가르침을 수행한 자들은 현재 도달한 단계를 〔치카이Chikhai 바르도라든가 죽음의 순간의 바르도로도 알려진〕 첫번째 바르도라 부른다.

〔죽음의 기술〕
(20) 이 단계의 수행은 다음과 같다.
(21) 죽으려 할 때 〔이승이나 이승의 소유물에 대한〕 모든 집착과 〔뒤에 남겨둔 어떤 적이나 타인에 대한〕 원한을 버리라.
(22) 침몰(가라앉음)의 단계들을 거치는 동안 마음이 사념을 만들지 않고 휴식하게 함으로써 침몰의 체험들은 시작되는 즉시 자연스런 정적 상태 속으로 융합한다. 그로부터 자(子) 정광명이 시작된다.
(23) 그 다음 두 번째 결과로서 네 번째 정광명인 모(母) 정광명이 시작된다.[16]
(24) 이 두 가지 정광명의 인식은 〔과거로부터 여러 번 죽음을 겪은 이래〕 옛 지인(知人)을 만남으로써 생겨나는 인식과 같으며, 모·자 정광명의 융합으로 알려져 있다.

---

16) 어머니는 아이를 낳을 때까지는 어머니가 아니듯이 모(母) 정광명은 이론상 자(子) 정광명 이후에 시작된다. 그것은 네 번째 단계의 정광명의 공성(空性)으로도 알려져 있다./이 주해의 마지막 구절은 영문이 'the fourth degree of the Voidness of the Clear Light'이다. 제3권 1장 173절의 주해에 나오는 네 번째 등급의 공성과 다르니 177절(p.301)의 역주를 참조할 것. 다른 곳에서는 degree를 '등급'으로, stage를 '단계'로 번역했으나 정광명 인식과 관련하여 공성을 논할 때만큼은 위의 이유에서 혼란을 피하기 위하여 degree를 '단계'로 번역함 - 역자.

(25) 원하는 동안 정광명의 상태를 지속하다가 거기서 나와 결합된 정광명들의 신성한 몸 속으로 들어감에 의하여, 3단계의 역전(逆轉) 과정을 거쳐[17] 정수리에 있는 브라마의 구멍을 통해 의식을 전이시키면서 〔의식 전이 요가에〕 숙달된 그는 〔완전한 깨달음의〕 붓다 상태로 나아간다. 수행이 부족한 자는 〔최고위 보살들의〕 열 번째 상태[18] 중 하나에 있는 지금강자(持金剛者)[19]가 된다.

〔제2부: 바르도에서 보신 상태를 깨닫기〕

(26) '바르도에서 완전한 자질의 신성한 몸 상태를 깨닫기'는 이렇

---

17) 이 과정은 매우 어려운데 다음과 같이 설명할 수 있다. 본문이 말하듯이 죽기 직전에 달빛과 같은 흰 빛이 있고 그 다음 햇빛과 같은 '붉은' 빛이 있으며 그런 뒤 어둠이 찾아온다. 수행자는 마음속에서 이런 과정을 거슬러(어둠과 붉은 빛과 흰 빛의 순서로) 각 단계를 헤쳐나가야 한다. 그와 동시에 사후의 파노라마적 광경 속에서 의식적으로 노력하여 각 단계들을 거슬러 나아간다. 이들은 네 번째 정광명 상태, 정묘한 것의 침몰, 거친 것의 침몰이다. 이들 각 상태에 있는 동안 그는 적절한 상념들을 유지해야 한다. 첫번째 상념은 '나는 어디에 있는가?', 두 번째 상념은 '나는 무엇인가?', 세 번째 상념은 '내가 처한 이 상황은 무엇인가?'이다. 이 과정에 숙달되면 그는 티벳어로 포와Pho-wa라 부르는 의식 전이의 요가를 행한다. 포와를 터득한 수행자의 경우 그의 의식은 외부로 뚫린 몸의 아홉 구멍(30절의 주해 참조) 중 하나를 통하지 않고 중앙 신경의 출구인 브라마의 구멍(Skt. Brahmarandhra)을 통해 몸을 빠져나간다. 요가의 달인은 이 방법에 의해서 성불한다.
18) 원문은 최키틴Chös-kyi-sprin ; Skt. Dharma-Megha ; 法雲. '내려가지 않는다'(제6장의 19절 주해 참조)는 뜻으로 티벳인들이 옥민Og-min(色究竟天)이라 부르는, 윤회계의 가장 높은 천국에 주어진 이름. '지금강자(持金剛者)'는 초월적 힘의 상징이며, 원래는 여기서와 같이 해탈의 길을 가르치는 탄트라 교리의 창시자(신성한 고무자)를 가리킨다.
19) Holder of the Dorje.

게 전한다.

〔땅 위의〕육체적 존재와 같은 형상〔을 한 몸〕이 시각적으로 생겨나니,
감각 기능을 모두 지니되 방해받지 않는 이동〔의 힘〕과
변형과 환영의 초상 능력도 천부적으로 소유한다.[20]

〔정광명 인식 불능의 과보〕

(27) 정광명을 인식하지 못할 때 무명에서 비롯된 7가지 충동이 생겨나고 결과로서의 광명[21]이 시작되면서, 거대한 공〔또는 공성(空性)〕의 광대함〕을 체험한다.

(28) 그 다음 탐욕〔또는 집착〕에서 비롯된 40가지 충동이 생겨나고, 점화 단계가 시작되면서, 진짜 공(空)〔또는 공성(空性)의 강렬함〕을 체험한다.

(29) 그 다음 분노〔또는 원한〕에서 비롯된 33가지 충동이 생겨나고, 광명이라 불리는 단계가 시작되면서 공성(空性)〔그 자체〕를 체험한다.

---

20) 다른 비밀 경전에 나오는 번역문이 《티벳 사자의 서》 p.368에 있다. 초자연적인 힘들은 형상을 바꾸고 환영을 만드는 능력들이며, 요가의 달인은 그 능력을 이승에서처럼 사후에도 행사할 수 있다. 《티벳 사자의 서》 p.373에는 그들과 관련하여 망자(亡者)에게 주는 이런 경고가 있다. "환영을 만들고 형상을 바꾸는 이런 다양한 능력들을 바라지 마라, 바라지 마라." 이런 능력들의 오용은 세속적 쾌락에 대한 집착과 마찬가지로 참다운 정신적 진보를 저해한다. 그들은 사후세계에 존재하게 된 결과 저절로 나타나는 현상이며, 카르마에 의한 것이다. 애벌레가 스스로 고치를 만들었다가 거기서 나와 자유롭게 날 듯이 인체의 껍질이 부서진 후 의식은 방해받지 않는 이동 능력을 갖게 된다.

21) 이 결과로서의 광명은 정광명에 훨씬 못미치는 시각 효과를 가리킨다. 정신적 깨달음이 부족하여 두꺼운 구름에 가린 것과 같은 정광명이다.

(30) 그 다음 온몸에 퍼진 생명력을 집중하려는 노력에 의해 의식은 아홉 문[22] 중의 어느 하나를 통하여 몸을 빠져나가 바르도의 존재로서 새로운 몸을 형성한다.[23]

〔사후 존재의 설명〕

(31) 바르도의 몸은 모든 감각 기능을 소유한 욕망체이며, 자신이 태어나게 될 존재계에 합당한 형태를 지닌다.[24]

(32) 그것은 어머니의 자궁에 들어갈 수 없음을 제하면 어디서든

---

22) p.293\96 참조. 요가에 숙달되지 않은 상태로 죽는 사람의 경우 보통 이 '문'들 중 어느 하나를 통해 의식이 빠져나가며, 각 '문'들은 다음의 31절이 암시하듯이 그에 상응하는 비인간 상태에서의 탄생을 유도한다. 예를 들어 귀의 '문'을 통과할 때는 음악 소리가 존재의 우선적 특징인 건달바(Gandharva ; 음악을 좋아하는 천상의 정령)의 세계에 태어난다. 위대한 요기는 브라마의 구멍을 통해서 몸을 빠져나가 최고의 낙원이나 최상의 깨달음에 이른다.

23) 26~30절은 25절에서 언급한 역전(逆轉) 과정의 설명을 포함한다. 그리하여 27절은 처음 체험하는 '거대한 공(空)'인 세 번째 단계의 공성(空性)과, 28절은 두 번째 단계의 '진짜 공(空)'과, 29절은 첫 단계의 공성(空性)과 관련된다.(여기서 말하는 공성의 단계 역시 제1장 173절의 주해에 나오는 18등급의 공성이 아니라 정광명 인식과 관련하여 177절(p.301)의 역주에 제시한 공성의 단계인 듯함 - 역자) 그 다음 3단계의 공성이 상징하는 세 가지 빛의 역전 과정이 절정에 이를 때 의식의 전이가 찾아온다. 다양한 충동이 생겨남은 물에 빠져 죽었다가 소생한 사람들이 말하는 사후의 파노라마적 광경과 같은 것으로, 탐욕 Lobha · 분노Dvesha · 무명Avidyā의 삼독(三毒)에서 기인하며, 빛들은 이런 충동들에서 생겨난 심령적 결과이다. 무명은 깊은 잠suṣpti이나 정신적 번뇌로 인도하며, 이 잠 속에서 죽음의 순간에 의식되는 거대한 공(空)이 나타난다. 깊은 삼매에 들어 있을 때는 그와 비슷하지만 그보다 덜 생생하게 겪을 수 있다. 탐욕과 분노에서 비롯된 다른 충동들과 그 심령적 결과들도 무명의 경우와 비슷한 방식을 따른다.

24) 여기서 '태어난다' 함은 카르마에 의해 예정된 사후의 존재 상태가 됨을 의미한다. 이렇게 태어나는 곳은 어떤 낙원일 수도 있고, 아귀 세계일 수도 있으며, 정죄(淨罪)를 위한 어떤 상태일 수도 있다. 그러나 이런 상태들은 영원하지 않으며 망자(亡者)는 다시 자궁으로 들어가 지상에 환생한다.

이동에 방해받지 않는다.

(33) 그것은 사념과 같은 속도로 세 번째 공(空)의 우주[25]를 가로지르는 초자연적인 힘을 지닌다.

(34) 지식이나 정신적 진화 수준이 같은 바르도 계에 있는 자들은 서로를 본다.[26]

(35) 그리하여 천신들[27]의 세계에 태어나도록 예정된 자들은 천신의 눈으로 서로를 본다.

(36) 바르도 계의 거주자들은 냄새〔또는 물질적인 것들의 정기(精

---

25) 우주 전체의 첫번째 공성(空性)은 천문학자가 망원경을 통해 보는 것과 같은 행성과 태양과 성운들로 이루어진 가장 먼 별들까지를 포함하는 한 우주이다. 두 번째 등급은 이런 우주 천 개로, 세 번째 등급은 백만 개로 이루어져 있다. 그러나 라마들이 주장하듯 공성의 등급 구분은 부분적일 뿐 끝을 상상할 수 없으며, 그 점은 세 번째 등급의 공(空)들에서 본 세 번째 공(空)들이 존재한다는 표현에서도 알 수 있다.

26) 인간들이 이승에서 그러하듯이, 성질이나 진화 수준·경향·목적 등이 비슷한 존재들은 바르도 계에서 의식적으로 함께 거주한다. 정령과 같은 불가시의 존재들이 인간에게 보이지 않듯이, 이 4차원의 세계에서는 자신과 비슷하지 않은 다른 등급의 존재들은 보이지 않는다.

27) Skt. deva ; 天人. 리스 데이비즈 부인이 데바들devas을 '신들'로 번역함에 반대하는 것은 정당하다. 왜냐하면 신들은 데바들과 크게 다르며, "창조력까지는 없다 해도 최소한 유익한 영향력이나 통어력과 특정한 의식(儀式)을 지니며 그것을 숭앙하는 자들에게 어떤 종류의 힘을 수여하거나 보류하고 상이나 벌을 주면서 그들을 돕거나 해칠 수 있다"고 생각되기 때문이다. 그녀는 또한 데바들과 데바타들devatās도 구분하여, 후자는 보통 사람들의 좀더 낮은 신격으로 간주하면서 데바에 관해서는 이렇게 말한다. "지상에서 가정에서 이따금 방문하고 방문받는 데바들은 위대한 지상의 스승이나 진지한 수행자들을 존중하는 예의바르고 상냥한 저 많은 신사 숙녀들이다. 그들은 자신의 통치자를 갖지만 이들 역시 불사신이 아니라 지상의 주민이었고 앞으로도 또 그럴 것이다. 불교의 데바들은 신이 아니다. 그리고 불교를 바르게 이해하는 한 방법은 그들을 그렇게 부르지 않는 것이다."(C. A. F. Rhys Davids, *Buddhist Psychology*, Supplementary Chapters, London, 1924. pp.251~252.)

氣)]를 먹고 살아간다.[28]

(37) 해와 달의 광휘가 바르도 계에서는 보이지 않고 거기에는 빛도 어둠도 없다. 바르도 세계의 빛은 빛 — 어둠〔또는 어스름〕이다.

(38) 의식체는 〔물질계에서 죽은 후〕 사흘 반 동안 무의식〔또는 기절〕 상태로 머문다.

(39) 그런 후 자신이 죽었음을 알게 된 망자(亡者)는 큰 슬픔〔또는 죽음에 대한 회한〕을 느낀다.

(40) 그리고 이때 그는 바르도 세계를 있는 그대로 알 수 있다.

(41) 그러나 보통은 이처럼 바르도 세계를 알 수 있기 전에 〔또다른 의식 상태 속으로〕 기절한다.

(42) 〔바르도를 인식할 수 있는〕 그 시간 이후 잘못된 생각들이 매우 강해지는데, 그때 〔인간 세계에 있는 동안 얻었던〕 바르도 관련 가르침을 기억할 필요가 있으므로, 그 시간은 '시간〔즉 행위를 위한 심리적 순간〕의 단계'라 불린다.

〔사후에 깨달음을 얻기〕

(43) 죽음 이후, 자신이 이미 죽어 바르도 상태에 있다는 의식을 관리해 나아감은 이렇게 전한다.

그 단계 이후 재탄생을 구하는 바르도〔시드파Sidpa 바르도〕
　에서
결합된 신성한 몸들의 마야와 같은 형태를 취함에 의해

---

28) p.318\11 참조.

완전한 자질의 몸〔또는 보신(報身)〕을 달성한다.[29]

(44) 이미 죽었음을 알게 되면 자신의 몸을 어떤 수호신의 몸으로 관상하고,[30] 그 다음 회고적 관찰이나 완전한 이해[31]에 의하여 자신을 정광명의 상태에 두라.

(45) 그 다음 원인으로 작용하는 세 가지 빛〔또는 광휘〕의 역전(逆轉) 행법에 의해 도르제창의 결합 상태[32] 속으로 부상하여 완전한 깨달음에 이른다.

〔제3부: 바르도에서 응신 상태를 깨닫기〕

(46) 바르도에서 응신(應身) 상태를 깨닫기〔또는 신성한 응신으로 다시 태어나기〕가 이어진다.

〔재탄생을 구하는 바르도〕

(47) 두 번째 바르도〔즉 최니Chönyid 바르도〕에서 길을 찾지 못

---

29) 이 위대한 달성은 물론 망자가 요가적으로 죽어 사후에 요가의 기술을 활용할 수 있음을 암시한다.
30) 이 행법에 의해 사후에 빠른 진보가 있을 수 있는 반면, 이런 관상법을 적용하지 못할 경우 바르도 계의 거주자는 아귀preta의 몸을 취하게 되기 쉽다. 특히 지상의 친구나 친족들이 부르는 데 응하게 되면 진화가 얼마든지 늦어질 수 있다.(《티벳 사자의 서》 p.394 참조)
31) 이것은 '아·누·타·라·훔' 만트라의 완전한 이해와 같이 개성의 외부 원리와 내부 원리 양쪽에 작용하는 관상법을 가리킨다.(제4장 26절 참조)
32) 카귀파 종 백색 왕조 스승들의 가장 신성한 스승인 도르제창Dorje-Chang(Skt. Vajra-Dhāra ; 持金剛)의 이 상태는 자비와 공성이 그 안에 결합되어 있으므로 '결합'이란 수식어가 붙는다.

할 경우[33] '장엄한 소리들'이라 불리는 네 가지 소리가 들린다. 흙 원소의 생명력으로부터 산이 무너지는 듯한 소리가, 물 원소의 생명력으로부터 대양의 파도 부서지는 듯한 소리가, 불 원소의 생명력으로부터 밀림이 불타는 듯한 소리가, 공기 원소의 생명력으로부터 천 개의 뇌성이 동시에 울리는 듯한 소리가 들려온다.[34]

(48) 이런 소리들로부터 도망쳐 들어가는 곳이 자궁이다.

(49) 〔그 소리들로부터 도망치는 길을 막는〕 세 가지 무서운 절벽은 흰색과 붉은색과 검은색의 깊은 절벽이며, 그들 중의 어느 하나로 떨어짐은 자궁 속으로 떨어져 들어감이다.[35]

(50) 흰빛의 길을 포함한 다섯 가지 빛나는 길을 잘 배운 자들은 이해할 수 있다. 그들 중의 어느 하나로 나아감은 윤회적 존재로 다시 태어남이다.[36]

---

33) 달리 말하면, 도르제창의 신성한 상태에 이르지 못할 경우(요가의 달인이 아니면 아무도 거기에 이를 수 없다) 망자는 티벳어로 최니Chönyid 바르도라 불리는 두 번째 바르도(실재를 경험하는 바르도)에서 방황하면서 시드파Sidpa 바르도라 불리는 재탄생을 구하는 바르도로 넘어간다. 바르도 가르침의 전문(全文)을 담은 《티벳 사자의 서》에서는 치카이Chikhai 바르도라 불리는 첫번째 바르도(죽는 순간의 바르도)를 두 단계로 나누기 때문에 최니 바르도는 세 번째 바르도가 된다.

34) 이들 현상은 죽음의 해체 과정이 육체를 이룬 네 가지 거친 원소에 작용함으로써 나타나는 심령적 결과이다. 에테르 원소는 그 속에(에테르체 내지 바르도체 속에) 의식체가 존속하므로 거론되지 않는다.(p.463 참조)

35) 어떤 종류의 윤회적 탄생이든 바람직하지 못한 것으로 간주되며, 열반의 길을 찾아나선 자의 경우는 특히 그렇다. 이런 탄생은 여기서 세 가지 절벽 중 어느 하나에 떨어지는 것으로 묘사된다. 흰색의 절벽은 천신으로 탄생함이고, 붉은색은 아귀이며, 검은색은 지옥이다. 《티벳 사자의 서》 p.379에서는 이들 절벽이 재탄생을 촉진하는 무지·탐욕·분노의 삼독(三毒)이라고 설명한다.

36) 이 길들은 천계(天界)로 인도하는 흰빛의 길과 지옥으로 인도하는 잿빛의 길, 인간계로

(51) 또한 눈부신 빛을 내는 구체(球體) 같은 것이 찬란한 광채를 띠고 나타나는 등의 다른 현상들이 나타난다. 무서운 폭우에 쫓기고, 격노한 남녀 군상이 협박을 가하며, 〔카르마의 거울을 통과한 후 법왕의 심판을 실천하는〕 사형 집행인의 손에 이끌리고, 지옥을 상징하는 철제 가옥에 감금된다.[37]

(52) 나무 속의 구멍이라든가 대지의 우묵한 곳이나 갈라진 틈 속에서 안식을 구함은 아귀나 축생의 세계로 들어감이다.[38]

의 노란빛 길, 아귀계로의 붉은빛 길, 아수라계로의 초록빛 길들이며, 밀교의 5가지 지혜와도 관련된다.(《티벳 사자의 서》 pp.308~312 참조) 잘 배운 자들(즉 요가의 달인들)은 윤회적 존재로 되돌아가기를 원치 않을 경우 이 길들 중의 어느 것도 따르지 않는다./밀교의 다섯 지혜는, 원주에서 말한 것들 중 천국과 지옥의 길들이 하나로 합쳐지고 거기에 축생계로의 푸른빛 길이 더해져야 한다 - 역자.

37) 여기서 다시 《티벳 사자의 서》에 나오는 상세하고 풍부한 설명을 참고할 수 있다. 망자가 심판을 받기 위해 마주하게 되는 죽음의 신이자 진리의 왕인 법왕Dharma-Rāja은 공명정대함의 엄격한 측면에서 신격화된 '양심'이다. 심판자가 판결문을 낭독하기 위해 들여다보는 거울은 인간계에서의 선하고 악한 행위들이 선명하게 되살아나는 '기억'이다. 선행과 악행이 공정성의 저울에 놓이고 그 결과에 따라 망자는 자신에게 합당한 과보를 받게 된다. '바르도 퇴돌'은 《티벳 사자의 서》 p.387에, "죽음의 왕이나 신이나 악귀와 같은 것들은 자신의 환각에서 생겨난 것이며, 자기 바깥에는 존재하지 않는다"고 밝히고 있다.

38) 올바르지 못한 통속적 환생 사상은 인간의 의식이 인간 이하의 존재 속에 거주할 수도 있다고 하는, 무지와 오류에서 생겨난 그릇된 이론을 유지해왔다. 따라서 우리의 문헌이 근거한 '바르도 퇴돌'을 공부함으로써 현교적(통속적)이지 않은 밀교적 해석을 취해야 할 것이나, 한편으로는 통속적 해석의 영향을 받아 문헌이 어느 정도 변조되었음도 인정해야 한다. 리스 데이비즈 부인은 팔리 경전의 방대한 지식에 힘입어 이렇게 말한다. "민간 전설과 군말 많은 주석들을 제하면 짐승으로 재탄생하는 경우를 설한 스승의 가르침을 나는 만난 적이 없다. 붓다는 몇몇 경전(예를 들면, 중니카야Majjhima Nikāya, iii. 167)에서 어떤 부류의 악행자들이 이런 운명을 만날 것이라고 했으나, 내가 아는 경전들은 그와 같은 특별한 실례를 담고 있지 않다."(Mrs. Rhys Davids, 앞의 책, p.256.) 《티벳 사자의 서》 pp.116~133에 있듯이 인간이 인간 이하의 존재로 환생할 수 있다고 하는 이런 얘기들은 반드시 글자 그대로 해석해야 할 필요는 없으며, 상징의 관점에서 이해하는 것

(53) 백조들이 떠있는 호수 속으로 가라앉음은 동쪽 대류[39]에 태어남이다.

(54) 소들이 근처에서 풀을 뜯고 있는 호수 속으로 가라앉음은 서쪽 대륙[40]에 태어남이다.

(55) 말들이 근처에서 풀을 뜯고 있는 호수 속으로 가라앉음은 북쪽 대륙[41]에 태어남이다.

(56) 큰 저택과 그 안에서 교합 중인 부모가 보임은 남섬부주의 남쪽 대륙[42]에 태어남이다.

(57) 지극히 넓은 천상의 저택들이 보이고 그들 중의 어느 하나로 들어감은 천신으로 태어남의 징후이다.

(58) 〔카르마적 성향으로부터 유래하는〕 잘못된 생각은 〔이 단계

이 옳음을 뒷받침하는 많은 증거가 있다. 이와 관련하여 또한, 붓다의 가르침을 담은 것으로 알려진 어떤 경도 붓다 자신이 직접 작성하지는 않았음을 우리는 기억해야 한다. 경전이 기록된 것은 그가 인간계를 떠난 훨씬 뒤의 일이다. 경전에 기록되어 있는 내용이라도 요가를 통해 사실로 입증된 것이 아니면 받아들이지 말라고 했던 붓다의 충고는 당시와 마찬가지로 이 현대 과학의 시대에도 유효하다. 눈을 뜬 자의 이런 올바른 관점을 벗어난 불교도나 힌두교도, 기독교도들이 있다면 그들은 과학적 사실보다 검증되지 않은 이론을 선호하는 사람들인 것이다.

39) 원문은 샬링Shar-gling, '동쪽 대륙'. 완전한 어휘는 샬뤼파포Shar-lüs-hpags-po이며 '커다란 크기의 동쪽'이라는 뜻. 지복과 평안을 부여받으나 신앙이 없으므로 여기 태어나지 말아야 한다.(p.419\14 참조)

40) 원문은 눕바랑쵀Nub-ba-glang-spyöd, '서쪽 대륙'. 수미산 서쪽의 인간계와 비슷한 세계로, 많은 가축과 아름다운 소들이 있다고 한다. 윤회계의 모든 상태에서 해방되고자 하는 사람은 여기도 환생 장소로 바람직하지 않다.(p.421\21 참조)

41) 원문은 쟝다미녠Byang-sgra-mi-snyan, '북쪽 대륙'. 수미산 북쪽의 세계로, 많은 가축과 아름다운 말들이 있다. 이 역시 모든 비인간계와 마찬가지로 재탄생을 위해 바람직한 곳이 아니다.(p.421\22 참조)

42) 원문은 잠부링Ndzam-bu-gling, '남쪽 대륙'. 우리가 사는 땅 지구를 가리킨다.(p.420\19 참조)

에서) 큰 영향을 미쳐 망자는 자궁을 찾는다. 그리하여 이 기간
은 '냄새를 먹는 자(즉 사후세계의 거주자)가 재탄생의 자궁을
찾는 시간'이라 불린다.

[자궁 선택법]
(59) [재탄생을 위해 자궁을 선택하는 법에 관한 최상의 가르침의]
실제 적용에 대해서는 이렇게 전한다.
호감과 반감의 모든 느낌을 버리고[43]
기억을 되살려 헤매는 마음을 억제하면서[44]
자궁 문의 선택에 자신을 적용하라.
그 다음 묘희(妙喜)의 전이를 행함으로써[45]
원하는 어느 곳이든 태어나게 된다.
(60) [재탄생의 바르도에서 경험하는] 모든 무서운 모습과 소리들
이 환각임을 앎으로써 바람직하지 못한 자궁들은 [입구가] 폐

---

43) 달리 말하면, 좋고 싫음에 관한 자기만의 성향을 버리고 마음의 정적 상태를 유지해야 한다는 뜻이다. 《티벳 사자의 서》 p.445 는 이렇게 말하고 있다. "자궁이 좋아 보여도 거기에 이끌리지 마라. 또한, 자궁이 나빠 보여도 거기에 혐오감을 갖지 마라. 혐오감과 애착 내지 피하려는 마음과 취하려는 마음에서 벗어나는 일, 다시 말해 조금도 편견을 갖지 않은 마음으로 자궁에 들어가는 일이 가장 중요하다. 그러나 실제적으로 명상을 한 소수의 사람을 제외하고는 자신의 나쁜 습관과 성향을 완전히 제거하기는 어렵다."
44) 살아있었을 때의 요가 수행 기억을 되살려 마음을 엄격히 통제하면서, 혼이 육체를 떠나 있는 출생 이전의 상태(자궁 속의 태아기를 포함)와 출생시 사이에 의식이 이어지도록 해야 한다. 그럴 수 있을 때 자궁 선택과 그에 이어지는 탄생의 과정을 완전히 의식하면서 태어날 수 있다. 이 점은 죽음을 전후하여 의식의 연속성을 유지하면서 죽음의 과정을 인식해야 하는 것과 마찬가지다.
45) 이 '전이'는 사후세계에서 동방 묘희세계로 의식을 전이시키듯이 자궁 속의 출생 이전 상태로 의식을 전이시킴을 가리킨다.

쇄된다.

(61) 또한 〔스스로 익혔던 최상의 가르침에 따라〕 공성(空性)을 상기하고 마음속에 자신의 인간 스승과 수호신〔또는 신성한 스승〕을 간직함으로써 역시 바람직하지 못한 자궁들이 폐쇄된다.

(62) 상류 계층에 속하든가 지위나 재산을 지닌 ― 그리하여 신앙생활을 하는 데에 유리함을 제공하는 ― 가족의 바람직한 자궁을 선택하여 태어남은 신성한 육신〔또는 툴쿠〕으로 태어남이라 불린다.

(63) 요가에 숙달된 사람은 설사 정광명을 인식하지 못하더라도 서방 정토나 묘희세계[46] 및 그 비슷한 불국토에 태어남으로써 더 이상 지상에 환생하지 않는 등급의 보살이 될 것이다.[47]

〔중유의 가르침은 여기서 끝난다.〕

---

46) p.319\14 참조.
47) 달리 말하면, 요가의 위대한 달인은 보살의 영역들 중 어느 하나로 가거나 신성한 스승으로 지상에 태어날 수 있는 선택권을 지닌다는 것이다.

〔제6장: 의식 전이의 요가〕

〔제1부: 세 가지 전이〕

(1) 포와Pho-wa는 세 가지 전이(轉移)로 이루어져 있다. 그 중 최선은 법신(法身)으로의 전이고, 중간은 보신(報身)으로의 전이며, 마지막은 응신(應身)〔또는 신성한 재탄생〕으로의 전이다.
(2) 첫째, 최선인 법신으로의 전이는 바르도의 첫단계에서 정광명을 인식하는 것이다.
(3) 둘째, 중간인 보신으로의 전이는 바르도에서 '결합된 신성한 몸' 속으로 부상하는 것이다.[1]
(4) 셋째, 마지막인 응신으로의 전이는 신성한 재탄생을 취하는 것이다.
(5) 이들은 세 개의 다른 결과로 보일지 모르나 〔이들 세 가지 결과를 이루게 하는〕 길잡이인 최상의 가르침들은 세 개의 다른 가르침이 아니〔라 똑같은 하나의 가르침 체계이〕다.

---

1) 이것은 앞서 언급했듯이 연민과 공성(空性; 참 지혜)이 보살의 몸에서처럼 그 안에 결합되어 있는 신성한 몸이다.

[제2부: 스승에 대한 명상을 통한 의식 전이]

(6) '스승에 대한 명상을 통한 의식 전이'라 불리는 포와는 다음과 같다.

(7) 그것은 이렇게 전한다.
　　우선 '항아리 형상'을 취한 후
　　21회의 호흡에 의해[2]
　　의식을 그 자신의 장소에서 강제로 끌어올리라.
　　21개 챠크라를 관상하고[3]
　　척추의 연꽃들을 통과시키면서.
　　그 과정은 챠크라들의 순서에 따른
　　만트라 음절들의 상승과 하강이며
　　사용 음절은 한 음절과 반음절이다.[4]
　　음절의 소리들을 크게 읊조림으로써
　　'아는 자'가 데바찬Devachān을 향하도록 하라.
　　그러면 바른 순간이 올 때 전이가 이루어진다.

---

2) 제1장 32절 참조 – 역자.

3) 이들 챠크라 내지 '바퀴'는 (34개의 추골로 이루어진) 척추를 따라 일정 간격으로 줄에 꿰어져 있는 것처럼 관상한다. 또한 척추를 21개 바퀴의 중심을 관통하는 굴대로 간주해도 좋다. (제1장의 66~68절 참조) 각 챠크라는 의식 원리가 심장 중추에 있는 자신의 장소로부터 '브라마의 구멍'에 이르기까지 척수 한가운데의 중앙 신경을 통해 조금씩 이동하면서 거치는 심령에너지들의 중추이다.

4) 올라감에는 '흭 Heeg' ཧིག་ 음절을, 내려감에는 '카ㅎ Kah'으로 발음되는 반음절 '카 Ka' མ 를 사용한다. 상승시는 의식이 위쪽으로 이동하고 하강시는 의식이 제자리로 돌아온다. 수행자는 성공을 확신하게 될 때까지 실제로 의식을 투사하려고 해서는 안 된다. 바른 순간이 올 때까지는 단지 의식의 상승과 하강을 반복해서 실습하는 것일 뿐이다.

(8) 여기에는 〔단순한〕 수행과 실제 적용의 두 부분이 있다.

〔수행〕

(9) 수행에 있어서는 우선 성불(成佛)을 결심한다.

(10) 그 다음 자신을 속이 빈 바즈라요기니로 관상하라. 그 몸의 한가운데에는 빈 집을 떠받치는 중심 기둥과 같은 중앙 신경이 하단은 닫히고 상단은 채광창처럼 열려 있다. 이 채광창 위에는 역시 속이 빈 몸을 지닌 신성한 스승 도르제창이 있고, 그 몸의 한가운데에 지혜의 중앙 신경이 있으며, 그것이 자신의 중앙 신경과 연결되어 있〔어서 자신의 심장으로부터 스승의 심장에 이르기까지 하나의 연속된 통로를 이루는 것처럼 되어 있〕다.[5]

(11) 그 다음 스승의 심장 안에 머리카락처럼 가는 푸른색의 '훔 Hūṃ'을 관상하고, 또 하나의 이런 '훔'을 자신의 심장 안에 관상하며, 이 '훔'을 자신의 의식체의 본질로 간주한다.[6]

(12) 〔이렇게 관상한 후〕 '항아리 형상'의 호흡에 대하여 명상하라.

(13) 그 다음 스승의 심장에 있는 '훔'으로부터 〔글자의 아랫부분

---

5) 스승의 중앙 신경은 지혜의 통로이며, 이 통로에 의해 수행자는 스승의 신성한 상태에 도달한다.
6) 이 수행에서 푸른색의 '훔'자는 붓다들의 신성한 지혜의 본질(존재의 본질)을 나타낸다. 수행자는 '훔'을 관상할 때, 이 신성한 지혜의 정수를 들이마셔 신성한 생명력과 빛으로 자신의 몸을 채운다고 상상한다. 숨을 보유하는 동안 '훔'은 안에서 목구멍 중추의 '아ㅎ Āḥ'자를 생명 원리의 눈부신 붉은색으로 바꾼다. 그 다음 날숨과 함께 흰색의 '옴 Aūṃ'자를 관상하면서 그는 자신의 빛나는 숨결이 세상의 일체 유정에게 유익한 파동을 전한다고 상상한다.(pp.204\59, 269\41 참조)

을 차지한〕 모음 기호가 아래쪽으로 늘어나 자신의 심장에 있는 의식의 본질의 상징과 얽힘을 관상하고, 이것〔즉 자신의 의식의 본질을 나타내는 '훔'〕이 〔스승의 심장에 있는 '훔'에 의해〕 위쪽으로 끌어 올려짐을 생각한다.[7]

(14) 한편 각 숨을 내쉴 때마다 놀라서 도움을 청하듯이 '획Heeg' 소리를 크게 내고,[8] 이것을 21 회〔또는 챠크라들의 순서에 따라〕 행한다.

(15) 그 다음 '훔'이 정수리에 도달했다고 생각하라.

(16) 그 다음 '카Kā' 소리를 내어 '훔'을 〔중앙 신경을 통해 심장 중추로〕 하강시킨다.

(17) 〔'획' 소리를 21번 냈을 때와 마찬가지 방식으로〕 '카' 소리를 내면서 '훔'이 〔챠크라들을〕 하강한다고 상상한다.

(18) 스스로 숙달될 때까지〔또는 숙달의 징후가 보일 때까지〕 이것을 행한다.

〔실제 적용〕

(19) 실제 적용에 있어서는 〔수행자의 심장에 있는〕 '훔'이 스승의

---

7) 제4권의 제2부에 나오는 같은 관상법은 '짧은 훔Hūṃ' 을 사용한다. 현재의 관상법에서 음역된 'Hūṃ'을 사용한다면 앞서(p.328\19에서) 설명한 방식에 따라 3개의 알파벳을 세로로 정렬시키고, 스승의 심장에 있는 Hūṃ 중 M자의 우측선이 갈고리 모양으로 굽어 아래쪽으로 늘어나 또다른 '훔'과 얽힌다고 상상해도 좋다.
8) 이것은 '획' 소리를 크게 내는 모양을 서술한 것일 뿐이며, 물론 사실상의 놀라움이나 두려움은 없다. 그런 감정이 있다면 수행에 성공할 수 없을 것이다.

심장에 있는 '훔' 속으로 흡수되며,[9] 스승은 다시는 재탄생을 겪지 않게 될 영역[10]으로 가서, 머리로는 상상할 수 없는 상태에 머문다.

〔의식 전이의 가르침은 여기서 끝난다.〕

9) 표면상으로 보면 요가 수행이 단순히 지적인 시각화 연습인 것처럼 보일지 모르지만, 티벳과 인도의 밀교 철학에 의하면 뛰어난 요기는 마음의 요가 능력을 구사함으로써 모든 것을 할 수 있다. 서양의 사상가들도 이런 행법들에 찬사를 바쳤고, 그 결과 우리는 크리스챤 사이언스와 자기 암시 및 '새로운 마음의 심리학' 같은 구미(歐美)의 사상 체계들에 동양의 영향력이 직접적으로 작용했음을 발견한다. 그리하여 일련의 관상법을 통해 제자의 심장에 관상한 '훔'이 신성한 스승의 심장에 있는 그것 속으로 흡수되면서 신비적 합일이 이뤄지고, 지상 거주자의 의식은 더 이상 인간의 육체를 지닐 필요가 없는 상태로 전이되는 것이다.

10) 원문은 옥민Hog-min ; Skt. Akaniṣṭha ; 色究竟天, 윤회계 내에서 도달할 수 있는 최고 경지인 아디붓다(본초불)의 천국으로, 열반에 들기 직전의 상태이다. '옥민'에서는 카르마에 의해 더 이상 인간으로 태어날 필요가 없지만, 여기 거주하는 보살은 거룩한 스승으로 환생하거나 그보다 더 자주 택하는 방법을 통해 이미 지상에 태어난 경건한 자들을 고무할 수도 있다. 아디붓다는 윤회계로부터 완전히 벗어날 수 있는 권리를 버리고, 무수 겁 이전 일찍이 과거세의 붓다가 그 자신을 인도했듯이 윤회계의 중생을 해탈로 인도하기 위해 옥민에 머무는 존재이다.

〔맺음말〕

〔우리의 목판본 원문은 맺음말의 형태로 원본의 편찬에 관한 흥미로운 역사를 다음과 같이 싣고 있다.〕

〔티벳의〕 쿠리[11]에 있는 '완벽의 실체'[12]의 정상(頂上)〔산 속의 암자〕에서, 젠펜 장포[13]라는 이름을 지닌, 가리 장카르[14]의 고귀한 승려 왕의 요청으로 박학한 페마카르포[15] 비구가 이것〔또는 이 책〕을 편찬했다.

이것이 상서롭기를![16]

---

11) 쿠리Kuri는 부탄에 인접한 티벳의 로닥Lhobrag 지방에 있다.
12) 원문은 창춥닝푀포Byang-chub-snying-pohi-spo. (p.237\140 참조)
13) p.236\136 참조. 이 맺음말에서 장카르 왕은 샤카족의 왕자 고타마 붓다를 본받아 자신의 왕위를 포기하고 비구승이 된 것으로 나타난다.
14) 원문은 Mngah-ris Zangs-dkar. '가리'는 티벳의 서쪽 끝에 위치한 이 승려의 출생지 이름. '장카르'는 카쉬미르와 라닥 지방에 대한 티벳식 이름으로, '백동(白銅)'을 뜻한다.
15) 원문은 Npadma-Dkar-po로, '흰 연꽃'을 의미한다. 이 문헌에 나와 있지 않은 그의 온전한 이름은 '전지(全知)의 흰 연꽃'을 뜻하는 퀸켄페마카르포Kun-mkhyen-Npadma-Dkar-po이다. 티벳 본토 사람인 그는 17세기에 부탄으로 들어가 종교를 개혁했고, 마르파와 그의 제자 밀라레파가 5세기 전의 티벳에 창건한 '백색 왕조 스승들'의 카귀파 종, 그것의 남파(南派)라 불리는 현재의 불교 형태를 부탄에 확립했다. 〈마하무드라의 개요〉를 보면 맺음말에 페마카르포가 그것과 이 문헌을 함께 편찬했다고 하는 글이 있다. 이에 관해 본서의 편집자는 페마카르포가 살았던 17세기 부탄의 전통을 따랐으며, 그가 부탄에 들어가 활약한 연대는 정확히 알지 못함을 여기에 밝힌다.
16) 여기서 원문은 산스크리트 - 티벳 어형인 스와티Swati를 사용하는데, 이것은 '이 책이 상서롭기를!', 또는 '이 책이 마주하게 되는 모든 이에게 좋은 전조가 되기를!'이라는 뜻이다.

신성한 어휘들로 기록된 이 6가지 요가 안내서는 영감에 찬 거룩한 계보의 라마들이 성불한 방법을 담고 있다.

　페마카르포의 이 심오한 글을 인쇄하기 위해 남계페조르[17]가 필사했고, 비할 데 없는 수행자[페마카르포]의 조카인 녜롱펜첸[18]이 교정을 보았으며, 신앙과 부(富)를 함께 지닌 명인 최콩도제[19]가 판목을 기증하고 조각했다.

　이들 작업을 훌륭히 완수한 높은 공덕에 의해, 모두가 어머니인[20] 일체 유정이 이 한 번의 삶으로 하루 속히 도르제창의 경지에 이르기를.

　　　　〔요약된 육법(六法)의 개요는 여기서 끝난다.〕

---

17) 원문은 Rnam-rgyal-dpal-hbyor ; '부유한 승리자'.
18) 원문은 Gnyal-rong-pan-chen ; '녜롱의 큰 학자'.
19) 원문은 Chös-skyong-rdo-rje ; '금강의 신앙 수호자'.
20) pp.135\1, 200\42 참조.

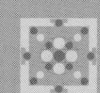

제4권

전이의 길 : 의식 전이의 요가

우리가 번역한 티벳 필사본 2권은 각각 다음과 같은 제목으로 되어 있다. (1) 녠 귀 상웨 타르툭 레 잡 람 포웨 담파 닝기 틱레 주소 *SNYAN RGÜD GSANG-VAHI MTHAR-THUG LAS ZAB LAM HPHO-VAHI GDAMPA SNYINGI THIGLE BZHŪGS-SO.* "구전된 탄트라 최후의 비밀, 그것의 '핵심 종자'인 〔의식〕 전이 행법의 심오한 길이 여기 있다." (2) 상람 포웨 담파 레 체 데 남쉐 파르웨 미파 주소 *GSANG-LAM HPHO-VAHI GDAMS-PA LAS TSHE HDAS RNAM-SHES SPAR-VAHI DMĪGS-PA BZHŪGS-SO.* "비밀스런 전이의 길에 관한 가르침에서 비롯된 망자(亡者)의 의식 전이를 위한 관상법이 여기 있다."

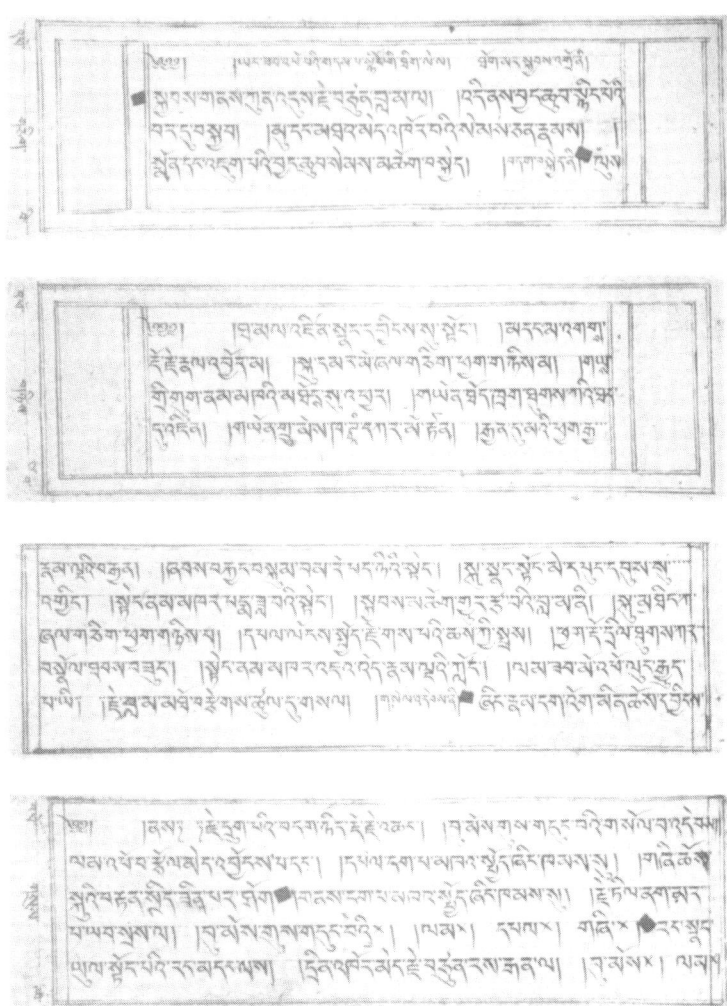

포와Pho-Wa 사본의 지면 1b, 2a, 2b, 3a.(설명은 p.506)

서론

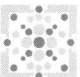

1. 포와와 포와의 성취

여기 번역한 포와Pho-wa 가르침은 《티벳 사자의 서》의 참조문도 말하고 있듯이 '바르도 퇴돌' 가르침 전체의 진수에 해당한다. 수행자가 개인적으로 실천하기 위한 제1부는 기록으로 전하는 모든 비의(秘義)가 그렇듯 상세하고 완전하다기보다는 암시적인 내용을 담고 있다. 이 점은 육법(六法)의 요가 맨 마지막에 있는 포와 요약분도 마찬가지다. 제2부는 임종시나 장례시에 의식을 치르는 라마들이 사용하기 위한 것이지만, 그런 라마가 없을 경우 스승에게서 실제 적용법을 배운 수행자나 속인이 죽어가는 사람에게 시행하기에도 전혀 손색이 없다.

포와는 우선, 우리가 평소에 죽음이라 부르는 것과 똑같은 과정을 의도적으로 야기하는 능력을 가르친다. 보통의 죽음에서는 의식체가 인간의 몸을 영원히 떠나는 반면, 요가적으로 유도된 죽음에서는 그것이 일시적으로 행해진다는 점이 다를 뿐이다. 그 다음, 포와는 죽어 가는 타인의 의식체를 인도하거나 죽은 지 얼마 되지 않은 사람의 의식체가 재탄생에 이르러 자궁을 선택할 수 있도록 하는 지침을 제공한다.

이론적으로든 실제적으로든 포와에 정통한 티벳의 스승들은 신앙심과 절조가 없는 수행자들이 그것을 남용할 수 있으므로 오랜 견습기간을 거쳐 자격이 있다고 판명된 사람이 아니면 아무에게도 실제 적용법을 가르쳐서는 안 된다고 말한다. 따라서 이 책에 보인 것과 같은 포와의 모든 문자화된 가르침은 이미 거기에 숙달하여 필요한 부분을 확충 부연할 능력을 갖춘 스승의 개인 지도하에서만 공부하고 실습해야 할 것이다.

2. 관련 행법인 '동죽'

전하는 바에 따르면 티벳인들이 '동죽'[1]이라 부르는 신성한 비의가 약 9백 년 전 티벳과 인도의 몇몇 스승들에게 초인 영역으로부터 계시되었다고 한다. 이 요가에 숙달되면 두 사람이 의식을 서로 교환할 수 있다고 하는데, 이것은 달리 말하면 한 육체를 살아 있게 만드는 의식이 다른 육체로 전이되어 그것을 활성화할 수 있다는 것이다. 또한 동물적 생명력과 본능적 지성을 인간의 의식 요소로부터 분리시켜 유인원적 형체들 속으로 불어넣은 후 해체된 인격의 마나스(manas ;

---

1) Grong-hjug.(또는 《히말라야의 성자 미라래빠》 pp.146~147에 있듯이 Drong-jug).

意, 魂)를 다스림으로써 얼마 동안 그것을 지배할 수 있다는 뜻이다. 그리하여 동죽의 달인은 자신의 육체를 버리고 상대방과 합의에 의해서든 아니면 강제로든 타인의 육체를 취할 수 있으며, 막 죽은 사람의 몸 속으로 들어가 그것을 소생시킨 후 그 몸을 사용할 수 있다고 한다. 강제로 남의 몸을 빼앗는 일은 물론 흑마술(黑魔術)에 속하는 것이며, 이를 행하는 자는 '어둠의 길'을 가는 자이다.

3. 스승들의 이야기

스승들 사이에 여러 가지로 변형되어 전하는 다음 이야기는 동죽이 어떤 식으로 남용될 수 있는가를 아는 데 도움이 된다. 이 이야기는 또한 비밀스런 가르침을 분별없이 누설하지 않으려는 그들의 자세를 보여주는 것이기도 하다.

이야기는 절친한 사이였던 어떤 대신의 아들과 왕자, 그리고 동죽의 기술에 관한 것이다. 어느 날 함께 야외를 거닐다 두 사람은 부화한 새끼새들이 우글거리는 새 둥지를 발견했고 거기서 매에 쪼여 죽은 어미새를 보았다. 연민을 느낀 왕자는 비밀의 기술을 행하기로 마음먹고 친구에게 말했다. "내가 어미새를 소생시켜 그것이 어린 새끼들을 보살필 수 있도록 하는 동안 내 몸을 지켜주게나." 외관상 죽은 것처럼 보이는 왕자의 몸을 지키는 동안 대신의 아들은 유혹에 휩싸였고, 자신의 몸을 빠져나와 왕자의 몸 속으로 들어갔다. 그는 오랫동안 은밀히 왕자비를 사랑해왔던 처지였고, 왕자는 신의를 저버린 친구의 몸 속으로 들어가는 수밖에 도리가 없었다. 그런 후 설득에 의해 대신의 아들이 왕자의 몸을 포기하고 자기 몸으로 돌아온 것은 몇 년이 지났을 때였다고 한다.

이처럼 남용될 수 있기 때문에 동죽은 아주 비밀스럽게 지켜져 왔고, 조심스런 시험 과정을 거쳐 법맥을 이을 스승으로 선택된 제자에게만 전수되어야 하며, 그것도 이전 스승이 죽기 직전에만 가능하다는 원칙이 생겨났다.

4. 티푸의 이야기

동죽을 전수한 스승 나로파는 제자인 마르파에게 권하여, 그 가르침을 이어받을 자로 마르파의 가장 뛰어난 제자인 밀라레파를 선택하도록 했다. 그러나 마르파는 이 현명한 권고를 따르지 않고 비범한 능력을 지닌 자신의 아들 도데붐Doday-Bum에게 그것을 전했으며, 나로파가 예견했었듯이 마르파의 계승 방안은 결국 실패로 끝났다. 도데붐은 예기치 않은 갑작스런 죽음으로 자신의 의식을 전이할 마땅한 육체를 찾지 못하고 일시적이나마 막 죽은 비둘기의 몸을 사용할 수밖에 없었다. 동죽이 적용되자마자 마르파는 그 비둘기로 하여금 어떤 바라문 소년의 시체가 누워 있는 인도의 화장터로 날아가게 했다. 화장용 장작에 불이 붙기 전에 비둘기는 시체 위에 내려앉아 구구 소리를 세 번 내고 쓰러져 죽었다. 그와 동시에 소년은 되살아나 환호성 속에서 집으로 운반되었으며, 부모는 그의 이름을 '비둘기'라는 뜻의 티푸Tiphoo로 바꿨다. 소년은 건강하고 튼튼하게 자라서 유명한 철학자 요기가 되었으며, 역사상 그는 불교 탄트라의 위대한 성자 티푸로 알려져 있다.

5. 비의(秘義)의 전승

동죽은 이 책에서 포와라는 이름으로 설명한 의식 전이 관련 비전들 중 가장 심오한 기술인 것처럼 보인다. 《티벳의 위대한 요기 밀라레파》 제7장의 본문 주해[2]를 참조하면 포와는 윤회계 내에서의 세속적 의식을 전이transference시킴에 반하여 동죽은 똑같은 세속적 의식을 초세속적 의식으로 완전히 변환transmutation시켜 모든 것이 환영임을 깨닫게 하는 것처럼 보인다. 따라서 가장 초월적인 관점에서의 동죽은 어쩌면 변환된 의식이 무지를 벗어나 윤회계 너머의 열반으로, 변하지 않고 형태화되지 않으며 만들어지지 않는 그 상태로, 직행함을 암시하는 것일 수 있다.

우리의 문헌들이 시사하듯이 살아 있는 동안에든 죽음의 순간에든 인간의 의식을 전이시키는 비법은 오늘날까지 인도와 티벳에 아직 전승되고 있으며, 이 분야의 달인들은 전수 원칙을 엄중히 고수한다. 대승불교와 힌두교의 수행자들 사이에는 비밀히 전승된 지식과 그것의 실제 사용례를 담은 흥미로운 이야기들이 많이 있다. 그런 이야기들의 한 실례로, 베단타 철학의 창시자인 샹카라챠리아Shankarāchārya는 관능적 사랑의 기술을 체험하기 위해 요가로 정화 단련된 자신의 몸을 사용하지 않고 아마루카Amaruka라는 이름의 갓 죽은 인도 왕

---

[2] *Tibet's Great Yogī Milarepa* p.146의 주해, 또는 《히말라야의 성자 미라래빠》 pp.146~147의 주석(원주 요약분) 참조 – 역자.

을 소생시켰으며 필요한 체험을 쌓은 후 제자들이 지키고 있던 자기 몸으로 되돌아왔다고 한다.

이런 비밀 과학의 적합한 그릇임을 입증하고 훌륭한 스승을 만날 수 있을 만큼 선업을 쌓은 수행자가 있어 포와나 동죽에 숙달된 누군가의 개인적 인도를 받는다면 세부 사항을 생략한 우리의 문헌이 고대의 전통을 충실히 전하고 있음을 입증할 수 있을 것이다. 그러나 이런 인도가 없거나 본문에 지시된 철저한 예비 수행이 없을 경우 수행자는 어떤 식으로든 이 의식 전이의 요가를 실습하려 해서는 안 된다. 그에 대해 왜냐고 묻는다면 대답은 이렇다.

방금 말했듯이 이 요가는 보통 사람이 죽음을 통해 경험하는 것과 똑같은 효과를 달인의 경지에 이른 사람이 의식적으로 유도하는 기술이며, 미세신(微細身 ; astral body)의 의식을 밖으로 투사하는 것은 가장 위험한 요가 기법들 중의 하나이다. 이를 행하는 것은 죽음에 대한 육체의 저항력을 약화시킬 수 있으므로 그것을 보완하는 요가가 필요하다고 본문 자체가 암시하고 있다.

포와를 행하는 동안 무언가의 일이 발생하여 미세신과 육체 사이의 연결이 끊어지든가 인간이나 비인간일 수 있는 다른 개체가 수행자의 육체를 점유해버림으로써 그는 비워두었던 육체로 되돌아갈 수 없게 될지도 모른다. 이 중 후자는 앞서 예로 든 첫번째 얘기를 통해 알 수 있다.

한편, 죽은 사람을 위한 포와의 시술자는 어떤 특별한 사정으로 인해 망자(亡者)의 아스트랄 의식에 영향을 주려고 자신의 의식을 아스트랄체 형태로 투사하게 될 수도 있다. 이것은 일반인이 죽을 경우 그에 이어지는 잠이나 졸음에서 주인공의 의식을 일깨우는 효과를 갖는다. 그럼으로써 망자는 바르도 계(아스트랄 계)에서 의식을 되찾아, 혹시 생전에 발달시켰을지도 모르는 자신의 요가 능력을 적용할 수 있게 되는 것이다.

그러나 임종 및 장례 의식의 시술자는 대체로 그처럼 자신의 의식을 투사하지 않고, 자신이 존재하는 인간계에 머물면서 '바르도 퇴돌'의 내용에 의거하여 망자의 의식을 안내하고자 한다. 그리하여 그는 죽음의 과정과 그로부터 이어지는 재탄생까지의 중간 상태를 인도하도록 고안된 일종의 요가적 암시를 주는 것으로 의례를 마친다. 이미 죽어버린 사람의 경우에는 망자의 의식이 나아가는 바르도 세계의 길을 텔레파시로 안내한다.

심령학의 관점에서 볼 때 포와는 유령이라고 알려진 것과 직접적으로 관계가 있는 것처럼 보인다. 포와의 달인이라면 모든 유령은 두 가지로 나누어 설명할 수 있다고 말할 것임이 분명하다. (1) 지각자가 인간이나 비인간 또는 유형·무형 등 외부적 요인의 정신감응적 자극에 무의식적으로 응답하여 시각화한 환각과 같은 것, (2) 이른바 죽은 자나 산 자의 아스트랄체가 실제로 투사된 것.[3]

이 요가에 관한 전통적 가르침과 교훈, 수행, 스승의 해석과 경고 등을 대략 서술했다.

---

[3] 전부는 아니더라도 서양에 기록된 유령 관련 자료의 대부분을 동양의 이런 견해에 입각하여 설명할 수 있다. S. J. Muldoon and H. Carrington, *The Projection of the Astral Body*, London, 1929 ; E. Gurney, F. W. H. Myres, and F. Podmore, *Phantasms of Living*, London, 1886 ; F. Guyot, *Yoga for the West*, London, n.d.. pp.157~174.

티벳 불전에 있는 교훈들

다시 또다시 존재를 찾으면서, 그들은 다시 또다시 자궁 속으로 들어간다. 오고 가면서, 한 존재 상태로 또다른 존재 상태로 이어진다.

* * *

현명한 사람은 열성과 덕행과 순결을 통해 어떤 물에도 잠기지 않는 섬이 된다.

* * *

일어나서 새로운 삶을 시작하여 붓다의 가르침을 따르라. 코끼리가 흙집을 발로 뭉개듯이 사신(死神)의 무리를 짓밟으라.

* * *

탄생과 사망에 종지부를 찍고 세상으로부터 자유로워지게 만드는 것이 최상의 지식이다.

* * *

완전한 이해의 평온한 길을 걷는 자는 갠지스 강의 물이 빠르게 흘러 바다로 들어가듯이 죽음 없는 경지에 이른다.

* * *

확고한 마음을 갖지 못한 자는 신성한 율법을 이해할 수 없다. 신앙을 바꾸기 쉬운 사람은 완전한 지혜를 이룰 수 없다.

* * *

완전한 기억과 근면성, 분별력, 이해심을 지닌 현인은 지혜를 통해 모든 잘못으로부터 벗어난다.

> 록힐W. W. Rockhill 번역의
> ― 우다나바르가(*Udānavarga* ; 無問自說)에서

〔전이의 길: 의식 전이의 요가〕

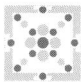

〔제1부: 의식 전이의 심오한 길: '핵심 종자'〕

〔귀의〕
(1) 먼저 귀의문이 있다.
　　모든 보호력의 화현인 신성한 스승에게
　　이제부터 완성의 핵심에 이를 때까지 나는 의지하도다.
　　오 그대 무수한[1] 윤회적 존재들이여,
　　완성으로 들어서기 위한 거룩한 축원(祝願)의 길에 마음을
　　　바치라.

〔바즈라요기니와 스승들의 시각화〕
(2) 사용하는 심상(心像)은 다음과 같다.

---

1) 직역하면 '중심이나 경계가 없는'.

몸에 대해 평소 갖는 생각[2]이 허공 속으로 사라지고, 의식의 거침없는 광휘가 바즈라요기니로서 빛나게 하라. 그녀는 붉은 몸에 하나의 얼굴과 두 손을 지녔으며, 오른손은 머리 위로 높이 들어올려 반원형의 도끼날을 휘두르고, 왼손은 가슴 앞에 피를 가득 채운 두개골을 들었다. 왼쪽 팔에 흰색 지팡이를 끼고, 다섯 상징과 여러 가지 장식을 착용하며, 일륜(日輪)으로 둘러싸인 연화보좌에 인간의 시체를 밟고 우아한 자세로 선 그녀의 몸은 속이 비었고 지혜의 불길이 후광을 두르고 있다.[3]

(3) 그 다음 자신의 머리 위 하늘 높이 월륜으로 둘러싸인 연화보좌에 앉은 근본 스승을 관상하라. 최고의 보호자인 그는 푸른 몸에 하나의 얼굴과 두 손을 지녔으며, [완전한 자질을 지닌 자들[4]의] 영광스런 법복을 모두 걸치고, 가슴 앞에서 교차한 양 손은 금강저와 금강령(鈴)을 들었다.[5]

(4) 자신의 머리 바로 위 오색 무지개빛 아치형 원광의 공간에 [붓다 자세로 앉은] 수호신들을, [수직으로] 연이어 앉은 의식 전

---

2) 이것은 몸이 견고하게 실재하는 것이라고 하는 생각이다. 육법(六法)의 요가에서 보인 것과 같이 속이 빈 몸을 관상함으로써 의식이 신성한 환신(幻身), 즉 응신(應身)과 하나가 되어 빛나게 된다.(제3권 제1장 14절 참조)
3) 이 관상법의 자세한 설명은 제3권 1장 11~14절을 참고할 것. 여기서 말하는 연화보좌는 순수한(신성한) 육신의 오염 없는 순결을, 일륜은 지혜의 광휘(불길)를, 시체는 자기 의식의 소멸을 상징한다.
4) Perfectly Endowed Ones. 즉 보신(報身) – 역주.
5) 《티벳의 위대한 요기 밀라레파》의 권두화는 근본 스승인 천상의 붓다 도르제창Dorje-Chang을 보여준다. 그의 자세와 의복 및 금강저·금강령의 의미는 같은 책의 도판 해설문에 설명되어 있다. 월륜(무지의 어둠을 쫓는 상징)으로 둘러싸인 연화보좌는 그림에서처럼 정신적 용맹성을 나타내는 사자좌 위에 놓이는 것이 보통이다.

이 법통의 스승들을 관상하라.[6]

〔스승들을 향한 기도〕

(5) 〔이어지는〕 기도문은 다음과 같다.

더 이상 육화하지 않는 순수하고 거룩한 진리의 영역[7]에
　계신 당신께,
오 주여, 금강저를 지닌 자[8], 여섯 선정불의 진수이신
　당신에게,
자식인 저는 열렬한 신앙과 겸양으로 기도하나이다.
의식 전이의 길에서 수행을 완성하도록 제게 허락하시어
영광스런 하늘의 신성한 나라에서
내가 변함없는 원초적 법신의 상태에 이르게 되기를.

거룩한 낙원의 영역에 계신 당신들께,
오 주님들이시여, 아버지와 아들들인 틸로파와 나로파,
　마르파에게[9]
자식인 저는 열렬한 신앙과 겸양으로 기도하나이다.
의식 전이의 길에서 수행을 완성하도록 제게 허락하시어
영광스런 하늘의 신성한 나라에서

---

6) 뒤에 나오는 제3부 참조.
7) 또는 법계(法界), 여기서는 색구경천 Og-min과 동의어임. (pp.354\10, 461 참조)
8) 또는 도르제창(Dorje-Chang ; Skt. Vajra-Dhāra ; 持金剛). 천상의 붓다들 중 첫째이며, 따라서 다섯 선정불의 근원이다. 도르제창은 6번째 선정불로도 불린다.
9) 카귀파 스승 계보의 창립자인 틸로파는 영적인 아버지로 불리고, 후계자인 나로파와 마르파는 그의 영적인 아들들로 알려져 있다.

내가 변함없는 원초적 법신의 상태에 이르게 되기를.

현상계의 비실재성을 깨닫게 하는, 스스로 방사하는 빛인
  당신께,
오 그대, 고귀한 노령의 밀라레파여, 당신의 자비에 보답할 길
  없으니,
자식인 저는 열렬한 신앙과 겸양으로 기도하나이다.
의식 전이의 길에서 수행을 완성하도록 제게 허락하시어
영광스런 하늘의 신성한 나라에서
내가 변함없는 원초적 법신의 상태에 이르게 되기를.

모든 기반의 기반인 마음이자 원초적 진리의 스스로 방사하는
  빛인 당신께,
오 그대, 마음의 힘의 속박받지 않은 표현인 샤캬쉬리에게,[10]
자식인 저는 열렬한 신앙과 겸양으로 기도하나이다.
의식 전이의 길에서 수행을 완성하도록 제게 허락하시어
영광스런 하늘의 신성한 나라에서
내가 변함없는 원초적 법신의 상태에 이르게 되기를.

내 머리 위의 월륜으로 둘러싸인 연화보좌에 앉은 당신께,

---

10) Shākya-Shrī. 카귀파 스승 계보의 한 사람인 그는 요가 능력과 거룩한 성품에 의해 널리 알려졌으며, 물질을 다스리는 마음의 힘을 세상에 입증했다. 카쉬미르 출생으로 전하며, 1202년경이나 그 이전에 티벳으로 가 거기서 요가를 수행하는 한편 라마승들을 도와 인도의 경전들을 티벳어로 번역하면서 여생을 보낸 듯하다.

오 그대, 근본 스승이여, 당신의 자비에 보답할 길 없으니,
자식인 저는 열렬한 신앙과 겸양으로 기도하나이다.
의식 전이의 길에서 수행을 완성하도록 제게 허락하시어
영광스런 하늘의 신성한 나라에서
내가 변함없는 원초적 법신의 상태에 이르게 되기를.

나의 진실한 신앙과 겸양에 응하여
내 머리 위 스승들의 계보가 결국 빛 속으로 녹아들고
주(主)이신 그분, 도르제창, 근본 스승이 되기를.

〔근본 스승을 향한 기도〕
(6) 그 다음 근본 스승에게 성의를 다해 아래와 같이 기도한다.
한 몸으로 결합한 모든 승리자에게 절하나이다!
오 그대, 모든 보호자의 참다운 화신이자
완전하고 위대한 신비 신앙의 주인이며
지금이나 이후로나 나의 의지가 되어주는 모든 것의 거룩한
　　주인이시여,
오 그대, 당신의 자비에 보답할 길 없음을,
당신은 아노니, 오 그대 끝없는 애정의 근본 스승이여,
당신은 아노니, 내 가슴 깊은 곳에서 당신께 기도드림을,
의식 전이의 심오한 길에서 내가 신속히 완성에 도달할 것임을.
오 그대, 법신의 순수한 영역의 소산인 색구경천에서,
자기 인식을, 법신의 불변 상태를 달성할 수 있도록 당신의
　　'은혜 파동'[11]을 허락하소서.

[스승에 대한 명상]

(7) 이렇게 열렬히 반복해서 기도한 후 다음과 같은 심상을 창조하라.

먼저 이렇게 생각한다. "끝없는 공간과 같이 무한한 수효의 일체 유정을 나는 최고의 완성 상태로 인도할 것이며, 그를 위해 의식 전이의 심오한 길을 명상할 것이다."

(8) 이런 생각과 함께 다음과 같이 명상한다.

"삼보(三寶)[12]의 화현인 내 스승은 영원히 내 앞에 계신다. 끝없는 공간처럼 무한한 수효의 일체 유정과 나는 모두가 완성의 핵심에 이를 때까지 그에게 의지한다. 우리는 그와 같이하여 사생(四生)[13]의 모든 살아 있는 존재가 최고의 길을 달성하도록 노력할 것이다."

(9) 이렇게 명상한 후 시각화했던 스승의 형상을 자신 속으로 흡수하고 끝낸다.

---

11) 여기서의 '은혜 파동' 역시 색구경천(色究竟天)의 근본 스승으로부터 지상의 자격 있는 수행자에게 텔레파시적으로 찾아오는 유익한 심령적 영향력을 가리킨다. 기독교의 수행자들이 하늘에 계신 아버지로부터 신성한 은총을 구하는 것과 어느 정도 비슷하다.

12) 불(佛 ; Buddha)・법(法 ; Dharma)・승(僧 ; Sangha).

13) 《티벳 사자의 서》 p.417에 다음과 같은 글이 있다. "탄생에는 4종류가 있다. 알에서 태어나는 것[卵生], 자궁에서 태어나는 것[胎生], 초자연적으로 태어나는 것[化生], 열과 습기에서 생겨나는 것[濕生], 이 4가지 중 알에서 태어나는 것과 자궁에서 태어나는 것은 성질이 비슷하다." 초자연적 탄생은 한 존재 상태에서 다른 존재 상태로의 의식 전이에 의해 일어난다. 열과 습기에 의한 탄생은 종자(種子)와 포자(胞子)의 발아나 식물계에서의 탄생 과정을 의미한다.

〔바즈라다키니와 스승들의 시각화〕

(10) 그 다음 무념 상태에서 자신의 몸이 텅 비게 되고, 거침없이 스스로 빛을 내는 속이 텅 빈〔지성적〕광휘로부터 분명히 정의된 복장과 장식의 붉은색 바즈라다키니[14]가 갑자기 생겨남을 상상하라.

(11) 그녀의 몸 한가운데를 관통하는 중앙 신경을 보통 화살의 길이로 관상하라. 그것은 겉이 희고 속은 붉으며, 〔붉고 빛나며 곧고 속이 빈〕네 가지 성질을 지닌다. 배꼽 아래 네 손가락〔또는 약 7.5~10센티미터〕위치〔즉 생식기의 밑면에 있는 회음부〕에서 끝나는 그것의 하단은 닫혀 있고, 상단은〔브라마의 구멍이 있는〕정수리에서 바깥쪽으로 열려 있다.

(12) 심장을 통과하여 뻗어 있는〔중앙 신경을 관상하고〕, 심장 안의 꽃잎이 넷 달린 연꽃 한가운데에 점 하나를 관상한다. 그것은 분리 불가능한 호흡과 마음의 상징으로서 붉은 빛이 도는 흰색이며 부유성〔또는 떠오르려는 성향〕을 지닌다.

(13) 이런 심상들이 아주 선명히 보이도록 한다.

(14) 그 다음〔바즈라다키니로 시각화된 자기 몸의〕정수리를 비추는 바즈라다라Vajra-Dhāra 형상의 근본 스승을 선명하게 관상한다. 그 형상 위에 의식 전이 교의의 스승들이 '자신의 인간 스승으로부터 바즈라다라에 이르기까지' 연이어 앉아 있다.[15]

---

14) Vajra-Ḍākinī. 여기서 바즈라다키니를 관상함은 앞서 육법(六法)의 요가에서 바즈라 키니를 관상한 것과 같다.

15) 카귀파 스승 계보는 바즈라다라(도르제창;持金剛佛)에서 시작하고 끝난다. 따라서 그는 사자좌 위에 붓다 자세로 앉아 중앙 신경의 출구가 있는 브라마의 구멍 바로 위에서 수행자의 머리 위를 떠도는 존재로 시각화된다. 바즈라다라의 머리 위에 같은 자세로 앉은

(15) 몸의 털들이 곤두서고 눈물이 뺨을 타고 흘러내릴 때까지 자신의 겸허하고 열렬한 신앙을 표명한다. 그 마음을 갖고〔앞서와 같이〕 "순수하고 거룩한 진리의 영역에 계신 당신께"〔로 시작되는〕 스승들을 향한 기도문을 염송한다.

(16) 그 다음 기도가 끝난 뒤 스승 계보의 모든 라마들〔즉 이승에서 최고 지위에 있었거나 있는 법맥의 라마들〕이 점차 광명 속으로 녹아들어 마지막에 근본 스승과 하나가 됨을 상상한다.

(17) 참다운 보호력의 형상화인 근본 스승을 향해 "당신은 아노니"의 문구로 가장 열렬하고 겸허한 신앙을 표명하면서 가능한 한 여러 번 진지하게 기도한다.

(18) 그 다음 기도가 성취되었을 때 모든 승리자〔또는 붓다〕의 마음의 진수로서 다섯 지혜[16]의 빛을 발하는 푸른색의 '훔Hūṃ' 음절[17]을 스승의 심장에 관상한다.

(19) 이것을 선명하게 관상한 후 그 상태를 유지하면서 크게 '힉Heeg' 소리를 내고, 그와 동시에〔바즈라다키니의〕 심장에 있는 점이 스승의 심장 속으로 부상한다고 상상한다.

인간 스승이 있고, 그 인간 스승 위에 아직 살아 있는 더 높은 스승이 같은 자세로 있으며, 그 위에 법맥의 다른 스승들이 서열에 따라 수직으로 연어어 있고 맨 위에 틸로파가 있다. 그리고 틸로파의 위에는 그 모든 스승들의 수직 계보를 신비로운 빛으로 조명하는 근본 스승 바즈라다라가 있으며, 맨 밑에 있는 반영된 형상으로서의 그는 (바즈라다키니로 시각화된) 수행자를 조명한다.

16) 제6권은 다섯 지혜를 다섯 선정불에 배당하여 설명한다. 이 구절과 제2부 7절에서는 다섯 지혜가 모든 붓다와 관련된다.

17) 여기서의 '훔Hūṃ'은 근본 스승의 몸 색깔과 같은 푸른색이다. 푸른색은 하늘과 같은 불변·영원성의 상징이다. 이 관상법을 바즈라다키니(바즈라요기니)로 시각화된 수행자 자신의 몸이나 죽은 사람의 몸에서 행할 때는 이 제4권의 2부에서처럼 '훔'이 여신의 몸 색깔과 같은 붉은색이다.

(20) 그 다음 이 점은 스승의 심장 속에 있는 '훔'과 하나가 된 후 이 상태에서 잠시 동안 머문다.

(21) 그 다음 '카Kă' 소리를 내면서 이 점이 원래의 위치로〔즉 바즈라다키니의 심장 속으로〕내려오도록 한다.

(22) 이 실습을 반복함으로써 상급의 수행자는 21회의 '힉' 이후 숙달의 징후가 분명히 나타나고, 중급의 수행자는 기도문을 한 번 염송하는 동안에〔즉 한 시간 반 동안에〕, 가장 능력이 뒤진 수행자라도 하루 이내에 효과가 나타난다.

(23) 숙달의 징후는 다음과 같다.〔브라마의 구멍 주변〕정수리의 살이 부풀어 오르고 거기서 피와 노랑색 분비물이 나온다. 부푼 부분을 풀의 줄기로 찌를 수 있다〔즉 의식이 빠져나오는 브라마의 구멍 속으로 가느다란 풀 줄기를 넣을 수 있다〕.

(24) 이런 징후가 나타난 후에는 같은 실습을 계속할 필요가 없다.

(25) 그 다음 실습을 끝내고 근본 스승인 바즈라다라가 무량수불[18]로 바뀌어 양손에 생명 항아리를 들고 있는 모습을 관상한다. 그 항아리에서 감로가 흘러넘쳐 자신의 몸을 채우고 입과 마음의 심령 중추들을 가득 채우며, 이로써 끝없는 수명의 은총을 달성한다.

(26) 무량수불의 핵심 만트라[19]를 반복해서 염송하고, 그가 빛나는 구체(球體)로 바뀌어 자신 속으로 흡수됨을 관상한다.

---

18) 원문은 체곽메Tshe-dpag-med ; Skt. Amitāyus ; 無量壽. Amitābha(無量光)의 이명(異名).

19) 옴 아마라니지반티에 스바하!Aūm-Ah-Ma-Rā-Ni-Jī-Van-Ti-Ye-Svah-Hah! 의미는 "옴, 불멸의 생명이 허락되기를, 스바하!"

(27) 그 다음〔신성하게 고양된 마음으로〕신이 일어서듯이(그것은 그 자체가 자기 해방이다) 일어서서, 또는 자신의 진로를 벗어나지 않고 나는 새와 같이, 불가해한 법신의 실재 상태에 머물며, 자신은 이 지고의 상태를 실현할 것이라고 기도한다.
(28) 그리고 의식 전이의 길을 따르는 자는 장수(長壽)를 얻기 위해 노력해야 한다.[20]
(29) 여기까지가 의식 전이 행법 중 기록이 허용된 부분이다.[21]

〔맺음말〕

〔이제 의식 전이 행법 제1부의 비범한 기원에 관해 간략한 설명이 이어진다.〕

밀폐된 은거처에서 경건한 나날을 보내는 동안 나는 정광명(淨光明)의 상태에서 거룩한 성자 밀라레파를 여러 차례 영접하며 숭고한 사랑과 신앙의 느낌에 둘러싸여 그로부터 많은 신비로운 가르침을 얻었다.

마지막에 붉은 기가 도는 노란색 눈썹과 윗입술에 털이 난 노파가

---

20) 이 기법을 지속적으로 수행하면 육체가 빠르게 성숙하므로 수명을 단축하는 경향이 있다. 따라서 이런 효과를 막기 위해 영원한 생명의 붓다인 무량수불에게 간청하여 장수할 수 있는 힘을 얻어야 한다.
21) 이 비의의 좀더 전문적이고 실제적인 부분은 스승이 제자에게 구전으로 가르친다. 여기에 포함되지 않은 어떤 부분은 육법(六法)의 요가가 보충하는 것도 있다. 여기 보인 행법은 예비 수행을 위한 것인 반면 육법의 요가에 나오는 행법은 축약되어 있긴 해도 얼마간 완전하여 현재의 내용을 보충할 수 있다는 뜻이다. 의식 전이 행법 전체에 관해 좀더 포괄적인 개념을 얻기 위해서는 임종을 맞이한 사람의 전이를 다루는 제2부까지 주의깊게 공부해야 할 것이다.

한 사람 나타나 내게 "형제여, 나는 의식 전이에 관한 가르침을 당신께 바라오"라고 말한 뒤 무지개가 사라지듯 사라졌다.[22]

그때 북쪽으로부터의 화신〔또는 툴쿠〕의 요청으로 이 미친 수도승 샤캬쉬리[23]는 〔신성한 영감에 의해서 그러하듯이〕 마음에 떠오르는 모든 것을 기록했다.

이 글이 상서롭기를.

〔제2부: 망자(亡者)의 의식 전이〕

(1) 비밀스런 의식 전이 행법에 관련된 가르침으로부터 망자(亡者)의 의식 전이를 위한 관상법을 여기 설한다.[24]

〔낮은 수준의 신자를 위한 관상법〕

(2) 무념[25]의 단계를 달성하지 못한 신자들은 다음과 같은 관상법

---

22) 노파는 변장한 다키니이다. 그녀는 성실한 수행자에게 초능력과 정신적 통찰력을 선사한다고 하는 요정 같은 존재 집단의 한 존재이다.(pp.104\70, 417\2 참조)
23) 여기와 제2부의 맺음말에 나오는 샤캬쉬리는 앞의 기도문에서 언급한 카귀파 법맥의 위대한 스승인지, 아니면 스스로 이 글을 작성하도록 위대한 스승으로부터 영감을 받은 (또는 그의 환생이라고 믿는 같은 이름의) 어떤 계승자인지는 불분명하다. 제2부의 맺음말을 보면 북쪽으로부터의 화신Avatāra이 '미친 수도승'(수행자들의 자신에 대한 호칭)의 수제자였음을 알게 된다. 다키니가 가르침을 요청했다고 하는 말은 '미친 수도승'이 텔레파시를 통해 요청받았음을 암시하는 것일 수 있다.
24) 《티벳 사자의 서》 pp.231~233에 있듯이 이 의례는 이제 막 죽으려는 사람의 의식 해방을 위해 합당한 자격을 갖춘 라마가 시행하며, 따라서 '바르도 퇴돌'을 읽을 필요가 없다. "탈바꿈이 효과적으로 이루어졌다면 이 〔바르도〕 퇴돌을 읽어 줄 필요가 없다."
25) absence of thought-forming. '사념 형성의 부재(不在)'. 원문은 퇴데Sprös-bral. 이것은 〈마하무드라의 개요〉 119절에서 말하는 것과 같이 보다 높은 단계에 있는 사람들의

을 사용한다.
(3) 귀의와 발심[26]을 여러 번 반복하면서 형태가 실재라는 생각을 버리고 죽은 자의 시체는 존재하지 않는 것으로 간주한다.
(4) 그 다음 속이 빈 바즈라다키니의 환신(幻身)을 선명하게 관상하고 그 한가운데를 관통하는 겉이 희고 속은 붉은 화살 길이의 중앙 신경을 상상한다. 그것의 하단은 배꼽 아래 정도에서 끝나고 상단은 열린 채광창과 같다.
(5) 그 다음 중앙 신경의 심장 위치에 망자의 의식체를 나타내는 아주 가늘게 그려진 부유성의 붉은색 '훔Hūṃ' 자를 관상한다.
(6) 망자의 〔브라마의 구멍 바로 위〕 정수리 위쪽에 월륜으로 둘러싸인 연화보좌를 관상한다. 거기에 오색 무지개의 후광을 두른 근본 스승 푸른색의 바즈라다라가 앉아 있으니, 그는 바다가 모든 것을 포용하듯 모든 귀의의 집합[27]으로 이루어진 신성한 해방자이며, 하나의 얼굴을 지니고 가슴 앞에서 교차시킨 좌우 양

상태이다. 견습을 완료하고 계를 받은 라마(비구)와 수행자(요기)들은 모두 신자devotee로 간주되는데, 그들 중 사념 형성을 억제하는 요가에 충분히 숙달되지 못한 자가 의례를 주관할 경우 다음의 3~11절에 설명하는 관상법을 사용한다. 이때 그는 자신의 요가 능력으로 초인 영역의 근본 스승과 텔레파시를 통해 확실히 연결되어야 하며, 이를 위해서는 포와의 해당 부분에 언급한 것과 같은 기도문과 관상법을 사용한다. 이런 노력이 성공하면 근본 스승이 방사하는 지혜의 광선에 의해 죽어가는(또는 죽은) 사람의 의식이 정광명의 상태를 인지하고 근본 스승의 초월적 의식에 융합하면서 깨달음을 달성한다고 믿는다.

26) 제1부 1절에 있듯이, 귀의와 발심은 하나이다. 또는 원한다면 p.191의 주해 4에 있는 것과 같은 좀더 긴 귀의 · 발심 문구를 사용할 수 있다.
27) 귀의의 집합Congregation of Refuges은 근본 스승 바즈라다라의 한 형체로 신격화된 모든 붓다의 합일체를 의미한다. 기독교 신앙의 성도(聖徒) 집단이 영적 합일의 표현 불가능한 상태를 가리키는 것과 비슷하다.

손에 금강령과 금강저를 들었으며, 여러 가지 비단 옷을 걸치고 다양한 보석으로 장식했으며, 양 다리는 금강 자세로 교차시켰다.

(7) 그 다음 월륜 한가운데 스승의 심장에 모든 승리자의 다섯 지혜를 나타내는 푸른색의 '훔'을 관상하고, 깊은 신앙과 겸양으로 열렬히 기도하여 영감에 찬〔또는 텔레파시적인〕스승들의 마음속에 〔텔레파시적〕 감응이 일어나도록 하라.[28]

(8) 끝으로 '흭Heeg' 소리를 내면서 이렇게 생각한다. 스승의 심장에 있는 푸른색 '훔Hūṃ'의 u 부분이 아래쪽으로 늘어져 망자의 심장에 있는 붉은색 '훔'의 m 부분을 붙잡은 후 붉은색 '훔'을 위로 끌어 올리기 시작한다. 그 다음 두 번째 시도에 의해 붉은색 '훔'은 〔망자의〕 목구멍에 도달하고, 세 번째 시도에 의해 정수리에 도달하며, 네 번째 시도에 의해 스승의 심장에 있는 푸른색 '훔'과 하나가 된다.[29]

---

28) 요가의 기도는 항시 이처럼 텔레파시에 의지한다. 그에 의하여 지상의 신자와 천상의 스승들 간에 정신적 유대가 이루어진다. 서양에서는 통속 신앙으로 인해 이런 형태의 기도가 잊혀져버렸다.

29) 이 구절은 육법(六法)의 요가 제6장에 있는 의식 전이 행법과 대조할 필요가 있다. 거기서는 이 구절에서와 마찬가지로 위쪽 티벳 문자 '훔Hūṃ' ཧཱུྃ 의 맨 밑에 있는 u 부분 ུ 에 아래쪽 '훔'의 꼭대기에 있는 동그라미 형태의 ṃ 부분이 붙잡힌(얽힌) 후 끌어 올려져 아래쪽 '훔'이 위쪽 '훔'과 융합한다. 현재와 같이 망자를 위해서가 아니라 육법(六法)의 요가에 나오는 것과 같이 살아 있는 수행자가 자신의 의식을 전이시키려고 하는 경우에는 살아 있는 육체의 호흡에 의존한다는 점에서 방법이 약간 다르며, 거기서는 다음 구절에서 설명하는 '팟Phaṭ' 대신 '흭Heeg'과 '카Kā'가 삽입 음절로 사용된다. 티벳 불교에서는 '팟' ཕཊ་ 음절이 절규하는 방식으로 적절히 – 특히 악한 힘(또는 요가 수행 및 의례를 방해하는 영적인 힘)을 중화시키거나 통제하기 위해 – 사용될 경우 매우 강력한 효과가 있다고 믿는다. 이를 설명하는 데 밀라레파가 다음과 같이 인용된다. "'팟'은 외부

(9) 그 다음 커다란 영탄조의 마지막 '팟Phaṭ!' 음절과 함께 스승〔의 환상〕이 색구경천의 법계로 옮겨가〔그의 본 모습인〕바즈라다라의 심장 속으로 흡수된다.[30]

(10) 잠시 정신적 고양감을 그대로 유지한다.

(11) 그 다음 헌신 의례[31]를 행하고, 축원문[32]을 여러 번 염송한다.

〔높은 수준의 신자들에 의한 전이법〕

(12) 마음과 현상이 하나임을 깨달은 신자는 망자를 위해 다음과 같이 의식 전이 의례를 행한다.

(13) 먼저 무념〔의 정적〕 상태에서 귀의문과 발심문을 염송하고, 모든 승리자의 화현이며 마음과 현상의 분리 불가능한 합일을 나타내는 영감에 찬 스승들의 법맥에 되풀이하여 기도한다.

(14) 그 다음 망자의 의식을 자신의 의식에 융합하여 하나가 되게 한다.

(15) 그 다음 '팟' 소리와 함께 자신의 의식을 바즈라다라의 의식에 융합하여 법계 공성(空性)의 영역에 오랫동안 머문다.

적으로는 분별적 지각 항목들의 축약(너무 세분 분산된 항목들의 융합)을 나타내고, 내부적으로는 가라앉는 의식의 소생을 나타내며, 이론적으로는 사물의 근본 성격에 의한 분류를 나타낸다."(Rai Sarat Chandra Dās, *Tibetan-English Dictionary*, Calcutta. 1902 ; 또는 본서의 p.418\6 참조)

30) 본문에 암시되어 있고 또 p.373의 주해 15에도 밝혔듯이, 처음 관상한 근본 스승은 의식 전이를 돕기 위해 시각화했던 환상이다. 최종적 합일은 진짜 근본 스승과의 합일이며, 의식 전이가 완료되는 것은 이때이다.

31) 헌신의 의례는 망자나 자신을 위해 전이를 성공적으로 수행한 데서 생겨날 수 있는 모든 공덕을 모든 존재가 자유를 얻도록 하는 목적에 아낌없이 바치는 것을 말한다.

32) 이 축원문은 《티벳 사자의 서》 pp.457~477에 자세히 나와 있다.

(16) 끝으로 무념 상태에서 행하는 기도와 헌신 의례가 매우 중요하다.

〔가장 높은 신자들의 경지〕

(17) 법계 공성(空性)을 깨달아 마음의 평화를 얻은 최고 수준의 수행자들은 전이되는 자와 전이를 행하는 자를 구별할 필요가 없는 사람들이다.

(18) 관찰자와 관찰 대상이 존재하지 않는 무념의 명료한 공(空) 상태 속에서 지복으로 들어간 모든 이들의 화현인 무한한 마음의 정광명을 깨달아 평화를 얻은 자들에게는 보호 대상과 보호자가 구별되지 않는다.

(19) 그들에게는 둘〔또는 존재의 두 상태〕로서의 윤회와 열반에 관한 개념들이 대기 중에 그려지는 형상들과 같아서 어떤 흔적도 남기지 않고 스스로 사라지며, 보이는 즉시 환영이고 실체가 없음이 이해된다.

(20) 그들은 탄생과 사망을 넘어서며, 그들에게는 다른 모든 자기 selves와 분리된 어떤 것으로서의 자기self가 존재하지 않는다.

(21) 그러므로 그들에게는 전이시켜야 할 아무 것도 존재하지 않는다.[33]

---

33) 무명을 초월한 이런 최고 경지의 신자나 요기들에게는 의식을 전이시킨다고 하는 개념이 의미가 없으며, 전체와 분리될 수 있는 어떤 것도, 그것을 전이시킬 수 있는 어떤 목적지도 사실상 없다. 왜냐하면 그들은 구극적 진리를 완전히 깨달아 조건지워지지 않는 원초적인 마음 상태에, 황홀한 법열의 경지에 들어 있기 때문이다. 그리하여 한마음과 융화된 그들에게는 시간도 공간도 존재하지 않고, 영속하는 어떤 개인적 자기(혼)도, 개

(22) 이해할 수 없고 명상할 수 없는 것을 이해한 신자는 〔이 신비한 진리를〕 망자의 귀에 속삭임으로써 그를 위해 육도(六道)[34]의 문들을 닫았을 것이며, 그에게 아나함 상태[35]의 은덕을 베풀었음을 확인할 것이다.

〔맺음말〕

망자의 의식 전이를 위한 관상법을 적어놓은 이 안내서는 이러한 전이의 필요를 넘어선 영묘한 공간의 승려 샤캬쉬리가 북쪽 언덕의 화신 행자인 수제자의 간청으로 〔경건한 은거 기간 동안의〕 틈틈이 작성했다.

그의 기록으로부터 생겨난 공덕이 하늘처럼 널리 퍼져 존재하는 무수한 일체 유정의 아나함 상태 달성에 도움이 되기를.

〔제3부: 스승들의 계보〕

(1) 이제 수직으로 이어지는 스승 계보를 서술한다.
(2) 연화보좌[36]에 앉은 근본 스승 도르제창〔또는 바즈라다라〕의 머리 위로 연한 푸른색의 제쵠 밀라레파가 있다. 금강인(金剛

별화된 윤회적 존재의 어떤 상태(천국과 지옥 및 속세)도 없다. 윤회와 열반은 최고의 각성을 이룬 그들에게는 하나이며 분리 불가능이다.

34) pp.160\26, 289\88 참조.
35) Anāgamī. 원문은 치르미독파Phy-ir-mi-ldog-pa ; 不來, 무명을 제거하기 위해 툴쿠나 신성한 육신으로서가 아니면 '〔윤회적 탄생으로〕 돌아오지 않을 자'.(p.164\41 참조)
36) 이것은 월륜으로 둘러싸인 연화보좌이다.(p.368\5 및 도판 해설 3, 9와 도판 자체 참조)

印)³⁷⁾을 지은 그의 오른손은 오른쪽 뺨을 향하고, 〔무릎에 놓은〕 왼손은 평형의 자세³⁸⁾로 감로³⁹⁾가 담긴 인간의 두개골을 들었으며, 양 다리는 보살의 자세⁴⁰⁾를 취하고, 〔몸에는〕 흰 비단을 걸쳤다.

(3) 그의 위에는 라마승의 법복을 걸치고 살이 찐 담갈색의 마르파가 있다. 그는 양 다리를 교차시키고, 양손은 평형 자세로 겹쳐서 감로가 담긴 인간의 두개골을 들었으며, 시선은 하늘쪽을 향한다.

(4) 그의 위에는 〔인도 요기의 방식에 따라〕 정수리에 머리칼을 묶은 연한 푸른색의 나로파가 있다. 그는 머리에 인간의 두개골이 장식된 관⁴¹⁾을 쓰고, 뼈로 만든 여섯 가지 장신구⁴²⁾를 걸쳤으며, 허리에는 인도식의 간단한 천⁴³⁾을 둘렀다. 오른손은 영양의 뿔로 만든 나팔⁴⁴⁾을 들고 탄지인(彈指印)⁴⁵⁾을 지은 왼손은 뒤

---

37)
38) 불상(佛像)에 자주 보이는 자세, 또는 p.119 맞은편의 도판에 보이는 자세.
39) 감로는 깨달음의 최고 혜택과 초능력(싯디)을 수여하는 힘의 상징이며, 이따금 인간의 두개골과 함께 인생이나 세속적 삶의 완전한 포기를 상징하는 피로 대치된다.
40) 굽힌 왼쪽 다리 바깥쪽에 오른쪽 다리를 굽혀 왼쪽 발가락이 오른쪽 종아리에 닿는 형태의 자세.
41) 이 관은 보통 다섯 개의 작은 두개골이 달린 형태로 묘사되며, 제6권에서 설명하는 다섯 지혜를 획득했음을 상징한다.
42) 이들은 바즈라요기니의 장식과 마찬가지로 육바라밀을 상징한다.(p.264\18 참조)
43) 이것은 나로파가 인도인임을 암시한다.
44) 영양은 고대의 불교 사원에서 흔히 평화의 상징으로 그려졌다. 그 뿔로 만든 나팔(이따금 양의 뿔 나팔로 대치됨)은 여기서는 스승들의 영광스런 깨달음을 알린다는 의미로서가 아니라 참다운 마음 상태의 평화나 정적을 상징하는 것일 수 있다.
45) menacing mudrā. 이것은 무언가를 가리킬 때 흔히 속세에서 사용하는 손모양과 비슷

쪽의 바닥에 두었으며, 양 다리는 대장장이의 자세를 취한다.[46]

(5) 그의 위에는 영광에 빛나는 위대한 틸로파가 있다. 몸은 갈색이고, 약간 화난 것 같으면서도 웃는 표정으로 머리칼을 정수리에 묶어 그 위에 보석을 얹었으며,[47] 흰 연꽃으로 장식된 관을 썼다. 명상용 띠를 헐렁하게 착용하고 몸은 인골 장신구로 밝게 치장했으며 허리 둘레에 호랑이 가죽을 앞치마처럼 걸쳤다.[48] 오른손은 들어올려 커다란 황금색 물고기를 쥐고[49] 왼손은 평형 자세로 감로가 담긴 인간의 두개골을 들었으며, 양 다리는 편한 자세로 두었다.

(6) 그의 위에는 보신(報身)의 법복[50]을 충실히 갖춘 푸른색의 승리자 바즈라다라가 있다. 그는 양손을 가슴 앞에서 교차시켜 오

하다. 집게손가락은 자연스럽게 펴고 나머지 손가락은 접으며 엄지손가락은 가운뎃손가락에 댄다.

46) 이것은 거친 고함과 숯불 속에서 원시적으로 일하는 인도의 대장장이가 편하게 앉는 자세를 가리킨다.
47) 이것은 붓다의 머리 위에 보이는 융기부, 즉 불정(佛頂) 또는 육계(肉髻)를 암시한다.
48) 티벳 수행자들에게 있어서 호랑이 가죽 앞치마(현대 인도의 요기들은 보통 표범 가죽으로 대신한다)는 에고(자기)가 개별적 존재로 영속할 수 있다고 하는 잘못된 믿음의 타파를 상징한다.
49) 황금색 물고기는 무명으로부터 자유로워져야 할 윤회적 존재의 귀중함을 상징한다. 물고기 자체는 대양의 물고기와 같이 윤회의 바다에서 헤엄치는 일체 유정을 나타내며, 그들을 자유로 인도할 수 있는 틸로파의 능력을 암시하기도 한다. 초기 기독교도들도 사용했던(어쩌면 동양에서 유래한 것일 수도 있는) 물고기 상징은 구세주로서의 그리스도와 관련시킬 때 비슷한 의미를 지닌다.
50) 현대의 티벳 미술에서 이 의상은 인도 왕자의 정식 예복을 그 원형으로 한다. 지금까지 묘사한 카귀파 스승들 모두에 대하여 독자는 《티벳의 위대한 요기 밀라레파》의 권두화와 그 해설문을 참조해야 한다. 그것의 내용은 이 책에 묘사한 것과 사소한 부분에서 약간 다를 수도 있다.

른손은 금강저를 들고 왼손은 금강령(鈴)을 쥐었다.
(7) 각 스승들은 오색 무지개의 후광 속에 앉아 있다.

이 책이 상서롭기를!

〔제4권 의식 전이 행법의 3부작 필사본은 여기서 끝난다.〕

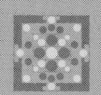

제5권

헌신의 길 : 자기 포기의 요가

우리가 번역한 티벳 필사본은 다음과 같은 제목으로 되어 있다.
최위 칵도이 계양 *GCHÖD-YUL MKHAH-HGRO-HI GAD-RGYANG*,
"'다키니들의 신성한 환희'라 불리는 [저아(低我)] 근절법".

최Chöd 사본의 지면 3a, 3b, 4a, 4b, 5a.(설명은 p.506)

서론

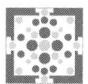

1. 무아 사상의 역사

여기서는 '최'Gchöd라고 불리는, 티벳의 가장 놀라운 수행법들 중 하나를 소개한다. 여기서 '최'라는 이름은 인간의 육체가 지닌 자기의식을 비롯하여 인격을 이루는 모든 감정과 천부적 성향을 '자른다'는 의미이다.

앞서의 네 문헌은 카귀파 종의 것임에 반하여 이것은 파드마삼바바의 닝마파 종을 통해 전해진 것이다. 이것은 '귀중한 스승(파드마삼바바)'이 오기 전의 티벳에서 성행했던 뵌Bön 신앙을 어느 정도 반영하고 있으며, 그리하여 '옛 방식을 따르는 자들(닝마파들)'이 티벳의 초기 정령 신앙을 재해석하고 변용시킨 요가라는 점에서 역사적으로나 인류학적으로 특별한 가치를 지닌다.

'최'에 관해 우리가 갖고 있는 두 권의 필사본은 '미묘한 진리의 근본 요소', 또는 좀더 직역에 가깝게 표현하면 '위대한 공간으로부터의 핵심 방울들'이라 불리는 일련의 비밀 논문들 중 하나에 속해 있다. 이 두 권의 필사본은 롱첸Long-Chen 랍잠파Rab-jampa가 편집한 '대완성 체계'의 일부를 이루는 것인 바, 랍잠파란 지위는 유럽의 신학 박사에 견줄 만한 것으로 롱첸이 성자다운 기품을 지닌 박식한 교사였음을 시사하고 있다. 그의 추종자들은 그를, 747년에 티벳으로 넘어와 불교의 탄트라적 측면을 가르친 위대한 스승 파드마삼바바의 환생으로 생각한다. 롱첸 자신은 위대한 스승 이후 약 5백 년 뒤에 활약했던 것으로 보인다. 고(故) 라마 카지 다와삼둡은 '대완성 체계'를 구성하는 수많은 티벳 문헌들 속의 자료가 어쩌면 대영백과사전을 구성하는 자료들과 동등한 가치를 지닐 것이라고 생각했다. '대완성 체계'는 티벳 불교 초기 종단에 속하는 닝마파들의 비밀 교리가 집대성된 것으로, 자격을 인정받은 전수자만이 실질적인 가르침을 이어나갈 수 있는 것인 바, 롱첸은 그런 전수자들 중에서 가장 뛰어난 한 사람이었다.

2. 티벳의 시형(詩形)

대부분 운문체로 기록된 두 필사본과 관련하여 생겨나는 문제는 많은 티벳 문헌들이 인도 문헌들과 같이 시(詩) 형태로 기록되어 있지만 티벳의 시 형식이 국외에 별로 알려지지 않아서 약간의 어려움이 따른다고 하는 점이다. 그 자신이 어느 정도 시인이었고 어쩌면 영어를 할 줄 아는 이 시대 티벳의 어떤 학자들보다 더 티벳 시에 밝았을 라마 카지 다와삼둡은 내가 티벳 시에 관해 물었을 때, 그들 시의 운율과 형식 및 구조가 유럽 시에 사용된 그것들과 대체로 유사하다고 말했다. 또한 티벳의 철학적이거나 종교적인 시에 있어서도 고대 그리스의 시와 마찬가지로 몇몇 소수의 예를 제하면 운(韻)이 없는 것이 보통이다.

그러나 대부분의 경우 초우마 데 쾨뢰스가 관찰했듯이 티벳의 시와 산문 사이에는 별 차이가 없으며, "모음의 길고 짧음이나 강세 구별이 없기 때문에 길고 짧은 음절에 의해 결정되는 각운(脚韻)이 〔사실상〕 없다."

"티벳인들이(단디Dandi의 카비아다르샤 *Kavyādarsha*와 같은) 몇몇 시 작품을 번역한 적은 있지만, 그들은 산스크리트 시에서 사용되는 각운을 적용하지 않았다. 티벳인들은 칸쥬르Kah-gyur와 텐쥬르 Stan-gyur에 나오는 몇몇 게송(偈頌)과 인도 기원의 다른 작품들을 무운시(無韻詩)로 번역했으며, 그것은 보통 7음절씩 4행으로 이루어져 있다. 그러나 기도(祈禱)와 강복(降福)의 경우 어떤 논문이나 작품들의 시작과 끝에서 4행시가 이따금 나타나는데, 그들은 한 줄이 9, 11, 13, 또는 그 이상의 음절로 이루어져 있다."[1] 그리고 라마 카지 다와삼둡이 부언했듯이 거기에는 19음절로 된 줄도 있다.

'최 의식'의 티벳어 원본은 최소한(제5권의 맨 앞 도판에 보인 것과 같은) 첫부분만큼은 구조와 운율에 있어서 초우마 데 쾨뢰스가 언급한 경전의 무운시들보다는 좀더 시적이다. 그것은 셰익스피어와 밀턴이 그리스·로마 고전 시의 영향 아래 발전시켰던 것과 어느 정도 비슷한 무운시로 이루어져 있다. 우리의 티벳어 원본에서 한 줄의 각운

---

[1] A. Csoma de Körös, *Grammar of the Tibetan Language*, Calcutta, 1834. p.115.

수효는 조금씩 다르지만 전체적으로 볼 때 한 절(節)과 다른 절 사이에는 놀랄 만한 조화가 유지된다. 시 구성상의 이런 조화로움은 우리가 영역하면서 티벳어 원문의 운율을 따르려고 애쓰지 않은 '다섯 방향의 요가 춤'에도 드러난다. 굳이 운율을 따르기보다는 올바른 영어로 원문의 진정한 의미를 전하는 쪽에 치중했음에도 그랬던 것이다.

티벳어 원문에 보이는 이런 무운시의 일반적 양식은 한 행이 9음절 또는 4,5각운으로 이루어져 있으며, 이것은 《실락원》의 5각운을 대신하는 양식이다. 그러나 2·4·6·8번째 음절에 강세를 둔다는 점은 양자(兩者)가 같으며, 전자의 경우는 반(半) 각운에 해당하는 9번째 음절이, 후자는 10번째 음절이 강세를 얻는다. 음역(音譯)한 '최'의 둘째 절 전반부는 티벳의 보편적인 무운시 양식을 다음과 같이 보여준다.

    직메 뒤슈 최페 네조 게
    쾨다 냠파 데왜 공최 키
    닥진 라데 텡투 도칙 둥
    니진 코왜 남톡 뒤투 록[2]

이런 식의 쉴로카[3]를 티벳에서는 캉파체당가페 Kang-pa-che-dang-nga-pai라고 부른다. 7음절 시구의 예는 제3권 4장 10절에 나와 있

---

2) Jig-me tul-shu chöd-pai nal-jor ngai/Khor-da nyam-par gdal-vai gong-chöd kyi/Dag-zin lha-dai teng-tu dau-cig dung/Nyee-zin khor-wai nam-tog dul-tu log.
3) Skt. Shloka ; song, sound, couplet, stanza – 역주.

무경계
켄 윌버 지음 | 김철수 옮김

나는 누구인가에 관한
동서고금의 통합적 접근

리듬
김상운 지음

생각의 박자만 잘 맞춰주면
어떤 부정적 생각도 순식간에 날아간다

여사제 타프티
바딤 젤란드 지음 | 정승혜 옮김

트랜서핑의 귀환! 현실창조에 통달한
미스터리 여사제의 매서운 가르침

12. 무탄트 메시지
말로 모건 지음 | 류시화 옮김

호주 원주민 참사람 부족이
문명인들에게 전하는 메시지

13. 깨달음 그리고 지혜
레스터 레븐슨 지음 | 이균형 옮김

사업가인 동시에 구루인 특별한 인생코치
레스터 레븐슨의 자서전과 강의록

14. 원조 생채식
고오다 미쓰오 지음 | 전홍준, 박영일 옮김

50년간 1만여 환자를 완치로 이끈
단식·소식·채식법과 치유사례담

15. 미래 모델링
비탈리 기베르트 지음 | 박인수 옮김

러시아 베스트셀러 1위. 초능력 경연
TV쇼 우승자의 현실창조 기법

16. 밥따로 물따로 음양식사법
이상문 지음

밥상에서 물잔을 치우는 것만으로
병이 낫고 젊어진다

17. 감응력
페니 피어스 지음 | 김우종 옮김

직관을 깨우고 참된 자아가 보내주는
신호와 감응하여 꿈을 실현한다

18. 윤회의 본질
크리스토퍼 베이치 지음 | 김우종 옮김

환생의 증거와 의미,
카르마와 생명망에 대한 통합적 접근

19. 트랜서핑 타로카드
바딤 젤란드 지음 | 박인수 옮김

트랜서핑 기법을 일상 속에서
실현하도록 돕는 마법의 도구(해설서 포함)

20. 초인들의 삶과 가르침을 찾아서
베어드 스폴딩 지음 | 정창영, 정진성 옮김

종교와 문화를 초월한 20세기 초
영성계의 고전 '초인생활' 완역판

정신세계사
2019 신간

어른의 서유기
성태용 지음

무릎을 탁 치게 하는 경쾌한 해설로
재발견하는 서유기의 진짜 관전 포인트

출아메리카기
마사키 다카시 지음 | 김동준 옮김

일본판 '헨리 데이비드 소로'가 안내하는,
자연과 하나된 영성의 삶

인생은 왜 힘든 걸까
이지혜 지음

좌절을 극복해낸 인생 선배이자
상담 전문가가 추려낸 75개의 문답

깨달음 그리고 지혜2
레스터 레븐슨 지음 | 이균형 옮김

한 번쯤 해봤을 만한 고민들에
세도나의 구루가 사랑으로써 답한다

여사제 잇파트
바딤 젤란드 지음 | 정승혜 옮김

현실을 장악하는 힘을 알고 싶다면
이 메타현실 속 괴이한 여정에 동참하라

시크릿을 깨닫다
카밀로 지음

수도사 출신의 시크릿 마스터가 들
현실창조와 깨달음의 관계

연금술이란 무엇인가
파트릭 뷔렌스테나스 지음 | 이선주 옮김

현직 연금술사가 밝히는 '현자의 돌'의 정체,
그리고 빛과 깨달음의 여정

바이브
이하영 지음

전 재산 12만 원 흙수저를
대한민국 1% 부자로 만든 VIBE의 법칙

◀ 티벳 시리즈 ▶

티벳 死者의 여행 안내서
족첸 폰롭 린포체 지음 | 최람, 이균형 옮김

마음에 빛을 주는 티벳 사자의 서 (오디오북)
파드마삼바바 지음 | 정목 스님 낭송

밀라레파
에반스 웬츠 편집 | 유기천 옮김

티벳 밀교요가
에반스 웬츠 편집 | 유기천 옮김

티벳 해탈의 서
파드마삼바바 지음 | 유기천 옮김

◀ 몸과 마음의 건강서 ▶

하루 한 끼의 기적
이태근 지음

두드림의 기적 EFT
정유진 지음

건강도인술 백과
하야시마 마사오 지음 | 김종오 옮김

손으로 색으로 치유한다
박광수 지음

자연치유
앤드류 와일 지음 | 김옥분 옮김

암이 내게 행복을 주었다
가와다케 후미오 지음 | 최승희 옮김

◀ 잠재의식과 직관 ▶

갈고 빛 찾는 마인드로드맵 365
지음

정신의 코드를 해킹하다
이니 지음 | 추미란 옮김

체이탈의 모든 것
이지윤, 이균형 옮김

우종 옮김

안진희 옮김

이차크 벤토프 지음 | 류시화 옮김

◀ 자연과 생명 ▶

자연농법
후쿠오카 마사노부 지음 | 최성현 옮김

자연농 교실
아라이 요시미 외 지음 | 최성현 옮김

초생명 공동체
린 맥타가트 지음 | 황선효 옮김

자발적 진화
브루스 립튼, 스티브 베어맨 지음 | 이균형 옮김

식물의 정신세계
피터 톰킨스, 크리스토퍼 버드 지음 | 황금용 옮김

◀ 점성 · 주역 · 풍수 ▶

명당의 원리와 현장풍수
덕원 지음

인간의 점성학1, 2
유기천 지음

알기 쉬운 역의 원리
강진원 지음

행성궁 점성학
마셔 무어, 마크 더글러스 지음 | 유기천 옮김

점성학 첫걸음
존 로저스 지음 | 유기천 옮김

점성학이란 무엇인가
유기천 지음

◀ 종교 · 신화 · 철학 ▶

예수와 붓다가 함께했던 시간들
개리 레너드 지음 | 강형규 옮김

하마터면 깨달을 뻔
크리스 나이바우어 지음 | 김윤종 옮김

성배 시리즈1-3
라스 뮬 지음 | 이균형 옮김

부처님과 함께한 지옥여행기
새뮤얼 버콜즈 지음 | 고수연 옮김

수승한 불교 이야기
까루 린포체 지음 | 허정훈(까르마 왼땐) 옮김

사랑 사용법
맷 칸 지음 | 유영일 옮김

정태혁 지음

◀ 환생 · 예언 · 채널링 ▶

예수아 채널링
파멜라 크리베 지음 | 이균형 옮김

그리스도의 편지
기록자 받아씀 | 이균형 옮김

영혼들의 땅
프란체쏘 지음 | 김성진 옮김

죽음 이후의 또다른 삶
리사 윌리엄스 지음 | 자아리라 옮김

◀ 소설 · 비소설 ▶

빛으로 그린 영혼
조마 시페 지음 | 김우종 옮김

어느 경찰관의 사람공부
이배동 지음

영혼의 거울
알렉스 그레이 지음 | 유기천 옮김

아버지가 딸에게 들려준 이야기들
박영신 지음 | 정유진 그림

마음 세탁소
황웅근 지음

황홀한 출산
엘리자베스 데이비스 외 지음 | 김우종 옮김

도를 닦는다는 것
곽종인 지음

청산선사
고남준 지음

지중해의 성자 다스칼로스1-3
키리아코스 마르키데스 지음 | 이균형, 김효선 옮김

또 하나의 나를 보자
양애란, 박광수 지음

풀 한 포기 다치지 않기를
클로드 안쉰 토머스 지음 | 황학구 옮김

세계명상음악순례
김진묵 지음

해동검도 교본
강영욱 지음

성자가 된 청소부
바바 하리 다스 지음 | 류시화 옮김

다. '보유(補遺)' 장에 제시한 또 하나의 '최' 사본 번역문은 영역했을 때 이 제5권의 본문을 이루는 것들보다 훨씬 산문적으로 나타났다. 사정상 그런 식으로 기록할 수밖에 없었지만 그들은 산문이기보다는 원래의 운율 구조를 어느 정도 유지하고 있는 것이다.

3. '최' 의식의 수행자들

편집자에게 두 권의 최 원본을 주었던 덕망있는 닝마파 요기는 그의 많은 동향인들과 마찬가지로 이 의식을 여러 해 동안 수행해온 사람이다. 세속적 소유와 집착을 모두 버린 그와 같은 수행자들은 적절한 환경에서 '최'를 행하기 위한 단 한 가지 목적으로 인생의 오랜 기간에 걸쳐 인적 없는 신성한 장소들을 순례하면서 일정 시기 동안 은거에 들어간다. 그들은 티벳과 부탄·시킴·네팔·인도 전역을, 그리고 몽고와 중국으로까지, 언젠가는 자기를 완전히 정복하리라는 희망 아래 대부분의 서양인이 도저히 견딜 수 없는 위험과 고난을 무릅쓰면서 유랑한다.

스승에게 배운 대로 그들은, 모든 모험들 중에서 가장 위대한 모험을 찾아 세상으로 나선다. 그리고 자신의 요가 능력 이외의 아무런 도움 없이 황야에 홀로 있을 때 결국 최고의 시련이 닥친다. 의식(儀式)을 통해 소환된 위협적인 이상한 정령들과 마주하는 일이 그것이며, 만일 여기 실패하면 마음과 심령 구조가 깨어져 정신병자가 되거나 죽음에까지 이른다.

모든 요가에서처럼 여기서도 수행자는 정상 궤도(카르마가 허용하는 느려터지고 지루한 진화 과정)를 뛰어넘어, 티벳의 위대한 요기 밀라레파가 그랬듯이, 단 한 번의 생애 동안에 자유를 얻고자 하는 것이다. '최'는 그리하여 티벳의 여러 가지 '비밀 의식'들 중 하나이며, 열반에 이르는 '지름길', 또는 '카르마에 의한 더 이상의 재탄생이 필요없는 해방'이라고도 불린다. 자기 몸의 신비적 헌신에 성공한 수행자는 개성과 감정과 분별심과 모든 마야(환영)의 족쇄를 박살내고 그들의 원천인 무명(無明)으로부터 벗어나 인간 존재의 본성에 대한 통찰력을 얻는다. 눈을 뜨지 못한 자들이 현실적 · 외형적 · 개별적이라고 생각하면서 생물과 무생물로 분류하는 갖가지 현상적 자태와 육도(六道)의 가시 · 불가시적인 무수한 존재들이 모두 환영임을 일단 깨달으면, 수행자는 다수를 하나로 보고 하나를 다수로 보면서 마음만이 단 하나의 실재임을 알게 된다.

4. 주요 내용

이처럼, 그리고 다른 문헌에서처럼, '최'는 인간의 몸과 현상적으로 나타난 모든 것과 윤회계의 사물들이 마음에 의한 것이라고 가르친다. 어떤 것들은 의식적 또는 무의식적으로 자연계에 투사되어 가공적으로 존재하게 된 단순한 심상이거나 사념체이다. 물질화 영매가 만들어내는 것들이 대부분 여기에 속한다. 사람이 카르마에 의해 무의식적으로 자신의 육체를 만들어가는 것과 비슷하게 요가의 달인은 의식적으로(또는 자유의지로) 인간과 비인간 형상의 가공적 신체를 여러 개 만들어 그들을 제각기 존재케 할 수 있다. 그는 그것들을 자신의 실제 몸처럼 '진짜'로 보이게 만들 수도 있으며, 거기에 적당히 활력을 불어넣어 마치 살아 있는 것처럼 움직이게 할 수도 있다. 서양의 과학자들이 실례를 전혀 알지 못하는 이런 기술에 관한 얘기들이 티벳에는 많이 있다.

총체적 관점에서 수행자는 윤회 자체를, 한마음으로부터 생겨나 그에 의해 유지되는 복합적인 사념체에 지나지 않는 것으로 간주한다. 앞에서 좀더 자세히 말했듯이, 고대 인도의 요가 거장들에게는 그것이 브라마Brahmā의 꿈인 것이다. 여전히 자연계의 마야에서 벗어나지 못하는 사람들에게는 신과 악마가 있고 인간과 짐승이 있으며 좋고 나쁜 영향을 미치는 유령과 다양한 부류의 불가시적 존재들이 있다. 그러나 '최'의 달인은 《티벳 사자의 서》 p.387에 있듯이 이렇게 말할 것이다. "자신의 환각이 아니면 자기 바깥에 존재하는 죽음의 왕이나 신이나 악귀 같은 것들은 실제로는 없다." 그러면 '무아(無我)의 요가'에 관한 이 문헌 전체의 기초를 이루는 핵심 가르침을 다음 항에 요약해본다. 그리고 이 가르침과 관련하여 독자는 제3권 서론의 제3, 제4항을 주의깊게 재독해야 할 것이다.

5. 신비극(劇)으로서의 '최' 의식

최 의식은 우리가 이제 고려하게 될 티벳의 마술극Mystery-Play과 비슷하며, 간단히 말하면 한 사람의 연기자가 자신의 주술(呪術)을 통해 스스로 시각화한 여러 영적인 존재들과 함께 행하는 신비극 Mystic Drama이다. 무대 배경은 흔히 해발 3,600~4,500미터나 그 이상에 달하는 티벳 지역 히말라야의 눈 덮인 산채들, 그 사이에 위치한 황량하고 장엄한 곳이다. 일반적으로 늑대와 독수리들이 토막난 시체들을 뜯어먹는 장소가 선호된다. 부탄과 시킴의 고도가 좀더 낮은 지역에서는 나무가 울창한 숲의 독거처를 선택할 수 있지만 네팔과 인도처럼 시체를 화장하는 나라에서는 화장터를 찾는다. 공동 묘지라든가 유해하고 흉포한 정령들이 출몰한다고 믿어지는 장소도 적합하다.

초심자가 심령적으로 위험한 이 의식을 치를 수 있게 되려면 그 전에 '최'의 스승 밑에서 오랫동안 주의깊은 견습 기간을 가져야 한다. 의식 절차를 암기하고 여러 가지 기하학적 지형에 따른 춤의 보조(步調)와 만트라 음절들의 올바른 억양, 작은 북damaru의 박자, 영을 부르는 나팔(kangling ; 인간의 대퇴골로 만듦) 소리 등을 익혀야 한다. 표상으로서의 천막을 치고 금강저와 금강령(鈴) 및 여러 가지 보조 기구들(두 번째 문헌에서 설명)을 다루는 법도 역시 잘 알아야 한다.

춤 자체는 의식의 의미와 무관한 체육 활동으로 간주된다. 왜냐하면 육체 단련 없이는 모든 요가를 성취하는 데 필요한 금욕과 건강이 유지될 수 없기 때문이다. 예를 들면 초심자들이 스승 앞에서 추어야 하는 또 다른 춤인 튀코르Hkhrül-hkhor 역시 육체 단련이 주요 목적이다.

'최' 의식의 행자는 맨 먼저 자신이 '모든 것을 충족시키는 지혜의 여신'(자신에게 신비한 권능을 선사할)임을 관상한다. 그리고 그 다음 대퇴골 나팔을 불어 스승과 여러 계층의 영적인 존재들에게 기원한 후, 윤회와 열반이 하나임을 구현한다고 하는 최고의 목적에 철저히 헌신하는 마음으로 춤의 의식을 시작한다.

3절에서 7절까지는 이 의식의 기초가 되어주는 심원한 상징 철학을 노래하는데, 이 상징 철학은 비밀불교 우주론의 5방향과 5대륙, 각 대륙의 기하학적 형상, 수행자가 자신의 발 아래 악마의 형태로 짓밟은 5독(五毒 ; 탐욕 · 분노 · 무지 · 자만 · 질투)과 그들의 해독제인 5지(五智) 등을 담고 있다. 5지(五智)와 5불(五佛)의 관련성은 제6권의 서론에서 설명한다. 그 다음 9절에서는 다섯 집단의 다키니들이 나타나 자기Self의 5대 요소에 창을 꽂는다.

  극이 진행되고 수행자가 자신의 육체를 제물로 바칠 준비를 하는 동안 '최' 또는 '자르기'의 진정한 의미가 드러난다. 자기의식의 근원인 분별심과 관능적 욕구, 무지, 감정 등에 좌우되는 육체는 카르마의 결과이다. 윤회적 존재에 대한 욕망이 모두 사라지기 전에는 참 상태에 이를 수 없다. 원본의 글에 의하면, 육체는 "윤회와 열반 사이의 '역시 환영인' 분별을 창조하는 이 몸"이다.

  '보유(補遺)' 장에 있는 두 번째 '최' 사본의 보충 자료는 의식을 치르는 데 필요한 물건과 장소 및 관상법을 설명하고, 아울러 이 의식을 적색이나 흑색 및 혼합 잔치로 만들기 위한 여러 가지 희생용 제물 관상법을 가르친다. 또한 희생 의식에 따른 명상법도 주어진다. 그리고 이런 의식에 의해 나타나는 심령적 현상들, 의식을 집행하기 위한 시간, 심상(心像)의 중요성, 인간의 해골과 분노한 다키니의 관상법, 필요한 마음 자세, 올바른 적용, 최종적 명상 등이 이어진다. 문헌 전체에 걸쳐서 풍부한 주해가 실린 이 '보유' 장은 '최' 의식을 포괄적으로 이해하는 데 큰 도움이 되어줄 것이다.

6. 티벳 마술극과의 비교

이 책에 제시된 다양한 행법들 중에서 '최'는 가장 티벳풍의 성격을 지니는 것이며, 비록 초기 라마교에 의해 재형성되긴 했지만 우리의 두 권 원본이 암시하듯이 불교 전래 이전부터 존재했음이 분명하다. 인류학적 관점에서 볼 때 이것은 고대의 뵌Bön 신앙 이전부터 존재했던 희생 구마(驅魔) 의식과 관련된 정령 신앙에 기원을 두고 있는 듯하다. 이 점을 좀더 명확히 하기 위해 여기서는 라마교가 마찬가지로 뵌파들에게서 이어받은 것처럼 보이는 티벳 마술극과 관련된 매우 비슷한 의식을 어느 정도 상세히 설명해 나갈 것이다.

원래 마술극은 십중팔구 희생 구마 의식의 의례적인 춤에 지나지 않는 것이었다. 티벳의 농부들은 지금도 그것을 '적호(赤虎) 악마의 춤'이라 부르는데, 여기서 붉은 호랑이는 분명히 불교 이전부터 있었던 뵌교의 신이다. 역시 원시 시대부터 비롯되어 실론(스리랑카)의 불교도들이 질병 치료를 위한 희생 구마 의식으로 비슷하게 유지하고 있는 발리Bali 제전도 그런 점에서 비슷하다. 여기서도 주연 배우들은 악마의 춤을 춘다.

크게 발전한 현대의 마술극은 실제의 인간 대신 인형을 사용하긴 하지만 어쨌든 인신 공양에 의해 신들의 협조를 얻어 불운의 마귀들과 함께 묵은 해를 쫓아보냄으로써 작물과 가축을 보호하고 국토를 방위하며 인간과 귀신을 포함하는 모든 적을 정복하기 위한 것이다. 원래는 제물의 살을 먹고 피를 마시는 일이 이 의식과 관련이 있었을 것이다. 불교가 들어오면서 인간 제물은 가루 반죽으로 만든 인간 형상으로 대치되었다. 이런 대용품을 사용하는 전통이 8세기 후반 동안에 보편화되었고 그것은 파드마삼바바에 의한 것으로 믿어진다.

7. 라마들이 말하는 질병의 원인

마술극은 '죄' 의식(두 번째 사본에 좀더 자세히 설명된)의 어떤 측면과 비슷하며, 근본적으로는 마귀와 악한 힘들을 물리치고 그 결과로 개인과 집단의 질병을 치유하는 의식인 것처럼 보이는 관계상, 여기서 질병에 대한 라마들의 이해 방식을 고려해 볼 필요가 있다.

라마들은 병의 주된 원인으로 3가지를 드는데 그것은 신경 계통의 기능, 담즙의 유통, 점액이나 '기(氣)'(몸 속에 여러 비율로 분배되어 다양한 기질을 형성하는 생명력)의 순환, 이 3가지에서 조화가 깨어지는 것이다. 라마들은 또한 정신적 존재들이 방사하는 외부적 힘도 (특히 행성들을 비롯한 다른 점성학적 영향력과 관련하여) 인간은 물론이고 국가나 짐승 및 작물 등에까지 선악 어느 쪽으로든 영향을 미칠 수 있다고 믿는다. 왜냐하면 일체 유정은 해와 달 및 행성과 항성들이 그러하듯이 서로 관계가 있으며 실재계에 있어서는 불가분의 통일체이기 때문이다. 따라서 개인에게 영향을 미치는 것은 무엇이든 전체에게도 영향을 미친다. 그러므로 참다운 점성술은 티벳인들에게 있어, 동양의 모든 민족에게 그렇고 서양에서도 그 수가 불어나는 옹호자들에게 그렇듯이, 인간 사회의 번영을 약속하는 심오한 연구 주제인 것이다.[4]

---

4) 힌두 점성술이, 특히 요가를 통해 통찰력을 얻은 달인들이 사용할 때, 어떤 사회적 가치

8. 실론의 발리 제전과의 비교

발리Bali 제전을 보호하고 지지하는 실론의 불교 승려들 역시 비슷한 이론을 제기한다. 발리 제전은 치유적 구마 의식으로서의 효능을 위해 행성신들의 도움을 기원하며, 그런 점에서 마술극이기보다는 점성학적 성격을 지닌다. 점토로 상(像)을 빚어 색을 칠한 모습의 이 신들은 다음과 같은 질병을 주관한다.

(1) 라비(Ravi ; 太陽) — 두통, 안질, 발열, 불모성(不毛性)

를 지닐 수 있다고 하는 점은 금년(1934) 1월 벵골과 비하르, 북인도의 다른 지역, 네팔 등지에서 무서운 인명과 재산 손실을 가져온 커다란 지진을 예언했던 놀랄 만한 정확성에 의해 입증되었다. 지진이 일어날 것으로 계산되었고 실제로 일어났던 그날의 몇 주일 전부터 점성가와 사제들은 다가온 재앙을 가능한 만큼이라도 경감시키기 위해 어느 정도 마술적 성격을 갖는 종교 의식을 거행했다. 전신(電信) 보도를 근거로하여 유럽 신문이 게재했던 이 내용을 인정한 알라하바드 대학 전 총장의 아들인 아마라나타 자 교수는 점성술에 의한 지진 예언이 발생 1년 전 쯤 베나레스(현재의 바라나시)의 《판창가 Panchānga》지(誌)에 실렸었다고 최근 옥스퍼드에 있을 때 내게 말했다. 거기에는 시간이 1월 15일 오후로 주어져 있었고, 지진은 오후 2시 41분에 알라하바드를 찾아왔다. 이 시간은 피해를 입은 지역에 따라서 몇 분씩 다르다.《힌두스타니 타임즈》(델리 1934. 1/18. p.15)는 럭나우로부터의 보도를 다음과 같이 게재했다. "신기하게도 이 지역 점성가들은 지진을 분명히 예상했고, 진동이 발생한 순간 그들 대부분이 지역 어딘가의 사원에서 기도하고 있었다. 그들의 계산은 황도대의 별자리 해석에 기반을 두고 있으며, 예측의 근거는 일곱 행성이 현재 마갈궁(염소자리)에 모여 있다는 사실이다. 이런 진귀한 현상이 마지막으로 관측된 것은 마하바라타의 시대였다고 한다." 아마라나타 자 교수는 또한 비하르의 다르방가에서 태어난 자신의 출생 시각도 그의 가문 점성술사가 분 단위까지 정확히 예언했었다고 덧붙였다. 이와 같은 사실들은 구미(歐美)의 과학자들이 선입견 없이 점성술을 포함한 동양의 밀교 과학을 연구함으로써 어느 정도의 실용적 지식을 얻을 수 있음을 암시하고 있는 것이다. 이 점에 관해서는, 몇 해 동안 영국의 신문에 수점(水占)을 '과학적'으로 냉정히 부정하는 기사가 꾸준히 실렸었는데 지금은 '수점학회'가 존재하고 그 회원들을 영국 정부가 채용하고 있다는 사실을 상기하면 좋을 것이다.

(2) 찬드라(Chandra ; 太陰) — 발열, 백선(白癬)

(3) 쿠쟈(Kuja ; 火星) — 모든 종류의 성병(性病), 친구나 친척들 간의 불화(不和)

(4) 부다(Budha ; 水星) — 팔다리의 골절을 유발하는 사고, 야수로부터의 위험

(5) 구루(Guru ; 木星) — 머리와 목에 관련된 내외의 모든 질병

(6) 슈크라(Shukra ; 金星) — 신체 허약, 근시(近視), 고온에 의한 질병

(7) 샤니(Shani ; 土星) — 빈혈, 결핵, 재산 감소, 정신병, 심장병, 모든 종류의 불운, 어떤 겨우는 사망까지

(8) 라후(Rāhu ; 龍頭) — 부스럼, 궤양, 상해(傷害), 관절염, 류머티즘, 신체 장애, 심장병, 결핵

(9) 케투(Ketu ; 龍尾) — 장(腸) 질환, 이질, 설사, 팔다리의 질병, 사망

행성들의 영향력이 나쁘게 작용하고 그에 힘입어 해로운 영들이 인간을 괴롭히는 것은 행성들이 불리한 위치에 있을 때 뿐이므로 발리제전이나 마술극과 같은 어떤 구마 의식이 성공을 거두기 위해서는 점성술사가 선택한 상서로운 시간에 그것을 거행해야 하는 것이다.

9. 구마(驅魔) 의식

라마들의 설명에 의하면 자연계의 모든 것은 서로 영향을 미치고

있으며, 인간의 내부에서는 여러 가지 원소와 힘과 감정과 지성이 불가시의 비인간적 존재들에서와 비슷한 방식으로 끊임없이 활동하고 있는 바, 이들 불가시적 존재들은 인간이 알지 못하는 사이에 인간에게 영향을 미치고 질병과 불행을 선사한다. 모든 구마(驅魔) 의식의 실제 목적은 어떤 식으로든 여러 가지 해로운 영향력에 의해 생겨나는 자연계와 인간 내부의 부조화를 제거하자는 것이다. 그리하여 모든 시대에 걸쳐서 인간은 영적인 존재들에게 공물을 바쳐 그들의 협조를 구했고, 이런 수단으로 해결되지 않는 악령들에게는 지금도 모든 나라와 기독교국의 큰 교회들에서 그렇듯이 구마 의식을 행했다.

기독교의 창시자 자신도 역시 악령이 인간에게 질병과 광기를 야기할 수 있다고 믿었다. 이것은 그가 광인에게서 악귀 무리를 불러내어 돼지떼 속으로 들어가게 한 일이라든가 그 외의 다른 실례들이 입증하고 있다.[5] 또한 마태(복음 10장 1절)는 이렇게 말한다. "예수께서 그 열두 제자를 부르사 더러운 귀신을 쫓아내며 모든 병과 모든 약한 것을 고치는 권능을 주시니라".

동양 전역에서, 특히 중국에서, 마귀들림은 지금도 흔히 있는 우환이며, 그것을 치유하기 위해 여러 종류의 구마 의식이 행해진다. 티벳에는, 지상에서 흑마술을 행했던 한 라마의 것이라고 하는 어떤 거물령(靈)이 이승의 인간을 미치게 할 수도 있다고 하는 신앙이 널리 퍼져 있다. 신할라족[6]의 점성술 신앙에서도 다른 종류의 영들이 바람직하지 못한 여건을 이용하여 인간에게 또다른 우환을 야기한다. 그리하여 농양과 종기, 담석증과 방광 결석 등은 뱀의 영(밀교적 의미가

---

5) 마가 복음 5장 1~20절. 누가 복음 4장 33~36절, 10장 17절.
6) Sinhalese, 스리랑카의 주요 민족 - 역주.

아닌 세속적 견지에서 용Nāga과 혼동되는)들의 악영향에서 기인한다고 한다. 중세 철학의 불도마뱀Salamander 비슷한 정령인 다나브 Danab는 폐 기도의 통증과 고열을 발생시킬 수 있고, 순전히 관능적 쾌락에만 머무는 낮은 계층의 천신Deva들은 인간에게 화가 날 경우 그를 간질 발작이나 졸중(중풍)으로 유도할 수 있다. 영으로부터 기인한 이런 모든 질병에 대하여 티벳인들은 구마 의식만이 유일한 방책이라고 생각한다.

10. 마술극의 공연[7]

마술극은 오늘날 약간씩 변형된 모습으로 모든 분파의 라마들이 매년 공연하는데, 그것은 연말에 좀더 일반적인 형태로 불교 이전의 관례를 따르든가 라닥에서와 같이 초여름 파드마삼바바의 생일에 많은 닝마 교단들이 행한다. 연말에 공연할 경우 그것은 '죽은 한 해의 희생용 신체'로 알려진 제전의 매우 중요한 부분을 차지한다.

공연은 승원 안뜰에서 거행되며, 대퇴골 나팔이 '최' 의식을 시작할 때처럼 공연 개시를 알리는 커다란 소리를 낸다. 주악대가 기묘하게 울부짖는 듯한 분위기를 연출하고 승려들의 낮은 염불 소리가 그 뒤

---

[7] 티벳 마술극에 관해 여기 제시한 내용은 카쉬미르 라닥Ladāk의 히미스Himis 승원에서 구파(舊派) 승려들이 행한 극 형태에 근거한다. 그들은 개혁 종파의 승려들보다 불교 이전 고대의 요소들을 좀더 잘 보존해왔다. 나아가 라닥의 마술극은 모든 중요한 부분이 티벳·부탄·시킴 전역의 다른 닝마 승원에서 행하는 마술극과 일치하며, 믿을 만한 유럽인들이 여러 차례 보고하고 증언하여 잘 알려져 있다.(L. A. Waddell, *The Buddhism of Tibet or Lāmaism*, London, 1895, 20장 참조)

를 따르면서 불교 이전 뵌 신앙의 대리자로 검은 모자를 쓴 다수의 사제들이 나타난다. 그들은 비밀스런 뵌교의 '삼(三)' 무드라를 지으면서 느리고 장중한 음악에 맞춰 춤을 춘다. 그들이 퇴장한 후 마귀의 무리가 들어오고, 이들이 법식에 따라 둥글게 돌면서 춤을 출 때 의식을 집행하는 라마들이 그들과 윤회계 육도(六道) 중생에게 공물을 바친다. 그 다음 불가시 영역의 악마적 존재들을 나타내는 그룹들이 차례로 등장하는데, 그들 대부분이 짐승의 머리를 하고 있으며 《티벳 사자의 서》에 나오는 존재들과 매우 비슷하다. 라마들은 성(聖) 파드마삼바바가 나타날 때까지 이들 그룹을 차례로 달래고 몰아내며, 그가 나타나면 모든 마귀가 그에게 절을 하고 사라진다. 이것은 뵌파들의 토착 샤머니즘에 대한 불교의 승리를 상징하는 것이다.

성 파드마삼바바를 대변하는 사제의 작업에도 희생 구마 의식인 '최' 의식과의 유사성이 보인다. 의식 집행자의 수호존과 그의 권속들 — '최' 의식의 지혜의 여신과 다키니들에 해당하는 — 에게 기원하는 철저히 마귀 추방 의식인 이 작업은 그 이름이 '숨은 포악자들의 추방 헌납식'[8]이다. '최' 의식에서 지혜의 여신과 다키니들의 도움을 얻듯이 이 '포악자들'의 도움을 얻어 마귀 무리를 추방 제압하는 것이다. 몰아내야 할 불가시의 마귀들은 희생용 제물의 상(像) 속으로 들어가고 의식 집행자는 그들이 거기서 나오지 못하도록 다음의 구마(驅魔) 주문을 읊는다.

훔! 피 마시는 포악자의 은덕으로 해로운 마귀와 악령들은 궁

---

8) The Expelling Oblation of the Hidden Fierce Ones.

지에 머물리라. 나는 이 갈고리로 그들의 심장을 꿰뚫노라, 나는 이 올가미로 그들의 양손을 묶노라, 나는 이 강력한 쇠사슬로 그들의 몸을 묶노라, 나는 딸랑거리는 종(鐘)으로 그들을 위압하노라, 오! 피 마시는 분노존〔포악자들의 왕〕이여, 그들의 머리 위에 당신의 지엄한 자리를 마련하소서.

그 다음 '해를 끼치는 악령들의 심장을 찢어 그들을 완전히 섬멸하도록' 포악자들의 왕에게 간청한다. 사실상 송장처럼 보이는 희생용 조상(彫像)은 상징적으로 마귀들의 피에 담갔다가 다음 주문과 함께 포악자들에게 바쳐진다.

훔! 오! 그대 만다라의 여러 신들이시여! 입을 하늘과 땅만큼 크게 열어, 엄니를 바위산처럼 악물고, 해를 끼치는 악령들의 내장과 피와 뼈를 통째로 삼킬 준비를 하시라.[9]

마술극이 전개되면서 그 첫날은 창을 휘두르는 것으로 그치고 둘째 날은 단검으로 '적Enemy'을 찌른다. 이것은 '최' 의식에서 다키니들이 자기의식의 악마를 찌르는 것과 상응한다. '적'은 티벳 민족을 괴롭히고 라마들을 방해하는 수많은 악의 무리들의 집단적 의인화이며 인체의 모습으로 조형화되어 나타난다.

"극이 시작되기 전 며칠 동안 가루 반죽으로 최대한 살아 있는 것처럼 정교하게 젊은 남자의 형상을 만든다. 심장과 폐 · 간 · 뇌 ·

---

9) L. A. Waddell, 앞의 책, pp.531~532.

위·창자 등을 나타내는 기관들이 그 속에 삽입되고 심장과 굵은 혈관과 팔다리에 피를 나타내는 붉은 액체가 채워진다."[10]

묘지 귀신 넷이 조상(彫像)을 들어다 승원 안뜰의 한가운데 놓는다. 그 주변에서 해골 모습의 마귀들이 창을 높이 들어올리고 춤을 추며 그것을 마음대로 찌른다. 라마들은 이제 자신의 비밀스런 힘을 사용하고, 귀신들이 조상에서 멀어질 때 그 주변으로 마법의 삼각형을 이루며 모여들었다가 뒤로 물러선다. 유령과 죽음의 마귀 떼가 몰려들어 조상을 미친 듯이 잡아채면서 손상시키려 하지만, 그것을 둘러싼 삼각형은, 모자를 쓰고 자주색의 긴 법복을 걸친 성자들의 염불소리와 그들 손의 흔들 향로에서 피어올라 구름을 이룬 향기의 원조를 입어 그렇게 하지 못하도록 막는다.

첫날의 공연은 대개 붓다의 환생으로 보이는 한 성자가 나타나 마귀들을 제압하고 자비의 표시로 그들이 먹고 마실 약간의 밀가루와 성수(聖水)를 주는 것으로 끝난다.

다음날은 (티벳인들이 푸르바phurba 라고 부르는) 마술 단검으로 적을 찌르는 장면이다. 앞서처럼 묘지 귀신 넷이 조상을 가져오는데 이번에는 검은 천으로 싸여 있다. 그들이 주변에서 춤을 춘 다음 천을 벗기면 첫날 사용된 것을 닮은 인간 형상이 나타난다. 그 다음 마귀의 우두머리들이 권속과 함께 등장하고 (뵌교의 사제들을 나타내는) 검은 모자의 무용수 집단이 나타나며, 이어서 부(富)의 신이 권속을 거느린 다른 남녀 신들과 함께 들어온다.

마지막으로 '거룩한 신앙의 왕'[11]이 많은 추종자들과 함께 나타나

---

10) L. A. Waddell, 앞의 책, p.527.
11) Holy King of Religion.

는데 그의 머리는 기다란 뿔이 넓게 벌어진 황소와 같다. 그는 저승신 야마Yama의 분노형이며, '황소 머리를 한 죽음의 영'으로도 알려져 있다. 오른손에 마술 단검과 올가미를 들고 왼손으로 인간의 (모형)심장을 쥔 그는 권속들과 함께 춤을 추면서 단검으로 '삼(三)'의 무드라를 지은 후, 적의 심장과 팔다리를 찌르고 두 발을 올가미로 묶는다. 그 다음 라마들의 작은 종(鍾)을 울린 후, '쵀' 의식의 행자가 하는 방식으로 칼을 들어 팔다리를 자르고 가슴을 찢어발겨서 피가 뚝뚝 떨어지는 적의 심장과 폐와 창자 등을 끄집어낸다. 이때 뿔 달린 사슴과 야크의 머리를 한 괴물들이 몰려들어 남은 것을 들이받고 물어뜯어서 사방으로 흩어버린다.[12]

이제 권속 마귀들이 시체 조각을 인간의 두개골처럼 생긴 커다란 은 그릇에 주워담는데, 이것은 '쵀' 의식 수행시 행자의 해체된 몸 조각을 담는 커다란 두개골 가마솥에 해당한다.[13]

---

12) 개혁 종파의 라마들은 이 부분을 독단적으로 수정하여, 들이받고 물어뜯는 괴물들이 10세기 초에 티벳 왕 랑다르마Lang-Darma를 살해했던 라마 페도제Pal-dorje를 상징하도록 만들었다. 랑다르마는 불교를 배신하고 라마들을 박해한, 라마교의 율리아누스(이교로 개종하여 기독교를 탄압한 4세기 중엽의 로마 황제 – 역자)에 해당하는 사람이다. '신앙의 왕'도 이런 식으로 성격이 바뀌어 랑다르마를 라마들의 손에 넘겨주었다고 믿어지는 마하칼라(Mahākāla ; 大黒天神)를 나타내게 되었다. 그리고 묘지 귀신들은 랑다르마의 시체를 처리하는 청소부가 되었다.(L. A. Waddell, 앞의 책, p.531\1.)
13) 우리는 여기서 오르페우스 신앙의 비의 전수 의례와 아주 비슷한 의례의 유습을 본다. 오르페우스 비의에서는 제우스와 페르세포네(죽음과 재탄생을 다스리는 저승 여왕) 사이에서 신의 자식으로 태어난 디오니소스 – 자그레우스를 질투에 사로잡힌 그의 티탄족 동료들이 살해한다. 그들은 살해한 몸을 토막내어 그 조각들을 가마솥에 던져넣는다. 팔라스 아테나가 심장을 건져내 제우스에게 전하고 제우스는 벼락으로 살해자들을 처벌하며 제우스의 명을 받은 아폴로는 희생된 자그레우스의 흩어진 몸 조각을 주워모은다. 오르페우스 비의의 사제들은 이 신화를 극화하여 신입자와 비법 전수자들 앞에서만 공연했다. '생식(生食) 의례'에서 이 신화는 인간을 제물화하여 그 몸을 절단하는 형태로 표현되었

검은 모자를 쓰고 악마의 춤을 추는 이들이 화려하게 행렬을 짓고 마귀 넷이 유해가 담긴 은 그릇을 '신앙의 왕'에게 가져간다. '신앙의 왕'은 핏방울이 떨어지는 살점을 한 입 먹은 후 나머지를 공중에 던진다. 다른 마귀들이 그것을 차지하려고 미친 듯이 다투면서 조각들이 마구 흩어지고 군중도 법석을 피우며 거기 가담한다. 군중의 거친 쟁탈전이 이어지고 그들은 몸 조각을 그 자리에서 먹거나 질병과 재앙에 효험이 있는 신성한 유품으로 보관한다.

다음 장면에서는, 불타는 기름 가마솥 속의 두개골 안에서 바짝 졸아든 한 인간의 세밀화(畵)를 신앙의 왕이 태워 희생시키고, 그에 의해 모든 악이 정복 소멸한다.

이 의식에 이어 가면 쓴 자들을 앞세운 승려의 행렬이 있고, 머리가 셋 달린 인간 형상(가루 반죽으로 만든)을 든 평신도들이 그 뒤를 따른다. 이 상(像)은 의식 절차에 따라 유대인들의 속죄 염소와 비슷한 방식으로 버려진다. 그런 다음 평신도들은 버려진 상을 향해 몰려가 그것을 찢어발기고 한 조각이라도 차지하려고 다툰다. 여기서 차지한 것은 앞서와 같이 호부(護符)로 간직한다.

다. 입회자들은 몸둥이를 조각내어 나눠 먹음으로써 자그레우스의 신성을 나누어 갖는다. 기원전 3세기 말경에는 이 희생 의례가 로마와 이탈리아에서 행해졌으며, 타락하여 결국 저 유명한 바커스제(祭) 칙령이 선포됨으로써 이탈리아 반도에서 추방되었다. 플리니우스Plinius는 그의 《자연사Hist. Nat.》 제30권 1장에서 이렇게 말한다. "한 인간을 죽이는 것은 최고의 신앙 행위로, 그의 몸을 먹는 것은 가장 경건한 행위로 생각되었다." 이집트의 비의에서도 오시리스를 형제인 티폰과 그의 동료들이 살해하는 내용의 비슷한 의식을 극화하여 공연했다. 오시리스의 몸은 26조각으로 절단되어 신성한 나일강에 던져지고 나중에 이시스가 한 조각이 빠진 나머지 조각들을 거둬들인다.(Baring-Gould, *Origin and Developement of Religious Belief*, London, 1869, i. 405~407.) 다른 여러 민족들이 보유한 동서 고금의 신앙 기록에도 이와 비슷한 사례가 담겨 있다.

한편 라마들은 행렬을 지어 승원으로 돌아온 후 그 나름의 의식을 행한다. 마지막으로 검은 모자를 쓰고 악마의 춤을 추는 이들의 의례적인 춤이 있고, 파드마삼바바가 티벳으로부터 몰아낸 중국의 화상(和尙)이 나타나면서 마술극은 끝난다.

11. 칸첸중가 승리의 춤

시킴의 제6대 마하라자였던 착도르 남계Chagdor Namgyal가 제정했다고 하는 시킴판 마술극이 있는데, 이것은 시킴 주에 있는 봉우리가 다섯인 신성한 산 칸첸중가의 영(靈)을 기리는 '승리의 춤war-dance'이다. 현(現) 마하라자의 특별 초청에 의해 나는 강톡에 있는 그의 궁전 안뜰에서 연례적으로 거행되는 이 춤을 1919년 12월 19~20일의 양일간 관람하게 되었다.

'눈의 나라의 춤'으로 널리 알려진 이 축제는 그 본질상 하나의 종교적 정화 의식이며, 국토에서 모든 악을 추방하려는 목적으로 마하라자 개인의 관리하에 시킴의 라마들이 행한다. 라닥과 티벳의 좀더 오래된 마술극에서는 이 악이 앞에서 보았듯이 마귀 연기자들과 '적'이라 불리는 인간 형상으로 나타난다. 시킴의 공연에서도 역시 비슷한 의미를 갖는 조상(彫像)을 궁전 안뜰 한가운데로 가져와 굴복시키고 두 개의 해골이 그 주위에서 춤을 춘다. 다른 무용수들이 조상을 향해 다가와 날카로운 함성을 지르면서 칼을 빼어들고 세 번 달려들어 그것을 가루로 만들어 사방으로 흩어버린다. 둘째날은 라닥의 원형(原型)과 달리, 종이에 그린 인간 형상을 불태움으로써 인간과 짐승·작물·국토를 괴롭히는 모든 악을 타파하는 것으로 간주한다.

'눈의 나라의 춤'과 '마술극' 양자(兩者)에서 적을 타파하는 행위는 밀교적으로 볼 때 무지의 타파를 의미하며, 이것은 '최' 의식의 수행자가 개성을 포기함으로써 자기의식을 타파하려고 하는 것과 똑같다.

칸첸중가 승리의 춤 의식에서 신들에게 공양하는 음식은 곡물로 만든 작은 삼각 원추형의 과자로, '〔모두에게〕 흩뿌리는 것'이라는 뜻의 투르마tourma 라고 불린다. 시킴의 라마들에 의하면 이것은 붓다에게 바치는 세 가지 공양(일체 유정의 몸과 입과 마음)을 상징한다. 이것은 또한 최 의식과도 비슷하다. 제물용의 투르마들은 마지막에 가서 삼각 원추형 마른 풀과 잎더미의 불 속에 들어가 재가 된다. 그리하여 제물은 이 의식에서 모든 윤회적인 것들의 신성한 본질을 의미하는 공(空)으로 돌아간다. '최' 의식에서 자기 포기(또는 '자르기')에 의해 수행자의 몸이 성찬(聖饌)으로 바뀌는 것과 같은 의미이다.

12. 인류학적 해석

티벳 마술극과 시킴의 승리의 춤에서 보는 바와 마찬가지로, '최' 의식에서도 인류학자들은 인신 공양의 오랜 역사 — 오늘날 티벳이나 다른 지역들에서 행하는 조상(彫像) 형태의 것이 아니라 사실상의 인신 공양이 치러졌던 시대로부터 그것이 화체설[14]에 의한 성찬 중시주의의 상징적 형태로 바뀐 현대에 이르기까지 — 에 관한 가치 있는

---

14) transubstantiation(化體說). 성체화(聖體化), 성찬의 빵과 포도주를 그리스도의 살과 피로 변화시킴 - 역주.

여러 자료를 보게 될 것이다. 신의 살과 피를 먹고 마시는 행위는 최하위의 야만적 의식에서부터 고대 그리스의 높은 문화에 이르기까지 인간 사회의 거의 모든 시대와 상황 속에 존재해왔던 것처럼 보인다.

불교가 들어오기 전의 티벳인들은 뵌파들의 세력 아래서든 뵌교 훨씬 이전부터든 인간과 짐승을 공물로 바치는 의식을 치렀을 뿐만 아니라, 믿을 만한 증거에 따르면 영국과 아일랜드를 포함한 현대 유럽 민족의 조상들 대부분이 지녔던 것과 같은 종교적 성격의 식인(食人) 풍습도 있었다. 그리고 불교 이전으로부터 유래한 티벳의 의식들에서 개관한 바와 같이, 그리고 서양의 변화와 거의 때를 같이하여, 세상에는 조상(彫像) 희생에서 화체설적 희생(성체 배령자를 영적으로 정화 축복하기 위한 승화된 형태의 구마 의식)으로의 문화적 과도기가 왔다.

이런 문화적 과도기의 한 단계를 보여주는 재미있는 실례가 승리의 춤 의식에서 보이는데, 이것은 마하칼라Mahā-kāla(시킴의 수호신들의 왕)의 사자(使者)가 칸첸중가의 영을 기리는 말이다.

> 화살과 창과 칼과 무기들이 번쩍이면서 적을 향해 겨누어진다.
> 시체의 산들이 음식으로 소비된다. 피의 바다가 음료로 마셔진다. 오감(五感)은 화환으로 사용된다. 오관(五官)은 사탕과자로 먹히운다.

다른 단계는 '라마교의 성체 성사'로 불리게 된 의식에서 그 실례를 볼 수 있다. 의식 집행자는 먼저 무량수불의 상(像)을 통해 자신의 가슴 속으로 신성한 정기(精氣)를 끌어들인 후 미리 정화된 성수(聖水)가 담긴 제단의 항아리를 들어 마귀들을 위한 음식에 약간의 신성한 액체를 흩뿌리면서 다음과 같이 읊는다.

>나는 그것〔즉 공양 밥〕을 〔만트라〕 스바바바[15]로 정화하여 귀중한 붐Bhum 주발 속에서 감로의 바다로 바꾸었노라.

이처럼 악의 세력들을 진정시킨 뒤 사제는 천상의 불보살들을 포함한 다른 신격들이 나타나 성수(聖水)를 성찬으로 바꿀 때까지 계속해서 의식을 진행한다. 그 다음 바라 소리에 맞춰 다음과 같이 읊는다.

>이 항아리에는 천상의 오부(五部) 대중이 최선의 생기로 축복한 불사(不死)의 성찬이 채워진다. 생명이 철석같이 영원하고 국왕의 깃발처럼 의기양양하며 독수리처럼 힘차기를. 내가 끝없는 생명의 은덕을 부여받고 모든 소망이 이루어지기를.[16]

비밀스런 변환이 이루어지면 성체 배령자들은 손바닥을 우묵하게 만들어 사제로부터 약간의 성수(聖水)를 받고 그 다음 두개골 잔에 담긴 성별된 술 한 방울을 받는다. 의식을 치르는 동안 물과 함께 제단 위에 있었던 이 술에도 신성한 존재들의 불멸성 정기가 스며든 것이다. 참가자는 또한 사제의 손에 닿아 성별된 접시로부터 3개의 신성한 환약을 받는다. 이것은 밀가루와 설탕과 버터로 만든 것이다. 모든 참가자가 물과 술과 환약을 먹은 후 사제가 손바닥을 치는 강복(降福) 의례가 이어지고 그것으로 영생(永生)을 얻는 의식이 끝난다.

---

15) Svabhāva ; 自性 - 역주.
16) L. A. Waddell, 앞의 책, p.447.

13. 보살의 신비적 희생

　주로 불교 이전의 티벳과 카쉬미르와 시킴에서 오랜 역사를 통해 전해온 이 희생 의식에 관한 개요의 결론으로서, 아직도 행해지고 있는 이 교의의 가장 숭고한 측면이라고도 할 수 있는 것을 독자에게 제시하고자 한다. 예증에 사용된 자료는 《대승집보살학론》[17]이라는 탁월한 불교 개론서인데, 이 책은 샨티데바가 주로 초기의 대승 경전에 근거하여 저술했고, 현재는 네팔에서 가져온 산스크리트 사본을 케임브리지 대학의 산스크리트 교수였던 고(故) 시실 벤달 씨가 영역한 것이 있다.[18]

　〈나라연청문〉[19]에 있기를, "보살은 이렇게 생각해야 한다. '나는 중생을 위해 내 몸을 포기했고, 세속적 소유물은 더욱 더 그렇다. 누군가가 어떤 목적을 위해 요구하고 그것이 좋은 일로 판명된다면 나는 외부적인 것들, 즉 재산과 곡식·금·은·보석·장식물·말·코끼리·마차·수레·저택·마을·시장·주민·왕국·수도·하인·하녀·전령·아들·딸·수행원은 물론이고, 손·발·눈·살·피·골수·팔과 다리 그리고 머리까지도 원하는 자에게 줄 것이다.'"

　보살은 자신이 소유한 것은 무엇이든 자신의 몸까지도 포기할 것을 맹세한다, "후회없이 유감없이 보답받기를 기다리는 일 없이 자비롭게" 다른 사람들이 "지혜를 성취한 자와 마찬가지로 불법을 알게 하

---

17) *Śikshā-Samuccaya* ; 大乘集菩薩學論.
18) C. Bendall과 W. H. D. Rouse가 공역한 *Śikshā-Samuccaya*, London, 1922. pp.23~28 참조.
19) *Nārāyaṇa Paripṛcchā* ; 那羅延請文.

기 위하여".

또한 〈무진의경〉[20]에서 보살은 이렇게 말한다. "중생의 요구에 따라 나는 이 몸도 다 써 없애야 한다." 그리고 〈금강당경〉[21]에서 우리는 읽는다. "보살은 참으로 그러하니, 중생의 모든 선근(善根)을 촉진함에 자신을 바치며, 중생의 선근을 존중하며, 자신을 중생의 등불로 제공하며, 중생의 행복으로서 존재한다. 그리하여 참으로, 만일 보살이 대화를 요청당하면, 그는 반가운 마음으로 앉아서 매력적이고 상냥한 음성으로 이야기하며, 왕에게나 어울리는 훌륭한 침상에 앉아 원하는 사람을 위해 기꺼이 설법한다. 그는 마음속에서 성내지 않고 성나게 하지 않으며 초조하지 않으며, 관대한 마음으로, 붓다의 자손과 같은 마음으로, 강하고 힘있어 흔들림 없는 일련의 자기 소견으로, 자기 몸에 묶이지 않은 마음으로, 수다에 빠지는 일 없이 겸손한 자세로, 온몸을 다해 원하는 사람에게 봉사하면서, 자애롭고 부드럽고 우아한 언어를 사용하여 반갑게 도울 것을 자신의 입으로 이야기한다. '내 말을 듣고 당신이 옳다고 생각하는 대로 하시오. 당신이 기쁘도록, 가슴 속으로부터 기뻐서 스스로 만족하도록 하시오.' 이런 말과 함께 그는 자신의 머리를 바쳐 모든 것 중에서 최상급의 머리인 최고의 지식을 낳고, 중생 구제의 머리인 지혜를 달성하며, 온 세상에서 가장 높은 머리인 비길 데 없는 지식을 열망하며, 지식의 왕이자 모든 신앙의 우두머리가 되려고 결심하며, 무수히 많은 출원자들에 대한 타오르는 애정으로 초월적인 것들을 다스리는 정상(頂上)에 이르고자 원한다."

---

20) *Akshayamati Sūtra* ; 無盡意經.
21) *Vajradhvaja Sūtra* ; 金剛幢經.

보살은 오직 법신(法身) 그 자체만을 존중한다. "막힘없는Unobstructed 지혜Wisdom 그 자체인 법신의, 잘리지 않고uncut 부서지지 않으며unbroke 줄지 않는undiminished 신체관을 그는 중시한다." 또한 보살은 "육체가 결국 사라짐을 항시 기억하고, 자신의 몸을 개와 들개와 늑대의 먹이로 간주하며, 그것이 타인들의 몫임을 잊지 않으며, 불법(佛法)에 따라 자신이 숙고한 것을 적용하면서" 이렇게 명상한다. "'원하는 사람에게 내가 이 몸의 창자나 간이나 심장이나 허파를 주든 주지 않든 영원치 못한 이 몸은 내 생명이 끝나는 날 묘지로 실려간다.' 그리하여 그는 기꺼운 마음으로, 불법을 이해하는 마음으로, 착한 친구 생각에 굳어진 마음으로, 불법을 사랑하는 마음으로, 덧없는 이 몸으로부터 무언가를 원하는 사람을 위해 손톱 하나를 희생할 때조차 '이것은 선근(善根)에 해당한다'는 생각으로, 그렇게 그는 자신의 몸을 포기한다.

설령 그렇다 하더라도 '자르기'를 행함에 있어 수행자는 불법을 사랑하는 마음으로 세속적인 모든 것과 자신의 육체까지도 포기하는 것이다. 그리하여 윤회계의 모든 것에 대한 집착이 완전히 끊어지고 위대한 해방을 얻게 될 때, 그는 역시 보살의 서원을 지니고 더욱 높은 길로 들어설 것이다.

과학을 넘어선 지혜

나는 들어섰으나 어디인지 모르고,
모든 과학을 넘어서서
아무것도 모른 채 서 있네.
— 십자가의 성 요한[22]

나는 이렇게 바라노니, 그대 친애하는 디모데여, 신비적 묵상을 부지런히 계속하면서 느끼고 아는 일과 느낄 수 있고 알 수 있는 모든 것과 존재하고 존재치 않는 이승의 모든 것을 뒤에 두고 떠나라, 모름을 통하여 모든 존재와 지식을 넘어선 그분에게 조금이라도 더 가까워질 수 있도록.

* * *

바라건대, 보지 못하고 알지 못함에 의해 참 시각과 참 지식이 얻어짐을 깨닫고, 빛 너머의 이 어둠 속에서도 보는 일 없이 아는 일 없이 시각과 지식 너머의 것을 알게 되기를.

* * *

높은 것을 구하여 묵상 속에서 날아오를수록 순수하게 이해되는 것들을 표현하기가 어려워진다. 분별을 넘어선 어둠 속으로 들어설 때 우리는 아무 말도 못하고 어휘와 사념의 '완전한 정적'에 잠기게 된다.

— 아레오파고스의 재판관 디오니소스[23]

---

22) *The Ecstasy of Contemplation*(David Lewis 번역).
23) '지혜의 전당Shrine of Wisdom'의 편집자들이 번역한 《신비 신학 *The Mystical Theology*》에서./성경의 번역어로는 '아레오바고의 관원 디오누시오Dionysius the Areopagite'임 - 역자.

[헌신의 길 : 자기 포기의 요가]

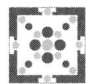

옴!

[잘못된 믿음을 부수는 요가 춤]

(1) 순간적으로 자신을 이렇게 관상하라.[1]
  모든 것을 충족시키는 지혜의 여신으로,[2]

---

1) 티벳의 스승들은 두 가지 관상법을 가르친다. (1) 점진적인 방법 : 마음속에서 핵(核)이 되어줄 어떤 개념을 중심으로 하여 심상이 선명해질 때까지 조금씩 만들어간다. (2) 즉각적인 방법 : 물속에 있던 물고기가 갑자기 공기중에 뛰어오르듯이 순식간에 심상을 만든다.
2) Goddess of the All-Fulfilling Wisdom. 원문은 예셰카도마 Yeshes-mkhah-hgro-ma, 산스크리트의 다키니에 해당하며, 티벳인들이 '카도마'라고 부르는, 보다 높은 영적인 존재집단의 일원임. 그녀는 우리가 지금 공부하려고 하는 것과 같은 어려운 의식을 수행하면서 자신에게 기도하는 자를 돕는다고 믿어진다. 이 의식을 행하는 동안 수행자는 자신을

그녀는 자신을 우주의 크기로 확대할 수 있고[3]

완벽한 아름다움을 지녔으며,

대퇴골 나팔[4]을 크게 불면서

잘못된 믿음을 부수는 춤[5]을 추노라.

팟![6]

(2) 불굴의 용기를 지닌 수행자인 나는[7]

마음과 행동을 다 바쳐 윤회와 열반이 하나임을 구현하고자

개성을 부여하는 영적인 존재들〔의 상태〕에서 이 춤을 추노니[8]

여신으로 관상해야 한다. 그리고 자기 포기의 징표로 바치게 될 자신의 몸을 자신과 무관한 어떤 것으로 뼈와 살의 단순한 덩어리로 바라보면서 끊임없이 포기해야 한다.
3) 이 관상법은 뒤에 나오는 '송장과 분노의 여신 관상법'에서 특히 필요하다. 비슷한 관상법이 제3권 제1장 15절에도 나온다.
4) 티벳이나 인도의 탄트라 수행자들은 세상을 완전히 포기한다는 뜻으로 대개 인간의 뼈로 만든 목걸이와 흉패(胸牌)·염주·대퇴골 나팔 등의 장신구를 의식에 사용한다.
5) 또는 '열렬한 헌신의 춤'.
6) 산스크리트의 '팟Phat!'은 의성어(擬聲語)로, 영어의 뱅Bang!(탕·쿵·쾅 등!)과 어느 정도 비슷하며, 여기서는 정신적 극치에 도달한 상태를 나타낸다. 이 감탄사는 제5권의 모든 절(節) 첫머리에 위치하고 때로는 끝에 오기도 한다. 스승들에 의하면 팟!을 사용하는 경우는 세 가지이다. (1) 현교적: 어떤 종류의 요가 수행이나 명상에서 흩어진 마음을 한 곳으로 모으고자 할 때, (2) 내면적: 여기서처럼 정령들에게 자기 몸을 제공하면서 그 진지함을 강조하고자 할 때, (3) 밀교적: 모든 지적인 작용을 분석하고 종합할 수 있게 만드는 정신적 직관적 통찰력을 달성하고자 할 때.(p.379\29 참조)
7) 이 의식의 수행자는 불굴의 용기를 지니며 죽음에 대해서도 두려움이 없어야 한다.
8) 행자는 '최' 의식 전반에 걸쳐서, 윤회적 존재들의 형상(인간의 시체로 묘사됨)을 짓밟고 춤추는 모습의 자신을 관상해야 한다.(p.265\21 참조) 이것은 인생의 포기를 상징하며, 육체 기관에 의존하는 어떤 것으로서의 개인적 자기 속에서 정신을 속박하는 그런 믿음으로부터 자유로워지는 데 이 의식을 수행하는 목적이 있음을 나타낸다. 흔히 그렇듯 이

내게서 윤회계의 이원론이 부서지게 되기를.[9]
와서 춤추시라, 그대 존경하는 근본 신앙의 스승들이여,[10]
오라, 그대 대양의 물방울들처럼 무수한 영웅 여걸들이여,[11]
와서 춤추라, 그대 어디든 떠돌며 하늘을 가로지르는
  자들이여,[12]
〔나의〕 이 열렬한 기도가 이루어지도록 그대들의 축복을
  내려주소서.

〔다섯 방향[13]의 요가 춤〕

팟!
(3) 우수한 체격의 동쪽 대륙[14]에서 내가 이 발을 딛을 때

  마법의 춤이 야수나 맹금(猛禽)들에게 시체를 던져주는 장소(티벳 전역에 널려 있는)라든
  가 묘지 및 화장터 등의 어떤 장소에서 행해질 경우, 그리고 거기서 수행자가 아직 짐승
  에게 먹히거나 화장당하지 않은 시체를 보게 될 경우, 그는 자신의 심상(心像)을 실제
  상황으로 바꾼다. 그는 스승의 가르침에 따라 '불굴의 용기'를 가장 통렬한 방법으로 시
  험하는 것이다.
9) 다른 자아들egos로부터 영원히 분리된 어떤 것으로서의 자아ego에 대한 믿음이 지속되
  는 동안은 인생에 대한 이원적 견해가 사라질 수 없다. 존재의 양 극으로서의 윤회와 열
  반이라고 하는 구극적 이원성조차도 마지막에 가서는 단일성으로 인식되어야 한다.
10) 근본(기원적) 신앙이라는 수식어를 보면 이것이 닝마파 종 법맥의 스승들을 가리킴을
  알 수 있다.
11) 영웅·여걸들은 자연계의 영적인 존재 집단에 속하며, 힌두교 신앙의 비라Vīras에 해
  당한다.
12) 원문은 카도마Khahdoma(다키니Skt. Ḍākinī)
13) 동·서·남·북·중앙.
14) 이것은 티벳에서 '커다란 몸'이란 뜻으로 뤼파Lüpah(Skt. Virat-deha ; 勝身洲)라 부르는
  동쪽 대륙이며, 수미산을 둘러싼 4대륙(세계) 중 하나이다. 여기 존재들은 인간보다 4배

영웅 여걸들이 반달형 무대[15]에서 여기저기 움직이니
원한이나 분노를 상징하는 거물령(靈)들[의 엎드린 형상]
  위에서
[춤추는] 발을 번쩍이며[16]
그들은 거울같은 지혜[17]의 피리를 부노라.
  훔. 훔. 훔.[18]

  팟!
(4) 인간 세상의 남쪽 대륙[19]에서 춤출 때

오래 살고 키가 더 크며 모든 점에서 용모가 더 뛰어나다. 이곳을 상징하는 색깔은 흰색이고, 직경은 약 14,400킬로미터이다.

15) 반달형 무대는 뤼파 대륙의 형상을 나타낸다.
16) 제5권의 서론에서 설명했듯이, '거물령'들이란 살아 있을 때 흑마술을 행했던 라마들의 의식체를 가리킨다. 아스트랄계에서의 그들의 세력은 너무나 강하여 큰 힘을 지닌 사제가 아니면 제어할 수 없다. 거물령들은 세속적 목표를 좌절당한 후 인간을 포함한 다른 현상계적 존재들에게 아주 해로운 존재가 되었다. 그리하여 그들은 여기서 원한이나 분노를 상징하게 되었고, 수행자는 그것을 자신의 망아적 춤 속에서 짓밟는다.
17) '거울 같은 지혜'를 포함하여 다음 구절에 이어지는 다섯 지혜를 자세히 이해하려면 제6권을 참조한다. 이 절과 다음의 세 절은 다섯 지혜 중의 넷을 언급하는데 네 번째 지혜는 관(冠)이 장식한다.(영역본은 관이 다섯 번째 지혜를 장식한다고 되어 있는데 실제 본문은 그렇지 않으므로 본문에 입각하여 네 번째 지혜로 고쳤다 - 역자) 여기 숨은 의미는 각 절에서 언급하는 분노(증오)·자만·탐욕·질투·무지의 자기 내부에 도사린 특별한 감정들(깨달음의 길을 저해하는 다섯 가지 독소)을 수행자가 정복한다는 것이다. 그리고 각 감정들에 대한 해독제가 주어지는데, 이 절에서는 분노(증오)의 해독제가 '거울 같은 지혜'의 피리에서 나오는 구마음(驅魔音)이다.
18) 이 만트라를 사용하는 의미에 관해서는 장음(長音) '훔Hūṃ'의 비의를 해석한 제6권을 참조한다.
19) 남쪽 대륙은 티벳인들이 잠부링Jambuling(Skt. Jambudvīpa ; 瞻浮洲)이라 부르며, 이 지구를 가리킨다. 다음 줄에서 언급하듯 이 지구의 형태는 그 주민의 얼굴과 같이 약간은 삼각형이거나 어쩌면 (먹는)배를 닮았고, 상징 색깔은 푸른색이다. 4대륙 중에서 제일 작

영웅 여걸들이 삼각형 무대에서 여기저기 움직이니

사신(死神)[20]으로 나타난 〔엎드린〕 자만(自慢)의 머리 위에서 〔춤추는〕 발을 번쩍이며

그들은 평등한 지혜의 두개골 북을 두드려 독특하고 예리한 소리를 낸다.

훔. 훔. 훔.

팟!

(5) 축우(畜牛)로 복받은 서쪽 대륙[21]에서 춤출 때

영웅 여걸들이 원형의 무대에서 여기저기 움직이니

〔엎드린〕 탐욕의 도깨비 머리 위에서 〔춤추는〕 발을 번쩍이며

그들은 식별하는 지혜의 종을 달콤하고 조화롭게 딸랑거린다.

훔. 훔. 훔.

팟!

(6) 불쾌한 소리의 북쪽 대륙[22]에서 춤출 때

으며, 직경은 약 11,200킬로미터이다.

20) 힌두 기원의 야마Yama를 가리키며, 티벳인들이 쉰제Shin-rje라고 부른다. 오시리스와 같은 죽음의 심판관으로서 재탄생도 다스리며, 공정하지만 오만해서 여기서는 '자만(自慢)'으로 상징된다. 이 죽음의 신을 짓밟음은 윤회적 재탄생의 모든 과보를 극복함이다.

21) 서쪽 대륙은 티벳인들이 바랑최Balangchöd(Skt. Godāna ; 牛貨洲)라고 부르며, '소들의 선물'이란 뜻이다. 상응 색깔은 붉은색이고 형태는 태양처럼 둥글다. 역시 둥근 얼굴을 지닌 주민들은 육체적으로 힘이 세고 쇠고기를 즐겨먹는다고 한다. 직경은 약 12,800킬로미터이다.

22) 티벳어로 다미녠Daminyan이라 부르는 이 대륙은 불쾌한 소리의 세계를 의미한다. 산스크리트로는 '북쪽 쿠루'를 뜻하는 우타라쿠루(Uttara-kuru ; 北俱盧洲)이다. 여기는 사각형

영웅 여걸들이 사각형 무대에서 여기저기 움직이니

질투하는 불운한 영들의 〔엎드린〕 머리 위에서 그들의 발은
〔춤추며〕 번쩍이고

모든 것을 충족시키는 지혜의 관(冠)이 밝게 반짝인다.[23]

훔. 훔. 훔.

팟!

(7) 완전한 자질의 장소[24]인 중앙에서 춤출 때

영웅 여걸들의 무대는 〔그들의 신성한 영향으로〕 축복받으니

〔엎드린〕 무지의 흡혈귀 머리 위에서 그들의 발은 〔춤추며〕
번쩍이고

진정한 본질의 지혜[25]인 훔의 즐거운 노래가 아름답게
울려퍼진다.

이고 초록색이며, 주민들 역시 말 형상의 네모난 얼굴을 지닌다. 4대륙 중에서 가장 크며, 직경이 약 16,000킬로미터이다.

23) 제1절의 관상법에 의해 수행자는 지혜의 여신이 되었고 그녀는 인간의 두개골이 장식된 관을 썼다.(p.264\16 참조)

24) '완전한 자질의 장소'(Tib. 뢴듭체Lhündub-tse)는 원하는 모든 것을 생각만 해도 곧바로 소유할 수 있는 천상 영역을 나타낸다. 불교 우주관에서는 이것은 4대륙의 중앙에 있는 수미산을 가리킨다. 티벳의 초르텐(Ch'orten ; 佛塔) - 인도의 차이탸Chaitya와 스투파 Stūpa, 실론의 다가바Dāgaba에 해당 - 이 상징하는 바에 따르면, 다섯 무대의 형태는 다음과 같은 의미를 지닌다. 사각형은 초르텐이 서있는 땅의 고정성을 나타내고 그리하여 흙 원소를 상징하며, 물방울의 형태와 같은 원형은 물 원소를, 불길 형태의 삼각형은 불 원소를, 하늘의 궁륭을 뒤집은 듯한 반달 모양은 공기 원소를 상징한다. 그리고 공간 속으로 뾰족하게 타오르는 불길 모양이 에테르 원소를 상징한다.(《티벳의 위대한 요기 밀라레파》 제12장의 그림 참조)

25) '법계(法界)의 편만한 지혜' 또는 '모든 곳에 스며든 공(空)으로부터 생겨나는 지혜'로도 알려져 있다.

훔. 훔. 훔.

〔자기의 요소들을 못박음〕

(8) 〔수행자를 위한 가르침〕: 이제 자기(自己)의 요소들을 창으로 고정시킨다고 생각하라.

팟!

(9) 모든 것을 끌어안는 자비의 창을 들고
　　동쪽에서 오는 금강(金剛) 다키니,
　　위대한 연민의 창을 들고
　　남쪽에서 오는 보(寶) 다키니,
　　위대한 애정의 창을 들고
　　서쪽에서 오는 연화(蓮華) 다키니,
　　위대한 공정성의 창을 들고
　　북쪽에서 오는 업(業) 다키니,
　　보살의 마음의 창을 들고
　　중앙에서 오는 붓다(佛陀) 다키니,
　　자기의식 요소들의 〔엎드린〕 머리와
　　팔다리 위에 서서 거기 창을 꽂으니
　　그들은 고정되어 움직임 없이 〔평화롭게〕 머무네.[26]
　　　　　　　팟!

---

[26] 기독교의 천사나 이교(異敎)와 그리스 신비주의의 다이몬 Daemon 들이 그렇듯이, 다키

(10) 〔수행자를 위한 가르침〕 : 〔자기의식을 이루는 분노·자만·
탐욕·질투·무지의〕 요소들을 안 후 이제 자기 몸을 〔희생
용〕 제물로 바친다.[27]

〔스승과 신들의 시각화〕
팟!
(11) 행위와 의지와 윤회적인 마음을 넘어선 상태[28]
원초적 의식의 정광명(淨光明) 그 무한한 지복 속에
나의 근본 스승인 〔본초불로서의〕 여섯 번째 〔선정불〕

니들은 여기서 부정한 기운을 쫓아버리는 장엄하고 신성한 어머니 여신과 같은 존재로 간주된다. 이름을 열거한 각 다키니들은 자기의식 속에서 분노·자만·탐욕·질투·무지로 나타나는 다섯 감정을 승화시킨다. 그들은 또한 자기 나름의 색깔과 성격을 지니는데, 금강 다키니는 흰색(때로는 푸른색)이고 평화를 나타내며, 보(寶) 다키니는 노랑색과 장려함을, 연화 다키니는 붉은색과 매력을, 업(業) 다키니는 초록색과 준엄성을, 그리고 붓다 다키니는 검푸른색과 진리의 지식을 그 특성으로 한다. 앞의 네 다키니는 본문에 있는 것과 같은 4종류의 덕성을 제각기 지니며 그들이 모두 합하여 정신적으로 완전해지면서 붓다 다키니가 다스리는 보살의 마음에 귀속된다. 분노의 해독제는 사랑이고, 자만심은 연민으로 치유되며, 탐욕은 이타적인 애정에 의해, 질투심은 공정성에 의해, 무지는 깨달음에 의해 사라진다. 나아가 이 '자르기'의 요가에서 다섯 다키니는 동·서·남·북·중앙의 다섯 방향 명상을 위한 다섯 부처의 사자(使者)들이다. 명상을 위한 다섯 부처(붓다)에 관해서는 제6권을 참조하라.

27) 이 구절의 의미를 좀더 확실히 이해하기 위해서는 다음과 같이 살을 붙여 번역해도 좋다. "자기 속에서 요소들의 본성을 확인하고 그들을 근절한 후, '거짓 나'와 자기 몸을 같은 것으로 보고 자기 몸을 희생하는 시험을 거쳐야 한다." 이 단계에서 수행자는, 개별적 존재(다른 생물들과 분리된)로서의 자기에 대한 환상이 육체로부터 기인함을 알아야 하며, 이런 자기의식을 극복하기 위해서는 속세를 포기했듯이 육체까지도 포기하고, 지혜와 연민의 위대한 존재(보살)들 - 그들의 원초적인 마음(실재)과 하나가 되려고 갈망해야 한다.
28) 열반과 비슷한 이 상태는 심원한 직관적 통찰력으로 실재를 인식하는 황홀 상태이다. 수행자는 관상을 목적으로 최고의 삼매에 들어 스스로 이 상태가 되어야 한다.

바즈라다라와

정신감응적이고 상징적이며 구전적인[29] 진리의 스승 계보와

다키니와 진리 수호존[30]인 남녀 신들이

폭풍우 구름처럼 무수히 모여들어

무지개빛 후광과 눈부신 광휘 속에 선명히 보이누나.

(12) [수행자를 위한 가르침] : 이 신들을 깊은 믿음으로 바라보며 그들에게 전적으로 의지하라.

[수행자의 기도]

팟!

(13) 스스로 생겨나 자존(自存)하는 이 지성[또는 마음]은

[눈을 뜨지 못한 자에겐] 참다운 보호자로 느껴지지 않나니,

오, 슬픔의 바다[31]에 잠긴 저들이

삼신(三身)의 마음에 의해 보호받을 수 있기를.

(14) [수행자를 위한 가르침] : 위의 기도문을 3번 염송하고 거기에 마음을 집중한다. [그러면 다음과 같은 발심(發心)이 있다.]

---

29) p.231\121, 제3권 서문의 제4절, 제4권 2부 6~7절 참조.
30) 이들은 불법을 수호하는 정령 집단이며, 티벳인들이 최퀸 Ch'os-skyon(Skt. Dharma-pāla)이라 부른다.
31) '슬픔의 바다'는 깨닫지 못한 자들이 자신의 카르마로 인하여 생명의 바퀴에, 즉 끝없는 사망과 재탄생의 고리에 묶여 있는 윤회계(현상계 우주)를 가리킨다.

〔수행자의 발심〕

팟!

(15) 오! 현상을 실재로 바라보는 무지한 마음이여,

　　　수행을 통해 그 마음이 〔내게서〕 완전히 사라지기를,

　　　그를 위해, 실재의 본성을 철저히 이해하고 터득하기 위해

　　　모든 희망과 공포로부터 나 자신을 해방할 것을 결심하노라.

(16) 〔수행자를 위한 가르침〕: 이제 희생을 행함에 있어[32] 자신의 몸이 여러 가지 탐나는 〔세속적인〕 것들[33]로 이루어져 있다고 상상한다.

〔환신을 제물로 바침〕

팟!

(17) 내가 소중히 여겼던 이 환신(幻身)을

　　　시각화된 성중(聖衆)의 모든 신들에게

　　　아무 미련 없이 〔희생용〕 공물로 바치나니

---

32) 이 구절을 좀더 직역에 가깝게 번역하면 "그 다음 만다라를 공양함에 있어"이다. 만다라는 불보살이나 헌납을 위한 공물들이 기하학적으로 배치된 상징 도형이다. 여기서 말하는 만다라는 수행자 자신의 육체를 가리킨다.

33) 여기서 '탐나는 것들'이란 눈을 뜨지 못한 자의 삶을 이루면서 인간를 육체적 존재에 묶어두는 감각적 즐거움이나 이승의 목표와 야심 등 완전히 세속적인 것들이다. 신비적 희생은 완벽해야 하며, 육체뿐만 아니라 윤회계의 모든 감각과 그로부터 연유하여 자기의 식과 개성을 이루게 된 모든 것이 거기 포함되어야 한다. 의식이 나아감에 따라 밀교 과학에 친숙한 독자라면 이 문헌에서 단지 무욕(無慾)을 달성하기 위한 요가만이 아니라 그 이상의 어떤 것을 발견하게 될지도 모른다. 왜냐하면 비전(秘傳)용의 신비극을 담은 고대의 위대한 극본들과 비슷한 상징 언어로 쓰여져 있기 때문이다.

자아의 뿌리가 완전히 잘려버리기를.

팟!

(18) 〔수행자를 위한 가르침〕: 다음에 스승들을 향한 기도가 이어진다.

〔스승들을 향한 기도〕

팟!

(19) 파괴할 수 없는 법신(法身)의 영역에
무지개빛 후광과 눈부신 광휘로 둘러싸인
오, 전지(全知)의 아버지, 과거·현재·미래를 아는 자,
그대 연꽃에서 태어난 자여,[34]
마트리카[35]와 무수한 다키니 집단들을 거느리고
고행하는 헤루카[36]로 변장하고 나타나
장엄한 아름다움과 우아함으로 빛나며
당당한 목소리로 가르침을 펴시니

---

34) 연꽃에서 태어난 자는 '귀중한 스승' 파드마삼바바이다. 티벳에 가기 전에 그는 유명한 나란다 불교 대학에서 밀교 과학을 가르친 유명한 교수였다. 그 시대의 나란다 대학은 아마 세상에서 가장 훌륭한 배움의 장소였을 것이다.

35) 마트리카Mātrikā(또는 마트리Mātri)들은 힌두교의 만신전(萬神殿)에 나오는 보호자격의 어머니 여신들이다. 그들은 위대한 어머니인 칼리 여신과 같이 냉정하고 쌀쌀한 모습으로 나타난다고 하는데, 그 이유는 참 모습이 너무 아름다워 완성되지 못한 수행자가 그 모습을 그대로 보았다가는 걷잡을 수 없는 욕망을 일으킬 터이기 때문이다.

36) 헤루카Heruka(또는 '옷을 입지 않은 자')는 신성한 힘들을 나타내는 순전히 탄트라적인 신격(神格)이며, 숨은 뜻으로는 스스로 윤회적인 모든 것을 버렸다는 점에서 '옷을 입지 않은(벌거벗은)' 수준높은 신봉자를 가리킨다. (p.265\19-20 참조)

신성한 지혜의 핵심인 정광명 속의 항시 평온한 그대 마음과
　함께
열렬한 믿음과 겸양으로 자식인 저는 당신께 기도하나이다.
외부적으로는 신과 신령들의 형상을 하고 적(敵)으로
　솟아난 나 자신의 사념들,
내부적으로는 희망과 공포를 선사하는 이원성의 개념,
중심에서는 [길 위의] 고약한 장애물들인 여러 가지 허망한
　현상들,[37]
이 모든 것이 내가 여기 [헌신의 요가 자세로] 앉아있는 동안[38]
[내게서] 잘려나가기를,[39]
적을 근절하는 이 정묘하고 심오한 수행의 힘에 의해
내가 법신(法身)의 영역에 이를 수 있도록
오, 거룩한 주님이자 아버지시여, 당신의 은총과 축복을
　내려주소서.

팟! 팟! 팟!

(20) [수행자를 위한 가르침] : 자신의 마음을 합일 상태[또는 정적 상태]로 유지한다.

---

37) 색깔·소리·냄새 등 오관을 자극하는 외부적 현상의 통제되지 않은 감각으로부터 생겨나 명상을 어지럽히는 영향력들을 말한다.('중심'은 명상자 자신의 의식을 가리킴 - 역자)
38) 수행자는 자신의 '거짓 나'를 이루는 요소들이나 자기의식이 다키니들의 창으로 지상에 고정된 순간부터 요가 자세로 앉아 정묘한 심상에 몰입해왔고, 그것은 이제 스승 파드마삼바바를 향한 기도로(또는 파드마삼바바에 대한 명상으로) 바뀌었다.
39) 이 부분은 원본을 글자 그대로 번역하면 '잘려나가기를'이 아니라 '진리'가 되기 때문에, 아마 필기자의 착오로 인하여 원본에 오류가 생겨났음이 분명하다.

〔송장과 분노의 여신 관상법〕

팟!

(21) 그 다음 나 자신의 카르마가 빚어낸 이 몸을
살지고 맛있어 보이는 〔우주에 가득찰 정도의〕 커다란
  송장으로 상상한다.
그 다음 팟! 〔하고 소리치면서〕 자신 안의 빛나는 지성을
하나의 얼굴과 두 손을 지니고 칼과 두개골을 든
〔자신의 몸에서〕 떨어져 서있는 분노의 여신[40]으로 관상하라.
그녀는 송장의 머리를 잘라 그것을
삼계(三界)[41]를 나타내는 삼발이처럼 위치한 세 개의 두개골
  위에 〔커다란 가마솥과 같은〕 하나의 두개골로서 놓는다.
그리고 송장을 조각내어 그 두개골 안에 신들을 위한 공물로
  던져 넣는다.
그 다음 옴Aum, 아ḥ Āḥ, 훔Hūṃ과 하Hā, 호Hō, 흐리Hrī
  3음절 만트라들[42]의 빛에 의해
공물이 모두 번쩍이며 빛나는 감로[43]로 바뀐다고 생각하라.

---

40) 여신은 붉은색의 몸과 지혜를 나타내는 제3의 눈을 지녔으며, 상징적인 장신구 외에는 아무 것도 걸치지 않고(p.264\18 참조) 춤을 춘다. 그녀는 바즈라요기니의 다른 측면이며, 티벳인들에게 '분노의 여인'이라는 뜻의 토마To-ma로 알려져 있다.
41) p.164\38-40 참조.
42) 이 만트라들을 사용할 때는 적절한 억양을 주면서 신비한 변환 과정에 계속 정신을 집중해야 한다.
43) 신들의 음료인 감로Amrita는 그것을 마신 인간에게 신들이 누리는 수백 수천 년의 지극히 오랜 삶을 선사한다. 수행자는 자신의 정화된 몸이 이런 감로로 바뀌어, 희생 잔치에 초대 손님으로 참가하게 될 여러 영적인 존재 집단을 기쁘게 할 것이라고 관상한다.

(22) 〔수행자를 위한 가르침〕: 위의 만트라들을 여러 번 반복하고, 〔바쳐진 몸의〕 불순함이 〔신비적 희생에 의해〕 정화되어 공물 전체가 감로로 바뀌며 〔중생의 행복을 위해〕 감로가 우주를 가득 채울 정도로 불어난다고 생각한다.

〔희생 잔치로 소집함〕
팟!

(23) 그대 숭배 대상들, 삼신(三身)과 신앙 수호존들,
특히 그대 여덟 집단의 영적인 존재 및 정령들,
'나의 공물이 제공하는' 보시를 받을 자격이 있는 악령의
무리들이여,[44]
참회의 헌신이 이루어지는 여기로 모두 오시라.
두려움 없는 수행자인 나는 오늘
나의 이 환신(幻身)을 제물로 바치나니,
윤회와 열반을 구분하는 이 몸
두개골을 세 번째 공(空)의 우주[45]만큼 크게 만들어
다함없는 지혜의 영약으로 그것을 가득 채웠노라.

원하는 어떤 형태로든 모습을 나타낼 수 있는 당신들 모두에게
아낌없이 아무런 후회 없이 이 선물을 바치니

---

44) 수행자는 모든 존재에게 봉사하기로 서원을 세웠고, 따라서 악령들도 성령들과 함께 보시를 받을 자격이 있다. 일체 중생의 깨달음을 돕고자 하는 그의 이타적 소망은 분별심을 허용하지 않는다.

45) 삼계(三界)를 포용할 정도 공간의 공성(空性)을 가리킨다. 수행자는 이 정도 크기의 두개골을 관상해야 한다.

오 그대 손님들이여, 이 큰 잔치로 오시라.

가장 좋고 진귀한 북인 두개골 북은 명료한 소리를 지녔고,

〔잔칫상이 놓인〕 인피(人皮)는 보기에도 경이로우며,

대퇴골 나팔은 아름다운 선율을 자아내고,

작은 종(鍾)들로 장식된 종들과 관(冠)은 매혹적이어라.

맹금(猛禽)들〔또는 독수리들〕이 송장을 맴돌 듯, 지금 여기로 모두 오시라.

팟!

(24) 〔수행자를 위한 가르침〕: 그 다음 잔치를 공양하고 〔공양〕 행위를 헌납한다.

〔예배로서 희생 잔치를 공양함〕

팟!

(25) 세 방식의 현명한 스승들에게[46]

원초적 주인[47]으로부터 그 아래쪽으로

참 스승으로부터 그 위쪽으로

그리고 수호존과 신앙 수호존 및 다키니들에게

예배하면서 이 커다란 송장의 영약을 바치누나.

---

46) 텔레파시와 상징과 구전(口傳)의 3가지 방식으로 가르침을 전하는 스승들을 가리킨다.
47) 진리의 근원이며, 시작도 끝도 없는 본초불 보현(Samata-Bhadra ; Tib. Kün-tu-zang-po)을 가리킨다. 파드마삼바바의 '대완성'(또는 아디요가Ādi-Yoga) 종파에서 그는 신성한 위계 조직의 수장(首長)이다.(이 책 맨 앞에 나오는 '기도문' 참조)

나 자신을 포함한 모든 존재, 그리고 특히 귀신과 악령들이
〔이 희생 의식의 결과로〕 두 가지 공덕을 얻어 스스로 두 가지
　　번뇌를 제거하기를.[48]

내가 이 고통스런 수행〔또는 참회〕의 목적을 훌륭히 달성하여
현상계가 환영임을 깨닫고 정광명을 이해하며
법신(法身) 속에서 해방을 얻어 모든 근심과 공포로부터
　　자유로워지기를.
그리고 〔오 그대 스승과 신들이여〕 나 역시 헤루카가 될 수
　　있도록 당신의 축복을 내려주소서.
　　　　　　　팟!

　　〔영적인 존재들에게 희생 잔치를 공양함〕
　　　　　　　팟!
(26) 그대 윤회적이거나 비윤회적인 존재들이여, 그대 여덟 집단의
　　영들이여, 그대 정령과 비인간적 존재들이여,
　〔수행자를〕 오도(誤導)하는 그대 요망하고 유해한 육식
　　귀신의 무리여,[49]

---

48) 두 가지 공덕은 세속적인 것과 정신적인 것이 있는데, 전자는 건강과 미(美)·부(富)·지위와 같은 현세적 이익이고, 후자는 높은 지성과 예리한 분별력, 불굴의 신념, 사심없는 겸양, 모든 것을 포용하는 이타심 등과 같이 해방으로 인도하는 최고의 종교적 진리에 대한 이해력이다. 두 가지 번뇌는 유해한 감정과 그로부터 생겨나는 습관적 성향이다.
49) 어떤 부류의 유해한 정령들은 해방의 길을 지향하는 수행자를 혼란시키고 방해하는 데서 낙을 얻는다고 한다.(p.318\11 참조) 수행자는 신비적 희생을 통해 자신의 몸을 바치면서 단지 그들을 달래기만 하는 것이 아니라 그들이 그들 자신의 나쁜 본성을 극복하고

세상의 모든 세계들[50] 위에 펼쳐진 인피(人皮)에
살무더기와 피와 뼈들이 〔희생용〕 제물로 놓여 있노라.
이것들이 '내것'이나 '나'라고 생각한다면 나는 나약함을
　　보이는 것이니,
그대들 모두가 불쾌하여 공물을 마음껏 즐길 수 없으리라.
그대들이 급하다면 날것으로 삼키고,
여유가 있다면 요리하여 천천히 들며,
티끌만큼도 남기지 마시라.

　　　　　〔희생 행위를 헌납함〕
　　　　　　　팟!
(27) 무수 겁의 과거로부터 윤회적 존재들에게는 육식에서 비롯된
미해결의 〔인과응보적〕 계산이 분명히 존재한다.[51]

　거룩한 불법을 추구하게 되기를 희망한다. 개론의 제5장에서 약간 다른 말로 설명했듯이 자비로운 붓다들은 일체 유정의 해방을 위해, 즉 광명을 일별한 존재들만이 아니라 가장 깊은 무지의 늪에 빠져 있는 존재들을 위해서도, 그리고 모든 종류의 영과 정령들을 포함하여 지상이나 감각의 낙원 또는 가장 낮은 지옥에 태어난 모든 존재를 위해서 진리를 설파한다.

50) all the World Systems. 원문은 통숨stong-gsum, 여러 세계로 이루어진 우주를 의미하며, 그 수효는 10억이거나 무한하다고 한다./이를테면 태양계라든가 은하계들 같은 것을 포함한다 - 역주.

51) 육식에 대한 불교의 윤리적 자세는 오늘날 남방(특히 실론)과 북방(티벳) 양쪽의 불교도들 사이에서 어느 정도 논란이 되고 있지만, 기원전 3세기 아쇼카 왕 시대의 석주에 새겨진 칙령이 입증하듯이 생명을 죽이지 말라는 붓다의 가르침에 따라서 제물용으로든 식용으로든 짐승을 죽이는 일이 금지되었던 것은 분명한 사실이다. 이 문제에 관해서는 원시 불교의 방침에 입각하여 이 책에서도 일단 육식으로부터 악업이 증가한다고 보며, 이것은 역사가 기록되기 훨씬 전부터 짐승의 사체를 먹어온 습벽에 의해 계속 이어진다는 입장을 취한다. 지금의 특별한 의식에서 제물로 바쳐진 수행자의 몸은 실제의 육체이지

나의 손님들 중 〔내가 바라보매〕 연민을 자아내는
〔잔치에서 제 몫을 얻지 못하고〕⁵²⁾ 아무도 이기지 못하는
약하고 힘없는 존재들에게,
그들 각자에게 하나하나에게, 그들의 모든 욕망을
   충족시키면서 ―
다함없는 자양물의 저장고로서 이것〔또는 이 만다라〕을
   바치노라.
〔이로써〕 나와 만나게 된 모든 존재가 성불하고,
카르마의 모든 부채가 청산되어 맑아지기를.
팟!

〔희생 행위의 공덕을 헌납함〕
팟!

(28) 아! 경건함과 불경함으로부터 풀려나 해방되었을 때⁵³⁾
희망과 공포는 흔적도 없이 사라지도다.⁵⁴⁾

만 그는 정교한 심리적 노력에 의해 그것이 영약으로 바뀜을 관상한다. 그러나 정령이라든가 아직 깨닫지 못한 다른 부류의 비인간적 존재들에게는 짐승이나 육류 제물을 좋아해온 습벽으로 인하여 자신들이 먹는 그 몸이 살과 피와 뼈들로 이루어져 있는 천연 그대로의(바뀌지 않는) 상태로 보일 것이다. 이런 관점에서 보면 그들은 짐승을 제물로 바쳤던 고대 인도·그리스·로마의 마귀genii 와 다이몬daemon 종류에 유사하다.

52) 이것은 배고픔과 갈증이 결코 충족되지 않는 아귀(餓鬼)들을 가리킨다.
53) 완전히 눈을 뜬 사람은 경건함과 불경함 같은 윤회적 개념의 이원론을 초월한다. 영적으로 진화되지 못한 마음의 이원론적 개념들은 스스로 풀리고 드러나서 올바른 지식을 통해 사라져야 한다.
54) 수행자는 자신을 희생한 결과로 생겨나는 공덕이나 해방에 대해 희망도 공포감도 갖지 말아야 한다.

그러나 상호 의존적인 〔인과의〕 사슬이 정확히 작용함에 따라[55]
쌓인 공덕의 분류(奔流)가 법계로 흘러들어 다함이 없기를.[56]

팟!

(29) 조악하고 허망한 이 몸을 바침으로써 생겨나는 공덕에 의해
축적된 모든 카르마와 영겁의 부채가 청산되어 맑아지기를.
불법(佛法)의 진리가 나의 본성을 조명할 때
그대들 모두〔즉 잔치에 참여한 아직 눈을 뜨지 못한 존재들〕가
〔인간으로〕 태어나 나의 첫제자들이 되기를.
그리하여 자존(自存)하며 태어나지 않는 순수한 마음의
    정수(精髓)가
세 부류 ― 신과 인간과 정령들 ― 의 마음속에 생겨나기를.
그리고 '나'〔또는 자기의식〕가 실재한다는 그릇된 믿음의
    길에서 벗어나
그들의 의식이 사랑과 연민으로 흠뻑 적셔지기를.
나 자신은 고행(苦行)을 훌륭히 완수하여
환희와 고통을 침착하게 바라보고〔또는 바라볼 수 있고〕
윤회와 열반이 구별될 수 없음[57]을 깨닫게 되기를.

---

55) 결과는 정확히 원인에 의거함을 볼 때 희생으로 인해 생겨나는 공덕은(십이인연이나 '재탄생의 상호 의존적 원인'이 말해주듯이) 중생의 행복을 위해 헌납되어야 한다. 왜냐하면 이런 이타적 헌납이 없다면 공덕이 수행자 한 사람에게만 머물 것이기 때문이다. 십이인연에 대한 설명은 이 책의 pp.477, 491\11과 《히말라야의 성자 미라래빠》 제8장의 주해 10을 참조할 것.
56) 법계(法界)는 이런 사심없는 공덕으로 가득찬 행복의 대양과 같은 것으로 상상된다.
57) 이것은 대승의 가르침과 관련하여 개론과 앞의 주해들에서 여러 번 언급했다.

내가 모든 방향[58]을 극복하고, 만나는 어떤 존재에게든
　봉사할 수 있기를.
그리하여 나의 신성한 소임이 성공으로 빛나고
내가 영광의 몸[59]을 얻게 되기를.
팟!

〔윤회적 자기를 제거하기 위한 의식은 여기서 끝난다.〕

〔맺음말〕

〔필사본의 마지막 장에는 인간으로 태어난 좋은 기회를 최대한 이용토록 하기 위한 다음과 같은 권고문이 붙어 있다.〕
이것은 다행히 인간으로 태어난 〔데서 오는〕 기회이지만

---

58) 이것은 심령적이거나 철학적인 방향이라 불릴 수 있는 것으로, 라마들은 '극단적인 신앙들'을 설명하기 위해 사각형을 이용하여 이것을 다음과 같이 설명한다. 사각형의 위쪽은 '…이다'라고 주장하는 방향이고, 아래쪽은 '…아니다'라고 주장하는 방향이며, 왼쪽은 '있다', 오른쪽은 '없다'를 주장하는 방향이다.(p.223\104 참조) 이런 모든 한정된 개념과 이원론을 극복함으로써 수행자는 신성한 합일만이 존재하는 진리의 영역에 도달한다. 그 후 그는 사회 개선의 역군으로 머물면서, 눈을 뜨지 못한 다수의 신앙·계급·종족·직업 구분과 세속적 욕망으로부터 생겨나는 불화의 이중적 원인에 대해(《바가바드 기타》에서 크리쉬나가 가르치듯이) 언제나 신성한 중립(무관심)을 보여준다. 그는 이승의 허망한 장난감들에 집착하는 인류를 비애와 연민의 눈으로 바라보면서, 그들의 마음이 지혜의 빛으로 밝혀져 하루 속히 장난감에서 벗어나기를 기도한다.
59) '영광의 몸'은 '무지개 몸'(pp.149\10, 273\50, 476 참조)과 동의어로, 윤회계의 수행자가 달성할 수 있는 최고의 몸이다. 그것은 제자들이 변용(變容)의 산에서 보았던 그리스도의 영광스런 몸에 비유된다. 요가의 달인은 이 영광의 몸에 의해 영속하면서 존재계의 어느 차원에든 마음대로 나타나거나 사라질 수 있다고 한다.

어느 순간 죽음과 변화가 닥치지 않으리라는 보장이 없다.
어떤 상태에 있든 우리는 항시 슬픔을 만나며
좋고 나쁜 카르마가 반드시 이어진다.〔그리고 우리를 생명의
　바퀴에 묶여 있게 만든다〕.
오 스승이시여, 내〔또는 나와 모든 존재〕가 해방에 이를 수 있도록
　당신의 은총을 내려주소서.

이것〔즉 이 책과 이 책의 가르침〕이 상서롭기를.

보유(補遺)

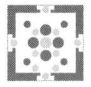

　여기에는 앞의 촤 의식 본문에 없는 중요한 설명적 지침이 수록되어 있다. 티벳어로 된 이 필사본의 내용은 앞의 본문과 유사하지만 좀더 상세하며, '미묘한 진실의 근본 요소'로, 좀더 직역하면 '위대한 공간의 핵심 방울들'로 번역되는 롱 첸 닝기 틱레Klong Schen Snyingi Thiglē라는 제목이 붙어 있다. 서론에서 언급했듯이 이것은 티벳 불교 구파(舊派)의 비전에 속하는 일련의 유사한 논문들을 가리키는 전체적 제목이다. 따라서 다음에 이어지는 자료는 앞서 보인 좀더 작고 완전한 '촤' 의식 문헌을 부연하여 상술하고 있는 것이다. 나아가 이 자료는 불교 이전 티벳의 뵌 신앙에 기반이 되어준 과거의 정령 신앙을 라마들이 어떻게 불교적으로 재형성했는지, 그에 대한 이해를 도움에 있어서 커다란 인류학적 가치를 지닌다. 이 필사본은 7개의 지면으로 이루어져 있으며, 각 지면은 길이가 38센티미터이고 너비가 9센티미터이다. 좀더 오래된 필사본으로부터 복사한 이 사본은 그리 오래되지 않았으며, 약 50년쯤 전에 만들어진 것으로 보인다.

1. 의식 수행에 필요한 물건들

'진리 공간의 지식에 정통한 자, 축복을 선사하는 위대한 여인, 호수의 여왕[1]에게의 귀의'와 스승 파드마삼바바의 '대완성 교의'에 관한 여섯 구절 서문 다음에 '최' 의식 행자가 필요로 하는 물건들을 다음과 같이 설명한다.

> 위엄있는 외양에 의해 교만〔한 요소들〕을 정복하기 위하여
> 발톱이 그대로 달린 맹수의 가죽과
> 위쪽을 향한 염원을 상징하는 작은 천막[2]
> 위쪽으로 오르려는 목표를 나타내는 삼지창 지팡이
> 귀신과 정령들을 제어하기 위한 대퇴골 나팔
> 허깨비 같은 존재들을 정복하기 위한 다마루[3]

---

1) Conqueress of the Lake. 원문은 초계마Mtsho-rgyal-ma, '호수의 정복녀(女)', 스승 파드마삼바바에게서 비전을 받은 듯한 티벳 태생 수제자의 이름. 그녀의 제자들은 축복을 선사하는 능력을 인정하여 그녀를 '축복을 선사하는 위대한 여인'이라 불렀고, 위대한 스승은 '진리 공간의 지식에 정통한 자'로 불렀다. 스승의 또다른 제자는 푼잡Punjab의 한 공주이다. 그리하여 인도 불교에서처럼 티벳 불교에서도 남녀의 구별을 두지 않았으며, 여성은 남성과 마찬가지로 신앙의 기쁨은 물론이고, 정신적으로 자격이 있을 경우 전도 사업을 도울 수 있는 권리도 누렸다.
2) 천막은 보통 무명 천을 사용하며, 흔히 거기에 잉크나 페인트로 옴Aum, 아흐 Āh, 훔 Hūṃ 만트라를 적어 넣는다. 데이비드 닐 여사에 의하면, 그것은 "파랑과 빨강 천을 잘라, 삼면(三面)을 가리도록 꿰맨" 것이다.(David-Neel, *With Mystics and Magicians in Tibet*, London, 1931, p.159.)
3) 티벳의 다마루damaru는 인간의 두개골 두 개의 윗부분을 잘라 정수리가 맞닿게 고정시키고 바깥쪽의 양면은 사람의 가죽을 댄 모래시계 모양의 북이다. 다마루는 인간적 존재의 덧없음을 상징하며, 라마승이나 수행자들이 (밀교적 성격의) 의식을 행할 때 탬버린과

마트리카[4]들을 제어하기 위한 작은 종들이 달린 종(鍾)

호랑이나 표범 가죽의 가늘고 긴 조각과 땋은 머리카락으로 만

든 작은 기(旗)[5]

2. 장소와 심상(心像)에 관한 지침

그 다음 경외감을 야기하는 〔외진〕 장소에서

귀신과 정령들에게 위압당할 것을 두려워 말고

여덟 가지 세속적 욕망[6]의 어떤 것에 휩싸이지 않으면서

네 가지 끝없는 소원[7]의 덕목을 간직하면서

〔마음으로부터 생겨나는〕 갖가지 허깨비 모습들을 다스려야

비슷한 방식으로 사용한다. 그것을 이쪽 저쪽으로 돌리면 거기 느슨하게 매달린 끈의 매듭들이 북 표면에 부딪쳐 소리를 낸다. 힌두교도들은 쉬바 신 숭배 의례에 인체를 재료로 하지 않은 다른 종류의 다마루를 사용한다.

4) 마트리카Mātrikā는 모신(母神)이며, 여러 부류의 다키니와 여성 신격들로 이루어져 있다.
5) 이 기(旗)는 자만심의 정복을 상징한다.
6) 여덟 가지 세속적 욕망은 이익을 구하고 손해를 싫어함, 명예를 구하고 모욕을 싫어함, 칭찬을 구하고 비난을 싫어함, 쾌락을 구하고 고통을 싫어함이다. 이 줄과 다음 줄은 이 의식에 불교적 색채가 가미되었음을 암시한다.
7) 네 가지 끝없는 소원은 수행자의 마음을 가득 채워 그로부터 아직 깨닫지 못한 귀신과 정령들에게로 방사되어야 하는 덕목이며, 다음과 같다./'이것은 자(慈)·비(悲)·희(喜)·사(捨)의 사무량심(四無量心)을 가리킴 - 역자.'
　일체 유정에게 행복과 행복의 원인이 주어지기를
　그들 각자가 고통과 고통의 원인으로부터 떠나기를
　그들이 항시 슬픔 없는 최상의 지복을 누리기를
　그들이 집착과 원한으로부터 자유롭기를
　그리하여 그들의 여덟 가지 세속적 욕망이 끊어지고 무너지기를[또는 정복되기를]

한다.

만일 이 단계에서 심상〔또는 시각화〕에 의해 자신을 보호하지
　　못하면
자기 정신력의 비밀이 적에게 노출될 것이다.
그러므로 명료한 지성을 활발히 유지하고
팟! 소리를 내면서 자기 가슴 속으로부터
무겁고 단단하며 균형 잡힌
철제 구고저(九鈷杵)[8]를 상상하라.
불길과 같이 빛을 내뿜는 그것은
권속을 거느린 지역 귀신과 해로운 영들을 향해
그들이 무력해져 달아나거나 마비되도록
생각하는 어떤 곳으로든 번개처럼 내리꽂힌다.
그리하여 그들이 붙잡히고 겁에 질리며, 그들의 대담하고
　　사나운 본성을 제어할 수 있다고 생각하라.[9]

그 다음 인습적인 체면이나 일상의 위선적 사념들을 모두
　　버린 후

---

8) 양끝이 아홉 갈래로 된 금강저 – 역주.
9) 원시적 정령 신앙에서 정령을 제압하는 데 쇠가 널리 사용된다는 점이 부각되어 있다. '굿 피플good people'이나 '픽시pixie'를 비롯한 다른 정령들의 해로운 영향력을 피하기 위해 쇳조각을 아기의 요람에 넣어두거나 가축의 목에 달아두는 현대 유럽과 켈트 민족의 농부들처럼 티벳과 아시아 전역, 폴리네시아, 아프리카, 남북 아메리카 등지에서도 이 방법이 불가시 영역의 유해한 존재들을 방어하기 위한 수단으로 널리 사용되고 있다. 선사 시대로부터 전해 내려온 이 방법 역시 인류의 한마음이 지역과 종족과 신앙을 넘어서서 작용하고 있음을 암시하는 것이다.

열의와 원기 가득찬 헌신적 확신을 지니고
당당히 네 걸음을 걸어라.
〔완성〕 교의에 대한 흔들림 없는 신앙의〔또는 신앙에서
　　생겨나는〕 강건한 보조로 걸어라.

그 다음 불가시 영역의 귀신과 정령들
지역을 배회하는 해로운 영들을 불러내어
양과 염소 떼처럼 힘없이 몰려가도록
경외감을 야기하는 장소로 몰아붙이라.
그들이 거기 도착하는 즉시
힘이 넘치는 자세로
그들 모두의 다리를 붙잡고
머리 위에서 세 바퀴 돌린 후
바닥에 팽개친다고 생각하라.
이처럼 관상하는 동안
가죽과 천막을 바닥에 힘껏 던지라.[10]

〔그럼으로써〕 귀신을 비롯한 다른 정령들이 아무리 크고
　　강하더라도
분명히 제압되어 무저항의 상태에 머물 것이다.[11]

---

10) 심상(心像)을 좀더 선명히 하기 위해 수행자는 손에 들고 있던 가죽과 천막(내몰린 정령들을 상징함)을 자기 머리 위에서 세 번 휘두른 후 땅에 힘껏 내던진다.(p.452 참조)
11) 수행자는 여러 집단의 정령들을 다스려 굴복시킨 후 그들이 자신의 명령을 따르면서 자신을 돕도록 만들어야 한다.

그러나 만일 행자의 헌신적 확신이 약하다면
이 관상법을 자신의 담력에 맞춰 차근차근 실습해야 한다.[12]

3. 수행자를 위한 지침

이 단계 이후로는 두 필사본의 자료가 본질상 똑같다. 철자법에 다른 점이 약간 있는 외에는, 분량이 많은 쪽 사본에서 수행자를 위한 지침이 좀더 상세하고 '모든 것을 충족시키는 지혜의 여신'이 '비밀의 여신'(상와예셰카도마Sangwa-Yeshē-Khahdoma)으로 대치되어 있는 점을 제하면, 두 문헌 사이에 큰 차이가 보이지 않는다. 그리하여 이 두 번째 사본은 '무지의 흡혈귀 머리 위에서의 춤'을 서술한 줄[13] 바로 다음에 이런 지침을 제시한다.

이것을 행한 다음 어떤 특별한 목적 없이 춤 장단이라 불리는
것을 춘다.[14]

---

12) 이 행법을 통해 나타나는 심령 현상은 별도로 하더라도 '자르기'를 행하는 장소와 이 관상법 자체가 두려움을 대하는 수행자의 용기를 시험하기에 충분하다. 따라서 그는 무아(無我)의 요가를 실제로 행하기 전에 정신적으로든 육체적으로든 거기 필요한 환경과 관상법에 차근차근 친숙해져야 한다.
13) 앞서의 사본 제7절 – 역자.
14) 춤은 대체로 즐거움이나 유연성과 관련된 것이지만, 이 종교적인 춤은 그런 세속적 정서와는 무관하므로 어떤 특별한(세속적) 목적 없이 춘다고 말하는 것이다. 그리고 '다섯 방향의 춤'에서와 같은 율동적인 춤 이후 행법의 나머지 부분에서는 춤의 양상이 바뀌어 형식에 별로 구애되지 않으며 목적도 좀더 없어 보인다. 불교 자체가 춤과 음악을 비롯한 모든 세속적 여흥을 금하고 있다.

그 다음 천막을 친다.[15]

그리고 지역의 해로운 영이나 귀신들 중 하나를 쓰러뜨려
　　엎드리게 한 뒤
벼락 창(槍)으로 오지(五肢)〔즉 팔다리와 머리〕를 꿰뚫어
그것을 고정시킨다고 생각하라.

그 다음 구절에는 이런 지침이 주어진다.

그런 후 인간(자기 자신 포함)과 선한 영과 악한 영 — 이들 셋을
모두 생각지 말고 마음을 정적(靜寂) 상태로 유지하라.
그 다음 귀신과 다른 정령들을 인지하고〔또는 그들의 본성을
　　이해하고〕,
자기 몸의 공양 '의식'을 행한다.[16]

4. 만다라 관상법

희생 공양에 앞서, 작은 사본에는 없는 이런 흥미로운 관상법이 보

---

15) 천막은 엎드린 영(육체와 자기의식의 상징)이고, 땅에 박는 각각의 말뚝은 엎드린 영의 팔다리와 머리를 고정시키는 쇠로 된 벼락 – 또는 마법의 창(槍) – 이라고 관상한다. 여기서의 말뚝은 앞의 작은 사본에서는 자기의식의 다섯 요소를 못박는 다키니들의 창에 해당한다.
16) 의식은 다음에 언급하는 세 부류의 존재들을 위해 행해진다. (1) 수행자 자신을 포함한 인간들. (2) 선한 영이나 신들 : 공물을 바치면서 찬미해야 한다. (3) 악한 영이나 정령들 : 육체를 제물로 바치고 자비로움을 보이면서 그들의 악한 성질을 유도하여 적의가 우애로 바뀌도록 해야 한다.

인다.

> 공양물을 바침에 있어 다음과 같이 상상하라.
> 자기 몸의 중심〔또는 척추〕은 수미산이고,
> 사지(四肢)는 네 개의 대륙이며,[17]
> 그 분지들은 아(亞)대륙이다.[18]
> 머리는 천신들의 세계이고,
> 두 눈은 해와 달이며,
> 오장(五臟)[19]은 신과 인간들이 누리는 풍요와 향락의 모든
>   대상이다.

만다라를 공양한 후에는 다음과 같은 지침이 주어진다.

> 그런 후 〔관상한〕 대상들을 자신 속으로 끌어들여,
> 마음을 '둘이 아닌 상태'[20]의 평형〔또는 정적〕으로 유지하라.

---

17) 이들은 작은 사본에 나오는 '다섯 방향의 춤'에서 언급했다. 이 다섯 방향의 마지막, 즉 중앙은 우주의 중심에 있는 수미산이며, 쿤달리니 요가에서는 소우주적으로 척추를 상징한다.
18) 4대륙 하나하나에 두 개씩의 위성 대륙 – 또는 아(亞)대륙 – 이 딸려 있고, 그 수효는 모두 열둘이다. 여기서 12라는 숫자는 어쩌면 카발라에서의 12와 마찬가지로 황도12궁과 관련된 상징이다.(《티벳 사자의 서》의 개론 제11장 참조)
19) 심장 · 폐장 · 간장 · 신장 · 비장.
20) 위의 지침에 따라 관상한 공물더미(만다라)를 자신 속으로 끌어들인 후 행자는 모든 이원성이 하나로 인식되는 '둘이 아닌 상태' 즉 삼매에 머물러야 한다. 달리 말하면 그는 모든 것이 하나이고 하나가 모든 것인 상태를 인식해야 한다는 뜻이다.

5. 혼합 · 적색 · 흑색 잔치

의식을 응용하는 여러 가지 방법들인 다음 지시문은 작은 사본에 없지만, 만일 거기 집어넣는다면 3음절 만트라가 담긴 구절 뒤에 와야 할 것이다. 단지 '백색 잔치'만을 설명하는 작은 사본은 본질상 대승불교의 높은 이타적 정신에 의해 쓰여졌던 반면, 큰 사본에서는 원시적 정령 신앙이 훨씬 덜 수정된 것처럼 보인다.

> 만일 혼합 잔치의 의식을 치르고자 한다면 송장으로부터[21]
> 자신이 원하는 대로 공원과 정원 · 음식 · 의복 · 약품 등이
>   생겨나
> 그 수가 증가하고 변환된다고 상상한다.[22]
>
> 적색 잔치의 의식을 치르기 위해서는 자신이 '분노한
>   검은 자'[23]이며
> 자기의식의 잔재인 자기 몸에서 스스로 가죽을 벗겨내어

---

21) 만트라를 외우고 이 부수적인 관상법을 행하는 것은 송장으로 시각화된 몸을 통해서이다. 그러나 때로는 이 관상법에 실제의 송장이 사용되기도 한다.
22) 여기서의 '변환'은 귀신이나 정령들에게 제공하기 위한 천상의 오락물 및 감로로의 변환이다. 이를 통해 행자는 그들을 달래고 그들의 도움을 얻는다. 이 의식은 대개 자기 자신이나 속인들의 이익을 구하는 세속적인 마음을 지닌 라마이 부(富)를 늘리기 위해 행한다. 사람들은 이처럼 시각화된 '공원과 정원 · 음식 · 의복 · 약품'을 신들에게 제공함으로써 의식 의뢰인 자신도 이승에서 그런 것들을 얻게 된다고 믿는다.
23) 원문은 퇴낙마Htö-nag-ma, '분노한 검은 자(또는 여신)'. 분노존(Tib. T'o-wo) 집단에 속하는 이 여신은 분노한 자태로 인하여 검은색으로 나타난다. 그녀는 붉은색 바즈라다키니의 분노한 측면인 바, 그녀의 집단에 속하는 모든 신들은 평화와 분노의 두 측면을 지닌다.

세 번째 공(空)²⁴⁾의 우주를 덮도록 그것을 펼친 후

그 위에 살과 피와 뼈 무더기를 쌓아놓고

가죽은 푸줏간의 푸주를 닮았다고 상상한다.²⁵⁾

흑색 잔치의 의식은 자신을 포함한 일체 유정〔의 악업의

　집적〕으로 이루어지니

그것은 무시 이래로 악령들이 야기한 온갖 질병과 원한의

　집적이며

검은 구름 형태의〔또는 그처럼 시각화되는 일체 유정의〕 죄와

　번뇌이다.

그 모두를 자신의 몸 속으로 끌어들이면

귀신과 악령들이 자신의 몸을 먹고 나서

그들의 몸이 숯과 같은 검정색으로 변한다.²⁶⁾

---

24) 우주는 삼계(三界)로 이루어져 있다.
25) 이 부분은 심상(心像)이 가능한 한 선명하고 사실적이게 하여 좀더 큰 효과를 얻기 위한 것이다. 적색 잔치는 대체로 어떤 인간이나 장소에서 악령을 몰아내는 데 사용된다.
26) '흑색 잔치'라고 불리는 이 특별한 관상법은 악업을 정화하거나 인간적 병폐를 치유하기 위한 구마(驅魔) 의식에 사용한다. 작은 사본에 자세히 제시한 백색 잔치는 이것과 완전히 대조되는 것으로 순수하게 헌신적이며, 이기적·세속적인 목적을 초월하여 오직 수행자가 개아(個我)의 비실재성을 깨닫도록 돕는다. 큰 사본의 이 단계에서는 뵌교가 지니고 있던 불교 이전의 정령 신앙적 요소가 부각된다. '속죄의 염소'에게 그러하듯이 영겁에 걸쳐 쌓여온 일체 유정의 죄와 질병이 귀신과 악령들에게 부과된다. (p.408의 '머리 셋 달린 인간 형상을 버리는 의식' 참조) 귀신과 악령들에 대한 이런 불공정해 보이는 처사는 그들의 당연한 응보라고 어떤 라마가 설명하면서 다음과 같이 덧붙였다. "그리고 그들에게는 자신의 악업에 따라서 이런 죄와 질병들을 저승 신 야마Yama에게 떠넘길 수 있는 그들 나름의 기회가 주어질 것이다. 야마는 윤회계의 무명과 암흑을 다 먹어 없앤다." 이것은 중생이 결국 해방을 얻고 악(惡)은 선(善) 속에서 사라짐을 상징적으로 설명하는 듯이 보이며, 이런 사상은 불교와 뵌교 양쪽에 공통적으로 나타난다. 이것은 적

6. 희생 공양에 따르는 명상

삽입된 듯한 느낌을 주는 혼합·적색·흑색 잔치의 설명 뒤에는 희생 공양을 치를 때의 명상법에 관한 내용이 지면 한 장 정도 이어진다. 백색 잔치와 관련시켜 보자면 이것은 앞서의 제27절에서 "카르마의 모든 부채가 청산되어 맑아지기를. 팟!"으로 끝나는 줄 다음에 와야 할 것이다.

> 그런 후 마음을 참 상태〔또는 공(空)의 상태〕에 두고 정적을
>   유지하면서
> 아무것도 생각지 말고 몸을 제공하라.
> 이때 자신의 〔희생〕 행위에 어떤 가치를 부여하거나[27]
> 순수함이 모자라거나 두려움이 생겨나면
> 〔이렇게 명상하라〕 '몸은 이미 선하고 악한 영들에게
>   주어졌으며 아무것도 남아 있지 않다.
> 마음은 기반을 갖지 않으며 어떤 근거로부터도 분리되어
>   있으며
> 따라서 붓다들조차 그것을 본 적이 없다'[28]

색 잔치에 관한 다음 장의 언급에서 좀더 분명해진다.
27) 자기 중심적인 어떤 생각은 희생의 공덕을 손상시킨다.
28) 달리 말하면 마음Mind은 창조되거나 형상화되거나 태어나지 않으며 유한한 마음mind의 어떤 개념도 거기에 적용될 수 없다. 그처럼 마음은 기반이나 토대가 없고 근거나 기원이 없으며, '눈을 뜬 자'들조차도 윤회적 체험의 관점에서는 그것을 상상할 수 없다. 이런 점에서 보면 이 사본은 원래의 정령 신앙적 배경을 넘어서고 있으며 대승불교에 의해 개선된 모습을 유감없이 보여준다.

이런 식으로 명상하면서 자신[의 대담성]을 자극하라.

이 단계에서 어떤 것[또는 개념이나 환상]이 나타나든 그것을
  철저히 분석하라.
야수 · 강도 · 야만인과 같이 외부로부터 매력이나 반감을
  일으키는 가시적인 마라.[29]
기쁨 · 슬픔 · 분노와 같이 내부로부터 방해하는 불가시적인
  마라.
환락 · 허영심 · 과시욕 · 야망과 같이 마음을 들뜨게 만드는
  마라.
불신이나 위선과 같이 두려움을 낳는 마라.
팟! 소리를 내어 그들 각각을 근절하라.

7. 여러 가지 잔치를 행하는 시간

두 가지 공덕을 완성하려면 새벽에

---

29) Skt. māra. 원문은 뒤Bdüd. 본문에서 설명하듯이, 수행자의 마음을 어지럽혀 그가 매력이나 혐오감의 이원적 느낌을 갖게 만들 수 있는 어떤 것들을 가리킨다. 그것은 외부적이고 현실적인 어떤 물건이나 현상일 수도 있고, 내부적이거나 정신적으로 인지되는 어떤 사념이나 현상일 수도 있다. 수행자가 깨달음에 이르는 것을 방해하면서 그를 무명의 상태에 빠져 있게 만드는 모든 유혹을 한데 묶어 힌두교에서는 '위대한 마라Māra'로 신격화했다. 그는 고타마가 보드가야의 보리수 아래서 명상에 들어 막 성불하려 하는 마지막 순간에 모든 유혹 기술을 다 사용했지만 결국 그를 방해할 수 없었다. 악마로서의 마라는 또한 예수 그리스도를 유혹했으나 마찬가지로 실패했다.

감로를 생산하는 백색 잔치 의식을 행한다.

카르마의 부채나 과거의 채무를 상환하려면 정오에
필요에 맞는 혼합 잔치 의례를 행한다.

고행(苦行)을 이용하려면 밤중에
자기의식 근절을 위한 적색 잔치 의례를 행한다.

악업을 정화하려면 황혼녘에
모든 존재를 해방하는 흑색 잔치 의례를 행한다.

8. 인간의 해골과 분노한 다키니 관상법

〔이들 의례에서〕 가장 중요한 것은 심상(心像)이다.

이렇게 행하는 동안 어떤 초상 현상〔또는 환상〕이 생겨나면
사선(四禪)에 들어 현상의 본성을 앎으로써 그것을
극복하라.[30]

---

30) 이미 눈을 뜬 수행자에겐 영적·비인간적 존재들의 환상이 자연계에서 인지되는 다른 어떤 것들과 다를 바 없으며, 앞의 문헌들에서 설명했듯이 모두가 똑같이 환영(마야)이다. 사람이 다른 존재들을 선하거나 악하다고 생각하는 것은 무지 때문이다. 선(禪)의 마지막 단계인 사선(四禪)에서는 이런 무지가 사라지고, 어떤 물체(현상)가 다른 물체(현상)와 분리되어 있지 않음을 알게 되며, 선악을 포함한 모든 이원성이 분리 불가능한 전체의 한 부분들로 인식된다.

그러나 명상 실습이 부족한 수행자여서
지역 귀신과 정령들이 현상을 일으키도록 자극할 수 없거나
그들이 일으킨 현상을 제어할 수 없거나
그들이 너무 오만해서 자극받기를 거부한다면
인간의 해골을 관상한다.[31]

팟! 소리를 내면서 순간적으로 자신을 이렇게 관상하라.
불길이 일면서 빛나는 장대한 크기의 흰색 해골로
그 불길이 너무 커서 우주 공간을 가득 채우고
귀신과 정령들의 거처를 태운 후

불교에서 말하는 선(禪; dhyāna)의 4단계는 다음과 같다. (1) 초선(初禪)은 사념을 분석하는 비타르카(Vitarka; 尋)와 그로부터 유도된 결론을 숙고하는 비차라(Vicāra; 伺), 앞의 두 과정과 그 이후를 즐기는 프리티(Prīti; 喜), 추상 작용으로부터 생겨난 지복감인 수카(Sukha; 樂), 그로부터 얻어진 정신집중 상태인 에카그라타(Ekāgrata; 一點)로 이루어져 있다. 이생희락(離生喜樂). (2) 이선(二禪)에서는 비타르카와 비차라로부터 해방된다. 정생희락(定生喜樂). (3) 삼선(三禪)에서는 지나친 프리티로부터 해방되고 수카와 에카그라타가 증가하며 스므리티(Smriti; 憶念)와 우펙샤(Upekshā; 平衡)를 즐긴다. 이희묘락(離喜妙樂). (4) 사선(四禪)에서는 완성된 스므리티와 우펙샤와 에카그라타, 또는 참다운 삼매를 누리면서 세속이나 아래 세 단계의 선(禪)에 대한 모든 집착을 떠나 한정될 수 없는 의식 상태에 도달한다. 비고비락(非苦非樂). 이들 네 단계의 선(禪)은 요가의 발전 등급을 나타내며, 성공한 수행자가 태어날 수 있는 브라마의 4종(種) 천국과 관련된다.(p.163\34 참조)/《불교사전》(운허·용하. 동국역경원)의 풀이는 (2)와 (3)에서 조금 다르다. (1) 유심유사정(有尋有伺定) (2) 무심유사정(無尋有伺定) (3) 무심무사정(無尋無伺定) (4) 사념법사정(捨念法伺定) - 역자.

31) 이들 의식 중의 어느 것을 행함에 있어서는 두 가지 과정이 필수적으로 요구된다. (1) 시각화: 상상력을 사용하여 특정 심상이나 개념을 야기함으로써 어떤 심령 능력이 생겨난다. (2) 마음의 정적: 모든 시각화 수련이 끝나고 그것의 목적을 결국 인식한다. 이 중 (1)은 마음의 투사 작용이고, (2)는 마음의 흡입 작용이다. 이들 과정은 육법(六法)의 요가에 보이는 호흡 관련의 유사한 과정에 비유된다.

섬광이 사라지듯이 해골과 불길은 사라진다.
〔그 동안〕 마음은 정적을 유지한다
이 행법은 감염성 질병 예방에 특효가 있다.[32]

순간적으로 발생하는 현상들이 바른 순간에 오지 않거나
유해한 영들을 몰아붙일 필요가 있을 경우
〔순간적으로〕 분노의 다키니[33]가 된 자신을 관상하면서
〔앞에서처럼〕 (자기의식의 잔재인)몸의 가죽을 스스로 벗겨
세 번째 공(空)의 우주를 덮도록 그것을 펼친 후
그 위에 자신의 모든 뼈와 살을 쌓는다.
그 다음 유해한 영들이 잔치를 한창 즐기고 있을 때
분노의 다키니가 가죽을 둥글게 말아
새끼줄로 하듯이 뱀과 창자로 그것을 묶은 후
그녀의 머리 위에서 빙빙 돌리고 힘껏 팽개쳐서
그것과 그 속의 모든 내용물을 복구하여 뼈와 살덩어리들로
되돌리니
그 위에서 마음이 만든 많은 야수들이 식사를 하고
음식은 티끌만큼도 남지 않는다.

---

32) 귀신과 정령들을 제압하기 위한 이 관상법에서 다시 이 의식의 근저에 있는 원시적 정령 신앙의 잔재를 볼 수 있다.
33) 이것은 앞에서 보인 '분노한 검은 자'의 또다른 측면이다.

9. 필요한 마음 자세

자신의 지성을 〔지성의〕 공성(空性)과 융합함으로써 마음을
 정적 상태에 두라.
그에 의해 순간적으로 발생하는 현상들이 분명히 나타나며
앙심 깊고 유해한 영들이 분명히 제압되리라.

이 모든 일에서 삶에 대한 모든 애착을 버리라.
최고의 깨달음으로부터 〔생겨나는〕 확신에 의해 영감을
 얻고자 하는 자에겐 그것이 가장 중요하다.

이때, 순간적으로 발생하는 현상들을 닮은 서서히 발생하는
 현상들과
서서히 발생하는 현상들을 닮은 순간적으로 발생하는 현상들
그리고 그들 둘을 닮은 혼합된 종류의 현상들
그리고 혼합된 종류의 현상들을 닮은 습관적 기억에서 비롯된
 환각들이 나타나리라.[34]

두 종류의 현상들[35]을 끝까지 잘 이겨낸 후

---

34) 라마들은 이것을 다음과 같이 얼마간 설명한다. 뱀을 두려워하는 사람이 뱀이 자주 눈에 띄는 지역에서 살게 될 수도 있고, 그리하여 뱀을 볼 때마다 뱀에 대한 그의 두려움은 그것이 습관화될 때까지 자라난다. 쉽게 말해서 뱀이 그의 '신경을 건드리는' 것이다. 그래서 그는 길에 놓인 거의 모든 작대기나 방해물을 뱀으로 생각하게 될지도 모르며, 이런 마음 상태에서 뱀에 관한 환각이 생겨난다.
35) 두 종류의 현상들은 순간적으로 발생하는 현상들과 서서히 발생하는 현상들이다. 혼합

체험과 징후를 분석하고 수행을 계속하라.[36]

간단히 말해서 이 [자기의식] 근절법이 사용되는 것은
[신성한] 마음을 이해한 후인 바
그 마음은 위대한 어머니[37]의 마음이자 초월적 지혜이고
선량한 여신이며 무아(無我)[의 신격화]이다.

이것[또는 이 의식] 위에는 삼중의 봉인이 찍혀 있다.[38]

10. 최종 명상

이제 희생에서 생겨난 공덕을 일체 유정에게 헌납하는 일이 남아 있다. 이것은 본질상 작은 사본 제28절의 "아! 경건함과 불경함으로부터 풀려나 해방되었을 때, 희망과 공포는 흔적도 없이 사라지도다"

된 종류의 현상들은 그들 두 종류가 혼합된 것이므로 그들과 분리시키지 않는다.
36) 체험은 모든 현상적 상황을 가리키고, 징후는 수행자의 심령적 진보를 알게 한다.
37) 또는 반야바라밀 Prajñā-Pāramitā. 제7권에서 좀더 자세히 설명하듯이, 북방불교 경전의 형이상학(초월적 부분)인 반야바라밀은 남방불교의 논장(論藏; Abhidhamma Pitaka)에 해당하며, '위대한 어머니'로 신격화된다.
38) 원문은 산스크리트로부터의 티벳어 음역인 사마야 Samaya 라는 한 단어이다. 사마야는 직역하면 입문자에게 이 가르침을 주는 문제와 관련하여 '적절한 시간'이나 '적절한 시기'를 의미한다. 번역자는 이 단어를 이 요가의 전수자와 티벳 스승들이 사용하는 여러 가지 비밀 약호(略號) 중 하나로 간주하고, 독자의 이해를 돕기 위해 언외의 좀더 충실한 의미를 첨가했다. 이 단어는 또 '허가 없이 밝혀질 수 없는'으로 번역할 수도 있다. 지금까지 비밀시되어 왔던 이 의식이 영문으로 번역된 것은 그런 지령을 따르면서 편집자의 스승이 직접 허가한 덕분이었다.

로 시작하는 내용과 같다. 그 다음 최종 명상이 있고 축원과 강복(降福)이 이어진다. 이들은 작은 사본의 본문에는 없으며, 만일 거기에 첨부한다면 맺음말 바로 앞의 끝 부분에 삽입해야 할 것이다.

최종 명상은 다음과 같다.

그런 후 가능한 한 선(禪)의 상태를 계속하라.
그리고 대자비의 신성한 느낌으로 채워져
자신의 기쁨이 영적인 존재들에게 가고 그들의 슬픔이
　　자신에게 오도록
기쁨이 슬픔으로 바뀜을 명상하라.

11. 축원과 강복

그 다음 순수한 마음으로 〔그들에게〕 완전한 불법〔또는
　　교의〕의 선물을 〔다음과 같이 말하면서〕 베풀라.

모든 진리에는 원인이 있고, 그 원인은 여래(如來)[39]에 의해
　　밝혀지며,

---

39) Tathāgata. 여기서 고타마 붓다에게 적용되듯이 남·북방 공용으로 고타마 이전에 존재했던 붓다들에게 똑같이 적용되는 여래(如來)라는 말은 '같은 모습으로 간 자'를 가리키며, 또한 '이어지는(오는) 붓다'의 필요를 나타낸다. 고타마에 이어서 오게 될 '오는 붓다'는 마이트레야, 즉 '자애로운 자'이며, 도솔천에서 신성한 대자비력으로 자기가 해방시키게 될 사람들 사이에 태어나기를 기다리고 있다.

원인을 가로막는 것 역시 위대한 사문(沙門)[40]에 의해
　설해진다.
악행을 삼가고 부단히 선을 행하며 순수한 마음을 간직하라.
　이것이 붓다의 가르침이다.[41]

아직 해방을 얻지 못한 모든 정령들이 이 축원에 의해
자비로 적셔지고 서로 사랑하며 속히 열반에 도달하기를.

이들 〔위의〕 마지막 〔다섯〕 줄의 염송이 강복(降福)을
　선언함이다.

12. 결론

선하든 악하든 나와 관계를 맺는 모든 존재가
구극적 해방의 길에 들기를.

큰 사본은 하나의 만트라가 뒤따르는 이 가르침의 밀교적 성격을

---

40) Great Shramana, '욕망의 정복자' 역시 붓다에게 주어진 또다른 칭호이다. 다른 종교들에서 사용하는 방식과 매우 비슷하게, 여기 큰 사본의 끝 부분은 과거의 전통이나 신앙을 자신의 목적에 혼입하는 북방불교의 어떤 방식을 보여준다.
41) 모든 불교도들에게 친숙한 교훈으로 이루어진 이 세 줄을 원문은 완전히 싣고 있지 않으며 다음과 같이 되어 있다. "모든 진리에는 원인이 있고, ……. 악행을 삼가고, ……." 다음 두 줄 역시 비슷한 방식으로 생략되었는데, 필경자는 생략된 부분을 모든 독자가 알고 있다고 생각한 듯하다.

되풀이 언급하면서 끝난다.

이것 위에는 삼중의 봉인이 찍혀 있다.

'마마 코링 사만타'[42]

〔제5권은 여기서 끝난다.〕

---

42) 'Mama Ko-Ling Samanta'.

현인들을 위한 교훈

들떠 흔들리는 것이 마음이니
지키고 다스리기 어렵노라.
화살에 깃을 다는 이가 화살을 만들듯이
현명한 자는 그것을 바르게 만드노라.

   * * *

꿀벌이 꽃의 색깔과 향기를
해치지 않고 떠나가듯
감로를 취하더라도 현인은
그처럼 마을을 거쳐간다.

   * * *

한 무더기에 속하여
바람에 흔들리지 않는 바위처럼
칭찬과 비난에
변함없는 이가 현인이라.

   * * *

깊고 맑고 고요한 호수처럼
불법을 들은 현인은
고요하고 차분해진다.

법구경[43]

---

43) 리스 데이비스Rhys Davids 부인이 영역한 팔리 경전 《담마파다 *Dhammapada*》에서.

제6권

오지(五智)의 길 : 장음 '훔'의 요가

원문은 이 제6권의 권두화에 보이는 것과 같이 한 장의 지면으로 이루어져 있으며, 우리의 번역도 여기에 의거했다. 제목은 다음과 같이 옮겼다. "장음(長音) 훔의 다섯 지혜〔의 특성의 설명〕가 여기 있다".

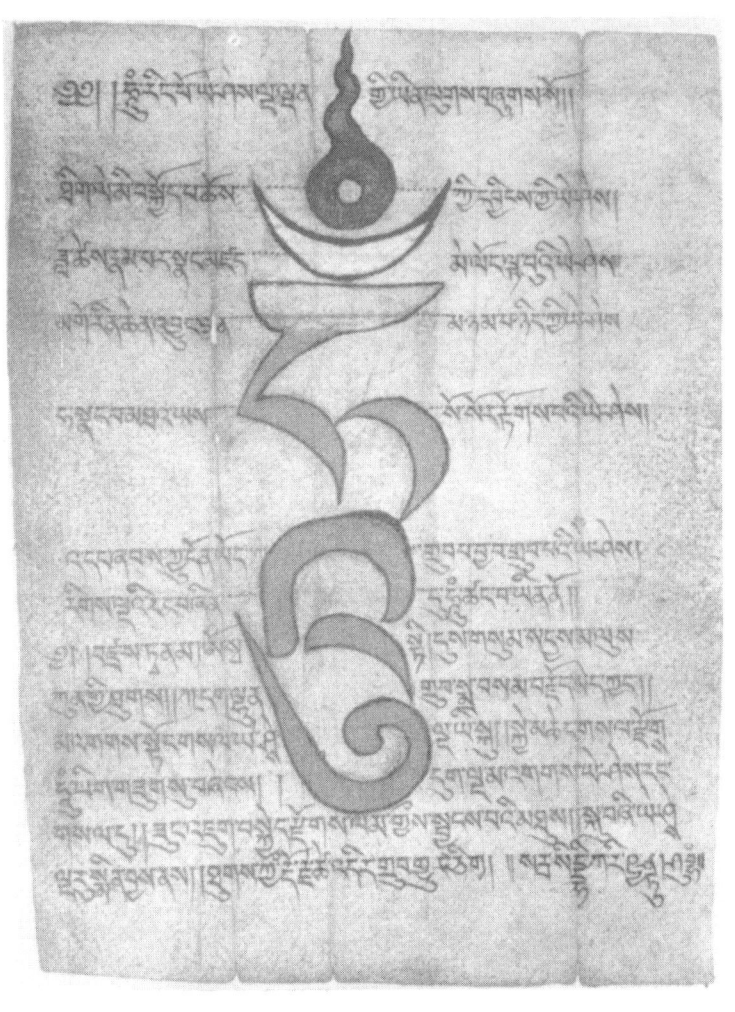

한 장의 지면으로 된 장음 '훔'의 사본.(설명은 p.506)

서론

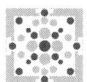

다섯 지혜의 요가

일곱 권 중에서 가장 부피가 작은 이 제6권은 그 내용이 요가적으로 '최' 의식과 비슷하며, 여기서의 중심 주제는 무명(無明)으로부터 비롯된 번뇌(5가지 독소)를 관상(觀想)과 영화(靈化)에 의해 올바른 지식(5가지 지혜)으로 변환시키는 법이다. 착실한 수행자로 하여금 불성을 깨닫게 만드는 이 관상법은 끝맺음 만트라 앞에 나오는 마지막 네 구절로 요약된다.

따라서 이 간결한 서론의 주된 목적은 본문과 주해에서 보여주듯이 밀교의 5불(五佛)이 관장하는 5지(五智)와 관련하여 대승불교의 가르침을 요약적으로 설명하는 것이다. 왜냐하면 장음(長音) '훔Hūṃ'의 만트라 요가를 이해하기 위해서는 이 5가지 지혜를 알아야 하기 때문이다.

본질적인 지혜는 모든 곳에 충만한 법계(法界 ; 진리의 씨앗 내지 잠재력)의 지혜, 또는 모든 곳에 충만한 공성(空性)인 법신(法身 ; 진리의 신성한 몸)으로부터 생겨나는 지혜이다. 법계는 가시·불가시의 생물과 무생물, 그 모든 물질적 형상을 낳는 질료 전체를 가리킨다. 법신을 이루는 진여(眞如)인 법계는 다섯 선정불(禪定佛)의 중심인 비로자나Vairochana로 나타난다.

이런 점에서 질료 전체는 끝없이 변화하는 자연계(윤회계)로 보여질 수 있다. 인간은 그 속에서 카르마로 인하여 끊임없는 탄생과 사망의 사슬고리에 묶여 있는 것이다. 그러나 요가를 성취하여 올바른 지식을 얻은 수행자는 윤회계의 속박으로부터 벗어나고, 그의 내면적 의식 속에서는 비로자나의 법계체성지(法界體性智)로부터 연유한 상징적인 푸른색 광휘가 빛나며, 그는 완전한 자유를 누리게 된다. 왜냐하면 그는 중생 구제를 원하는 보살로서가 아니면 더 이상 무지와 환영의 세계로 돌아가야 할 이유가 없기 때문이다.

선정불 아촉(阿閦 ; Akṣhobhya)[1]의 대원경지(大圓鏡智)는 유기·무기적인 모든 현상과 물질의 본성이 거울을 통해 비치는 것과 같은 명료한 투시력을 선사한다. 과학자들이 비실재의 우주를 망원경과 현미경에 의해 외부적으로 연구하듯이, 이 요가의 달인은 실재의 우주를 대원경지로부터 솟아나는 통찰력에 의해 내부적으로 탐구한다. 선정불 보생(寶生 ; Ratna-Sambhava)의 평등성지(平等性智)를 깨우침으로써 수행자는 평등심의 요가를 통해 모든 것을 사심없는 공평한 눈으로 바라본다. 선정불 아미타(阿彌陀 ; Amitābha)의 묘관찰지(妙觀察智)는 모든 것을 하나로 보면서 그들 각각을 분별하여 아

---

[1] 선정불 금강살타Vajra-Sattva는 그의 보신(報身)이다.

는 힘을 선사한다. 선정불 불공성취(不空成就 ; Amogha-Siddhi)의 성소작지(成所作智)는 모든 요가를 성취하는 데 필요한 불굴의 인내력과 정확한 판단력, 그에 따른 행동력을 선사한다.

'법계체성지'는 모든 물질 형태를 낳는 자연계의 질료 전체를 통해서 표현되는 반면 '대원경지'는 생명의 시원(始原)인 물 원소로 상징되며, 식물의 수액이나 동물의 체액으로 나타난다. 그리고 '평등성지'는 흙 원소를 통해 나타나며 인체 및 유기 · 무기물의 고형(固形) 성분과 관련된다. 불 원소를 통해 표현되는 '묘관찰지'는 인간과 짐승의 생명열을 주관하고, 공기의 원소를 통해 나타나는 '성소작지'는 살아 있기 위한 호흡의 원천이다.

에테르 원소가 여기 포함되지 않는 이유는 그것이 모든 지혜의 총화, 즉 세속적 의식의 영역을 넘어선 열반의 지혜를 상징하기 때문이다. 완전히 눈을 뜬 붓다만이 그것을 이해할 수 있는 바, 에테르 원소는 밀교적으로 선정불 금강살타 Vajra-Sattva의 세계이며 '대원경지'와 연결된다. '대원경지'의 집합은 깨달음의 지혜가 축적된 것이다. 금강살타는 밀교적 연관성에 있어서, 태어나거나 형상화되거나 한정되지 않는 법신 내지 열반의 의인화인 본초불 보현(普賢 ; Samanta-Bhadra)과 같은 존재이다. 이 보현은 다시 5불의 중심인 비로자나불과 동일시되기도 한다.

《티벳 사자의 서》에 있듯이, 5지(智)는 또한 5독(毒)과 5온(蘊), 6도(道), 5색(色)도 다스린다.

5지(智)	5독(毒)	5온(蘊)	6도(道)	5색(色)
법계체성지	무지	색(色)	천상	파랑
대원경지	분노	식(識)	지옥	하양
평등성지	자만	수(受)	인간	노랑
묘관찰지	탐욕	상(想)	아귀	빨강
성소작지	질투	행(行)	아수라	초록

이 문헌은 부피는 비록 작지만 착실히 공부한 수행자에게는 밀교 전통의 가장 깊은 핵심을 보여주고 있으며, 이 내용에 의거하여 아주 많은 분량의 해석을 가할 수 있다. 서양의 연구가들은 이 책에 제시한 다른 요가 행법들과 관련해서 읽으면 이것이 아주 중요한 가치가 있음을 알게 될 것이다.

〔오지(五智)의 길 : 장음 '훔'의 요가〕

〔장음 '훔'의 상징적 의미〕

(1) 〔불길 속에서 공중으로 타오르는 듯한〕 뾰족한 원은 비로자나불[1]〔의 상징이며〕, 법계체성지[2]〔를 나타낸다〕.

(2) 초승달은 아촉불[3]〔의 상징이며〕, 대원경지[4]〔를 나타낸다〕.

---

1) 원문은 남파르낭제Rnam-par-snang-mzad ; Skt. Vairochana ; 大日. 직역하면 '본래의 모습으로 보이게 만드는'이며, 따라서 '현상을 구현하는 자' 또는 '현상의 본체적 근원'이다. 중앙의 선정불.
2) 원문은 쵸잉예셰Chös-dvyings-yeshes ; 法界體性智. 앞의 서론에서 도표로 설명했듯이, 이후 거론하는 5지(智)는 그것을 관장하는 5불(佛)과 밀접한 관계가 있다.
3) 원문은 미쾨파Mi-bskyöd-pa ; Skt. Akṣhobhya ; 無動. '흔들림 없는 자' 또는 '움직이지 않는 자', 동쪽의 선정불. 티벳 문헌에는 비로자나와 아촉의 이름이 뒤바뀌어 있는데 이 책(영역본)에서는 그것을 수정했다./중기 밀교에서는 비로자나불이 만다라의 중심에 있었으나, 티벳의 후기 밀교에 와서 비로자나와 아촉의 위치가 바뀌었다 - 역자.
4) 원문은 멜롱타부이예셰Melong-ltabu-hi-yeshes ; 大圓鏡智.

(3) 윗부분[5]은 보생불[6][의 상징이며], 평등성지[7][를 나타낸다].

(4) [기음(氣音)] '하'[8]는 아미타불[9][의 상징이며], 묘관찰지[10][를 나타낸다].

(5) [묵음(默音)] '하'와 모음 기호는 불공성취불[11][의 상징이며], 성소작지[12][를 나타낸다].

(6) [그리하여] '훔Hūṃ'에는 '명상하는 붓다들의' 5부(五部)의 본성[또는 진수(眞髓)]이 담겨 있다.[13]

---

5) '윗부분'은 초승달 모습 아래 한 획으로 그은 수평 막대기를 가리킨다.
6) 원문은 린첸중덴Rinchen-byung-ldan ; Skt. Ratna-Sambhava ; 寶生. '보석에서 태어난 자', 따라서 '미화(美化)하는 자'이고 귀중함과 아름다움의 원천임. 남쪽의 선정불.
7) 원문은 냠니예셰Mnyam-nyid-yeshes ; 平等性智.
8) 기식음(氣息音) '하'는 티벳 문자 '훔'에서, '윗부분'(초승달 바로 밑)과 묵음(默音) '하' ㅋ 사이에 있는, 아라비아 숫자 '5'처럼 생긴 부분이다. 묵음 '하'는 아랫부분 ↙을 이루는 모음 기호와 함께 다음 행에서 언급한다.
9) 원문은 낭와타예Snang-va-mthah-yas ; Skt. Amitābha ; 無量光. '무한한(불가해한) 빛', 서쪽의 선정불.
10) 원문은 소소르톡페예셰So-sor-rtogs-pahi-yeshes ; 妙觀察智. 직역하면 '개별적으로 아는 지혜' 또는 각각의 것을 그 자체로 아는 지혜.
11) 원문은 된외룹파Dön-yöd-grub-pa ; Skt. Amogha-Siddhi ; 不空成就. '[윤회적 존재의] 전능한 정복자', 북쪽의 선정불.
12) 원문은 챠둡예셰Bya-grub-yeshes ; 成所作智. '모든 것을 수행하는 지혜'이며, '최' 의식에서의 '모든 것을 충족시키는 지혜'와 비슷하다.
13) 〈쉬리 챠크라 삼바라 탄트라Shrī-Chakra-Sambhāra Tantra〉(Arthur Avalon, Tantrik Texts, vol. vii, pp.4~6.)에서는 '훔'자를 다음과 같이 분석하고 있다.

"이 훔Hūṃ 자에서 Ū 기호는 모든 일을 성취하는 지혜, H의 몸통은 분별하는 지혜, H의 꼭대기는 평등화하는 지혜, 초승달 모양은 거울 같은 지혜, 그 위의 뾰족한 원은 변함없는 지혜를 나타낸다.

"마음을 상징하는 만트라의 각 부분에 이처럼 정신을 집중함으로써 '아직 계발되지 못한' 마음mind은 신성한 마음Mind의 지복 상태를 엿볼 수 있으며, 순수한(참다운) 체험의 가능성을 얻는다."

〔귀의와 명상〕

(7) 금강살타[14]에게 절하나이다! 옴! 스바스티![15]
(8) 아무것도 간과하지 않는 삼세제불(三世諸佛)[16]의 마음은
무시 이래로 결함이 없고 완전하며 개념과 정의(定義)를 초월
하나니,
공(空)하고[17] 빛나며 걸림이 없는 다섯 지혜의 화현으로서
분명히 한정되고 각 부분과 기능이 완전한 '훔'의 〔상징적〕 형
상을 통해 솟아오르도다〔또는 명백해지도다〕.
(9) '훔'을 관상하여 영화(靈化)하는 이 요가〔또는 합일의 길〕를
수행함으로써[18]
오독(五毒)은 눈부신 오지(五智)로 자연스럽게 변환되노라.[19]
(10) 이리하여 사신(四身)[20]과 오지(五智)가 달성되나니

---

14) 원문은 도제셈파Rdo-rje-sems-dpah ; Skt. Vajra-Sattva. '신성하고 영웅적인 마음의 승리자'인 그는 아촉불의 보신(報身)이다. 제3권과 4권의 행법들에서 보이는 근본 스승 Root-Guru 바즈라다라(Vajra-Dhāra ; Tib. Dorje-Chang ; 持金剛)는 아촉불의 다른 보신이다. 이들 둘은 마하무드라 유파와 아디요가Ādi-Yoga 유파의 밀교 전통에서 근본적 중요성을 지닌다.
15) Aum! Svasti!
16) 과거·현재·미래의 붓다들.
17) 공(空)의 사상이 암시하는 의미에서 '공'이며, 따라서 '모든 윤회적 속성이 없는'으로 이해해야 한다. 왜냐하면 공성(空性)은 인간의 개념이나 언어적 한계를 초월하며 창조될 수 없으며 모든 것의 본질이기 때문이다.
18) 물론 이 말은 여기에 서술한 내용을 읽는 데 그치지 않고, 장음 '훔'의 각 부분이 지닌 상징적 의미의 관상 수행이 뒤따라야 함을 가정한 것이다.
19) '올바른 지식'의 연금술에 의해 5가지 번뇌는 5가지 신성한 지혜로 바뀐다.
20) 4종 불신(佛身)을 가리키며, 여러 가지로 구분하는데 그 중 법·보·응·화신의 설이 가장 대표적이다. - 역주.

'금강심(金剛心)'[21]이 이승에서 실현되기를.

〔끝맺음 만트라〕

(11) 사르바 싯디 카리쉬얀투.[22]
슈밤.[23]

〔제6권은 여기서 끝난다.〕

---

21) 'Vajra of Heart'. 이것은 밀교적인 표현이며, 완전한 깨달음이나 불성(佛性)과 관련된다. 이 부분은 '붓다들의 신성한 마음의 불멸성'으로 의역할 수도 있다.
22) Sarva Siddhi Karishyantu. '모든 성취가 이루어지기를'.
23) Shubham. 직역하면 '좋다good'이며, 여기서는 '아멘Amen'과 같은 뜻으로 사용되었다.

이 덧없는 세상

이 덧없는 세상은
새벽 별 같고, 물거품 같으며,
소나기 구름의 번갯불 같고,
깜박이는 등잔불 같으며, 허깨비 같고, 꿈과 같다.

반야바라밀다경[24]

---

24) *Prajñā-Pāramit-Sūtra*, Kenneth Saunders's Version.

제7권

반야의 길 : 공성(空性)의 요가

우리가 영역한 티벳 목판본에는 다음과 같은 제목이 붙어 있다. 쉐랍 닝포 주소SHES-RAB SNYING-PO BZH GS-SO. "[초월적] 지혜의 핵심이 여기 있다", 또는 "반야[바라밀다]의 핵심". 1871년에 발간된 빌S. Beal의 *Catena of Buddhist Scriptures from the Chinese*(pp.282~284)에는 이 경전의 중국어판을 영역한 것이 들어 있다. 그 뒤에 막스 뮐러F. Max Müller가 산스크리트에서 번역한 것이 1894년에 나왔다.(E. B. Cowell, *Buddhist Mahāyāna Texts*, Part II, Oxford, 1894, pp.147~149)

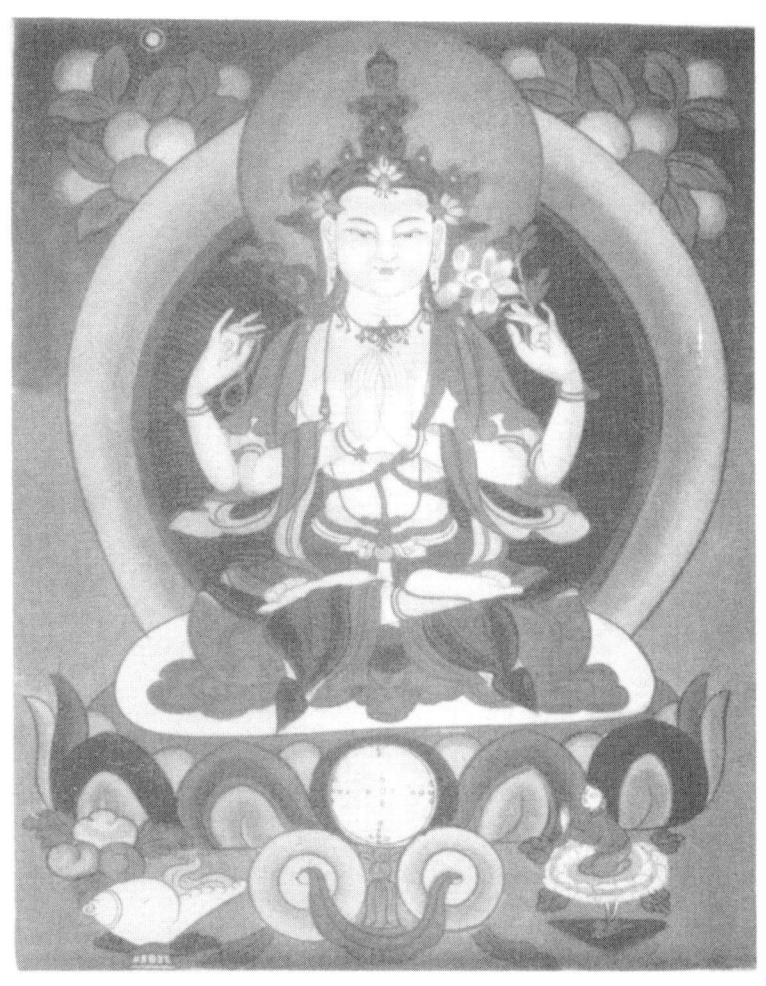

성 관자재보살 마하살(설명은 p.507)

서론

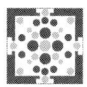

1. 반야바라밀다: 그 역사와 비의(秘義)

여기 이 아주 짧은 경전에는 공성(空性)의 위대한 가르침이 요약되어 있다. 공성(空性)은 티벳어로 통파니Stong-pa-ñid, 산스크리트로는 슈냐타Shūnyatā라고 부르며, 반야바라밀다Prajñā-Pāramitā의 방대한 문헌들이 주된 근거로 삼고 있는 사상이다.

쉐르친S'er-p'yin이라 불리는 반야부 경전들은 티벳 불전 세 번째 그룹의 일부를 이루며, 팔리 경전의 논부(論部; Abidhamma)에 상응한다. 그들은 보통 21권으로 나뉘며, 목판본 양식으로 각각 약 1000 페이지 정도씩의 책자 100권에 달한다.

산스크리트 원본 《반야바라밀다》는 12만 5천 이상의 법문(法門; Shloka)으로 이루어져 있다. 현대에 와서 대승 전체를 의미하게 된 중관파의 학승들은 그것을 모든 경전류 중에서 가장 신성하고 귀중하게 여긴다. 티벳에서와 마찬가지로 중국과 몽고·만주·일본에도 정전(正典)과 외전(外典)으로 이루어진 요약본《반야바라밀다》가 많이 있다. 우리의 문헌은 그들 중 하나이며, 티벳 불전의 일부이고 대승불교의 모든 경문들 중에서 가장 널리 알려진 것이다.

《반야바라밀다》의 내용은 붓다가 영취산과 그 외의 다른 곳에서 주로 수제자와 초인간 청취자들에게 베푼 설법으로 이루어졌으며, 천상의 불보살들에게도 등급이 있음을 인정한다. 그 양식은 지극히 추상적이고 상징적이며 최초의 비의(秘義)를 그대로 간직한다. 주제는 실재(實在)에 관한 것이다.

2세기 전반부에 활약했던 불교 제13조 나가르쥬나[1]는 공성(空性)에 관한 가르침을 처음 제시한 인물로 믿어진다. 그에 의하면, 붓다 샤캬무니 자신이 이 가르침을 구상하여 인간들이 그것을 이해할 수 있을 때까지 넓은 호수나 바다 깊은 곳에 감추고 용들(뱀의 신들)이 지키도록 했다. 이 말은 붓다가 그 가르침을 비밀히 설했으며, 용이나 반신반인의 뱀들로 상징되는 요가의 위대한 현인 계보[2]가 그러하듯이, 샤캬무니 이전의 붓다들도 역시 그랬었다는 것을 상징적으로 설명하는 것처럼 보인다. 물의 세계인 호수나 바다는 가르침이 유래했다고 믿어지는 초인 영역을 상징한다. 전통은 계속해서, 용왕(龍王; 현인들의 우두머리)이 바다 밑의 용궁(龍宮)에서 용수(龍樹; 나가르쥬나)를 붓다들의 비의에 입문시켰다고 이야기한다.

라마들도 구전에 근거하여 말하기를, 붓다가 성불 16년 후에(또는

---

1) 붓다의 수제자인 마하가섭이 제1조, 붓다의 사촌인 아난다가 제2조임. 그의 출생과 삶에 관한 라마교 전통의 견해는 p.197의 주해 28을 참조할 것.
2) 마태복음 10장 16절에 의하면, 그리스도도 똑같은 상징을 사용했다. "그러므로 너희는 뱀같이 지혜롭고 비둘기같이 순진하라".

51세 때 영취산과 그 외 자주 법을 설하던 장소들에서) 반야바라밀다를 가르쳤고, 그의 심인(心印)을 이어받은 마하가섭이 그것을 남몰래 기록했으며, 그 기록을 처음에는 붓다의 가장 가까운 제자들이 비밀히 전했다고 한다.[3] 일본인들 역시, 붓다가 대중에게는 현교(顯敎)를 가르치고 제자들에게는 밀교(密敎)를 가르쳤던 바, 팔리 경전은 산스크리트 대승 경전들(반야바라밀다에 보이는 것과 같은 최초의 밀교적 가르침이 담긴)[4]이 생겨나기 전에 공표된 현교적 가르침을 담고 있다는 입장을 취한다.

남 · 북방 불교의 분립이 심화된 것은 나가르쥬나가 해석한 교의와 그런 밀교 관련 전통 — 실론(스리랑카) · 시암(태국) · 버마(미얀마)의 소승불교도들이 이단시하는 — 이 일부 정당화되었다는 사실에서 크게 기인한다. 이것은 1세기의 카니쉬카 집회[5]에서 대승 교리의 정통성과 우수성이 확인되고 그것이 산스크리트 경전으로 편찬된 이후부터였다. 이때 결집된 경전들은 현재의 티벳 불전이 포함하고 있으며, 상좌부의 팔리 경전보다 훨씬 많은 분량이다.

---

3) Nalinaksha Dutt, *Aspect of Mahāyāna Buddhism and its Relation to Hīnayāna*, London, 1930. p.62.
4) 티벳의 대승불교도들에 의하면, 티벳 대승 경전은 불법을 현교적으로 이해하는 데 필요한 모든 것과 소승 경전에 담긴 모든 것의 진수를 포함하며, 거기서 나아가 소승 경전에 들어 있지 않은 밀교적 가르침들을 제시하고 있다.
5) Kanishka' Council. 제4차 경전 결집에 해당함. 제1차는 석존이 멸도하던 해 왕사성 칠엽굴에서 마하가섭을 상좌로 5백 비구가 모여 경 · 율 2장을 결집, 제2차는 불멸 후 백년 바이샬리에서 계율에 관한 십사비법(十事非法)을 조사하기 위해 야샤스(Yashas ; 名聞, 名稱)의 제의로 7백 비구가 모여 유법(遺法) 전체가 - 또는 율(律)만이 - 교정됨, 제3차는 불멸 후 330년 아쇼카 왕의 보호 아래 파탈리푸트라에 1천 비구가 모여 삼장(三藏)을 확정, 제4차는 불멸 후 6백년 카니쉬카 왕이 카쉬미르에서 5백 비구를 소집하여 당시의 삼장을 결집하고 주석을 붙임 - 역주.

북방불교도들에 의하면 반야바라밀다의 사상은 나가르쥬나 시대 당시의 열반에 관한 두 가지 극단적인 견해를 배척하며, 그리하여 중관(中觀 ; Mādhyamikā)으로, 또는 '중도(中道 ; Middle Path) 체계'로 알려져 있다.

　티벳인들이 루룹Klu-grub이라 부르는 나가르쥬나는, 《대승기신론》으로 대승불교의 기반을 확립한 아쉬바고샤(Ashvaghosha ; 馬鳴)의 제자였던 듯하다. 나가르쥬나는 3백 년 동안 속세에서 활동하고 나머지 3백 년은 은둔했었다고 전한다. 어떤 수행자들은 말하기를, 그는 요가의 달인이었으므로 자신의 육체를 '영광의 몸'(티벳인들이 제뤼 jai-lüs, 즉 '무지개 몸'이라 부르는)으로 변환시켜서 아직도 살아 있다고 한다.

2. 외전(外典)으로부터의 번역

　11세기 경 티벳에서 편찬된 것으로 보이며 작자 미상의(나중에 아티샤Atīsha의 것으로 추정된) 한 외전(外典)은 여기에 수록된 정전(正典)과 아주 유사하면서 약간 긴 내용을 담고 있는데, 모든 정전 문헌의 부정적 관점을 벗어나 반야의 초월적 지혜를 긍정적 관점에서 설명하고 있다. 라마 카지 다와삼둡이 편집자의 도움을 받아 영역한 이 문헌에는 다음과 같은 제목이 붙어 있다. "〔반야바라밀다〕 십만 〔법문〕의 핵심을 요약한 내용이 여기 들어 있다."[6) 이 제목은 작자

---

6) 원문은 붐 기 뒤된 닝포 롱위 주소Hboom gyi Bsdüs-dön Snying-po Long-yüs Bzhūgs-so. 맺음말은 이 문헌의 역사를 다음과 같이 설명하고 있다. "이것〔또는 이 문헌〕

가 '붐Boom'이라 불리는 티벳 반야부 경전들 중 앞쪽의 12권을 기반으로 하였음을 보여준다. '붐'은 '10만〔의 초월적 지혜 법문〕'을 뜻하는《십만송반야경(十萬頌般若經 ; Shata-Sahasrika)》티벳어이다.[7]

다음 글은 거기서 발췌한 것인 바, 이 제7권에 소개한 정전 문헌의 부정적 관점과는 다른 그 문헌 특유의 긍정적 관점을 이해하는 데 도움이 될 것이다.

〔의식의 6원리는〕 안식(眼識)·이식(耳識)·비식(鼻識)·설식(舌識)·신식(身識)·의식(意識)이다.[8] 접촉은 안(眼)·이(耳)·비(鼻)·설(舌)·신(身)·의(意)의 접촉이다. 접촉에서 비롯된 감각들은 안(眼)·이(耳)·비(鼻)·설(舌)·신(身)·의(意)의 감각이다.

6원소는 지(地)·수(水)·화(火)·풍(風)·공(空)·식(識)이다.

12인연Nidāna 은 무명(無明)·행(行)·식(識)·명색(名色)·육처(六處)·촉(觸)·수(受)·애(愛)·취(取)·유(有)·생(生)·

은 '계몽자'〔Skt. Dīpaṅkara〕인 〔아티샤〕 대사께서 네와르Newar〔또는 네팔의 불교도〕 아수Asu에게 주셨고, 네와르가 그것을 운문화했다. …… 아티샤 대사는 12년 동안 모든 경전을 숙독한 뒤 이 요약 십만 〔법문〕이 아주 유용함을 알고 자신의 중요한 암송문으로 삼았다. 원래의 인도식 이름이 디팡카라('계몽자')인 아티샤는 벵갈의 왕족 출신 불교도였다.(p.170\63 참조) 아티샤가 이 문헌의 작자로 추정된 데는 그의 권위를 차용하여 세상에서 내용을 인정받기 위한 이름모를 작자의 의도가 숨어 있을 수도 있다.

7) 《티벳 해탈의 서》 p.232 주해 51 참조 – 역자.
8) 문헌은 또한 '눈·귀·코·혀·몸·마음의 여섯 감각 기관' 및 그들과 관계가 있는 '모양·소리·냄새·맛·촉감의 여섯 대상'이 있음을 설한다. 그리하여 세속적 의식이 생겨나는 것이다.

노사(老死)이다.[9)]

그 다음 끝에 가서 신성한 의무(바라밀다)를 가르친다.

몸의 모든 신성한 의무가 지혜보다 우선하며 지혜를 뒤따른다.
입의 모든 신성한 의무가 지혜보다 우선하며 지혜를 뒤따른다.
마음의 모든 신성한 의무가 지혜보다 우선하며 지혜를 뒤따른다.

달리 말하면 반야바라밀다의 정전에서 가르치는 것과 마찬가지로, 보살의 이런 신성한 의무들을 이행한 후에만 최상의 지혜를 얻을 수 있으며, 그 후 그들은 불성(佛性)을 장식하면서 그 지혜를 더욱 빛나게 한다는 것이다.

외전이긴 하지만 이 문헌은 높이 평가받고 있으며 평신도들은 정전에 속하는 문헌 못지않은 것으로 간주한다. 정전에서 말하는 반야바라밀다는 공성(空性 ; Shūnyatā)이라는 술어가 부정적 관점을 보여주는 반면, 여기서의 비(非)정전적인 서술은 진여(眞如 ; Tathatā)라는 술어를 통해 긍정적 관점을 부각시킨다.

---

9) 좀더 쉬운 말로 바꾸면, 무지(無知)·업(業)·의식(意識)·이름과 형태·여섯 감각 기관·접촉·감각·욕망·집착·존재·출생·늙어 죽음이다 – 역주.

3. 정전(正典) 문헌과 주석서들

티벳 불전 반야부의 앞쪽 12권에 담긴 10만 법문은 초월적 지혜(반야)의 모든 것을 설명하고, 나머지 9권은 그들 12권의 제각기 다른 요약본일 뿐이다. 나머지 9권 중 3권은 '2만〔법문〕'이라는 뜻으로 니티Ñi-k'ri라 불리며, 정전을 공부하거나 소유할 수 없는 승원 및 개인들이 이용한다. 다른 요약본들은 한 책자가 8천 법문으로 이루어졌으며, 일반 승려나 좀더 어린 승려들을 위한 것이다. 학생이나 평신도들을 위한 것으로는 대략 우리가 번역한 원본 길이의 요약본이 있다. 이것은 3, 4개의 낱장으로 되어 있으며 '몇 장(狀)으로 된 초월적 지혜(Tib. Yige-Ñuṅ-du ; Skt. Alpākshara)'라는 제목이 붙어 있다. 반야바라밀다 전체는 '모든 지혜의 어머니'라고 하는 '아A' 음절 속으로 응축되며, '아'는 음절과 단어·문장·모든 논문이나 설법이 존재하기 위한 첫번째 요소이기 때문에, 불보살들은 물론이고 영적인 힘이나 재능을 지닌 모든 사람들이 지니는 것이다.

반야부에 속하는 금강경 — 또는 '금강능단(金剛能斷 ; Tib. Dorje-Schepa)' — 은 대승불교국의 속인들에게 널리 알려진 경전이다. 여기서 붓다는 제자인 수보리Subhuti에게 반야바라밀다의 가치를 다음과 같이 설한다. "수보리야, 요약해 말하건대 이 경은 생각할 수도 말할 수도 없는 무한한 공덕이 있느니라. 여래는 대승의 길에 든 자를 위해 이 경을 설하며 최상승의 길에 든 자를 위해 이 경을 설하느니라."[10]

---

10) W. Gemmell, *The Diamond Sūtra*, London, 1912. p.62. 이 책은 한역(漢譯)《금강경》을 훌륭히 영역한 것이며, 완전한《반야바라밀다》와 같이 원래 산스크리트로 쓰어졌

반야바라밀다의 티벳 경전들은 모두 9세기에 지나 미트라Jina Mitra와 수렌드라 보디Surendra Bodhi라는 인도의 두 학승이 예세데 Ye-s'es-sde라는 티벳 해석자의 도움을 받아 산스크리트로부터 번역한 것이다.[11]

반야바라밀다에 관한 주석서로 나가르쥬나의 《마하반야바라밀다석론(대지도론大智度論)》은 아주 중요한데, 여기서 그는 '비어 있음'을 뜻하는 공(空)의 사상을 철학적으로 상세히 설명한다. 그리고 티벳 불전의 주석서 텐쥬르Tanjur에 포함된 수트라(Sutra ; 經)급의 136책 자 중 앞쪽의 16책자는 반야바라밀다에 관한 주석서이다. 이들 다음에는 나가르쥬나의 중관 철학을 설명하는 몇 개의 책자가 이어지는데 그들 역시 우리가 이미 보았던 것처럼 반야바라밀다에 근거하고 있다.[12]

4. 역사적으로 본 공(空) 사상

역사적으로 볼 때 공(空)의 사상은 마야 사상을 바꿔 말한 것이다. 마야 사상은 기원 1세기의 아쉬바고샤에서 시작하여 거기에 명확한 불교적 형식을 부여했던 나가르쥬나와 같은 대승불교의 개척자들에 의한 것이다.

었던 것이다. 티벳어로 된 것 이외에 몽고어와 만주어로 된 것도 존재한다./須菩提 以要言之 是經 有不可思議 不可稱量 無邊功德 如來 爲發大乘者說 爲發最上乘者說 - 역자 첨가.

11) L. A. Waddell, *The Buddhism of Tibet or Lāmaism*, London, 1895. p.161.
12) L. A. Waddell, 앞의 책, p.164.

현대의 학자들이 말했듯이 고대 인도의 이 위대한 사상가들은, 18세기의 칸트와 마찬가지로, 세계는 의지와 표상이라고 가르쳤다. 왜냐하면 공(空) 사상은 무지와 환영에서 완전히 해방되어, 마음Mind이 만들어낸 현상계의 외관이나 관념을 넘어선 정각(正覺)을 이룬 마음만이 참다운 지식에 도달할 수 있음을 암시하기 때문이다.

"현인은 자신의 가슴 속 깊은 곳으로 내려갔다. 그는 거기서, 형상을 취하고 사라져가는 개념 작용들 속에서, 외부 세계를 보았다 — 이것은 우리의 '순수한 이성의 비판'을 앞지른 것이다. 그는 우리가 '자기'라고 부르는 모든 것, 견고한 혼(魂), 현상적 자아가 녹아 사라짐을 보았다. 견고한 혼은 불교에서 부정하는 것이고, 현상적 자아는 외부 세계의 몰락과 운명을 같이하는 것이다. 정신적 고통과 물질적 장해 가득한 내적 자만과 외적 역경의 이 세상 아닌 가슴 속에서 바닥 모를 심연이 열린다. 그 속은 빛이 나고 바다 밑의 심연인 양 깊이를 알 수 없으며 말할 수 없는 아름다움과 순식간에 다다를 수 있는 깊은 곳과 무한한 투명함으로 가득 차 있다. 눈을 사로잡는 이 공허의 표면에서 물질의 신기루가 다채로운 색깔로 유희하지만 이것은 우리가 알기로 '그렇게만 존재하며' — 진여(眞如 ; tathatā) — 따라서 그들은 존재하지 않는 것과 마찬가지다.

"그리고 이 신기루가 일단 사라지면, 보라 — 바닥도 없고 한계도 없는 저 깊은 명상 속에서, 절대적 공허의 비할 데 없는 저 순수함 속에서 — 보라, 모든 본질이 생겨나고 모든 힘이 솟아남을. 가슴이 지금 무엇을 할 수 있으랴? 가슴의 고리는 부서졌고 세상은 사라졌다. 마음은 무엇을 할 수 있으랴? 마음은 세상으로부터 뿐만 아니라 그 자신으로부터도 해방되었다. 마음은 자신의 거짓을 부수고 자신을 정복했다. 깊이를 알 수 없는 심연으로부터 이제 마음은 승리를 거두고 솟아오른다."[13]

마야 사상과 같은 노선상에 있는 공(空) 사상의 관점에서 보면, 마음Mind만이 실재이고 이 마음이 곧 우주이다. 물질은 사념이 응집된 것일 뿐이다. 달리 말해 우주는 단지 사념의 물질화, 즉 가공적으로 자연계의 어떤 형상을 취하여 나타난 '관념Idea'인 것이다. 대승불교 초기의 중국 승려들 중 학식이 가장 뛰어났던 현장(玄奘)은 8세기 인도의 저 유명한 나란다 대승불교 대학 정상에 있었던 쉴라바드라(Śīlabhadra ; 戒賢) 밑에서 공부했고 다음과 같은 해석을 후세에 남겼다. "사념은 그 자신에 집착하므로 외부적인 것들의 형상 속에서 발전한다. 가시적인 이것은 존재하지 않으며, 오직 사념만이 있을 뿐이다."[14]

나가르쥬나의 사상은 그의 유명한 철학 논문인 《아바탐사카 수트라(화엄경)》[15]에 있듯이 다음과 같이 요약된다. "하나의 참다운 실체는 밝은 거울과 같으며 모든 현상의 기반이 되어준다. 이 기반 자체는 영원하고 실재적이지만 현상은 덧없고 비실재적이다. 그러나 거울이 모든 상(像)을 반영하듯이 참다운 실체는 모든 현상을 포용하며, 모든 것은 그 속에서 그것에 의해 존재한다."[16]

---

13) R. Grousset, *In the Footsteps of the Buddha*, London, 1932. pp.291~292. 이 책은 우리에게 큰 도움을 주었다.
14) R. Grousset, 앞의 책, p.301.
15) *Avatamsaka Sūtra*. 大方廣佛華嚴經(*Buddāvatamsaka-mahāvaipulya-sūtra*)의 略號.
16) S. Beal, *A Catena of Buddhist Scriptures from the Chinese*, London, 1871. p.125.

5. 현상 속에 존재하는 절대성

중관파에서는 혼(魂)이나 자아(自我)를 현상의 지각자로, 대우주적 의식이 자신의 시각 속에서 취하는 소우주적 관점으로, 마음Mind의 대양 표면에 보이는 환영의 장난으로 생각한다. 현장(玄奘)은 말하기를, "실재 속에서는 혼과 세계가 절대적 존재로서가 아니라 오직 상대적 사실로서만 존재한다."[17]

대승불교의 석학들 중 또 한 사람으로 5세기에 살았던 아상가(Asaṅga ; 無着)는 이 책의 제5권에 나오는 무아(無我)에 관한 글에서처럼 "초월감 속에는 윤회와 열반의 구별이 없다"고 말한다.[18] 그리하여 반야바라밀다 전체의 기반이 되어준 공(空) 사상은 《아바탐사카 수트라(화엄경)》가 그렇듯이 현상 속에 존재하는 그 나름의 절대성을 인정한다. 왜냐하면 절대성은 현상의 근원이고 지주(支柱)이며, 무지에서 벗어나 깨우친 마음으로 사물을 분석해 들어가면 결국 이원성이 사라지면서 모든 것 속의 하나, 하나 속의 모든 것만이 남기 때문이다. 현상은 사념의 파도로 생각되는 마음Mind의 대양이고, 절대성은 대양으로 이해되는 파도들이다. 아상가의 말을 빌어 결국 이렇게 말할 수 있으리라. "그러므로 이원성은 외관상 존재하지만 실제로는 존재하지 않는다."[19]

해방에 관한 이 최상의 가르침은 다음과 같은 말로 요약될 수 있다. 즉 모든 것이 영원히 열반에 존재하지만 외관의 최면술적 매력에 사

---

17) R. Grousset, 앞의 책, pp.306, 313.
18) R. Grousset, 앞의 책, p.302.
19) R. Grousset, 앞의 책, p.302.

로잡혀 있는 인간은 스스로 사실이라고 생각하는 꿈을 꾸면서 깨어나지 않는 무지의 잠에 싸여 있다는 것이다. 자신과 세계의 환영으로부터 깨어나지 못하는 한 그는 열반이 태어나지 않고 창조되지 않는 무특성의 완전한 정적(靜寂)으로서 지금 여기 모든 곳에 모든 것 속에 존재함을 깨닫지 못한다. 최고 삼매의 무아지경 속에서 위대한 요기는 초월적 지혜인 이 무차별의 지식에 도달한다.

반야바라밀다에 의하면, 그러나 보다 높은 길, 보살의 숭고한 길을 따르기 위해서만 해방을 추구해야 한다. 무명의 잠을 극복한 보살에 대해 아상가는 이렇게 말한다. "최고의 승리에 의해 이해력을 얻은 그는 더 이상 소유하지 않는 세계를 다시 자신의 통치하로 끌어들인다. 그의 단 한 가지 기쁨은 유정(有情)들에게 해방을 선사하는 일이다. 그는 유정들 사이를 사자와 같이 걷는다."[20]

그리하여 반야바라밀다는 보살들의 어머니이다. 왜냐하면 반야바라밀다는 보살들을 탄생시켜 성불하도록 양육하기 때문이다. 이렇게 보면 요가의 완전한 지혜를 신격화할 때 반야바라밀다는 신성한 샤크티이며, 티벳인들이 되마Dolma라고 부르는 '구도불모(救道佛母)', 즉 산스크리트의 타라Tārā에 해당하는 '위대한 자비의 여신'인 것이다.[21]

---

20) R. Grousset, 앞의 책, p.314.
21) 《티벳 사자의 서》와 《티벳의 위대한 요기 밀라레파》에 중요한 주석문을 제공했던 캘커타의 고쉬Sj. Atal Bihari Ghosh가 최근 연구한 바에 따르면, 반야바라밀다의 샤크티는 '뱀의 힘'을 나타내는 쿤달리니 여신과 동일시된다.

6. 반야바라밀다의 수행

반야바라밀다는 일반적인 요가 행법에 따르기보다는 그 자체를 명상해야 하며, 그 지혜는 무아의 내관(內觀)에 의해 얻어진다. 이런 점에서 반야바라밀다는 수행자가 준수해야 하는 육(六)바라밀의 나머지 다섯 바라밀과 구분되는데, 이들 나머지 다섯은 보시(布施)·지계(持戒)·인욕(忍辱)·정진(精進)·선정(禪定)이다.[22] 초월적 지혜인 반야(般若)는 열반이나 성불(成佛)과 마찬가지로 사실상 가장 높은 정신적 조명 상태이며, 올바른 요가 수행과 결합된 육바라밀 전체를 통해서 얻어진다.

"보살은 보시바라밀을 통해 자신을 완성할 수도 있지만 어떤 종류의 자성(自性 ; svabhāva)을 지닌 보시바라밀의 개념을 형성할 가능성이 항상 있어서 집착grāhya의 대상이 될 수 있다. 그는 또한 증여자와 수취인 및 증여물의 개념을 갖게 될지도 모른다. 사실상 잘못된 생각인 이 모든 개념들을 없애기 위해서는 반야바라밀에 들어 보시를 그 자체의 어떤 독립적 자성(自性)이 없는 무의미한alakṣaṇa 것으로 볼 수 있게 되어야 한다. 그와 동시에 마음 속에서 증여자와 수취인 및 증여물의 개념이 사라져야 한다. 간단히 말하면, 반야바라밀은 보시가 무엇이든 그것이 실제로는 형태도 근거도 없고 공성(空性)과 구분할 수 없음을 보살에게 확인시키는 효과가 있다. 반야바라밀은 범속한 사람들 위로 높이 솟아올라 여러 가지 덕목을 갖추었으나 아직 어떤 개념이라든가 견해(그 자체로는 지극히 순수하고 유덕하지만 집착

---

22) Dāna-Pāramitā, Shīla-Pāramitā, Kshānti-Pāramitā, Vīrya-Pāramitā, Dhyāna-Pāramitā.

에 의해 그런 덕성들이 훼손되는)에 집착할 수 있는 보살의 감시자 역할을 한다."[23] 그래서 반야바라밀은 다른 모든 바라밀(Pāramitā ; 到彼岸) 위에 군림하며, 배와 같이 사람을 피안의 지혜로 데려다주는 최고의 바라밀로 간주되는 것이다.

---

23) Nalinaksha Dutt, 앞의 책, pp.334~335.

논증할 수 없는 진리

세상의 붓다들과 나만이
이것을 이해할 수 있다 —
논증할 수 없는 진리를
언어의 영역을 넘어선 진리를

붓다, 법화경[24]

---

24) 수틸 W. E. Soothill이 번역한 묘법연화경 Saddharma Puṇḍarīka Sūtra.

〔반야의 길 : 공성(空性)의 요가〕

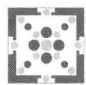

〔귀의〕

(1) 반야 불모[1]에게 절하나이다.

〔산스크리트와 티벳어 제목〕

(2) 산스크리트로는 바가바티 프라즈냐파라미타 흐리다야. 티벳어로는 촘덴데마 쉐랍 키 파뢰투 친페 닝포.[2]

---

1) The Conqueress, The Transcendental Wisdom. 여기서 Conqueress는 바가바트(Bhagavat ; 世尊)의 여성형 Bhagavatī를 영역한 것인 바, 《密敎大辭典》의 아래 해설을 참고하여 이것을 '불모(佛母)'로 옮겼다. "佛은 法에서 생겨나므로 法이 佛母이거나, 또는 成佛은 般若에서 생겨나므로 般若가 佛母이다." - 역주
2) Skt. Bhagavatī Prajñā-Pāramitā Hridaya ; Tib. Bchom-ldan-hdas-ma Shes-rab kyi Pha-rol-tu Phyin-pahi Snying-po ; '불모(佛母) 반야바라밀다심(心)'. 여기서 삼보타 Sambhota - 산스크리트를 본따 티벳어 문자를 만든 인물 - 의 시대 이후 7세기 후반에 산

(3) 〔이것은〕 한 부문이다.[3]

〔사리자의 질문〕

(4) 이와 같이 나는 들었다. 한때 세존(世尊)께서는 왕사성의 영취산에서 비구와 보살들로 이루어진 커다란 승가 모임 가운데 앉아[4] '심오한 조명'이라 부르는 삼매에 들어계셨다.

(5) 그때 성 관자재보살 마하살[5] 역시 오온(五蘊)[6]의 본질이 공성(空性)이라고 하는 반야바라밀다의 깊은 이치를 명상하며 앉아 있었다.

(6) 거기서 덕망 있는 사리자[7]가 붓다에게서 영감을 받아 성 관자재보살 마하살에게 이렇게 여쭈었다. "반야바라밀다의 심오한 이치를 실습하고자 하는 어떤 고귀하게 태어난 자[8]가 어떻게

스크리트로부터 번역된 많은 불교 문헌들이 어떻게 티벳어화되었던가를 일별하는 것도 재미있다. 반야바라밀다는 '신성한 지혜의 어머니'로, 또는 여기서처럼 촘덴데마(바가바티)로 의인화되며, 이것은 반야바라밀이 지혜의 여성적(음성적 · 부정적) 측면을 나타냄을 암시한다. 티벳에는 또한 바로 앞의 서론에서 언급했듯이 같은 가르침을 남성적(양성적 · 긍정적) 측면에서 설하는 문헌도 있다.

3) 말하자면, 지극히 분량이 많은 반야바라밀다의 한 부분이라는 뜻이다.
4) 붓다가 설한 가르침과 경전들은 대부분 이 문헌과 같이 왕사성의 영취산에 모인 제자들 가운데 있는 붓다를 보여주면서 시작한다. 왕사성은 붓다가 깨달음을 얻은 붓다가야 근처의 파트나 지역에 있다.
5) p.507의 도판 해설 참조./'마하살'은 영역본에 '위대한 존재Great Being'으로 되어 있는 것을 산스크리트 원어 Mahā-Sattva(大有情)에 입각하여 음역한 것임 – 역자.
6) 무릇 생멸 변화하는 것들의 기능을 5종으로 분류한 것. 색(色) · 수(受) · 상(想) · 행(行) · 식(識).
7) Shāri-Putra, 'Shāri의 아들'. 붓다의 10대 제자 중 한 사람.
8) 이것은 귀족 태생의 사람이 아니라 가르침을 사랑하여 고귀하게 태어난 자, 즉 수행자를

그것을 이해할 수 있나이까?"

[관자재보살의 응답]

(7) 이렇게 질문을 받은 성 관자재보살 마하살은 샤리드바티[9]의 아들을 향해 이렇게 대답했다.

(8) "사리자야, 반야바라밀다의 심오한 이치를 실습하고자 하는 어떤 고귀하게 태어난 자, [정신적] 아들이나 딸은 그것을 다음과 같이 이해하여야 하느니라.

(9) "오온(五蘊)은 본디부터 완전한 공(空)이라고 이해해야 한다.

(10) "색(色)이 공(空)이고 공이 색이며, 색과 공은 분리되지 않고, 색은 공과 다르지 않다.

(11) "마찬가지로 수(受)·상(想)·행(行)·식(識)도 공(空)이다.

(12) "그러므로 사리자야, 모든 것이 공이고 특성이 없으며, 태어나지 않고 걸림이 없으며, 더럽혀지지 않고 더럽혀질 수 없으며, 줄어들지 않고 채워지지 않는다.[10]

(13) "사리자야, 이러므로 공은 색·수·상·행·식을 갖지 않으며, 안(眼)·이(耳)·비(鼻)·설(舌)·신(身)·의(意)와 색(色)·성(聲)·향(香)·미(味)·촉(觸)·법(法)도 갖지 않

가리킨다.
9) Shāri 라고 하는 성(姓)이 여기서는 Shāri-Dvatī 로 길어졌다.
10) 막스 뮐러가 산스크리트 원본으로부터 번역한 것에는 이 부분이 다음과 같이 되어 있다. "그러므로, 오 샤리푸트라야, 모든 것이 공허한 성질을 지니며, 그들은 시작도 없고 끝도 없으며, 그들은 결함 없음이고 결함 없음이 아니며, 그들은 완전하고 완전하지 않다."

정신세계사 도서 목록

mindbook.co.kr

◀ 수행의 시대 ▶

생각을 걸러내면 행복만 남는다
노아 엘크리프 지음 | 이문영 옮김

세상은 어디에서 왔는가
산탐 디라지 지음 | 박현수, 김미경 옮김

당신의 목소리를 해방하라
실바이 나카쉬 지음 | 김정은 옮김

빅 마인드
데니스 겐포 머젤 지음 | 추미란 옮김

현존 수업
마이클 브라운 지음 | 이재석 옮김

1분 명상법
마틴 보로슨 지음 | 이균형 옮김

롭상 람파의 가르침
롭상 람파 지음 | 이재원 옮김

깨어남에서 깨달음까지
아디야샨티 지음 | 정성채 옮김

치유명상
윤종모 지음

마음 디자인
윤종모 지음

자각몽, 또다른 현실의 문
카를로스 카스타네다 지음 | 추미란 옮김

자각몽, 꿈속에서 꿈을 깨다
로버트 웨거너 지음 | 허지상 옮김

오픈 포커스 브레인
레스 페미 지음 | 이재석 옮김

당신의 소원을 이루십시오
존 맥도널드 지음 | 최인원 옮김

◀ 정신과학 ▶

초월의식 1, 2
스타니슬라프 그로프 지음 | 유기천, 김우종 옮김

우주의 홀로그래피
이균형 지음

홀로그램 우주
마이클 탤보트 지음 | 이균형 옮김

신과학이 세상을 바꾼다

익스틀란으로 가는 길
카를로스 카스타네다 지음 | 김상훈 옮김

초인수업
카를로스 카스타네다 지음 | 김상훈 옮김

사랑은 아무도 잊지 않았으니
개리 레너드 지음 | 강형규 옮김

돈 후앙의 가르침
카를로스 카스타네다 지음 | 김상훈 옮김

4차원 신앙수업
홍관일 지음

이제마, 인간을 말하다
정용재 지음

그대는 불멸의 존재다
개리 레너드 지음 | 강형규 옮김

제3의 이브
김시라 복자 지음

우주가 사라지다
개리 레너드 지음 | 강형규 옮김

섬의 단맛을 보라

정신세계사 도서 안내

명상, 수행, 영성, 치유, 깨달음의 길에는 늘 정신세계사가 있습니다

mindbook.co.kr

정신세계사 BEST 20

1.
왓칭
김상운 지음

베테랑 MBC 기자가 취재, 체험한
신기한 우주원리 관찰자 효과의 비밀

2.
리얼리티 트랜서핑
바딤 젤란드 지음 | 박인수 옮김

출간 직후 3년간 러시아에서만
250만 부 이상 판매된 러시아판 시크릿

3.
왓칭2
김상운 지음

시야를 넓힐수록 마법처럼 이루어지는
'왓칭' 확장판

4.
리얼리티 트랜서핑2
바딤 젤란드 지음 | 박인수 옮김

왜 원하는 미래가 점점 더 멀어지기만 하는
지에 대한 가장 확실한 대답

5.
리얼리티 트랜서핑3
바딤 젤란드 지음 | 박인수 옮김

'끌어당김의 법칙'만으로는 풀 수 없는
성공의 수수께끼를 낱낱이 파헤친다

6.
티벳 死者의 서
파드마삼바바 지음 | 류시화 옮김

죽음의 순간에 듣는 것만으로

7.
될 일은 된다
마이클 싱어 지음 | 김정은 옮김

아마존 베스트셀러. 내맡기기 실험이

8.
트랜서핑의 비밀
바딤 젤란드 지음 | 박인수 옮김

성공과 행복을 누리는 사람들은

는다.

(14) "안(眼)이 없는 곳에 욕(慾)도 없고" 나아가[11] "욕(慾)의 식(識)도 없다.[12]

(15) "무명(無明)도 없고 무명의 극복도 없으며" 나아가 "노사(老死)도 없고 노사의 극복도 없다.[13]

(16) "마찬가지로 슬플 것도 없고 나쁠 것도 없으며, 없앨 것도 없고 길도 없으며, 지혜도 없고 얻을 것도 얻지 못할 것도 없다.[14]

(17) "사리자야, 이러므로 ― 보살조차도 이룰 것이 없으므로[15] ― 반야바라밀다에 의지하고 거기 머무름으로써 마음에 걸림이 없고 따라서 두려움도 없으며, 잘못된 길〔또는 가르침〕을 멀리

---

11) 여기와 다음 절에서 '나아가'라고 표현한 것은 본 문헌이 《반야바라밀다》 원본의 많은 부분을 생략하여 요약했음을 암시한다. 생략된 부분을 복원하려면 18계(감각의 기관·대상·느낌의 다양한 세계)와 12인연(탄생과 사망의 끝없는 순환 고리)의 내용을 알아야 한다.

12) 어떤 대상에 대한 눈의 지각은 그 대상에 대한 어떤 의식과 좋고 싫음을 낳으며, 욕망을 일으켜 행동으로 옮겨가게 만든다. 따라서 눈이나 시각이나 어떤 느낌이 없으면 욕망의 의식도 있을 수 없다.

13) 여기서 생략된 부분은 다른 부분들과 마찬가지로 마음Mind만이 유일한 실체이며, 윤회계를 가공적으로 존재케 하는 이 마음을 떠나서는 아무것도 독립적으로 존재하지 않는다는 대승의 가르침에 의한 것이다. 오관으로 느끼는 모든 것은 덧없는 현상들이며 꿈의 내용물에 지나지 않는다. 이 꿈에서 깨어날 때 사람은 초세속적 통찰력을 얻으며, 현상적 자태를 초월하여 이처럼 깨어난 자는 모든 이원성 너머로 나아가 극복해야 할 무명(無明)도 노사(老死)도 없음을 알게 된다.

14) '깨달은 자'는 또한 자신의 깨달음과 동시에 기쁨과 슬픔, 선과 악, 보탬과 없앰 같은 모든 이원성이 단지 윤회계의 환각임을 알게 된다. 그리하여 이런 사람에게는 이 책의 제1권에서 언급했듯이 길도 없고 길을 가는 자도 없다. 무명이 없음과 같이 지혜도 없고 지혜를 얻거나 얻지 못함도 없다. 간단히 말해, 깨닫지 못한 마음이 상상할지도 모르는 가공적이고 이원적이지 않은 어떤 것이 없다는 말이다.(제1권 27장 참조)

15) 열반도 열반 아님도, 윤회도 윤회 아님도 없음을 깨달은 보살은 무언가를 이루려는 욕망이나 탐구를 넘어선 것이다.

여의고 훌륭히 열반에 이른다.

(18) 삼세(三世)의 모든 붓다들 역시 반야바라밀다에 의지하여 최상의 순수하고 완전한 깨달음을 이룬다.

〔반야바라밀다의 만트라〕

(19) 그러므로 반야바라밀다의 만트라, 위대한 이치의 만트라,[16] 최상의 만트라, 비길 데 없는 만트라, 모든 슬픔을 달래고 참다워 그릇됨이 없는 만트라, 반야바라밀다의 만트라를 이제 말하노니,

탈 야타 가테 가테 파라가테 파라상가테 보디 스바하[17]

(20) 사리자야, 보살은 반야바라밀다를 이처럼 이해해야 하느니라.

〔붓다의 동의〕

(21) 그러자 붓다께서는 삼매에서 깨어나 성 관자재보살 마하살에

---

16) 반야바라밀다 전체가 응집된 핵심 만트라는 반야바라밀다 그 자체와 같다. 왜냐하면 그것은 요가적 통찰력을 지닌 사람에게는 공(空)의 가르침 - 반야바라밀다의 기반을 이루는 - 에 담긴 광대한 논리적 결론의 완벽한 사슬이기 때문이다. 공의 가르침은 붓다와 관자재보살 마하살처럼 높이 진화한 보살들만이 이해할 수 있지만, 그만 못하더라도 어느 정도 이해력을 구비한 사람들 역시 심오한 명상을 통해 이 위대한 이치의 만트라에 담긴 초월적 지혜의 힘을 깨달음으로써 그것을 이해할 수도 있다.

17) Tadyathā Gate Gate Para-Gate Para-Sam-Gate Bodhi Sva-ha. 이 만트라는 다음과 같이 번역할 수 있다. "떠났네, 떠났네, 피안으로 떠났네, 피안에 닿았네, 깨달음이여, 스바하!" 여기서의 깨달음은 윤회계를 벗어나 저편 언덕(열반)에 도달한 붓다를 가리키는 것으로 이해할 수 있다.

게 말씀하셨다. "잘했다. 잘했다. 잘했다."
(22) 그처럼 동의한 뒤, 〔덧붙이기를〕 "그 말이 옳다, 오 고귀하게 태어난 자여, 그 말이 옳다. 심오한 반야바라밀다는 그대가 말한 것처럼 이해해야 한다. 여래들[18]도 역시 그렇게 생각한다."
(23) 세존께서 청중을 향해 이렇게 말씀하시자 덕망 있는 샤리드바티의 아들과 성 관자재보살 마하살과 그 자리에 있던 모든 유정(有情)들 ─ 천신·인간·아수라[19]·건달바[20]와 온 세상 ─ 이 기뻐하면서 세존을 찬탄했다.

이로써 놀라운 초월적 지혜가 완성되었다.

---

18) 여래(如來 ; Tathāgata)들은 고타마 붓다를 포함하여, 삼세(三世)의 위대한 붓다 계보에 속하는 존재들이다.(p.455\39 참조)
19) 자만심으로 인해 천신들의 나라에서 영락한 아수라asura 들 역시 붓다의 인도로 위안을 얻고 깨달음에 이를 수 있다. 여기서 다시 한 번, 불교가 가장 타락한 존재들까지도 결국에 가서는 해방된다고 가르침을 볼 수 있다.
20) 건달바Gandharva들은 음악을 좋아하여 '위대한 자'들의 영광을 노래하는 천상의 정령 집단이다.

보유(補遺)

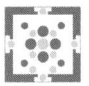

위의 간략한 경문과 그 앞에 제시한 서론을 보충하기 위해 티벳 불전《반야바라밀다》제17장으로부터 편집자가 라마 카지 다와삼둡의 번역을 도와 다음의 초본을 여기 첨가한다. 닥포타르귄Dvagspo-Thar-rgyun이라는 제목의 이 글은 설명문이 주종을 이루기 때문에 우리의 이해에 특별히 도움이 된다. 이 장은 우리의 목판본 120~124 지면에 위치한다.[1]

1. 반야바라밀다의 탁월성

보살이 보시 · 지계 · 인욕 · 정진 · 선정의 다섯 바라밀을 끊임없이

---

1) 이후의 글은 전체적으로 편집자의 해설 없이 진행된다. 마지막 제4장의 앞뒤에만 있는 간단한 해설문은 이 책 전체에 있는 편집자의 삽입어구와 마찬가지로 〔 〕부호를 사용했다. 이것은 모든 문단에 붙인 인용 부호(따옴표)를 일괄적으로 없애기 위함이다 – 역자.

행하되 여섯 번째 반야바라밀을 행하지 않으면 전지(全知)의 경지에 이를 수 없다. …… 그래서 초월의 개요[2)]는 이렇게 말한다. "길을 모르는 눈먼 사람들은 가고자 하는 목적지에 도달하지 못한다. 반야의 지혜가 없는 나머지 다섯 바라밀에는 눈이 없는데 그들이 어떻게 깨달음의 영역에 닿을 수 있을 것인가! 그러나 다수의 눈먼 사람들 중에 눈뜬 사람이 하나 있다면 그들은 분명히 목적지에 이를 수 있다." 그와 마찬가지로 다른 공덕들은 반야의 인도에 의해 전지(全知)를 향한다. ……

이제 이런 질문이 있다. 방편Upaya과 반야Prajñā를 따로따로 추구한다면 어떤 속박이 뒤따를 것인가?

방편 없이 반야에만 의지하는 보살은 성문(聲聞)들이 바라는 유·무여의열반(有·無餘依涅槃)[3)]에 묶이기 쉬우며 무주처열반(無住處涅槃)[4)]에 이르지 못할 것이다.[5)] ……

---

2) 원문은 파파 뒤파Hphags-pa Sdüd-pa, '초월의 개요'.
3) the quiescent state of Nirvāṇa. '정지(무활동) 상태의 열반'
4) the state of Nirvāṇa which is not fixed. '고정되지 않은 열반'.
5) p.231\120 참조. 대승불교의 입장에서 보면 남방의 상좌부 불교도들을 포함한 성문(聲聞; Shrāvaka)은 독각(獨覺; Pratyeka)과 마찬가지로 자기 완성만을 추구하며, 보살(菩薩; Bodhisattva)이 지향하는 보다 위대한 중생 제도의 길을 가지 않는다. 반야 없이 방편을 추구하는 성문들은 아라한(Arhat; 應供)이 육체 상태로 도달하는 유여의열반(有餘依涅槃)만을 얻을 것이며, 죽어서 그런 깨달음과 함께하는 무여의열반(無餘依涅槃)에 묶이기 쉽다.

그리하여 열반에 두 가지가 있으니, 첫째는 윤회계의 카르마를 모두 극복하여 다시 윤회하게 될 필요가 없어진 상태이고, 둘째는 그런 위대한 성취가 그보다 더 높이 진화할 수 있게 만드는 발판일 뿐이라고 깨닫는 상태이다. 둘째의 경우, 그 주인공은 일단 열반을 성취한 뒤 그 성취 자체만으로는 충분하지 않으며 그것이 보다 큰 목표에 사용되어야지 독각불처럼 그저 그것을 향유할 수만은 없다고 생각한다. 그의 생각에 따르면, 성문 불교도들은 첫째 경우을 완전한 열반으로 오해하고 그 너머로 나아가려고 노력하지 무진의청문(無盡意請文)[6]에서는 이렇게 말한다. "방편을 떠난 반야는 수행자를 열반에 묶고, 반야 없는 방편은 그를 윤회에 묶는다." 그러므로 둘은 결합되어야 한다. ……

다시 예를 들면, 어떤 곳에 가고자 하는 사람은 길을 보고 걸을 눈과 발이 있어야 하듯이 열반에 이르고자 하는 사람은 반야의 눈과 방편의 발이 있어야 한다.

나아가 이 반야는 저절로 만들어지거나 생겨나지 않는다. 예컨대, 작은 나무토막은 큰불을 낳지도 않고 그 불이 오래가지 않지만 커다란 장작더미는 오랫동안 탈 수 있는 큰불을 낳는 것처럼 쌓인 공덕이 적으면 위대한 반야를 낳을 수 없다. 보시와 지계를 포함한 나머지 다섯 바라밀만이 모든 번뇌 부정(不淨)을 제거할 위대한 반야를 낳을 수 있을 것이다. ……

반야의 특성은 모든 것의 본성을 알아봄이다. …… 반야가 무엇인가? 그것은 모든 것을 구별함이다.

않으며 결과적으로 거기 묶이게 되는 것이다. 방편만이 아니라 반야와 결합된 방편을 추구했다면 그들은 둘째의 경우를 택했을 것이며 대승불교도들과 마찬가지로 어디에도 묶이는 일 없이 초세속적 진화의 대로(大路)를 가고 있을 것이다. 대승불교에서는 첫째의 경우보다 등급이 낮은 경우도 인정하는데, 그것은 불완전한 열반이거나 예비 열반인 것처럼 보인다. 왜냐하면 이 책에서 "그 열반에 한 번 도달하면 거기서 팔만사천 대겁(大怯; mahā-kalpa) 동안 머문다"고 말하기 때문이다.

6) 원문은 로도미제파Blo-gros-mi-zad-pa ; Skt. Akshayamati Paripricch .

2. 세 종류의 반야

3종류의 반야가 있으니, 그것은 세속적 지혜와 낮은 초월적 지혜와 높은 초월적 지혜이다. 그들은 다음과 같은 차이가 있는데, 우선 첫 번째는 의약학(치료술) · 철학 · 언어(문학) · 수공예의 네 가지 지식〔또는 기술과 학문〕이다. 이들 네 가지 세속적 지식의 이해와 실습으로부터 생겨나는 반야는 '세속적 지혜'라 불린다. '낮은 초월적 지혜'는 성문과 독각불이〔불법(佛法)에 대해〕듣고 숙고하고 명상함으로써 얻어지는 그런 종류의 반야이다. 그것은 육체가 부정하고 덧없으며 슬픔의 근원이며 거기에는 영원한〔또는 변함없는〕자기가 들어 있지 않음을 앎이다. '높은 초월적 지혜'는 대승의 가르침을 듣고 숙고하여 명상한 후에 도달하는 반야이다. 그것은 모든 것이 본질적으로 공성(空性)이며 실제로는 탄생도 기반도 근원도 없음을 앎이다. 《반야바라밀다 7백 법문》[7]은 이렇게 말한다. "모든 것이 태어나지 않음을 앎이 반야바라밀다이다." ……

3. 개아(個我)

여러 유파에서 각기 다르게 해석하는 개아(個我 ; 개인적 자아)라는 술어는 본질상 치트(Chit ; 意)나 붓디(Buddhi ; 覺)를 동반하면서 물질적 형상으로 연이어 태어나는 것들에 적용되는 술어이다. 또는 그

---

7) *Prajñā-Pāramitā Sapta-Shatika*, 이것은 다른 요약본임.

것은 모든 종류의 행위를 지속하면서 의식이 살아 있는 듯한 갖가지 재주를 연출하는 장난꾼이다. 단편들[8]은 이렇게 말한다. "[카르마에 의한 습벽(襲癖)의] 존속은 푸드갈라(pudgala ; 個我)라고 불린다. 모든 장난을 과시하는 것은 바로 그것이다." 자아ego가 영속적이고 개별적이라고 믿으면서 사람들은 거기 집착한다. [이때] 그것은 '인아(人我)'[9]라고 불린다. 이것은 오염으로 이어지고, 오염은 악업을 낳으며, 악업은 불행을 낳는다. 이 탐탁지 못한 것들의 근원은 자아ego[또는 자기self]이다. 그에 대해 《해석들》[10]은 이렇게 말한다. "'나'라는 개념은 '타인들'을 낳고, 이렇게 '나'를 고수하는 데서 좋고 싫음이 생겨나며, 이들이 모여 여러 가지 나쁜 버릇을 낳는다."

또한, '법아(法我)'라고 하는 것은 왜 그렇게 부르는가?

그것은 특성을 지니며, 특성을 지니는 것은 '법(法)'으로 알려져 있기 때문이다. 그래서 외적 물(物)과 내적 심(心)에 실체가 있다는 믿음은 '법아견(法我見)'이라 부른다. 이들 두 가지, 즉 개별화된 '나'를 믿음(인아견)과 물질과 [세속적] 마음의 보편적 실체를 믿음(법아견)은 함께 '이아견(二我見)'이라 불린다.[11]

---

8) Fragments. 원문은 시부Sil-bu, '단편들' 또는 '부서진 조각들'. 대승불교의 경구(警句)들을 모은 티벳의 경전.
9) tma(ego) of selfish being(individual).
10) Explanations. 원문은 남데Rnam-hgrel, '해석' 또는 '설명'.
11) 인아(人我)는 '거짓 나'이고, 그것은 붓디(Buddhi ; 覺)에 집착함으로써 정신적 성장을 방해한다. 법아(法我)는 외부적 현상과 내면적 마음이 한마음과 분리된 어떤 것으로서 그들 자체가 실재한다고 보는 잘못된 믿음에서 생겨난다.

4. 원자(原子)의 존재 여부

〔이제 '이아견(二我見)'에 대한 논박이 두 지면에 걸쳐 이어진다. 그 중 가장 눈에 띄는 입론(立論)은 인도의 대 사상가들이 유럽에서 과학이 발달하기 오래 전부터 이미 상상했었던, 물질 원자의 존재와 비존재에 관한 것이다.〕

비바사파(毘婆沙派)에서는 원자가 존재한다고 주장한다. 서로 독립적인 그들은 회전할 수 있는 공간을 지니며, 그들이 결합력을 갖는 것은 마음의 작용에서 기인한다고 한다. 경량부(經量部)에서는 원자가 존재한다고 주장한다. 그들은 회전할 공간을 갖지 않으며 서로가 실제로 접촉하지는 않고 아주 가까이 붙어 있다고 한다.[12]

"그러면 우리 주변에서 분명히 지각되는 선명하게 드러난 이들 현상은 무엇인가?"라고 묻는다면, 그 대답은 이렇다. "그들은 우리 자신의 마음이 밖으로 반영된 것일 뿐이다. 달리 말하면 그처럼 밖으로 투사된 마음의 환각이다."

그것이 실제로 그렇다는 것을 어떻게 알 수 있는가?

여러 가지 비유와 실례를 통해, 우리들 자신의 추론〔또는 이해〕에 의해 알 수 있다.

〔이들이 보여주듯이, 간단히 말해서 반야바라밀다는 정지(正智)에

---

12) 비바사파 Vaibhāshika와 경량부 Sautrāntika는 인도 불교의 초기 종파들임./ 아드바야바즈라(Advaya-vajra ; 不二金剛)의 《타트바라트나발리 Tattva-ratnāvalī》에 의하면 성문(聲聞)·연각(緣覺) 2승(乘)이 비바사파이고, 유가행파와 중관파 및 경량부는 대승(大乘)이라고 함. Vaibhāshika는 〈아비달마대비바사론〉의 결집에 관계하거나 이 논을 따르는 사람들을 가리키는 말인 비바사사(毘婆沙師)로 번역할 수도 있음 - 역주.

이르는 수단이며, 얻어진 지식을 내면적인 마음Internal Mind(베단타 학파의 아트마비댜Ātma-Vidyā)의 최고 과학 — 그 초월적 영역에 적용하는 수행자에게는 그 수단은 서양 과학자들이 사용하는 어떤 실증적 방식들 못지않게 과학적이고 합리적이다. 서양 과학자들은 마야 Māyā를 실험하고, 위대한 수행자는 실재(實在)를 분석하여 '지름길'에 의해 무한한 지혜를 얻고 피안에 이른다.]

〔스승들의 요가 지식이 담긴
이 책의 마지막 제7권은
여기서 끝난다.〕

도판 해설

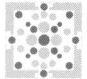

1. 현대의 스승들

(1) 고(故) 라마 카지 다와삼둡 : 시킴의 강톡 부근에 있는 공립학교 교장이던 1919년의 모습. 이듬해 캘커타 대학의 티벳어 강사로 취임했음.

(2) 푸리에 있는 자티아바바지 사원의 고(故) 쉬리마트 쿨라다난다 브라마차리Śrīmat Kuladānanda Brahmachāry : 그는 마드와챠리아Madhwāchārya 교단의 가장 존경받은 스승들 중 하나로 많은 제자를 두었었다. 그 옆에 경건한 자세로 무릎을 꿇은 한 제자가 있다. 사진에서 보듯이 그는 훌륭한 용모와 길게 자란 머리가 눈에 두드러진다. 그의 덕분으로 편집자는 요가에 관한 몇 가지 어려운 문제들을 명확히 이해할 수 있었다.

(3) 푸리 소재 샹카라챠리아 사원의 원장이었던 고(故) 샹카라챠리아 마두수단 티르타 스와미Shankarāchārya Madhusudan Tirtha Swāmi : 저 유명한 샹카라챠리아 사원의 원장석에 호화

로운 벵갈산 호랑이 가죽을 깔고 앉아 있다. 그의 오른손 편에 출세간의 탁발승들이 보통 사용하는 것과 같은 황동제 물항아리kamandalu가 있고, 왼쪽에는 브라마의 지팡이Brahma-daṇḍa를 상징하는 동시에 그가 바라문의 단다Daṇḍa 교단 수행자임을 나타내는 대나무 작대기가 서 있다. 그는 정신적 통찰력과 탁월한 지성으로 존경받는 바, 편집자는 그에게서도 지도를 받았다.

(4) 푸리의 국립 산스크리트 대학 아유르베다 교수 의보(醫寶) 석학 고(故) 마구니 브라마 미쉬라Maguni Brahma Miśra : 그가 인도 총독 쳄즈퍼드Chelmsford 경에게 탁월한 실력을 인정받고 '의학의 보배Vaidyāratna'라는 칭호를 얻은 것은 1921년 새해였다. 편집자는 그와 가까이 지내면서 환대를 받고 자주 학술적 도움을 얻었으며, 그에게서 성자다운 기품을 느꼈다. 바라문 계급 출신인 그는 결혼하여 자녀를 낳고 세속 생활을 영위한 카르마 요기로서의 아주 모범적인 스승이었으며, 슬하의 네 아들 모두가 이승에서 현재 잘 살고 있다.

(5) 《밝혀진 진실들Truth Revealed》의 저자인 베나레스(바라나시)의 스와미 샤마난다Syamānanda 브라마차리 : 편집자는 1918년 힌두교의 이 성스런 도시에 머물고 있을 때 그로부터 많은 도움을 받았다. 그는 영 능력과 지성이 잘 조화된 인물로 속세에 살면서 가장(家長)의 길을 걷지 않는 카르마 요기의 전형이다.

(6) 푸리에 있는 케다르 아쉬람의 스승 쉬리마트 쉬리 유크테스와르 기리Śrīmat Śri Jukteswar Giri : 이 존경받는 스승은

아쉬람 밖의 낮은 나무의자에 표범 가죽을 깔고 요가 자세로 앉아 있다.

2. 천상의 권위를 상징하는 무지개로 둘러싸인 사당

이 사당은 시킴의 페미온체Pemionche 승원 도서관 한가운데 놓여있다. 무지개 아랫부분 왼쪽에 커다란 금강저의 내민 끝이 보인다. 사당 앞의 제단 위에는 물을 채운 일곱 개의 놋쇠 주발이 있는데 이것은 수호존들을 공양하기 위한 것이다. 한쪽 끝에 꽃병이 있고 그 옆에 왼쪽으로 물항아리가 있는데 이것은 일곱 주발에 물을 보충하기 위한 것이다. 뒤에 간신히 보이는 신성한 책들은 필사본과 목판본이며 각각 천에 싸여 분리된 정리함에 들어 있다. 페미온체 승원은 히말라야의 만년설이 내려다보이는 신성한 영토, 그 높은 산꼭대기의 벼랑에 서 있다.

3. 후광을 두른 붓다와 스승 감포파

라마 카지 다와삼둡이 그린 수채화 2장의 사진(원래 크기의 3/4 정도)

무지개빛 후광을 두른 붓다가 연꽃으로 받쳐진 월륜의 보좌에 앉아 있다. 오른손은 붓다가야의 보리수 아래 앉아 성불하는 순간 마군을 정복했음을 지신(地神)에게 증명하는 표시로 지었던 촉지인(觸地印 ; Bhūshparsha-mudra)을 보여준다. 왼손은 출가 수행자의 밥그릇인 발우(鉢盂)를 들었다.

밀라레파의 가장 뛰어난 제자이며 닥포라제Dvagpo-Lharje로도 알려진 스승 감포파Gampopa는 이 책의 제1권에 나오는 〈귀중한 기도서〉를 편집했다. 그는 카귀파 종의 라마 복장을 하고 설법용 좌석의 수놓은 방석에 붓다 자세로 앉아 있다. 그는 티베트어로 씌여진 종교 서적을 들었으며, 그에 입각하여 구극적 해방의 길이 담긴 붓다의 가르침을 설하고 있다.

4. 두 가지 중요한 요가 자세

위쪽 사진은 리쉬케쉬 부근의 갠지스 강변에 있는 비르바다르Birbhaddar에서 붓다 자세Padmāsana로 앉은 스와미 사티아난다Satyānanda이고, (p.183 참조) 아래쪽 사진은 그가 싯다아사나Siddhāsana(성취자의 자세)로 앉은 모습이다. 그는 머리와 몸의 털을 깨끗이 깎고 인도산 영양 가죽 위에 깔개를 얹고 앉아 있다.(p.278\66 참조) 뒤쪽으로 멀리 보이는 초옥(草屋)은 편집자가 스와미의 도움 아래 요가를 공부하면서 얼마 동안 거주했던 곳이다.

5. 신성한 다키니, 바즈라요기니

티벳 화가 라리파펨파텐둡라Lharipa-Pempa-Tendup-La가 시킴의 강톡에서 편집자의 공부를 돕기 위해 그린 무거운 면포의 채색화를 원래 크기의 사진으로 재현한 것. 이 그림은 우리의 문헌 pp.263~265에 설명한 바즈라요기니의 모습과 대체로 일치한다. 원래의 그림은 그녀의 밀교적 특성을 그대로 반영한 밝은 루비 빛깔의 붉은색이다.

6. 포와Pho-Wa 사본의 지면 1b, 2a, 2b, 3a.

　원래 크기의 절반보다 약간 작은 사진. 유두체(有頭體 ; Uchen) 문자로 씌어진 이 필사본은 편집자가 다르질링에서 만나 제5권의 사본 2권을 건네받은 티벳 수행자에게서 얻었다.(p.392 참조) 이것은 그의 스승이 갖고 있던 옛 사본을 베낀 것으로, 만든 후 50년 이상 지나지 않은 듯하다. 세 장의 지면에 보이는 조그만 네모 조각들은 그가 포와를 수행하면서 중요한 구절에 표식을 남겨두려고 그 자리에 붙인 붉은색의 종이 조각들이다.

7. 최Chöd 사본의 지면 3a, 3b, 4a, 4b, 5a.

　원래 크기의 절반에 해당하는 사진. 무두체(無頭體 ; Umed) 문자로 씌어진 이 필사본은 앞서 설명한 사본과 마찬가지로 옛 사본을 현대에 베낀 것이다. '최' 의식의 수행자는 큰 책자보다 의복이나 모자 속에 은닉하고 다니기 간편한 이런 식의 작은 책자를 선호한다.

8. 한 장의 지면으로 된 장음 '훔' 의 사본

　원래 크기의 2/3 정도에 해당하는 사진. 가운데에 티벳의 신비한 상징 문자인 장음(長晉) '훔'이 있다. 공중으로 타오르는 불길 모양의 원은 파랑색이고, 초승달 모양은 흰색이며, '윗부분'이라고 칭하는 수평 막대기는 노랑색, 그 아래 아라비아 숫자 5를 닮은 기음(氣晉) '하' 부분은 빨강색, 그리고 나머지 부분인 묵음(默晉) '하'와 모음 기호 부분은 초록색이다. 제6

권에서 설명하듯이 이들 각 부분과 거기 배당된 색깔들은 만다라의 다섯 선정불과 관계가 있다. 이 사본 역시 스승의 사본을 복사한 것으로 그리 오래되지 않았다. 많은 부분이 요약된 이 가르침은 티벳의 비밀스런 상징 언어를 담고 있으며, 지금도 입문자들이 사용하고 있다.

9. 성(聖) 관자재보살 마하살

역시 티벳 화가 라리파펨파텐둡라가 시킴의 강톡에서 편집자를 위해 그린 무거운 면포의 채색화를 원래 크기의 절반 정도로 재현한 사진. 제7권의 신성한 스승 관자재보살이 무지개 빛 후광을 두른 월륜상의 연화 보좌에 붓다 자세로 네 개의 팔을 지닌 상징적 형상을 하고 앉아 있다. 관자재보살 칭호의 의미에 대해서는 p.333의 주해 2를 참조할 것.

〈역자 후기〉
금강승(金剛乘)의 길

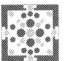

사람은 항상 무언가를 원한다. 그것이 삶의 일반적 법칙이다. 무언가를 원하는 이유는 어찌보면 그가 불완전하기 때문이다. 그는 욕망이 충족되기를 원하고 그 욕망이 충족될 때 일시적으로 완전해지면서 행복을 느낀다.

사람이면 누구나 원하는 것이 스스로 완전해지는 듯한 느낌, 즉 행복감이다. 행복은 모든 욕망이 충족되어 더 이상 바랄 것이 없는 상태를 이름이다. 부귀·안락·사랑·영광·장수 등의 세속적 욕망이 충족될 때도 행복을 느낄 수 있지만, 거기서 더 나아가 세속적 차원에서는 상상할 수도 없었던 초세속적 욕망까지 모두 충족되어 정말 더 이상 바랄 것이 없는 '보다 큰 행복'의 상태는 '지복'이라든가 '법열'이라는 말로 불린다. 법열은 진지한 수행자들이 염원하는 해탈·열반·성불로 이어진다.

사람이 행복해지기 위해서는 우선 욕망이 충족되어야 하지만 인간의 욕망은 원래 끝이 없어서 그가 실제로 행복해지는 것은 사실상 거의 불가능하며 가능하다 해도 오래 지속되지 않는다. 그래서 욕망이 적을수록 행복의 도수가 높아지고 나아가 욕망이 아예 하나도 없다면 완전히 행복해질 수 있다고 하는 결론이 생겨난다.

그리하여 우리는 세상에, 욕망의 노예가 되어 스스로 불만과 괴로움을 자초하면서 살아가는 사람들과 욕망을 조절하면서 지족의 덕과 즐거움을 누리는 사람들, 욕망을 완전히 부정하면서 금욕과 고행으로 심신을 정화하여 보다 큰 행복을 누리고자(즉 지복과 법열을 체험하고 고뇌로부터 해탈하여 열반에 들고자) 하는 사람들이 있음을 본다.

보다 큰 행복을 구하는 인간의 마음과 그것을 대변하는 세상의 위대한 종교들은 행복에 이르는 두 가지 방법론 중에서 본질적으로 후자를, 즉 '욕망 부정'의 방식을 권장한다. 그리하여 금욕과 절제의 양식을 따르면서 심신을 가다듬고 해탈이나 구원과 같은 최고 가치를 추구하도록 가르친다. 그러나 이것과 반대되는 저것의 방식은 피할 수 없는 법이어서, 세상에는 개인적 욕망을 이루기 위한 토속적 정령 신앙과 본질적으로 '욕망 긍정'의 방식을 따르는 마법이나 주술 등이 세상의 위대한 종교들 이전부터 존재해 왔다.

그렇기는 하지만 그들 — 즉 세상의 위대한 종교들과 그들이 어쩔 수 없이 인정해야 했던 자신의 그림자적 요소들 — 각자의 내부에도 역시 원래의 취지에 반대되는 요소들이 있다. 다시 말하면, 욕망 부정의 종교에도 욕망과 관련하여 무언가를 긍정하는 부분이 있고, 욕망 긍정의 종교에도 욕망과 관련하여 무언가를 부정하는 부분이 있다는 것이다. 그리하여 진리는 이원성의 한쪽 국면만으로는 존재할 수 없으며 보다 완전한 상태는 균형과 조화를 통한 이원성의 합일임을 우리도 알게 된다. 초기 대승불교에서 중도(中道)의 개념이 중시되었고 그것이 밀교로 발전한 중·후기에 와서는 '다양한 요소들의 균형과 조화에 의한 구극적 합일의 경지'를 도식화하여 보여주는 만다라들이 나타났던 것도 그런 이치에 따른 것이라고 볼 수 있다.

좌우와 상하의 서로 반대되는 것들이 다시 얽혀 서로를 가로막는 이원적 물질계의 상징으로 ╋ 기호가 사용되는데 이것은 정적인 상태의 표현이고, 이를 다시 이원화시켜 동적인 상태로 표현한 것이 卍과 卐의 기호이다. 이들 두 기호는 각각 북쪽과 남쪽을 보고 앉았을 때 지구가 자전하는 방향을 나타내며 밤과 낮, 음과 양, 사망과 출생, 감소와 증가 등을 각각 의미하고, 일반불교와 비밀불교의 상징으로 사용된다.

이 중 비밀불교, 그것의 최종 결실이라고도 할 수 있는 '금강승'을 이 책은 논하고 있다. 우리 나라에서 조선 시대에 맥이 끊어져버린 비밀불교는 중국과 일본에서도 금강승으로까지는 발달하지 못했으며 오직 티벳으로만 전해져 보존되어 오고 있는 터이다. 그리하여 이 책은 티벳 비밀불교 금강승의 교의를 전하고 있는데, 그에 관한 '학술 연구서'라기보다는 '수행 지침서'의 성격을 띠고 있다. 다시 말하면 티벳 불교의 역사라든가 교의 전체(또는 일부)를 체계적(또는 이론적)으로 해설하는 책이 아니라, 티벳 불교 수행법 중의 어떤 것들을 나름대로 비교적 자세히 전하고 있다는 것이다.

따라서 이 책의 가치를 제대로 이해하려면 이 책에 포함된 일곱 문헌의 내용이 티벳 불교 속에서 어떤 위상을 지니는지 알아야 하고, 또 그 이전에 초기 대승불교의 기본 상식을 포함하여 중·후기 밀교의 이론과 실천 체계를 어느 정도 알고 있어야 한다. 이 가운데 전자에 대해서는 각 문헌의 서론을 참조하여 독자 스스로 이해하도록 하고, 후자에 대해서는 관련 서적을 참고하여 옮긴이가 이해한 내용을 간추려본다.

이런 말이 있다. "고타마 붓다의 가르침 ― 그 씨앗이 소승(小乘)으로 싹트고, 대승(大乘)으로 자라서, 선(禪)으로 꽃핀 후, 밀교(密敎)로 열매를 맺었다." 여기서 밀교에 관해 다음과 같이 덧붙여 말할 수 있을 것이다. 완전한 열매가 되기 전인 대승불교 초기의 밀교를 잡밀(雜密)이라 하고, 거기서 발전하여 진언승(眞言乘)의 형태로 체계가 잡힌 중기 밀교를 순밀(純密)이라 한다. 이 정순(正純) 밀교 역시 발전하여 후기로 들어서면서 금강승(金剛乘)과 그로부터 파생한 구생승(俱生乘)·시륜승(時輪乘) 등 여러 가지 형태의 열매들을 보여주었다.

그러나 원래의 씨앗이 지닌 본성은 그 다채로운 열매들 속에 그대로 남아 있으니, 현대의 불자(佛子)들은 탐스럽고 풍부한 열매들을 마음껏 음미하면서 올바른 탐구와 수행을 통해 씨앗을 찾아내고 가꾸어나갈 수 있는 것이다. 이것은 비의적으로 이해하면, 자신의 마음 속에서 보리심(깨달음의 씨앗)을 발견하고 양육하면서 자타의 근기와 취향에 맞는 방편을 통하여 상구보리(上求菩提) 하화중생(下化衆生)하는 큰 보람과 기쁨을 함께 누릴 수 있다는 뜻이다.

붓다의 가르침에서 맨 먼저 싹이 튼 소승(小乘)은 성문(聲聞)과 연각(緣覺)으로 나뉘는데, 이 중 전자는 고(苦)·집(集)·멸(滅)·도(道)의 사성제(四聖諦)를, 후자는 무명(無明)에서 노사(老死)에 이르는 십이인연(十二因緣)을 깨달음의 방편으로 한다. 그리고 소승에서 자라난 대승(大乘) 보살(菩薩)은 보시(布施)에서 반야(般若)에 이르는 육바라밀(六波羅蜜)을 방편으로 삼아 깨달음의 길로 나아간다.

중기 밀교인 진언승의 이론은 일체법을 체(體)·상(相)·용(用)의 관점에서 육대(六大)·사만(四曼)·삼밀(三密)로 구분하여 설명한다. 이를 좀더 자세히 말하면, 일체법의 본체는 지(地)·수(水)·화(火)·풍

(風)·공(空)·식(識)의 6종 원소로 이루어져 있고, 일체법의 현상은 대(大)만다라·삼매야(三昧耶)만다라·법(法)만다라·갈마(羯磨)만다라의 4종 만다라가 대변하며, 일체법의 작용은 신(身)·구(口)·의(意)의 3종 활동에 의지한다는 것이다. 그리하여 진언밀교의 수행법은 이 마지막 3종 활동을 깨달음의 비밀스런 수단으로 보고 '중생이 곧 부처'라고 하는 즉신성불(卽身成佛)의 이치에 따라 몸(손)으로 붓다의 몸짓인 인계(印契)를 짓고 입으로 붓다의 말씀인 진언(眞言)을 외우며 뜻으로 붓다의 마음을 관(觀)하는 삼밀유가(三密瑜伽)가 주종을 이룬다.

후기 밀교인 티벳의 전통은 중국·한국·일본에 전래된 초·중기 밀교와 근원을 같이하지만 시간적·지리적 여건에 의해 차이가 있고, 불공역(不空譯)《금강정경십팔회지귀》에서 말하는 제1회의《금강정경》(《대일경》과 함께 진언밀교의 소의 경전임)을 원류로 하면서 제15회의《비밀집회경》을 기본 경전으로하여 발달했다. 그리고 밀교에 작(作)·행(行)·유가(瑜伽)·무상유가(無上瑜伽) 탄트라의 4등급이 있는데 진언·다라니 위주의 초기 밀교는 작(作) 탄트라에 해당하고, 태장계와 금강계의 양대 만다라를 완성한 중기 밀교의《대일경》·《금강정경》계통이 각각 행(行)탄트라와 유가(瑜伽) 탄트라에 해당하며, 후기 밀교의《비밀집회경》이후가 무상유가(無上瑜伽) 탄트라에 해당한다.

무상유가 탄트라의 수행에 생기(生起)·구경(究竟)의 두 차제(次第)가 있으니, 먼저 생기차제에서 마음 바탕을 정화하고 다스린 후 구경차제에서 마하무드라를 깨달아 불과(佛果)를 이루도록 되어 있다. '생기차제'는 (1) 가행삼마지 — 유가(瑜伽)·수(隨)유가·심심(甚深)유가·대(大)유가, (2) 만다라최승왕삼마지 — 비밀집회 만다라의 32존 출생, (3) 갈마최승왕삼마지 — 만다라의 불보살 및 명왕들을 삼라만상과 행자의 심신에 배당하여 공양함, 이렇게 3종 삼마지 ― 또는 6지(肢)유가, 49진실, 25사(事) ― 로 이루어져 있고, 인체의 생리작용을 중시하는 '구경차제'는 (1) 금강염송(念誦) (2) 심청정(心淸淨) (3) 자가지(自加持) (4) 락현각(樂現覺) (5) 쌍입(雙入), 또는 (1) 정적신(定寂身) (2) 정적어(定寂語) (3) 정적심(定寂心) (4) 환신(幻身) (5) 광명(光明) (6) 쌍입(雙入)의 5~6단계로 이루어져 있다. 구경차제의 여러 단계들은 이 책의 제2권과 3권에서 주제로 삼는 사항들이며, 특히 마지막 '쌍입'의 단계는 편집자가 개론에서 무수히 반복하고 우리도 익히 들어온 "윤회 즉 열반, 번뇌 즉 보리, 중생 즉 부처"를 말로만이 아니라 몸과 마음으로 직접 체험하고 구현하는 경지이다.(이상 釋智賢著《密敎》, 1978, 玄岩社 ; 酒井眞典著《西藏密敎敎理の硏究》, 昭和三十一年, 高野山出版社 참조)

이 책은 티벳 밀교 특유의 수행법을 소개하는 일 그 자체만을 목적으로 씌어졌다기보다는 불교가 아직 자세히 소개되지 않았던 20세기 초·중반의 서양 사회에 티벳 전통을 중심으로한 대승불교의 이념을 전하는 역할도 하고 있다. 따라서 이 책이 지니는 가치는 두 가지 측면이 있다고 할 수 있는데, 그 중 후자의 측면에서 보면 우리가 어느 정도 알고 있는 대승불교의 개념들을 암시하는 이야기가 자주 등장하지만, 그들은 등잔 밑의 진실에 어두운 우리의 눈이 아니라 예리한 분석력을 지닌 한 서양인의 통찰과 감동을 담고 있어서 서구 문명과 개인주의 사조에 물들어버린 현대의 우리들에게는 진작부터 접해온 재래식의 진부한 교설보다 어쩌면 더 호소력이 있을지 모른다. 그리고 전자의 측면에서는 티벳 밀교에만 전하는 '금강승의 길'을 제시하고 있는 것이다.

그리하여 이 책이 전하는 내용은 지구상에서 자기 자신 속으로 가장 깊이 들어가(내려가) 금강석과도 같은 진실을 찾아낸 사람들의, 그리하여 혼자 있든 다른 사람들과 함께 있든 존재의 가장 깊은 진실에 입각하여 행동했던 사람들에 의한, 그리하여 세속적 의리와 사랑이 아니라 '모든 것을 충족시키는 지혜의 여신'과의 합일을 바라는 사람들을 위한 것이다.

대승불교 수행자의 이상형이 보살, 즉 보리살타(Bodhisattva ; 覺有情)라면 여기서 좀더 발전한 중·후기 밀교 수행자의 이상형은 금강살타(Vajrasattva ; 金剛有情)이다. 수행자 자신이 이 금강살타임을 확인하기 위한 만트라가 진언밀교에 있으니 191쪽의 주해 4에 언급한 '백자진언'이 그것이다. 독자가 '금강승의 길'을 이해하고 나아가는 데 조금이라도 도움이 되기를 바라면서, 끝으로 이 '대승현증백자진언(大乘現證百字眞言)'의 원문과 기본 의미를 소개한다.("진언은 번역할 수 없다"는 원칙이 있으나 이것은 오의가 와전될 수 있음을 우려한 것이다. 산스크리트 원문을 확고히 지니면서 그것의 깊은 뜻에 도달하기 위한 수단으로 번역해보는 것은 오히려 바람직한 일일 수 있다.) 좀더 자세히 연구하면 이 짧은 문장에 정밀 심오한 밀교의 핵심이 담겨 있음을 알게 될 것이다.

Oṃ vajrasattva samayamanupālaya vajrasattvenopatiṣṭha dṛḍho me bhava sutuṣyo me bhava anuracto me bhava supuṣyo me bhava sarva siddhim me prayaccha sarva karmeṣu ca me citta-śriyam kuru hūṃ ha ha ha ha hoḥ bhagavan sarva-tathāgata vajra mā me muñca vajrī bhava mahā samaya sattva aḥ.

옴 금강살타여 서원에 따라 수호해 주소서 금강살타여 이끌어 주소서 나를 견고케 하시고 나를 환희케 하시고 나를 탐애케 하시고 나를 양생케 하시며 내게 일체 성취를 수여하시어 일체 사업에서 내가 마음 평안케 하소서 훔 하 하 하 하 혹 세존 일체여래 금강이여 나를 떠나지 마시라 금강을 지닌 자여 큰 서원의 살타여 악.

《티벳 해탈의 서》에 이어 이번에도 희귀 단어라든가 추상적인 문장들을 해석하는 데 도움을 주신《소설 기문둔갑》의 저자 박태섭 선생에게, 오역과 어색한 문구를 지적하고 필요한 곳에 역주를 달도록 조언해 주신 박현기 님께 깊은 감사를 드린다. 또한 정신세계사 사장님을 비롯하여, 교정과 편집 및 인쇄를 맡아 애써주신 여러분께도 고마움을 전한다.

2001년 천갈궁의 만월에
유기천

정신세계사의 책들

【겨레 밝히는 책들】

한단고기
사대주의와 식민사학에 밀려 천여 년을 떠돌던 문제의 역사서/임승국 역주

天符經의 비밀과 백두산족 文化
우주의 원리가 숨쉬는 秘典《天符經》의 심오한 세계와 우리 문화/봉우 권태훈 지음

민족비전 정신수련법
우리 민족 고유의 정신수련법을 정리. 해설한 책/봉우 권태훈 옹 감수/정재승 편저

실증 한단고기
25사에 나타난 단군조선과 고구려·백제·신라의 대륙역사를 파헤친다/이일봉 지음

우리말의 고저장단
우리말의 고저와 장단의 유기적 시스템을 완벽하게 입증해낸 역작/손종섭 지음

숟가락
숟가락 문화를 통해 본 우리말, 우리 풍속의 역사/박문기 지음

장보고의 나라
장보고호 한중일 횡단 뗏목탐험기. 해상왕 장보고가 빚다 만 미완성의 제국 '장보고의 나라'가 되살아난다!/윤명철 지음

아나타는 한국인
일본과 한국의 언어학자가 함께 찾아낸 일본어의 유전자/시미즈 기요시·박명미 공저

한자로 풀어보는 한국 고대신화
한자를 통해 새로 쓰는 한국 고대사! 한자 속에 담긴 오천 년 비밀의 역사/김용길 지음

우리민족의 놀이문화
우리민족 고유의 스포츠, 놀이, 풍속의 기원과 역사를 밝힌다/조완묵 지음

【수행의 시대】

명상의 세계
명상의 개념과 역사. 명상가들의 일화를 소개한 명상학 입문서/정태혁 지음

박희선 박사의 생활참선
과학자가 터득한 참선의 비결과 효과. 심신강화의 탁월한 텍스트/박희선 지음

붓다의 호흡과 명상(전2권)
불교 호흡 명상의 근본 교전《安般守意經》과《大念處經》번역 해설/정태혁 역해

보면 사라진다
수행인들의 생생한 체험을 통해 만나는 붓다의 위빠싸나/김열권 지음

나무마을 윤신부의 치유명상
성직자인 지은이가 명상을 치유의 수단으로 바라보며, 그 다양한 기술들을 소개하고 있다 (명상CD 포함)/윤종모 지음

게으른 사람을 위한 잠과 꿈의 명상
티베트의 영적 스승이 들려주는 잠과 꿈을 이용한 명상/텐진 왕걀 린포체 지음/홍성규 옮김

하타요가와 명상
동식물과 자연을 표현한 요가 동작의 깊은 의미와 목적을 명상상태에 대한 비유로 해설한 책/스와미 시바난다 라다 지음/최정음 옮김

호흡수련과 氣의 세계 (전3권)
止息과 閉氣를 제하고 들숨과 날숨만으로 이루어진 자연호흡법의 놀라운 세계/전영광 지음

요가 우파니샤드
국내 최초의 요가 수행자가 전하는 정통 요가의 모든 것/정태혁 역해

누구나 쉽게 깨닫는다
나와 우주가 하나되는 지구점 명상. 누구나 할 수 있는 단순한 수련/김건이 지음

달라이 라마의 자비명상법
나 스스로 관세음보살이 되는 가장 쉽고 빠른 길/라마 툽텐 예세 해설/박윤정 옮김

붓다의 러브레터
조건 없는 사랑을 체계적으로 길러내는 자애명상 실천서/샤론 살스버그 지음/김재성 옮김

【정신과학】

宇宙·心과 정신물리학
우주, 물질, 의식의 해명을 시도하는 혁명적 시각을 읽는다/이차크 벤토프 지음/류시화·이상무 공역

현대물리학이 발견한 창조주
새로운 우주상을 제시한 현대물리학과 종교의 만남/폴 데이비스 지음/류시화 옮김

신과학이 세상을 바꾼다
공학박사가 밝히는 사상운동으로서의 신과학, 실제적 연구성과가 담긴 교양과학서/방건웅 지음

마음의 여행
영혼과 사후세계의 실상을 찾아 떠나는 여행/이경숙 지음

홀로그램 우주
홀로그램 모델로 인간·삶·우주의 신비를 밝힌다/마이클 탤보트 지음/이균형 옮김

우주의식의 창조놀이
우주와 하나 되는 과학적 상상 여행/이차크 벤토프 지음/이균형 옮김

영성시대의 교양과학
전 인류를 위한 심신상관적인 지혜와 통찰로서의 과학의 가능성과 대안/윤세중 지음

【티베트 시리즈】

티벳 死者의 書
죽음의 순간에 단 한번 듣는 것만으로 해탈에 이른다/파드마삼바바 지음/류시화 옮김

티벳의 위대한 요기 밀라레파
단 한 번의 생애 동안에 부처가 된 위대한 성인 밀라레파의 전기/라마 카지 다와삼둡 영역/유기천 옮김

티벳 밀교 요가
위대한 길의 지혜가 담긴 티벳 밀교 수행법의 정수/라마 카지 다와삼둡 영역/유기천 옮김

티벳 해탈의 書
마음을 깨쳐 이 몸 이대로 해탈에 이르게 하는 티벳 최고의 경전/파드마삼바바 지음/유기천 옮김

사진이 있는 티벳 사자의 서
두려움 없는 죽음을 위하여 반드시 명상해야 할 책/스티븐 호지·마틴 부드 편저/유기천 옮김

달라이 라마 자서전
신적인 존재로 추앙받으며 자라온 달라이 라마의 어린 시절에서 망명정부의 지도자로서 티벳 해방을 위해 부심하는 오늘에 이르기까지의 고뇌 어린 발자취/텐진 갸초 지음/심재룡 옮김

티베트 역사산책
세계 최초의 티베트 역사 여행기/다정 김규현 지음

티베트 문화산책
우리 안의 티베트를 찾아 떠나는 티베트 문화 여행기/다정 김규현 지음

히말라야, 신의 마을을 가다
히말라야의 오지 속에 오래도록 지혜의 텃밭을 일궈온 티베트인의 삶과 풍경/이대일 사진 찍고 씀

【종교/신화/철학】

달마
오쇼가 특유의 날카로운 시각으로 강의해설한 달마어록/오쇼 강의/류시화 옮김

성서 속의 붓다
세계적인 비교종교학자 로이 아모르가 명쾌하게 밝혀낸 불교와 기독교의 본질과 상호 영향 관계/로이 아모르 지음/류시화 옮김

알타이 이야기
알타이 사람들이 입담으로 전해주는 그들의 신화, 전설, 민담들/양민종·장승애 지음

샤먼 이야기
기발한 착상과 색다른 세계관이 가득한 샤먼 세상으로의 여행/양민종 지음

창조신화
인간과 우주의 기원에 관해 신화의 종교와 과학이 알고 있는 모든 것/필립 프런드 지음/김

문호 옮김
어느 관상수도자의 무아체험
다 비워버린 내 안에서 만난 하느님! 40여 년 동안 관상기도를 해온 저자의 체험과 깨달음/버나뎃 로버츠 지음/박운진 옮김
성전기사단과 아사신단
유럽과 중동의 중세 역사에 한 획을 그은 두 신비주의 비밀결사의 진실이 밝혀진다. / 제임스 와서만 지음/서미석 옮김

【환생/예언/채널링】

전생여행
전생의 기억을 되살려 환자를 치료해온 김영우 정신과원장의 치료 사례집/김영우 지음
나는 환생을 믿지 않았다
두 번의 임사체험을 통해 들여다본 삶의 비밀과 인류의 미래/브라이언 와이스 지음/김철호 옮김
죽음 저편에서 나는 보았다
죽음의 문턱까지 갔다가 돌아온 저자의 생생한 임사체험 보고/대니언 브링클리 지음/김석희 옮김
세계의 미스터리, 비밀을 벗다
세상의 모든 불가사의에 대한 도발적 질문과 충격적 해설/실비아 브라운 지음/김석희 옮김

【티벳 시리즈】

티벳 死者의 書
죽음의 순간에 단 한번 듣는 것만으로 해탈에 이른다/파드마삼바바 지음/류시화 옮김
티벳의 위대한 요기 밀라레파
단 한 번의 생애 동안에 부처가 된 위대한 성인 밀라레파의 전기/라마 카지 다와삼둡 영역/유기천 옮김
티벳 밀교 요가
위대한 길의 지혜가 담긴 티벳 밀교 수행법의 정수/라마 카지 다와삼둡 영역/유기천 옮김

티벳 해탈의 書
마음을 깨쳐 이 몸 이대로 해탈에 이르게 하는 티벳 최고의 경전/파드마삼바바 지음/유기천 옮김

【비소설】

요가난다(상·하 전2권)
20세기 최고의 수행자 요가난다의 감동적인 자서전/파라마한사 요가난다 지음/김정우 옮김
자유를 위한 변명
구도의 춤꾼 홍신자의 자유롭고 파격적인 삶의 이야기/홍신자 지음
밑도 끝도 없는 이야기
이슬람 문명권에서 고대로부터 널리 읽혀져 온 고전 우화집《투티 나메Tuti Nameh》의 번역판/작자 미상/채운정 옮김
바깥은 네 생각과 전혀 달라
의식이 성장해가는 3단계에 따라 마음의 굴레에서 벗어나는 동서고금의 이야기를 엮은 책/잭 콘필드 지음/나무선 옮김
영혼의 마법사 다스칼로스
영혼의 치유사 다스칼로스의 영적인 가르침/키리아코스 C.마르키데스 지음/이균형 옮김
사랑의 마법사 다스칼로스
다스칼로스와 함께한 생생한 체험과 기록/키리아코스 C.마르키데스 지음/이균형 옮김
쏟아지는 햇빛
수채화처럼 그려낸 한국 비구니 스님의 스리랑카 명상여행/아눌라 스님 지음·이상문 지음 코
낌새를 맡는 또 하나의 코, 야콥슨 기관/라이얼 왓슨 지음/이한기 옮김
내가 만난 스승들 내가 찾은 자유
현대의 성자 14인과 만나는 영혼의 순례기/마두카르 톰슨 지음/손민규 옮김
우리는 명상으로 공부한다
민족사관고 수재들의 氣 살리고 성적 올리는 명상학습 비결/민정암 지음
무탄트 메시지
호주 원주민 참사람 부족이 '돌연변이' 문명인들에게 보내는 자연과 생명과 영성에 대한

메시지/말로 모건 지음/류시화 옮김

그대 여신이 되기를 꿈꾸는가
고대 그리스 여성의 일상 속으로 떠나는 고고학자의 시간여행/우성주 지음

비르발 아니면 누가 그런 생각을 해
황제 아크바르와 신하 비르발이 지혜를 겨루는 우화 54편/작자 미상/이균형 옮김

영혼의 거울
인간의 육체와 심령을 정밀하게 해부한 수십 폭의 그림 속으로 떠나는 환상여행/알렉스 그레이 지음/유기천 옮김

인도네시아 명상기행
인도네시아 섬 누스타리안, 그곳에서 일어나는 자연과 치유, 원시의 이야기/라이얼 왓슨 지음/이한기 옮김

행복한 아이 성공하는 아이
상담전문가 윤종모교수의 자녀교육 특강/윤종모 지음

세상 속에 뛰어든 신선
소설《단》의 실제 주인공 봉우 권태훈 선생의 개인적, 사회적 행적과 일화 모음집/정재승 지음

바이칼 한민족의 시원을 찾아서
각계의 전문가들과 여행자들의 바이칼 현지답사를 통한 한민족의 뿌리 찾기/정재승 지음

그대를 위한 촛불이 되리라
스스로를 무식한 영웅이라 칭하는 음양식사법의 창안자 이상문 선생이 숨김없이 밝히는 자신의 수행과정/이상문 지음

세계를 이끌어갈 한국·한국인
새롭게 한반도를 진원지로 하여 펼쳐질 생명문화의 모습과 한민족과 한반도에 부여된 21세기의 사명/이상문 지음

여자 혼자 떠나는 세계여행
'나홀로' 여성 스물두 명의 지구촌 여행기/탈리아 제파토스 외 지음/부희령 옮김

오리에게
순수에 바치는 아름다운 잠언/마이클 루니그 지음/박윤정 옮김

초인들의 삶과 가르침을 찾아서
인류에게 진리의 빛을 던져주는 불멸의 초인들, 그들이 펼치는 기적의 초인생활/베어드 T. 스폴딩 지음/정창영·정진성 옮김ㅋ

춤추는 사계
흑백사진, 그 흙빛에 담아낸 한국의 사계와 풍경이야기/이대일 사진 찍고 씀

도시 남녀 선방가다
선 수행와 연인들의 사랑을 접목시킨 21세기 사랑의 기술/브렌다 쇼샤나 지음/부희령 옮김

죽기 전에 알아야 할 영혼 혹은 마음
수호령, 천사, 유령, 소울메이트 등 우리와 늘 함께하는 영혼들의 이야기/실비아 브라운 지음/박윤정 옮김

세계 명상음악 순례
영적으로 가장 고양된 상태의 음악, 명상음악에 대한 개론서이자 에세이/김진묵 지음

말리도마
문명에 납치된 아프리카 청년 말리도마가 태초의 지혜를 되찾아간 생생한 기록/말리도마 파트리스 소메 지음/박윤정 옮김

라마크리슈나
노벨문학상에 빛나는 로맹 롤랑이 집필한 인도의 대성자 라마크리슈나 일대기/로맹 롤랑 지음/박임, 박종택 옮김

마음의 불을 꺼라
현대 사회의 문젯거리가 되고 있는 일상의 분노와 상처에 대처하는 능력을 키운다/브렌다 쇼샤나 지음/김우종 옮김